Brain Arteriovenous Malformations and Arteriovenous Fistulas

脑动静脉畸形与动静脉瘘

主　编　[美] Aaron S. Dumont
[美] Giuseppe Lanzino
[美] Jason P. Sheehan

主　译　刘爱华　谢万福　顾宇翔

副主译　叶小帆　白晓斌　王朝华

译　者　（按姓氏笔画排序）

马　宁　王乃冰　王璐瑶　牛　昊　史今盛
冯　欣　江汉强　祁　磊　纪文军　苏佳斌
杨　恒　李修珍　佟　鑫　宋光荣　张宝瑞
陈吉钢　陈先海　周　耕　孟喜君　袁　飞
钱增辉　倪　伟　徐高峰　郭二康　康慧斌
彭　飞　彭汤明　温小龙　雷　宇

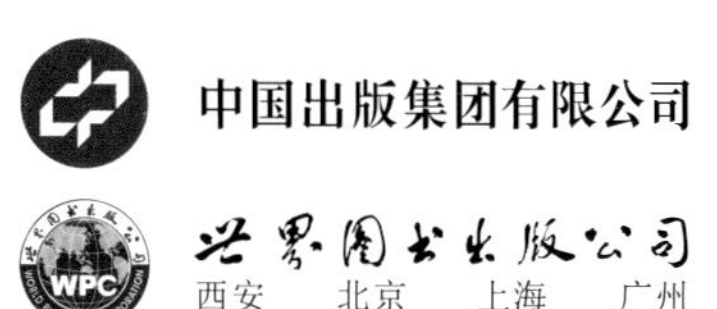

中国出版集团有限公司
世界图书出版公司
西安　北京　上海　广州

图书在版编目（CIP）数据

脑动静脉畸形与动静脉瘘 /（美）亚伦·S. 杜蒙（Aaron S. Dumont），（美）朱塞佩·兰齐诺（Giuseppe Lanzino），（美）贾森·P. 希恩（Jason P. Sheehan）主编；刘爱华，谢万福，顾宇翔主译．—西安：世界图书出版西安有限公司，2023.4

书名原文：Brain Arteriovenous Malformations and Arteriovenous Fistulas

ISBN 978-7-5192-8481-7

Ⅰ．①脑… Ⅱ．①亚… ②朱… ③贾… ④刘… ⑤谢… ⑥顾… Ⅲ．①脑血管疾病—动脉疾病—畸形②脑血管疾病—静脉疾病—畸形 Ⅳ．① R743.4

中国国家版本馆 CIP 数据核字（2023）第 053524 号

Original title（原书名）：Brain Arteriovenous Malformations and Arteriovenous Fistulas
by（原著者）Aaron S. Dumont/Giuseppe Lanzino/Jason P. Sheehan

封面图片来自原著：图 1.2c（P_{8}）、图 13.3（P_{110}）、图 13.5（P_{112}）、图 17.2d（P_{147}）
封底图片来自原著：图 13.6（P_{112}）

书　　名　**脑动静脉畸形与动静脉瘘**
　　　　　NAO DONGJINGMAI JIXING YU DONGJINGMAI LOU
主　　编　[美] Aaron S. Dumont　Giuseppe Lanzino　Jason P. Sheehan
主　　译　刘爱华　谢万福　顾宇翔
策划编辑　马可为
责任编辑　杨　莉　张艳佚
装帧设计　新纪元文化传播
出版发行　**世界图书出版西安有限公司**
地　　址　陕西省西安市雁塔区曲江新区汇新路 355 号
邮　　编　710061
电　　话　029-87214941　029-87233647（市场营销部）
　　　　　029-87234767（总编室）
网　　址　http://www.wpcxa.com
邮　　箱　xast@wpcxa.com
经　　销　新华书店
印　　刷　陕西金和印务有限公司
开　　本　889mm × 1194mm　1/16
印　　张　23
字　　数　550 千字
版次印次　2023 年 4 月第 1 版　2023 年 4 月第 1 次印刷
版权登记　25-2021-059
国际书号　ISBN 978-7-5192-8481-7
定　　价　288.00 元

医学投稿　xastyx@163.com ‖ 029-87279745　029-87284035

主　编

Chief Editors

Aaron S. Dumont, MD, FACS, FAHA
Charles B. Wilson Professor & Chairman
Department of Neurosurgery
Director
Tulane Center for Clinical Neurosciences
Tulane University School of Medicine
New Orleans, Louisiana

Giuseppe Lanzino, MD
Professor of Neurosurgery
Department of Neurological Surgery
Mayo Clinic
Rochester, Minnesota

Jason P. Sheehan, MD, PhD
Vice Chair and Harrison Distinguished Professor of Neurological Surgery
Department of Neurosurgery, Radiation Oncology, and Neuroscience
University of Virginia
Charlottesville, Virginia

原著作者

Contributors

Felipe C. Albuquerque, MD
Assistant Director, Endovascular Surgery
Professor of Neurosurgery
Department of Neurosurgery
Barrow Neurological Institute
Phoenix, Arizona

João Paulo Almeida, MD
Neurosurgeon
Institute of Neurological Sciences
Sao Paulo, Brazil

Peter S. Amenta, MD
Assistant Professor of Neurosurgery
Tulane University School of Medicine
New Orleans, Louisiana

Aimee M. Aysenne, MD, MPH
Director of Neurocritical Care
Department of Clinical Neurosciences
School of Medicine
Tulane University
New Orleans, Louisiana

H. Hunt Batjer, MD, FACS, FAANS
Lois C.A. and Darwin E. Smith Professor and Chair
Department of Neurological Surgery
University of Texas Southwestern Medical School
Dallas, Texas

Edoardo Boccardi, MD
Director
Diagnostic and Interventional Neuroradiology
Niguarda Ca' Granda Hospital
Milan, Italy

Waleed Brinjikji, MD
Assistant Professor of Radiology and Neurosurgery
Mayo Clinic
Rochester, Minnesota

Federico Cagnazzo, MD
Neurosurgeon
Department of Neurosurgery
University of Pisa
Pisa, Italy

Feres Chaddad Neto, MD, PhD
Adjunct Professor
Department of Neurosurgery
Federal University of São Paolo
São Paolo, Brazil

Ameet V. Chitale, MD
Chief Resident
Department of Neurological Surgery
Thomas Jefferson University Hospital
Philadelphia, Pennsylvania

Wen-Yuh Chung, MD
Director of Functional Neurosurgery
Department of Neurology
Taipei Veterans General Hospital
Taipei, Taiwan, China

Aaron Cohen-Gadol, MD, MSc
Neurosurgeon
Goodman Campbell Brain and Spine
Indianapolis, Indiana

Or Cohen-Inbar, MD, PhD
Visiting Assistant Professor
Department of Neurological Surgery
University of Virginia
Charlottesville, Virginia
Attending Neurosurgeon
Department of Neurosurgery
Rambam Health Care Center
Technion-Israel Institute of Technology
Haifa, Israel

Marshall C. Cress, MD
Assistant Professor
Orlando Regional Medical Center
UF Health Neurosurgery
Orlando, Florida

Badih Daou, MD
Resident Physician
Department of Neurosurgery
University of Michigan
Ann Arbor, Michigan

Jason M. Davies, MD, PhD
Assistant Professor
Cerebrovascular and Skullbase Neurosurgery
Departments of Neurosurgery and Biomedical Informatics
Director of Cerebrovascular Microsurgery
Co-Director of Neurovascular Surgery Fellowship, Open Cerebrovascular
Director of Endoscopy, Kaleida Health
Research Director, Jacobs Institute
State University of New York, Buffalo
Buffalo, New York

Evandro de Oliveira, MD, PhD
Professor of Neurosurgery
Adjunct Professor of Neurological Surgery
Mayo Clinic
Jacksonville, Florida
Director
Institute of Neurological Sciences
Chief of Neurosurgery Residency Program
Hospital Beneficência Portuguesa
São Paulo, Brazil

Colin Derdeyn, MD
Krabbenhoft Professor and Chair
Department of Radiology
Professor of Neurology
Director, NeuroEndovascular Service
Director, Iowa Institute of Biomedical Imaging
University of Iowa Hospitals and Clinics
Iowa City, Iowa

Dale Ding, MD
Resident Physician
Department of Neurological Surgery
University of Virginia
Charlottesville, Virginia

Peter Dirks, MD, PhD
Neurosurgeon
Department of Neurosurgery
The Hospital for Sick Children
Toronto, Canada

Brian Drake, BESc, MB BCh BAO, FRCSC
Staff Neurosurgeon
University of Ottawa
Division of Neurosurgery
The Ottawa Hospital, Civic Campus
Ottawa, Ontario, Canada

Aaron S. Dumont, MD, FACS, FAHA
Charles B. Wilson Professor & Chairman
Department of Neurosurgery
Director
Tulane Center for Clinical Neurosciences
Tulane University School of Medicine
New Orleans, Louisiana

Andrew Faramand, MD, MSc
Research Assistant
Department of Neurosurgery
University of Pittsburgh Medical Center
Pittsburgh, Pennsylvania

Michaelangelo Fuortes, MD
Instructor
Department of Radiology
University of Iowa Hospitals and Clinics
Iowa City, Iowa

Joseph Gastala, MD
Instructor
Department of Radiology
University of Iowa Hospitals and Clinics
Iowa City, Iowa

Wan-Yuo Guo, MD, PhD
Director, Department of Radiology
Taipei Veteran General Hospital
Taipei, Taiwan, China

Tomoki Hashimoto, MD
Professor
Department of Anesthesia and Perioperative Care
Department of Neurological Surgery
University of California, San Francisco
San Francisco, California

Minako Hayakawa, MD
Assistant Professor
Department of Radiology
University of Iowa
Iowa City, Iowa

Jeremy J. Heit, MD, PhD
Clinical Assistant Professor of Radiology
Stanford University
Stanford, California

Benjamin K. Hendricks, MD
Resident Physician
Division of Neurological Surgery
Barrow Neurological Institute
Phoenix, Arizona

Brian Hoh, MD, FACS, FAHA, FAANS
James and Brigitte Marino Family Professor and Associate Chair of Neurosurgery
Chief of Cerebrovascular Surgery
University of Florida
Gainesville, Florida

Pascal Jabbour, MD
Associate Professor
Department of Neurological Surgery
Chief Division of Neurovascular Surgery and Endovascular Neurosurgery
Thomas Jefferson University Hospital
Philadelphia, Pennsylvania

M. Yashar S. Kalani, MD, PhD
Assistant Professor of Neurosurgery, Radiology, Anatomy and Neurobiology
University of Utah School of Medicine
Salt Lake City, Utah

Louis J. Kim, MD
Professor of Neurological Surgery
Department of Neurological Surgery
University of Washington School of Medicine
Seattle, Washington

Timo Krings, MD, PhD, FRCP(C)
The David Braley and Nancy Gordon Chair in Interventional Neuroradiology
Chief of Diagnostic and Interventional Neuroradiology at the Toronto Western Hospital & University Health Network
Professor, Departments of Radiology and Surgery
University of Toronto
Toronto, Ontario

Giuseppe Lanzino, MD
Professor of Neurosurgery
Department of Neurological Surgery
Mayo Clinic
Rochester, Minnesota

Michael T. Lawton, MD
Professor and Vice-Chairman, Neurological Surgery
Professor, Anesthesia and Perioperative Care
Chief of Vascular Neurosurgery
Tong-Po Kan Endowed Chair
Director Center for Cerebrovascular Research
University of California-San Francisco
San Francisco, California

Cheng-Chia Lee, MD
Neurosurgeon
Taipei Veteran General Hospital
Taipei, Taiwan, China

Elad I. Levy, MD, MBA, FACS, FAHA
L. Nelson Hopkins MD Professor of Neurosurgery
Chairman of the Department of Neurosurgery
Professor of Radiology
Jacobs School of Medicine and Biomedical Sciences

University at Buffalo
State University of New York
Buffalo, New York

Adam Liudahl, MD
Instructor
Department of Radiology
University of Iowa
Iowa City, Iowa

Joseph Lockwood, MD, MS
Resident Physician
Department of Neurosurgery
School of Medicine
Tulane University
New Orleans, Louisiana

Demetrius K. Lopes, MD
Professor of Neurosurgery
Section Chief
Cerebrovascular Neurosurgery
Rush University
Chicago, Illinois

L. Dade Lunsford, MD, FACS
Lars Leksell Professor of Neurological Surgery
Distinguished Professor of Neurological Surgery
The University of Pittsburgh
Director, Center for Image Guided Neurosurgery
Director, Neurosurgery Residency Program
Chair, Technology and Innovative Practice Committee
UPMC Presbyterian
Pittsburgh, Pennsylvania

Venkatesh S. Madhugiri, MCh
Assistant Professor of Neurosurgery
Tata Memorial Hospital
Mumbai, India

Cameron G. McDougall, MD
Medical Director
Cerebrovascular Neurosurgery
Swedish Neuroscience Institute
Seattle, Washington

Ricky Medel, MD, FAANS
Co-Director of Cerebrovascular, Endovascular, and Skull Base Surgery
Department of Neurological Surgery
Tulane University School of Medicine
New Orleans, Louisiana

Pietro Meneghelli, MD
Attending Neurosurgeon
Institute of Neurosurgery
University Hospital
Verona, Italy

Edward A. Monaco Ⅲ , MD, PhD
Assistant Professor of Neurological Surgery
Center for Image Guided Neurosurgery
University of Pittsburgh Medical Center
Pittsburgh, Pennsylvania

Ryan P. Morton, MD
Acting Instructor and Endovascular Fellow
Department of Neurological Surgery
University of Washington
Seattle, Washington

Celene B. Mulholland, MD, MPH
Resident
Department of Neurosurgery
Barrow Neurological Institute
Phoenix, Arizona

Stephan Munich, MD
Neurosurgery
Rush University Medical Center
Chicago, Illinois

Peter Nakaji, MD
Professor of Neurosurgery
Director, Neurosurgery Residency Program
Director, Minimally Invasive Neurosurgery
Department of Neurosurgery
Barrow Neurological Institute
Phoenix, Arizona

Ajay Niranjan, MD, MBA
Professor of Neurological Surgery

University of Pittsburgh
Pittsburgh, Pennsylvania

Mohan Narayanan, MD
Neurosurgery Research Fellow
Department of Neurosurgery
Barrow Neurological Institute
Phoenix, Arizona

John D. Nerva, MD
Resident Physician
Department of Neurological Surgery
University of Washington
Seattle, Washington

David H.C. Pan, MD
Director, Functional Neurosurgery
Taipei Veteran General Hospital
Taipei, Taiwan, China

Alberto Pasqualin, MD
Section of Vascular Neurosurgery
University and City Hospital
Verona, Italy

Ross Puffer, MD
Neurosurgeon
Department of Neurological Surgery
Mayo Clinic
Rochester, Minnesota

Mark Quigg, MD, MSc, FANA
Professor
Department of Neurology
University of Virginia
Charlottesville, Virginia

Daniel Raper, MBBS
Department of Neurosurgery
University of Virginia
Charlottesville, Virginia

Mateus Reghin Neto, MD
Neurosurgeon
Institute of Neurological Sciences
São Paolo, Brazil

Albert Rhoton Jr., MD
Professor
Department of Neurosurgery
University of Florida
Gainesville, Florida

Robert H. Rosenwasser, MD, MBA, FACS, FAHA
Jewell L. Osterholm, MD Professor and Chair of Neurological Surgery
Professor of Radiology, Neurovascular Surgery, Interventional Neuroradiology
President, Vickie and Jack Farber Institute for Neuroscience
Medical Director, Jefferson Neuroscience Network
Thomas Jefferson Hospital
Philadelphia, Pennsylvania

W. Caleb Rutledge, MD
Resident Physician
Department of Neurological Surgery
University of California, San Francisco
San Francisco, California

Francesco Sala, MD
Section of Neurosurgery
Department of Neurological, Biomedical and Movement Sciences
University of Verona
Verona, Italy

David M. Sawyer, BS
Medical Student
Tulane University School of Medicine
New Orleans, Louisiana

Laligam N. Sekhar, MD, FACS, FAANS
Professor and Vice Chairman
Department of Neurological Surgery
University of Washington
Seattle, Washington

Jason P. Sheehan, MD, PhD
Vice Chair and Harrison Distinguished Professor of Neurological Surgery
Department of Neurosurgery, Radiation Oncology, and Neuroscience

University of Virginia
Charlottesville, Virginia

Amit Singla, MBBS, MS
Neurosurgeon
Covenant Medical Center
Waterloo, Iowa

Lee-Anne Slater, MBBS(Hons), MBBS, FRANZCR
Interventional and Diagnostic Neuroradiologist
Monash Health
Melbourne, Victoria, Australia

Thomas J. Sorenson, BS
Research Fellow
Department of Radiology and Neurosurgery
Mayo Clinic
Rochester, Minnesota

Gary K. Steinberg, MD, PhD
Bernard and Ronni Lacroute-William Randolph Hearst Professor of Neurosurgery and the Neurosciences
Chairman
Department of Neurosurgery
Stanford University School of Medicine
Stanford, California

Mario Teo, MBChB(Hons), FRCS (SN)
Consultant Neurosurgeon
Department of Neurosurgery
Bristol Institute of Clinical Neuroscience
Southmead Hospital
Bristol, United Kingdom

Stavropoula I. Tjoumakaris, MD
Associate Professor
Department of Neurological Surgery
Division of Cerebrovascular Surgery and Endovascular Neurosurgery
Thomas Jefferson Hospital
Philadelphia, Pennsylvania

Derrick L. Umansky, MD
Resident Physician
Department of Neuroscience
Tulane University
New Orleans, Louisiana

Luca Valvassori, MD
Interventional Neuroradiologist
Ospedale Niguarda
Milano, Italy

Jonathan White, MD
Professor of Neurological Surgery
UT Southwestern Medical Center
Dallas, Texas

Max Wintermark, MD
Chief of Neuroradiology
Stanford University
Stanford, California

Hsiu-Mei Wu, MD
Neuroradiologist
Veteran General Hospital
Taipei, Taiwan, China

Vitor Yamaki, MD
Resident Physician
Division of Neurosurgery
University of São Paulo
São Paulo, Brazil

Huai-Che Yang
Neurosurgeon
Veteran General Hospital
Taipei, Taiwan, China

主译简介

Chief Translators

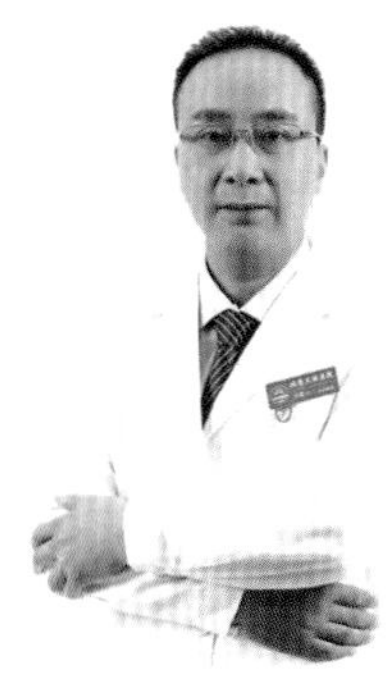

刘爱华 医学博士，博士后导师，主任医师。中国卒中学会神经介入分会党建书记兼秘书长，中国青年科技工作者协会生物医药秘书长，中国医药生物技术协会医工结合分会副会长，中国医师协会科普分会神经外科专业委员会主任委员，北京医师协会神经介入分会秘书长兼青年委员会主任委员。入选北京人才培养“登峰团队”、北京优秀卫生人才与北京科技新星。获得王忠诚中国神经外科青年医师奖，中国医药卫生科技创新人物。获得国家教育部科技进步一等奖等国家和省部级奖 7 项。先后承担国家自然科学基金项目、科技部与京津冀等重点课题 12 项。发表学术论文 124 篇，获得国家专利 8 项。擅长脑动脉瘤、脑血管畸形等脑血管疾病的微创外科手术及血管内介入栓塞治疗，尤其是破裂脑动脉瘤急救、复杂脑血管畸形的微创诊治。

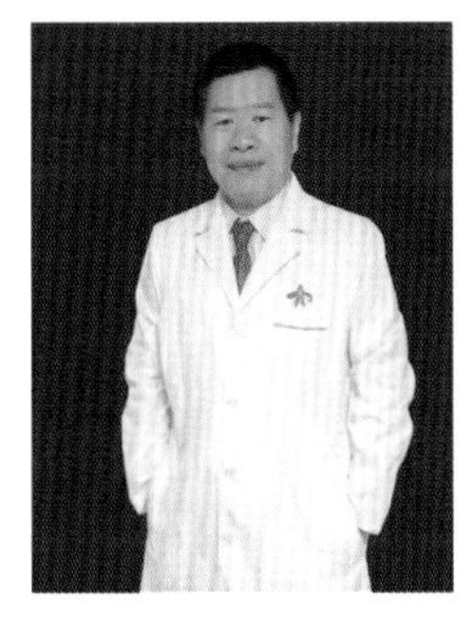

谢万福 医学博士，主任医师。中国医师协会神经外科分会脑血管病专业委员会（学组）委员，中国医师协会陕西省分会神经外科学会常委，中国医药教育协会神经外科分会委员，陕西省神经外科分会委员，陕西省神经外科青年学会副主任委员，陕西省康复医学会颅脑损伤康复专业委员会常务委员，陕西省神经介入分会副总干事，世界神经外科联合会会员。主持陕西省科技攻关项目 1 项，主持和参与陕西省自然科学基金项目 3 项，参与“十一五”及“十二五”国家科技支撑项目 2 项。发表学术论文 40 余篇。擅长脑肿瘤、脑血管病、颅脑损伤的手术治疗，尤其是在脑血管病的手术及血管内介入栓塞治疗，脑动脉瘤、脑血管畸形的手术和血管内介入栓塞治疗，以及脑胶质瘤的血管内药物灌注治疗等方面具有丰富的临床经验。

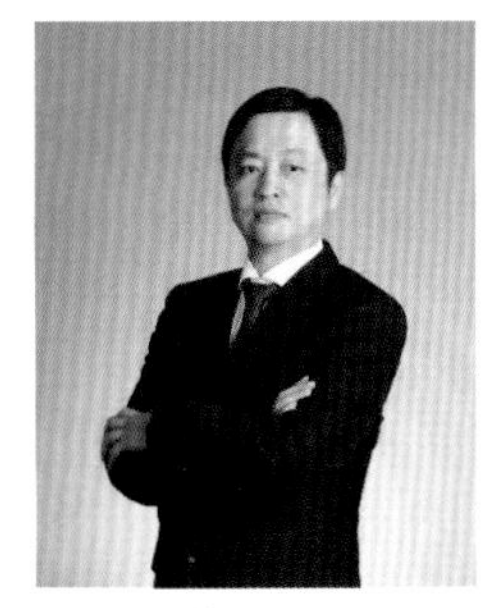

顾宇翔 医学博士，博士生导师，主任医师。国家卫健委脑防委缺血性卒中外科专业委员会副主任委员，国家卫健委脑防委中青年专家委员会副主任委员，中国医药教育协会神经外科专业委员会副主任委员，中国研究型学会脑血管病专业委员会副主任委员，中国医师协会神经介入专业委员会脑血管病复合手术专业委员会副主任委员，中国卒中学会复合介入神经外科分会副主任委员。获得国家科技进步奖、教育部科技奖、上海市科技进步奖、中华医学科技奖、上海市医学科技奖等多项奖项。任《中国神经介入资讯》副主编，任《中国临床神经科学》《中国脑血管病杂志》等杂志编委。擅长血管内介入与显微外科技术诊治脑血管疾病和脑卒中，研究方向为脑血管疾病的病理生理与人工智能技术的相关应用。

译 序

Preface

随着现代医学科学的发展，包括癌症在内的许多复杂的疾病已经得到有效控制，而脑卒中逐渐成为全世界死亡的第二大原因，也是全世界致残的第二大原因。中国是世界上脑卒中疾病负担最重、发病率和死亡率最高的国家。脑动静脉畸形和动静脉瘘是最危险的脑血管疾病之一，其破裂出血占年轻人脑卒中的3%，占所有蛛网膜下腔出血的9%。随着医学技术的进步，此类疾病逐渐成为研究的热点，可以通过手术、血管内介入栓塞、放射外科治疗等多学科合作进行治疗。

我们很荣幸能够将《脑动静脉畸形与动静脉瘘》（*Brain Arteriovenous Malformations and Arteriovenous Fistulas*）这本书介绍给国内同行们。本书颇具前瞻性和创新性，由 Aaron S. Dumont 博士、Giuseppe Lanzino 博士和 Jason P. Sheehan 博士组织众多脑血管病领域的专家编写。全书共 31 章，充分讨论了脑动静脉畸形和动静脉瘘的解剖和生理、临床表现、影像学表现、自然史及治疗的适应证，还讨论了手术、血管内介入栓塞治疗、放射外科治疗的新进展。

本书主译为享誉全国的脑血管病专家，各译者均为西安、北京、上海、深圳等地三甲医院的脑血管病医生，他们具有丰富的脑血管畸形诊治经验。我们希望能够通过引入这本国际公认的优质图书，建立与时俱进的知识体系，给同行们提供借鉴国际先进知识的窗口，因地制宜地造福本土患者。

除了对原著作者、译者的感激之情，我们还要感谢所有关注脑卒中事业未来发展的同仁，相信本书内容能让大家学有所用，提高业务水平，从而使更多的患者获益。

因医学的发展日新月异，本书在翻译过程中难免存在疏漏或不妥之处，敬请读者批评指正。

谢万福　叶小帆

前言

Preface

在过去的十年间，脑动静脉畸形和动静脉瘘领域有了很多重要进展。我们对这些脑血管畸形的发展和生理学的认识日臻完善，对其自然史的了解不断深入，从而将脑动静脉畸形和动静脉瘘的现有主流干预措施的几个基本方面不断细化。我们强调学科间协作以成功治疗此类患者，同时这也是复杂脑血管畸形多模式治疗策略的需要。

本书最重要的目的是总结当前的临床经验和多学科协作方法，鉴于此，在编写过程中侧重于手术技术、血管内介入栓塞治疗和放射外科治疗，并且对每种治疗方法的获益和风险进行了特别说明；着重阐述了各种治疗措施的局限性，以及何种情况下宜采取保守治疗；还对各种治疗方法的利弊进行了实例分析。任何医生在治疗脑动静脉畸形和动静脉瘘时都应当对各种并发症及其处理有非常透彻的认识。书中插入大量图表，以便更好地展示重点内容。

感谢本书所有作者，他们均为国际公认的脑血管病学专家。感谢 Thieme 出版公司的专业编辑 Sarah Landis 和 Tim Hiscock，正是他们的工作才保证了本书的顺利出版。在此我还要感谢我们的家人对这项工作的支持。最后，希望本书能帮助提高临床医生诊治脑动静脉畸形和动静脉瘘的水平，这样我们为其所付出的所有努力就都是值得的。

Aaron S. Dumont，MD，FACS，FAHA

Giuseppe Lanzino，MD

Jason P. Sheehan，MD，PhD

原 序

Foreword

23 年前当我还在进行专科医师培训时，曾和 Charles Drake 博士共同处理过一例巨大的复杂脑动静脉畸形，他在术中艰难地进行止血操作，至今我仍然记得他对我说的话："Gary，脑动静脉畸形是我做过的难度最高的手术。"当然，这些事情发生在血管内介入栓塞技术和放射外科治疗技术广泛应用以前。如今，随着多种辅助技术的联合应用，人们对脑动静脉畸形自然史的进一步了解，神经外科手术麻醉技术的进步，神经电生理监测和神经导航技术的应用，以及神经外科手术器械的更新，脑动静脉畸形和动静脉瘘的治疗变得更加安全、有效。然而，在某些方面，它们仍然具有极大的挑战性。例如：哪些脑动静脉畸形和动静脉瘘患者应当接受治疗？哪些治疗方式联合应用效果最好？如何才能降低远期并发症种类和发生率？

由 Dumont 博士、Lanzino 博士和 Sheehan 博士组织脑血管领域专家编写的这本书及时且权威，很好地阐释了这些问题。本书包含 31 个章节，语言简洁清晰，可读性强，并配有精美的图片和表格；充分讨论了脑动静脉畸形和动静脉瘘的解剖和生理、临床表现和影像学表现、自然史以及治疗的适应证；论述了外科手术、血管内介入栓塞治疗、放射外科治疗的最新进展，包括多学科治疗、麻醉、术中监测、重症管理等方面；对于残留和复发脑动静脉畸形、儿童脑动静脉畸形和综合征性脑动静脉畸形，本书进行了专门讨论；另外还对不同部位脑动静脉畸形手术的细微差异进行了细致的分析。

我从这本书中学到了很多东西，由衷地希望它能成为一部可以历经时间考验的传世之作。

Gary K. Steinberg，MD，PhD

郑重声明

目 录

Contents

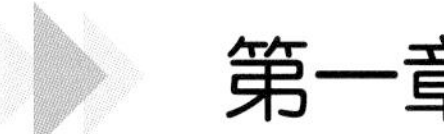

第一章 脑血管解剖学及其对动静脉畸形治疗的意义

W. Caleb Rutledge, Michael T. Lawton

摘要：脑动静脉畸形（arteriovenous malformations, AVM）是复杂的脑血管病变，通常采用Spetzler-Martin分级系统和Lawton-Young辅助分级量表对脑动静脉畸形进行分类并优化患者的选择。根据动静脉畸形在大脑中的位置、供血动脉、引流静脉、是否位于功能区将其分为不同的类型及亚型，并制订相应的手术策略。根据动静脉畸形在大脑中的位置可将其分为7种类型：额叶动静脉畸形、颞叶动静脉畸形、枕顶区动静脉畸形、脑室或室旁动静脉畸形、深部中央核团动静脉畸形、脑干动静脉畸形和小脑动静脉畸形。根据外科解剖学结构，各类型包含4~6个亚型，需要特定的手术入路和切除策略。

关键词：脑动静脉畸形；Spetzler-Martin系统；分类

要　点

- 为避免脑动静脉畸形手术造成不良的结果，对于手术适应证的选择尤为重要。
- 根据动静脉畸形的位置、供血动脉、引流静脉和结构，可将其分为不同的类型和亚型，有助于个体化手术方案的制订。
- 动静脉畸形可分为7种类：额叶动静脉畸形、颞叶动静脉畸形、枕顶区动静脉畸形、脑室或室旁动静脉畸形、深部动静脉畸形、脑干动静脉畸形和小脑动静脉畸形。
- 每种类型进一步分为4~6个亚型，主要依据动静脉畸形所基于的大脑表面（例如外侧面、内侧面、基底面）或其他特定解剖结构（例如中脑、脑桥、延髓）。每种亚型都有独特的供血动脉、引流静脉和功能区，需采取不同的手术入路和切除方式。

1.1 引　言

脑动静脉畸形是复杂的脑血管疾病，涉及大脑中诸多供血动脉、引流静脉及病灶位置。Spetzler-Martin（SM）系统和辅助分级表早已用于动静脉畸形分类、动静脉畸形手术预后预测及优化患者的选择上。依据不同类型动静脉畸形的解剖结构采取不同的手术方案。除了大脑表面的动静脉畸形之外，动静脉畸形手术还可能经由外侧裂入路、大脑半球间入路、颅底入路或者经桡动脉血管内介入栓塞。根据解剖结构将动静脉畸形分类，不同类型的动静脉畸形需选择不同的手术方案[1]。

根据其在大脑中的部位不同，将动静脉畸形分为7种类型：额叶动静脉畸形、颞叶动静脉畸形、枕顶区动静脉畸形、脑室或室旁动静脉畸形、深部动静脉畸形、脑干动静脉畸形和小脑动静脉畸形。每种类型可进一步分为4~6种亚型，分类取决于动静脉畸形所基于的大脑表层位置（例如外侧面、内侧面、基底部）或其他特定解剖结构（例如中脑、脑桥、延髓）。每种亚型都有独特的供血动脉、引流静脉、功能区、手术入路和切除策略。

1.2 额叶动静脉畸形

1.2.1 简　介

额叶有四个面，为外侧面、内侧面、基底面和侧裂面。额叶动静脉畸形由大脑中动脉

（middle cerebral artery, MCA）分支（眶额动脉、额叶前动脉、中央前动脉和中央动脉）及大脑前动脉（anterior cerebral artery, ACA）分支（眶额动脉、额极动脉、胼缘动脉、额前内侧动脉、额中内侧动脉、额后内侧动脉、中央旁动脉和胼周动脉）供血。额叶外侧和内侧面的动静脉畸形经皮质静脉引流到上矢状窦（superior sagittal sinus, SSS）。来自额叶侧裂面和基底面的动静脉畸形经静脉向下引流到下矢状窦（inferior sagittal sinus, ISS）或深部侧裂静脉，并进一步汇入基底静脉（Rosenthal 基底静脉）。额叶的功能区包括位于优势半球的运动区和 Broca 区。

1.2.2 亚　型

额叶动静脉畸形可分为 5 种亚型：额叶外侧型、额叶内侧型、额叶旁正中型、额叶底面型和额叶外侧裂型。额叶外侧动静脉畸形是最常见的亚型，呈由皮质延伸到脑室的圆锥形（图 1.1a），由大脑中动脉皮质分支供血，该动脉沿侧裂供应动静脉畸形的下界，经皮质静脉引流至上矢状窦。额叶外侧动静脉畸形可能累及功能区，比如后方的运动区和优势半球的 Broca 区。单侧额骨瓣开颅很容易暴露额叶外侧动静脉畸形。

只有打开纵裂后才可以看到额叶内侧动静脉畸形，其可能位于表浅额上回或深处的扣带回（图 1.1b）。大脑前动脉分支供应额叶内侧动静脉畸形，静脉通常引流至上矢状窦，但是大型的额叶内侧动静脉畸形或扣带回动静脉畸形静脉可能会向下引流到下矢状窦。额叶内侧动静脉畸形可累及后部的运动区。与额叶外侧动静脉畸形不同的是，额叶内侧动静脉畸形更难以暴露，需要进行双侧额骨瓣开颅手术，分离纵裂后依靠重力作用以暴露额叶的内侧面。

额叶旁正中动静脉畸形是额叶外侧动静脉畸形和额叶内侧动静脉畸形的综合型，其位于大脑额叶的两个面（图 1.1c）。与其他额叶亚型不同的是，额叶旁正中动静脉畸形由大脑中动脉和大脑前动脉两个动脉皮质分支供血，其静脉引流至上矢状窦。类似于额叶外侧和额叶内侧动静脉畸形，当动静脉畸形位置靠后时就会累及运动区。额叶旁正中动静脉畸形也需要进行双侧额骨瓣开颅手术才能显露，同时要避免重力下垂以保留外侧面手术路径。

额叶底面动静脉畸形位于颅前窝底，外侧以眶回为界，内侧以直回和嗅束为界（图 1.1d）。一般是由大脑中动脉后外侧分支和大脑前动脉

（A）侧面观

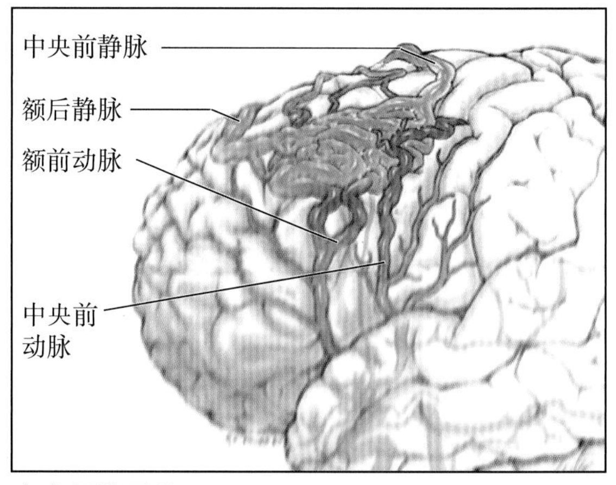

（B）冠状面观

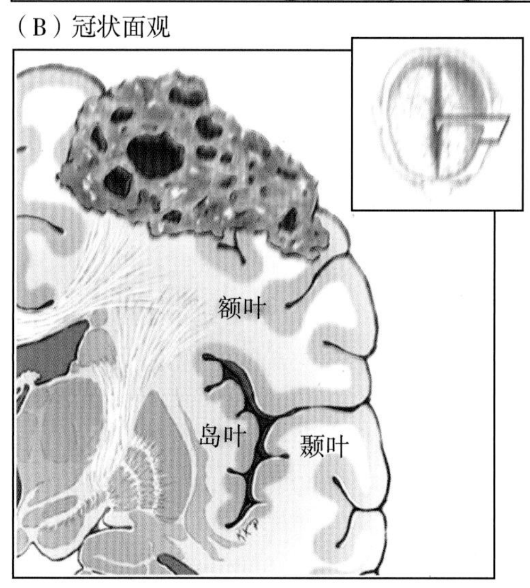

图 1.1　a. 额叶动静脉畸形亚型分类。额叶外侧动静脉畸形：（A）侧面观；（B）冠状面观

前内侧分支供血。静脉引流至上矢状窦，但也可能向深部引流至基底静脉。额叶底面动静脉畸形通常不位于功能区，但术中应注意保护嗅束和其供血动脉。额叶底面动静脉畸形手术通常采用眶上－翼点入路。

额叶外侧裂动静脉畸形位于额下回的眶部、三角部、额下回岛盖部或额叶岛盖（图1.1e）。它们是由大脑中动脉M3分支，而不是皮质分支供血，引流静脉涉及浅表和深部的侧裂静脉。由于其位于由岛盖部和三角部构成的Broca语言区，因此额叶外侧裂动静脉畸形常累及功能区。手术入路常采用标准翼点入路。

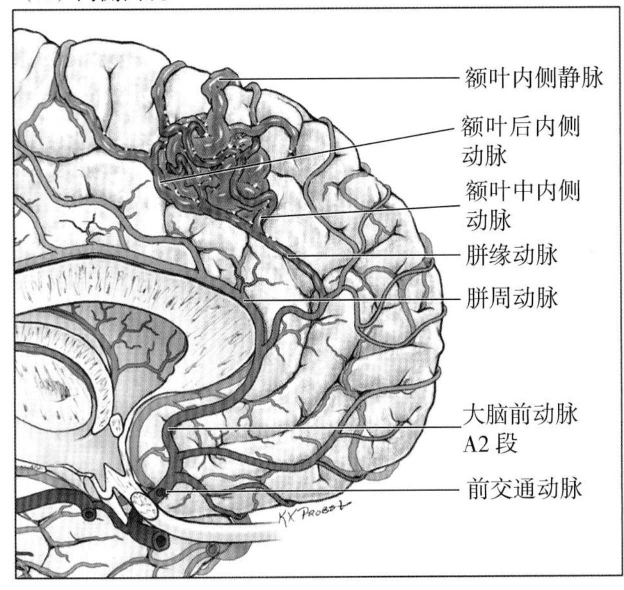

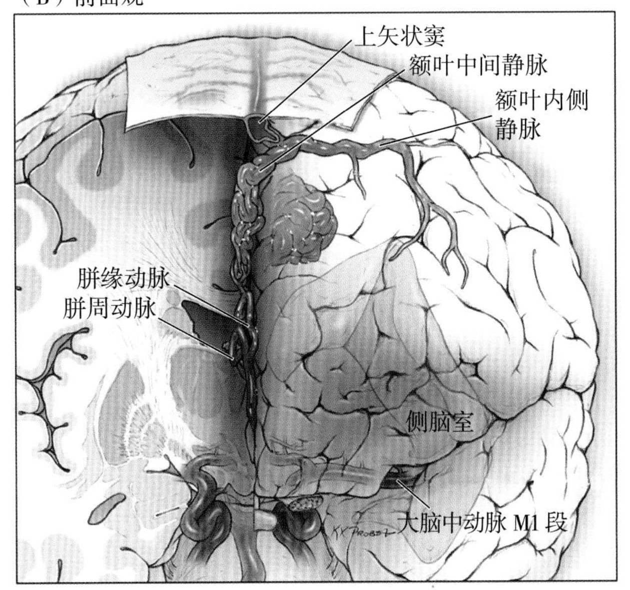

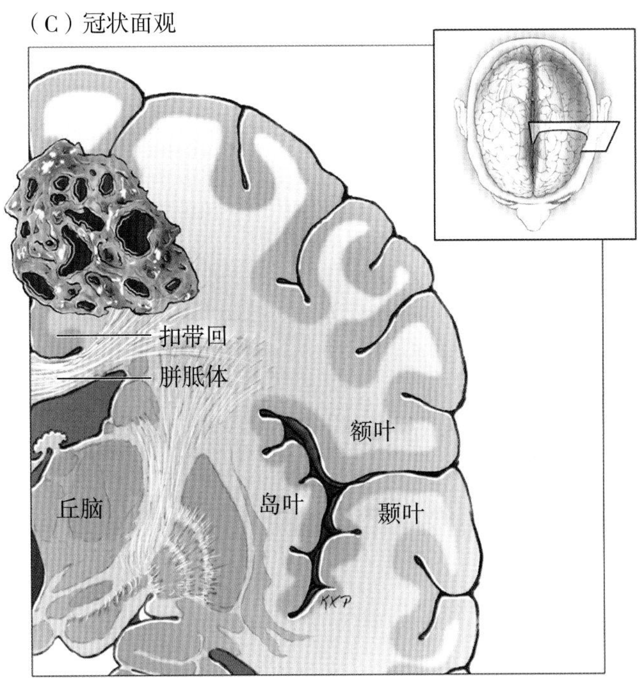

图1.1（续）　b.额叶内侧动静脉畸形：（A）内侧面观；（B）前面观；（C）冠状面观

1.3 颞叶动静脉畸形

1.3.1 简　介

颞叶也有四个表面：外侧面、基底部、侧裂面和内侧面。血液供应来自近端 M1 分支，颞极和颞前动脉向下延伸至颞极，同时来自大脑中动脉的下干分支（包括颞叶中动脉、颞叶后动脉、颞枕动脉和角回动脉）从侧裂向下延伸至颞叶的外侧面。位于大脑后动脉（posterior cerebral artery, PCA）的 P2 段分支（即海马动脉和颞后动脉）供应颞叶底面。最后，脉络膜前动脉供应侧脑室颞角的脉络丛。颞叶的静脉引流非常复杂，向前引流至蝶顶窦，向后引流至 Labbé 静脉和横窦，向中间引流至基底静脉和大脑大静脉系统，向上引流至侧裂静脉和上矢状窦。颞叶功能区包括优势半球的韦尼克区、颞横回（听觉中枢）、海马区和海马旁回，以及视辐射区。

1.3.2 亚　型

颞叶动静脉畸形分为 4 种亚型：颞叶外侧型、颞叶底部型、颞叶外侧裂型和颞叶内侧型，其中颞叶外侧型最常见（图 1.2a），其供血动脉来自沿侧裂走行至动静脉畸形上界的大脑中动脉下干。来自颞极和颞前动脉的血供可能沿颞极到达颞叶前界，而来自大脑后动脉的分支供应颞叶外侧动静脉畸形后部。引流通常由浅表静脉至 Labbé 静脉和横窦。当颞叶外侧动静脉畸形位于优势大脑半球靠后位置时，可能累及韦尼克区。类似于额叶外侧动静脉畸形，对于位于外耳道前的动静脉畸形，常采用翼点入路手术，而位于外耳道后的颞叶外侧动静脉畸

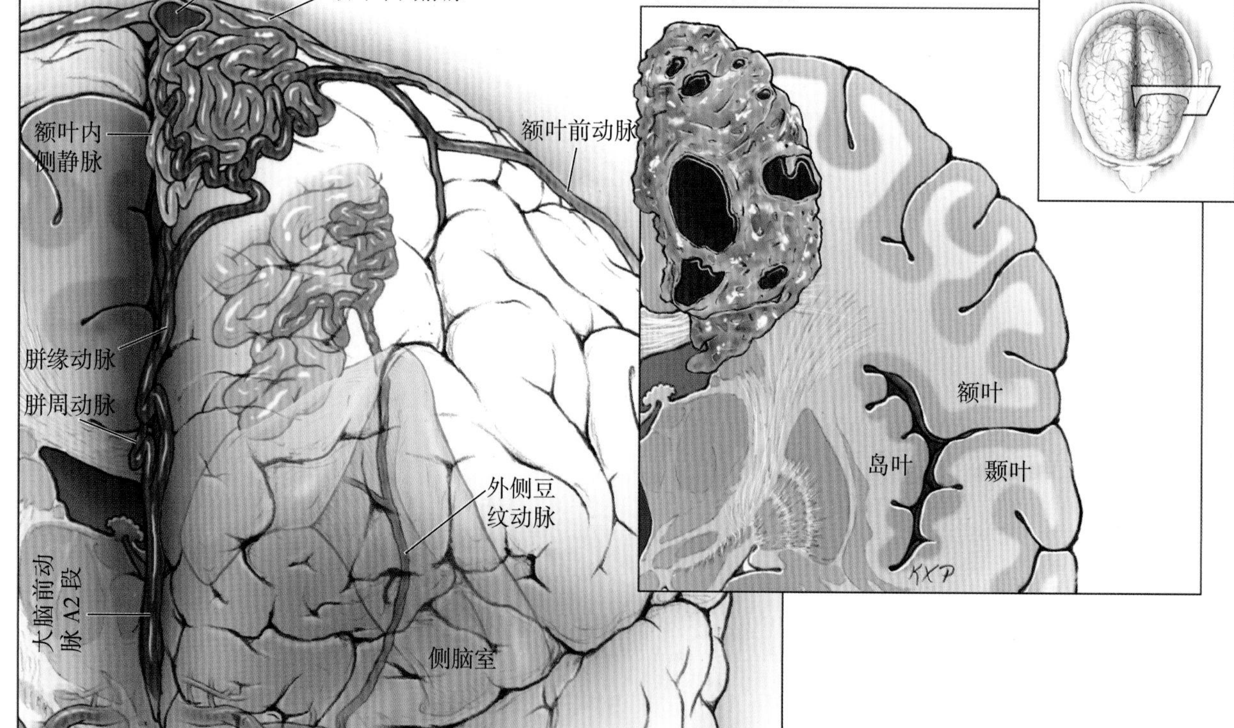

图 1.1（续）　c. 额叶旁正中动静脉畸形：（A）前面观；（B）冠状面观

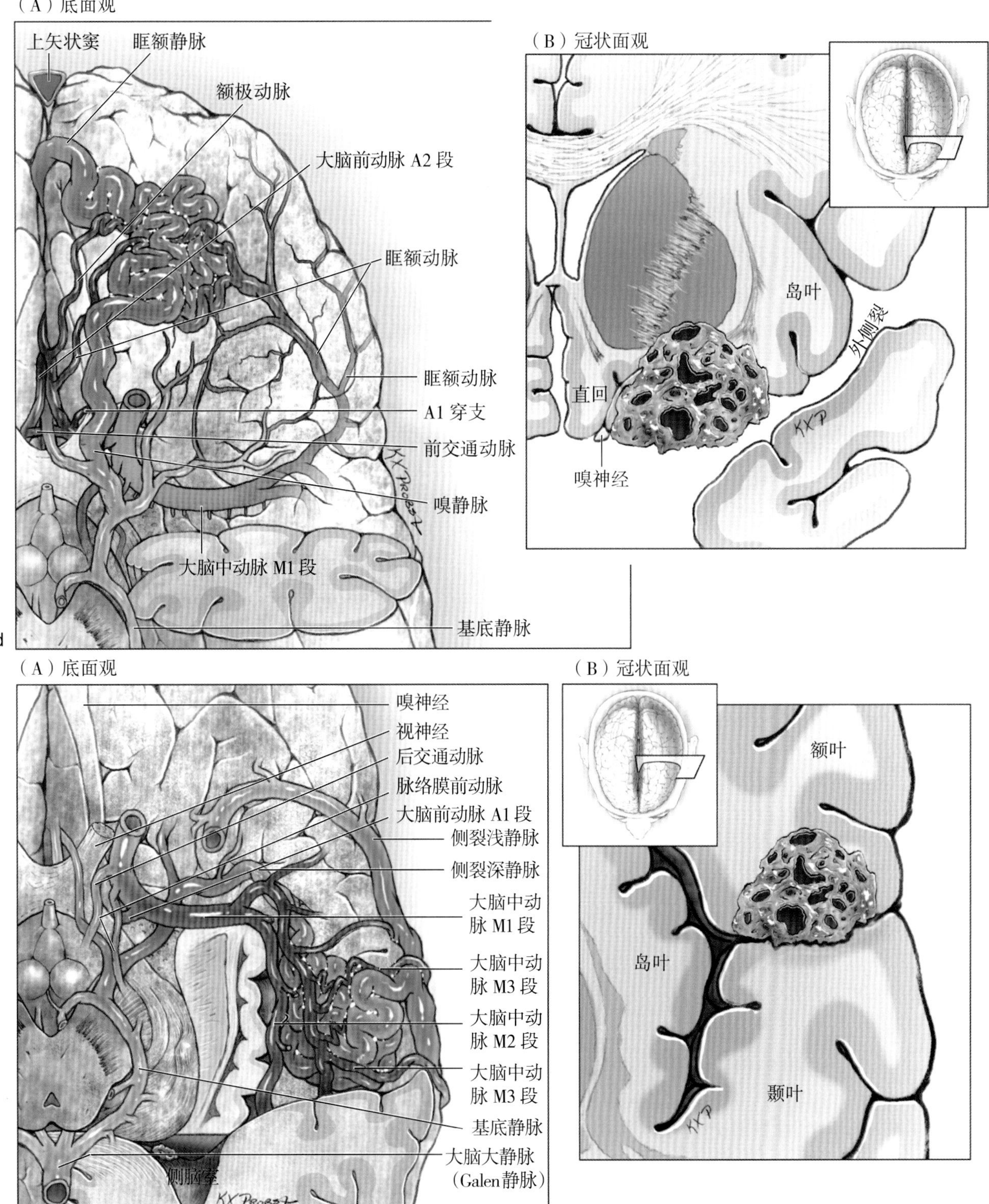

图 1.1（续） d. 额叶底面动静脉畸形：（A）底面观；（B）冠状面观。e. 额叶外侧裂动静脉畸形：（A）底面观；（B）冠状面观

形，常采用颞部开颅术。

颞叶底部动静脉畸形位于颞下回、梭状回和海马旁回内（图 1.2b）。从大脑脚池和环池发出的大脑后动脉P2分支供应动静脉畸形的内侧界。大脑中动脉供血动脉分支下行包绕颞下回行至动静脉畸形外侧缘。颞叶底部动静脉畸形也常有来自颅中窝底的硬脑膜血管供血。静脉通常经浅表静脉引流，也可能经深部引流至基底静脉。颞叶底面没有功能区，通常采用颞部开颅暴露颞叶底面动静脉畸形，当该入路无法暴露颞叶外侧面时，需采用颞底入路进行切除。

颞叶外侧裂动静脉畸形由大脑中动脉 M3 岛盖分支供血（图 1.2c）。此外，脉络膜前动脉供应畸形血管团（简称畸形团）内侧缘。静脉通常经浅表静脉引流至侧裂静脉。当颞叶外侧裂动静脉畸形位于优势大脑半球靠后位置时，可能累及颞横回（听觉中枢）或韦尼克区。与额叶侧裂动静脉畸形相似，颞叶外侧裂动静脉畸形是通过标准的翼点开颅，经侧裂入路切除。

颞叶内侧动静脉畸形涉及钩回、海马旁回和海马回（图 1.2d）。脉络膜前动脉和大脑后动脉P2 分支为畸形内侧和后界供血。颞叶内侧动静脉畸形前部可由颞部和颞前动脉供血，后部则由大脑后动脉供血。此外，后交通动脉的丘脑穿支动脉也可能参与供血。静脉向深部引流至基底静脉，因为其涉及海马体和记忆功能，颞叶内侧动静脉畸形累及功能区。手术暴露这些动静脉畸形非常困难，需要眶颧入路，沿着脉络膜前动脉充分分离侧裂，将颞叶与额叶分离，以尽可能暴露更大的视野。对于位置靠后的颞叶内侧动静脉畸形，如果外侧裂提供的视野不足，则需要经皮质－脑室－脉络膜入路切除病灶。

1.4 顶枕叶动静脉畸形

1.4.1 简　介

与额叶和颞叶不同，顶叶和枕叶只有三个面：外侧面、内侧面和基底面。顶枕叶动静脉畸形不同于额叶动静脉畸形和颞叶动静脉畸形，它有来自多个动脉的粗壮分支供血：从侧裂发

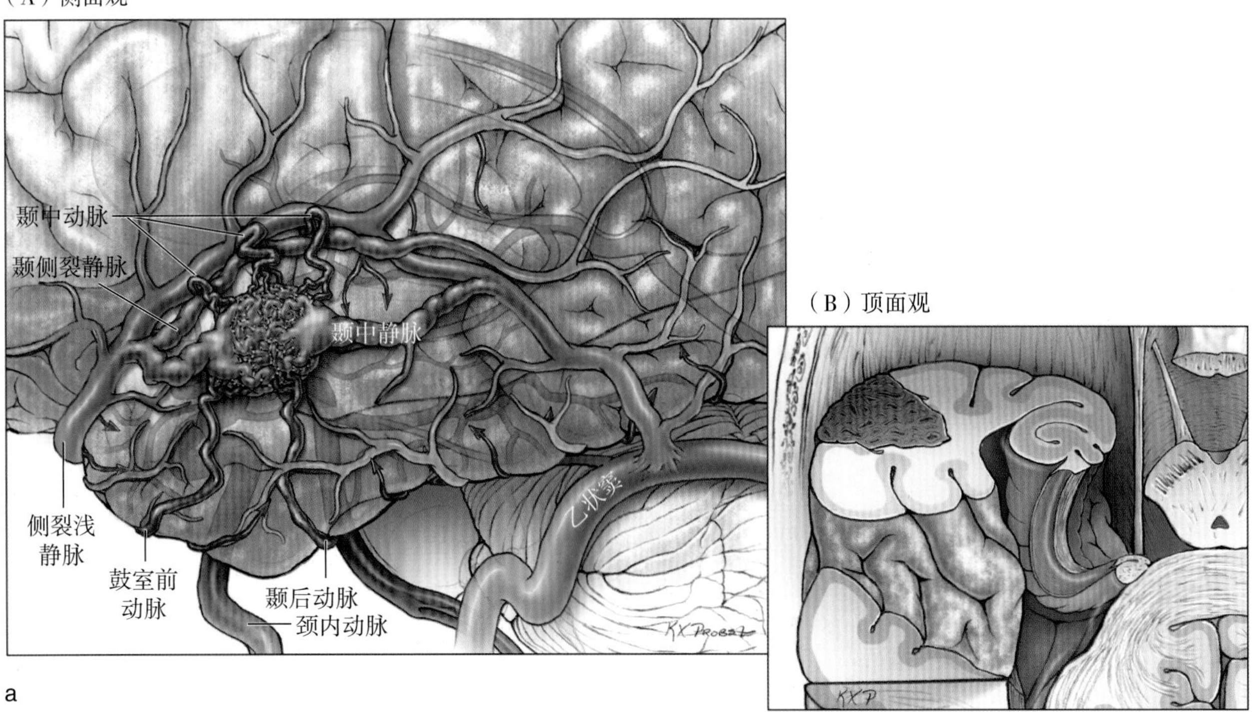

图 1.2　a. 颞叶外侧动静脉畸形：（A）侧面观；（B）顶面观

出的大脑中动脉皮质分支，包括中央动脉、顶前动脉、顶后动脉、角回动脉和颞枕动脉；大脑前动脉末端皮质动脉；顶上动脉和顶下动脉；大脑后动脉末端分支，包括由大脑后动脉P2分支发出的颞后动脉，以及P3段的距状沟支和顶枕支。静脉引流至大脑皮质静脉，包括Trolard静脉（引流至上矢状窦），同时经皮质静脉引流至侧裂静脉、横窦或Labbé静脉。顶枕叶功能区包括顶叶的中央后回、缘上回和角回，以及枕极的视觉中枢。

（A）底面观

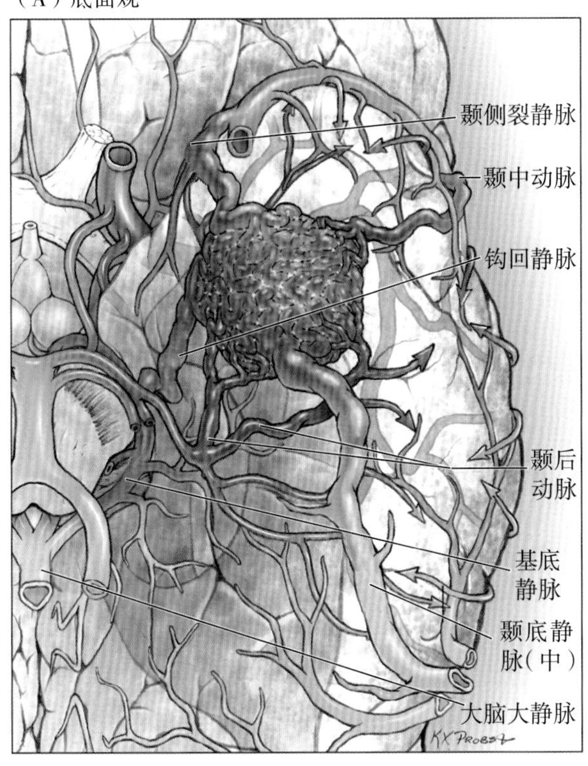

（B）顶面观

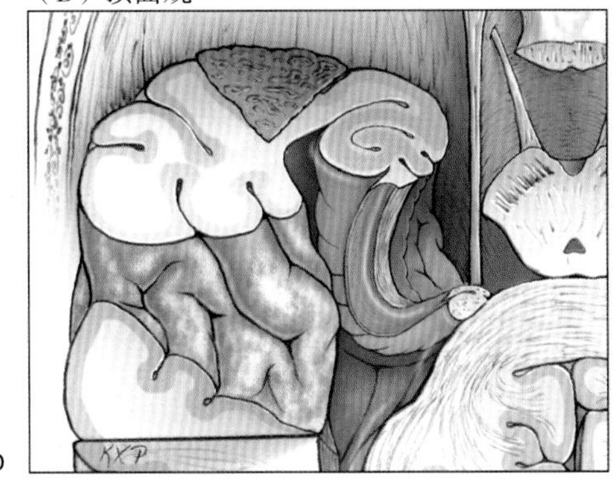

b

图1.2（续）　b.颞叶底部动静脉畸形：（A）底面观；（B）顶面观

1.4.2 亚　型

顶枕叶动静脉畸形有4种亚型：顶枕叶外侧型、顶枕叶内侧型、顶枕叶旁正中型和枕叶基底面型。顶枕叶外侧动静脉畸形是最常见的动静脉畸形，通常呈经皮质延伸到脑室的锥形（图1.3a），主要由大脑中动脉皮质支供血。经皮质静脉向上引流至上矢状窦，或向下引流至侧裂静脉。当枕叶动静脉畸形位于中央后回、视觉皮质、缘上回和角回时会累及功能区，行常规顶枕叶开颅即可，无须经静脉窦或分离大脑纵裂，也无须暴露枕叶下表面。

顶枕叶内侧动静脉畸形位于大脑纵裂后部，主要由大脑后动脉分支供血，大脑前动脉也参与部分供血（图1.3b）。通常经皮质静脉向上引流至上矢状窦，也有部分向下引流至大脑大静脉（Galen静脉）。位于旁中央小叶躯体感觉中枢的顶叶内侧动静脉畸形累及功能区，同样位于功能区的还有距状沟周围的视觉中枢。顶枕叶内侧动静脉畸形需要在窦汇、上矢状窦和横窦行枕叶开颅手术，以打开后侧纵裂。手术时患者呈侧卧位，动静脉畸形侧朝下以使枕叶依靠重力作用与大脑镰分离,以便分开纵裂。

顶枕叶旁正中动静脉畸形位于顶枕叶内侧面和外侧面，因此是这两种亚型的综合型（图1.3c），大脑中动脉、大脑前动脉和大脑后动脉同时参与供血，静脉主要通过皮质静脉引流至上矢状窦。类似于其他顶枕叶动静脉畸形亚型，顶枕叶旁正中动静脉畸形可能位于中央后回的躯体感觉中枢或视觉皮质，手术时头部需呈中线垂直方向经外侧面分离，以暴露动静脉畸形内侧面和外侧面。对于顶叶动静脉畸形需行双顶骨或双顶枕骨开颅，而枕叶动静脉畸形则采用枕部开颅术，在这两种情况下，进入纵裂后半部都需要穿过上矢状窦。

枕叶基底面动静脉畸形不常见（图1.3d），位于枕叶底面和小脑幕之间，主要血供来自大脑后动脉，经浅表静脉引流至横窦。枕叶基底

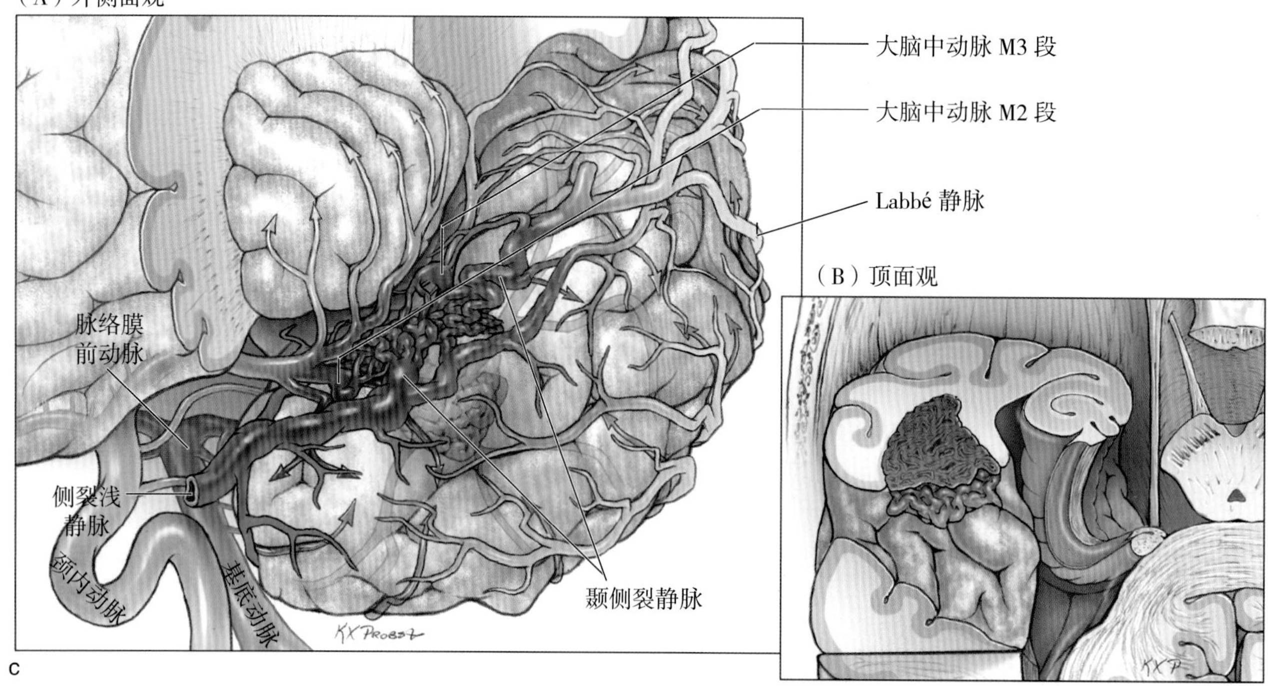

图 1.2（续） c. 外侧裂动静脉畸形：（A）前面观；（B）顶面观

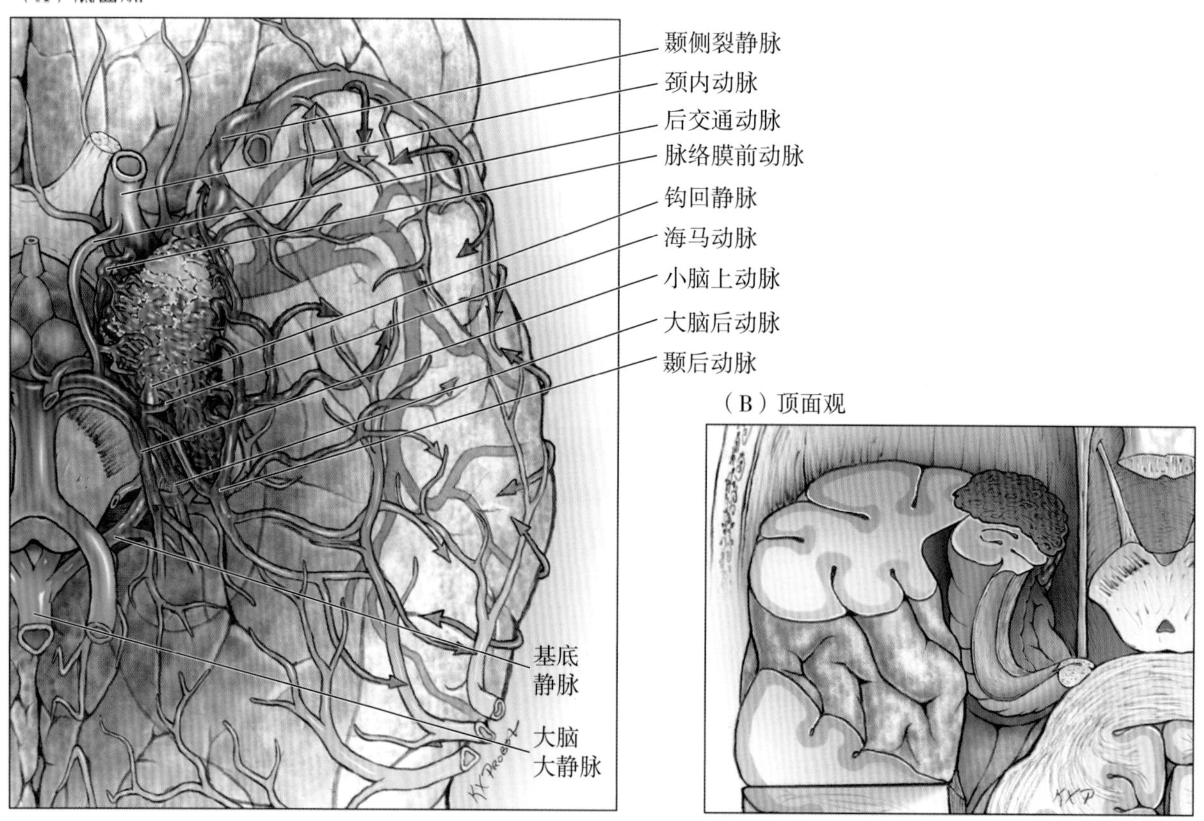

图 1.2（续） d. 颞叶内侧动静脉畸形：（A）底面观；（B）顶面观

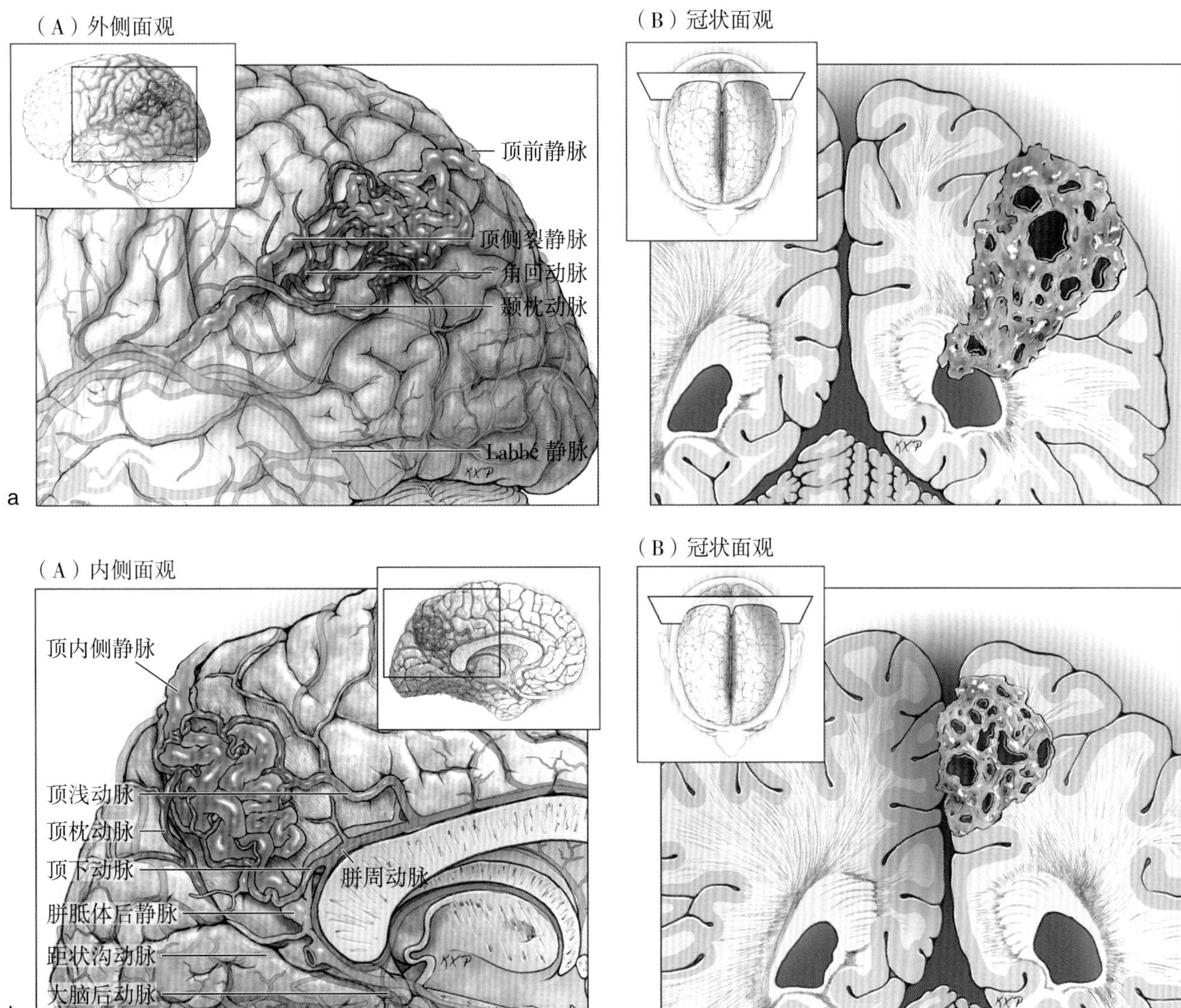

图 1.3　a. 顶枕叶外侧动静脉畸形：（A）外侧面观；（B）冠状面观。b. 顶枕叶内侧动静脉畸形：（A）内侧面观；（B）冠状面观

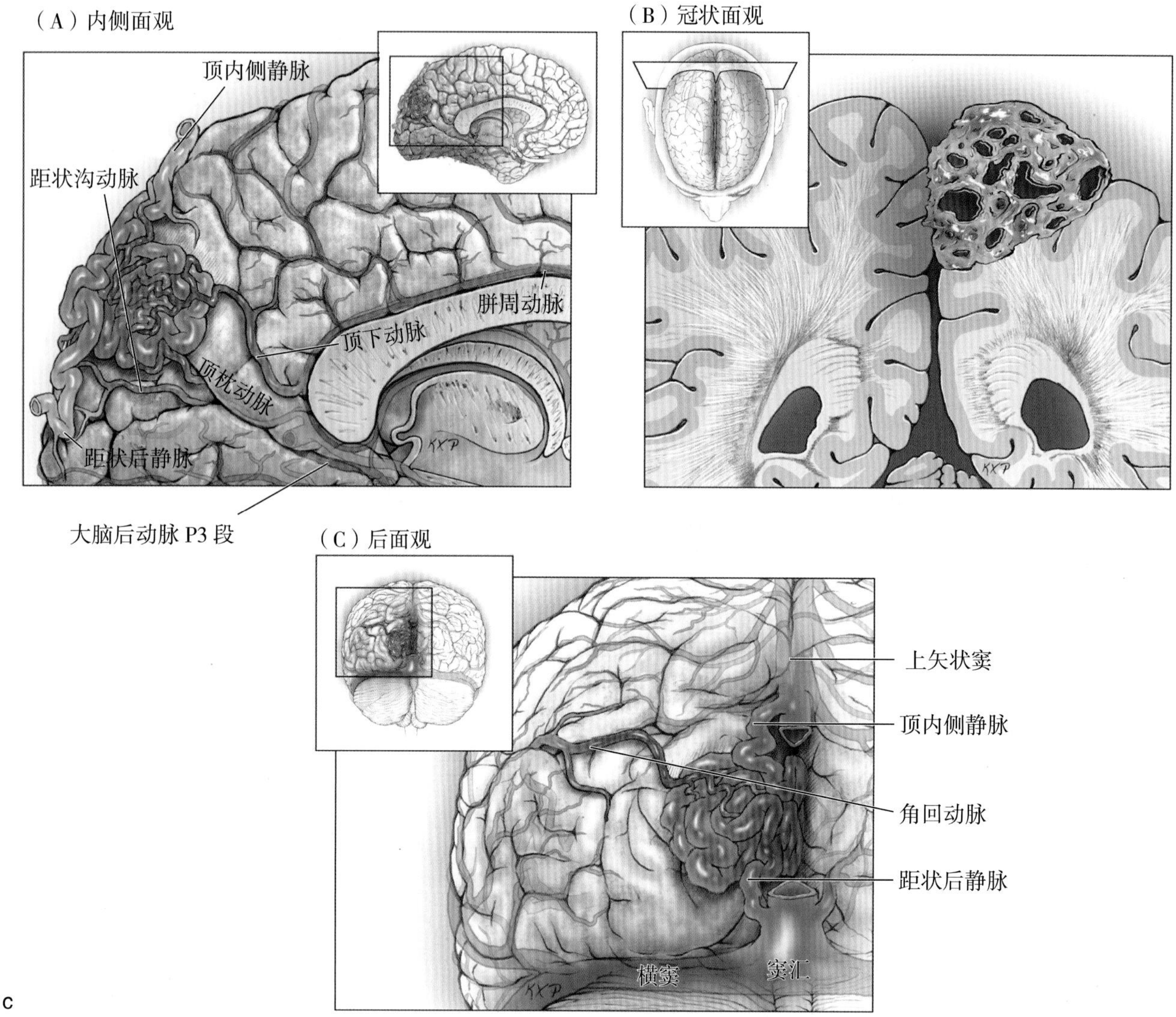

（A）内侧面观
顶内侧静脉
距状沟动脉
胼周动脉
顶下动脉
顶枕动脉
距状后静脉
大脑后动脉 P3 段
（B）冠状面观
（C）后面观
上矢状窦
顶内侧静脉
角回动脉
距状后静脉
横窦
窦汇
c

图 1.3（续） c. 顶枕叶旁正中动静脉畸形：（A）内侧面观；（B）冠状面观；（C）后面观

（A）底面观
颞后动脉
大脑后动脉 P2 段
颞后动脉
顶枕动脉
颞枕动脉
距状沟动脉
颞底静脉（中）
颞底静脉（后）
枕底静脉
（B）冠状面观
d

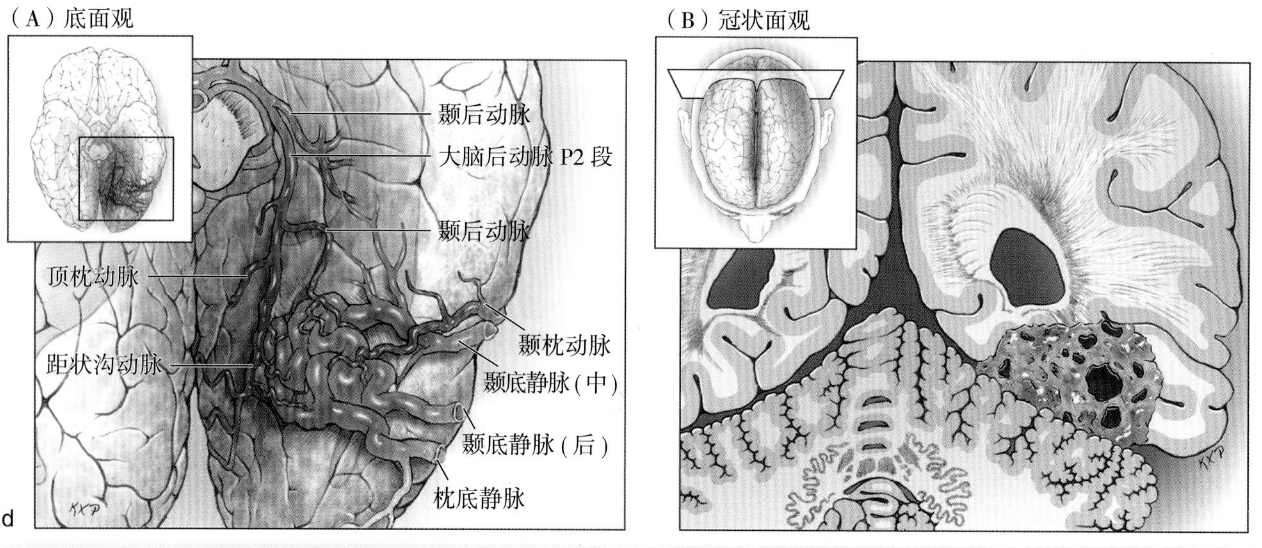

图 1.3（续） d. 枕叶基底面动静脉畸形：（A）底面观；（B）冠状面观

面动静脉畸形位于功能区，因为其涉及枕叶皮质和视辐射。枕叶内侧基底面动静脉畸形需要进行枕部开颅手术，而枕叶外侧动静脉畸形只需幕上－枕下联合入路即可暴露。这两种手术入路都需跨越横窦以暴露枕叶底面。

1.5 脑室和室周动静脉畸形

1.5.1 简　介

不同于额叶、颞叶和顶枕部的动静脉畸形，脑室和室周动静脉畸形不位于大脑皮质，而位于室管膜表面。脑室和室周动静脉畸形位于脉络膜丛，好发于侧脑室的体部、三角区和颞角，而不是前角和后角（这两个部位无脉络丛）。脑室与脉络丛和穹隆一起，以“C”字形包裹着丘脑。尾状核形成脑室的侧壁，胼胝体构成了脑室侧壁的一大部分。起源于颈内动脉床突上段的脉络膜前外侧动脉，以及脉络膜后内侧、后外侧动脉供应脑室的室管膜和脉络丛。脉络膜后内侧动脉起源于大脑后动脉，通常是近端 P2 交通段。脉络膜后外侧动脉起源于大脑后动脉远端 P2 段交通动脉段，大脑前动脉和胼周动脉供应胼胝体。大脑前动脉和大脑后动脉循环存在血管吻合。在手术过程中，脑室静脉通常比动脉更明显，且位置更固定。透明隔静脉走行至内侧额角并通往室间孔，最终汇入大脑内静脉（internal cerebral vein, ICV）。尾状静脉流经额角外侧，最终到达邻近室间孔的丘脑纹状体静脉，后者汇入大脑内静脉。成对的大脑内静脉沿大脑中帆汇入大脑大静脉。

1.5.2 亚　型

脑室的动静脉畸形位置较深，需要更深的手术通道，不同于其他深在的动静脉畸形，它们漂浮在脑脊液（cerebrospinal fluid, CSF）中。脑室动静脉畸形有四种亚型：胼胝体型、脑室体部型、三角区型和颞角型。胼胝体动静脉畸形位于从胼胝体喙到压部的侧脑室顶部，血流量较大的大脑前动脉和胼周动脉的内侧和下侧为之供血（图 1.4a）。

胼胝体动静脉畸形后部由来自大脑后动脉的胼胝体压部动脉供血。豆纹动脉为延伸到额叶白质的胼胝体动静脉畸形供血。很明显，胼胝体动静脉畸形并不位于脉络丛，也不是由脉络膜动脉供血。静脉向深部引流至透明隔静脉、尾状静脉、丘脑纹状体静脉、大脑内静脉和大脑大静脉。对于非优势半球动静脉畸形通常采取双额叶开颅，依靠重力作用分离半球前纵裂。患者采取仰卧位，头部向右旋转 90°，这样可以保护优势半球的桥静脉。在切除过程中，必须保留胼周动脉与供应扣带回和内侧额叶的动脉。

脑室体部动静脉畸形属于中线病变，包括穹隆、透明隔、大脑中帆、脉络丛或第三脑室（脑室侧壁动静脉畸形属于深部动静脉畸形基底节亚型或丘脑亚型，而位于脑室顶部的动静脉畸形被认为属于胼胝体动静脉畸形；图 1.4b）。脉络膜后内侧动脉是主要的供血动脉，静脉引流至大脑内静脉。穹隆与脑室体部动静脉畸形关系密切，因此脑室体部动静脉畸形位于功能区。脑室体部动静脉畸形手术极具挑战，手术时只有通过胼胝体和脉络膜裂入路才能显露。与胼胝体亚型动静脉畸形相似，脑室体部动静脉畸形需要双额叶开颅切除，打开半球前纵裂，使右侧大脑半球依靠重力下垂。采用经右侧入路的方法以保护优势半球的桥静脉，左侧动静脉畸形甚至也可以采用经右侧入路的术式。分开胼胝体以进入脑室，向后扩大室间孔进入中间帆，从而暴露大脑内静脉以及脉络膜后内侧动脉。在分离过程中必须小心保护穹隆。

不同于居中线部位的胼胝体亚型和脑室体部亚型，脑室三角区动静脉畸形偏一侧生长（图 1.4c），位于脑室体部的后部和外侧，其血液供应来自脉络膜后外侧动脉，与脉络膜前动脉也有联系。经由内侧和外侧三角区静脉流入大脑内静脉和基底静脉。通过顶骨开颅经顶上小叶

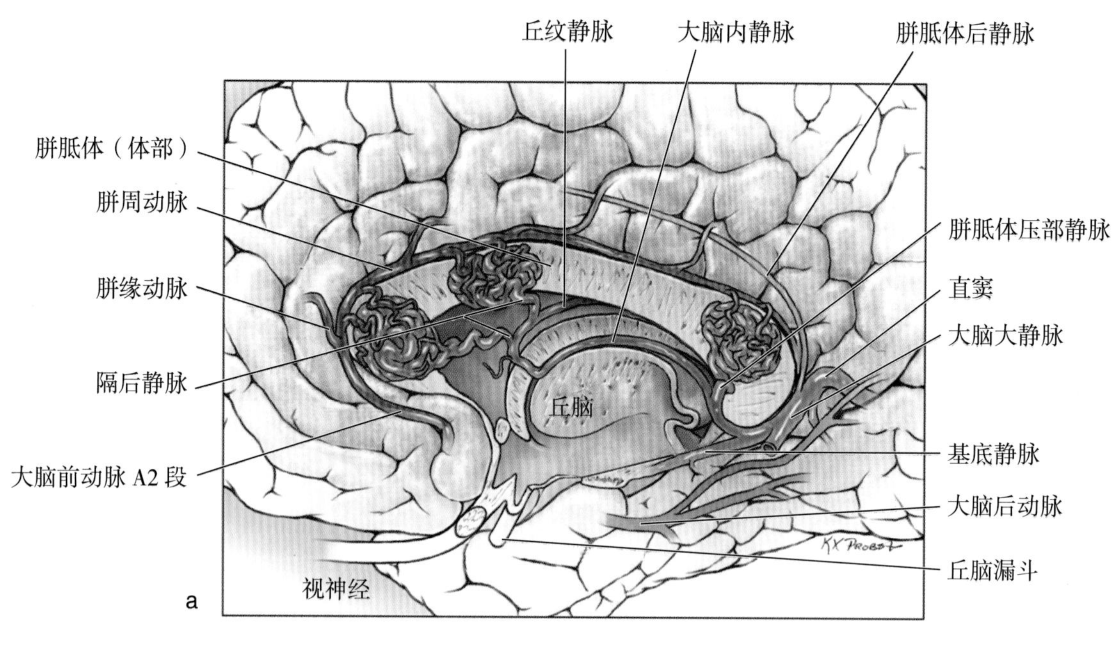

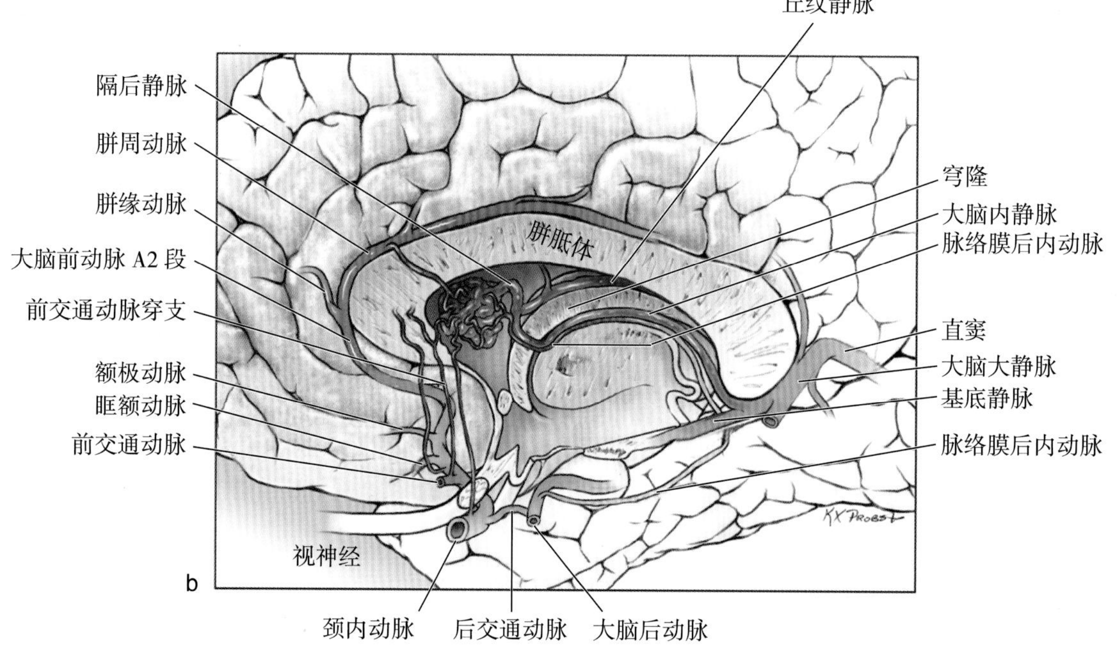

图 1.4 脑室和室周动静脉畸形。a. 胼胝体动静脉畸形内侧面观。b. 脑室体部动静脉畸形内侧面观

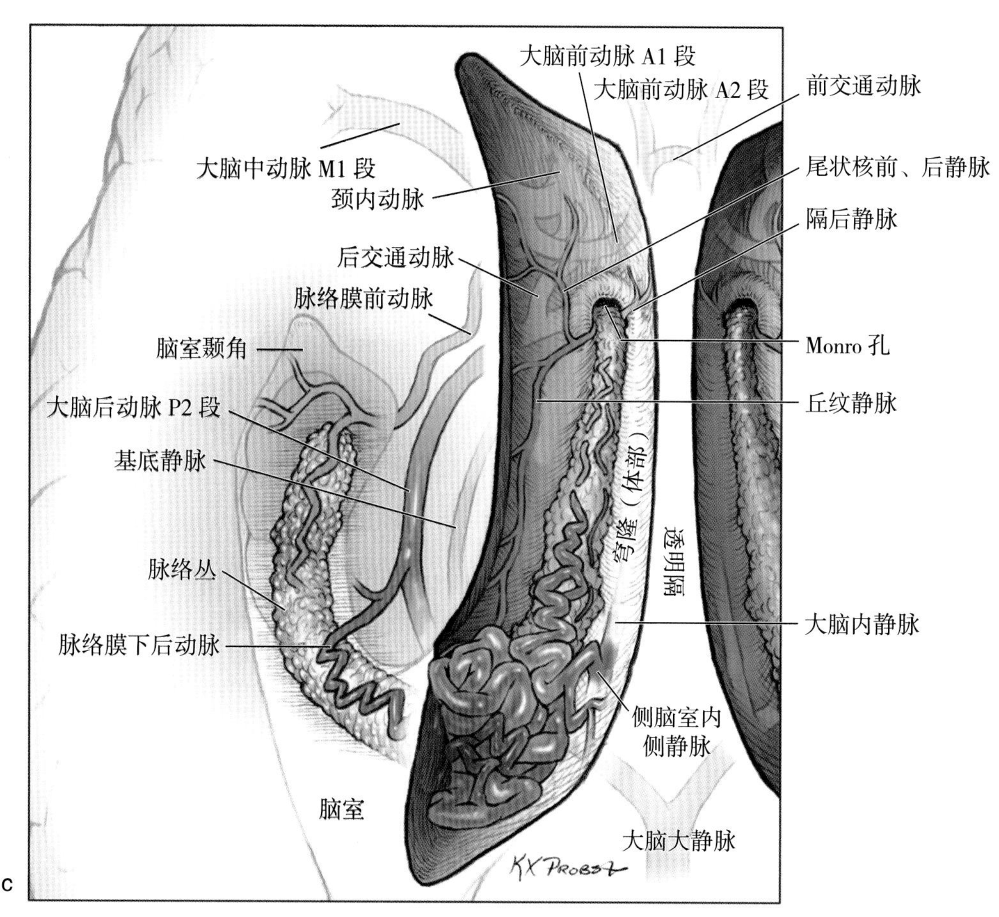

图 1.4（续）　c. 脑室内动静脉畸形轴位观

（A）轴位观

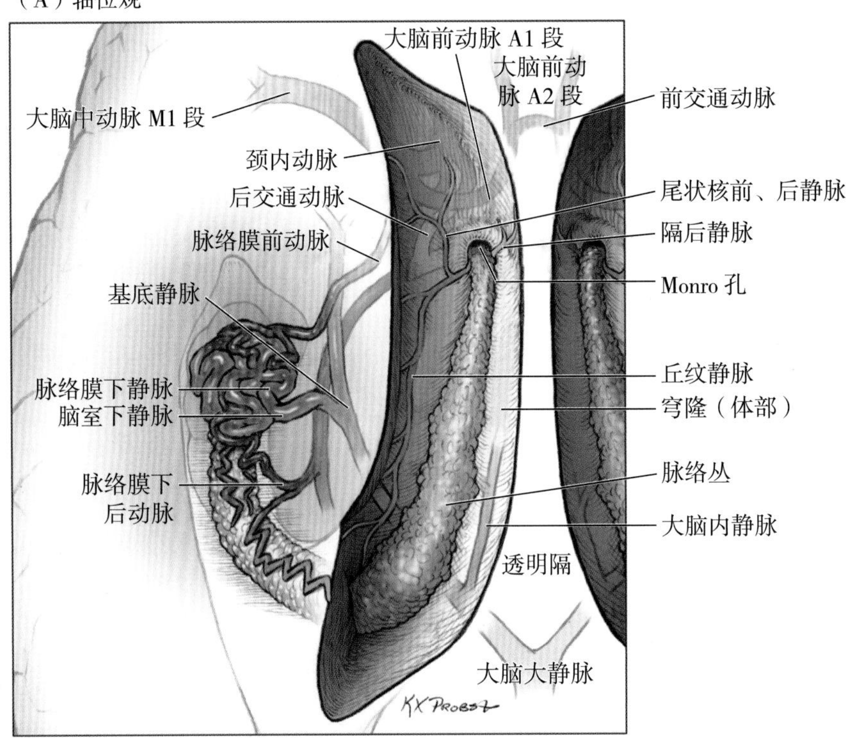

（B）上面观

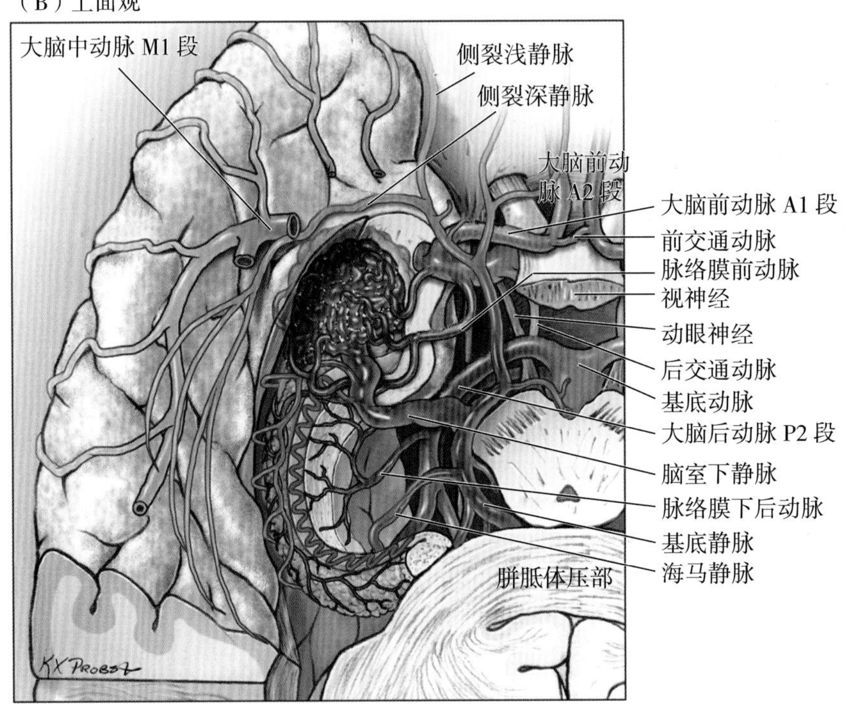

d

图 1.4（续） d. 颞角动静脉畸形：（A）轴位观；（B）上面观

皮质入路的方式可以看到三角区动静脉畸形，打开脉络膜裂可见其引流静脉和供血动脉。

颞角动静脉畸形位于侧脑室颞角的脉络丛（图 1.4d），颞角动静脉畸形不同于颞叶内侧动静脉畸形，因为其几乎完全被室管膜包裹。脉络膜前动脉是其主要的供血动脉，但是脉络膜后外侧动脉也可参与供血，静脉引流至 Rosenthal 基底静脉。类似于颞叶内侧型动静脉畸形手术，颞角动静脉畸形通过开颅经颞下回皮质造瘘到达病灶。和所有脑室动静脉畸形一样，颞角动静脉畸形并不具备严格意义上的功能区，而是与丘脑、尾状核、穹隆和海马体等功能区相邻。

1.6 深部动静脉畸形

1.6.1 简　介

不同于漂浮于脑脊液中的脑室动静脉畸形，深部动静脉畸形位于岛叶的实质和大脑半球的中央核团。岛叶由前脑回和后脑回构成。两个长回与几个短回之间由从岛阈发出的岛叶中央沟分隔。中央核团由基底神经节、丘脑、穹隆、内囊、外囊和最外囊组成。深部动静脉畸形是由来自大脑中动脉的外侧豆纹穿支和大脑前动脉的内侧豆纹穿支穿过前穿质到达内囊和基底节。此外，来自后交通动脉和大脑后动脉的丘脑穿支，以及来自大脑后动脉 P1 段和 P2 段的大脑脚支、回旋支和丘脑膝状体动脉也参与供血。静脉通过中央核团脑室表面的尾状前后静脉和丘脑纹状体静脉引流至深静脉系统。岛叶静脉引流至深部侧裂静脉，并汇入基底静脉。

1.6.2 亚　型

深部动静脉畸形有四种亚型：单纯侧裂型、岛叶型、基底神经节型和丘脑型。单纯侧裂动静脉畸形几乎完全位于蛛网膜下腔，而不位于额叶、颞叶或岛叶皮质的实质中（图 1.5a），它向下推移颞上回，向上推移额叶岛盖。由大脑中动脉 M2 和 M3 段分支供血。静脉经浅表和深部侧裂静脉引流。因为它们完全在蛛网膜下腔中，所以不位于功能区。单纯侧裂动静脉畸形通过翼点入路行开颅手术治疗，分离过程中不会接触到正常脑实质。

岛叶动静脉畸形位于短回或长回岛阈，靠近屏状核和基底神经节外侧（图 1.5b）。由大脑中动脉 M2 分支供血，静脉经浅表、深部侧裂静脉引流。虽然它们通常与额叶布罗卡区（Broca 区）和颞叶韦尼克区（Wernicke 区）相邻，但不累及功能区。岛叶动静脉畸形也通过翼点开颅经外侧裂入路切除。

基底神经节动静脉畸形位于岛叶皮质深部，内囊外侧（图 1.5c），累及壳核、内侧苍白球或尾状核（图 1.5d）。外侧豆纹动脉供应位置靠外的动静脉畸形，而靠内侧的动静脉畸形由内侧豆纹动脉供血。静脉引流通过深部侧裂静脉、尾状静脉、丘纹静脉引流至深静脉系统。其位于功能区，只有经皮质入路才能到达。位于壳核外侧或尾状核内侧的动静脉畸形易于切除。外侧基底神经节动静脉畸形通过翼点开颅经侧裂 – 岛叶入路切除，而内侧基底神经节动静脉畸形通过脑室入路切除，类似于脑室体部动静脉畸形，行双侧额叶开颅术经对侧大脑半球间入路切除，依靠重力作用经胼胝体入路到达同侧脑室。

丘脑由侧脑室包围，并被第三脑室分开。来自后交通动脉的丘脑前穿支动脉和来自大脑后动脉 P1 段的丘脑后穿支动脉，以及脉络膜后外侧和内侧动脉供应丘脑动静脉畸形。静脉引流位置较深。位于上部的丘脑动静脉畸形（图 1.5e）引流到大脑内静脉（ICV），而位于内侧的动静脉畸形引流到基底静脉（图 1.5f）。手术采用经脑室经胼胝体前入路或后入路进入丘脑上部或后部的动静脉畸形，以及经胼胝体经脉络膜入路到达丘脑内侧的动静脉畸形。当血肿形成时，需经皮质入路。

（A）单纯侧裂 AVM 前面观（额叶、顶叶部分切除）

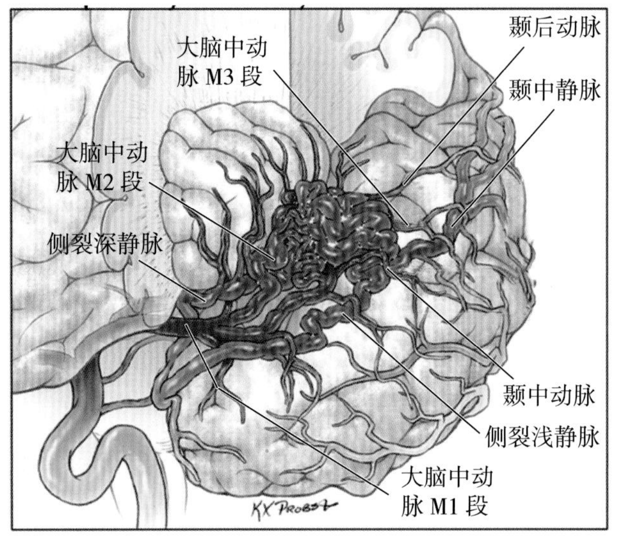

（A）岛叶 AVM 上面观

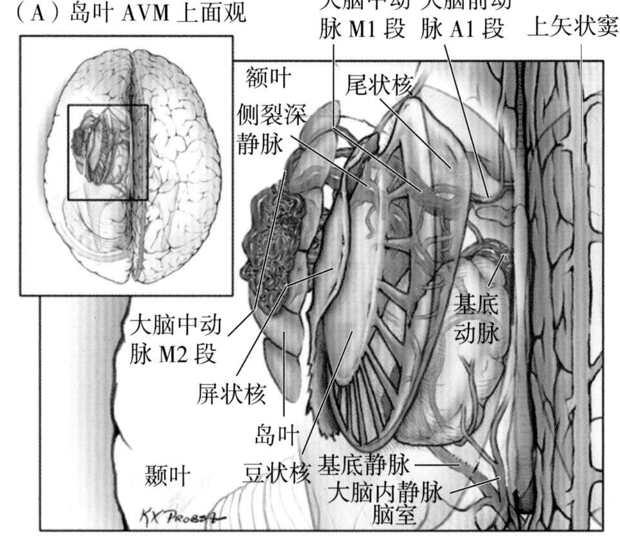

（B）单纯侧裂 AVM 冠状面观

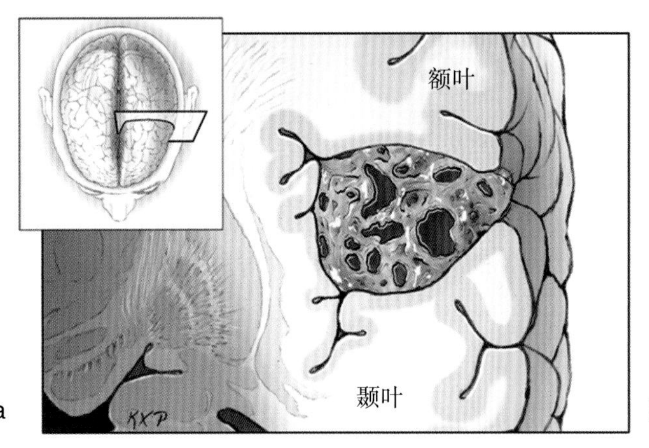

（B）岛叶 AVM 冠状面观

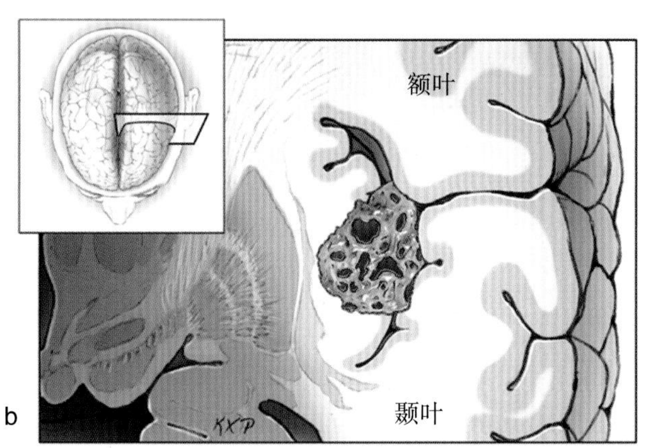

（A）基底神经节 AVM 上面观

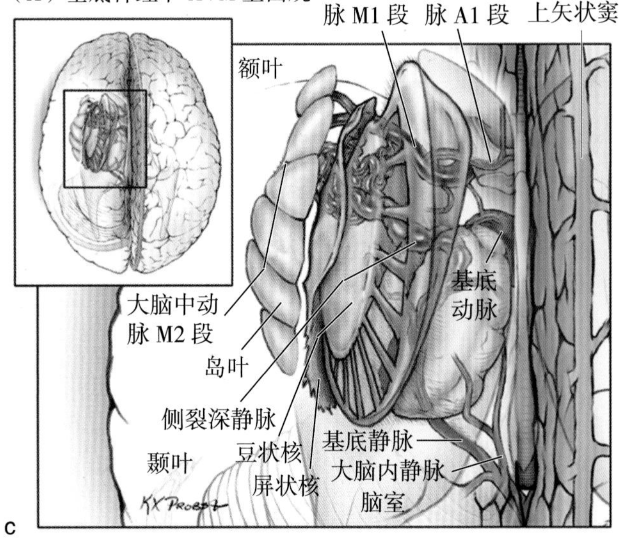

（B）基底神经节 AVM 冠状面观

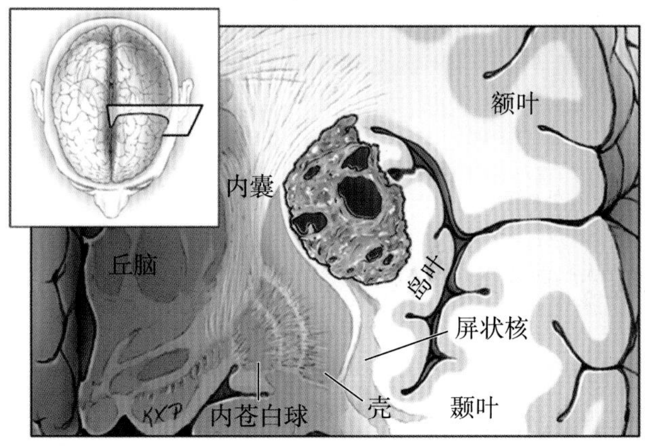

图 1.5 深部脑动静脉畸形（AVM）：a. 单纯侧裂动静脉畸形：（A）前面观；（B）冠状面观。b. 岛叶动静脉畸形：（A）上面观；（B）冠状面观。c. 基底神经节动静脉畸形：（A）上面观；（B）冠状面观

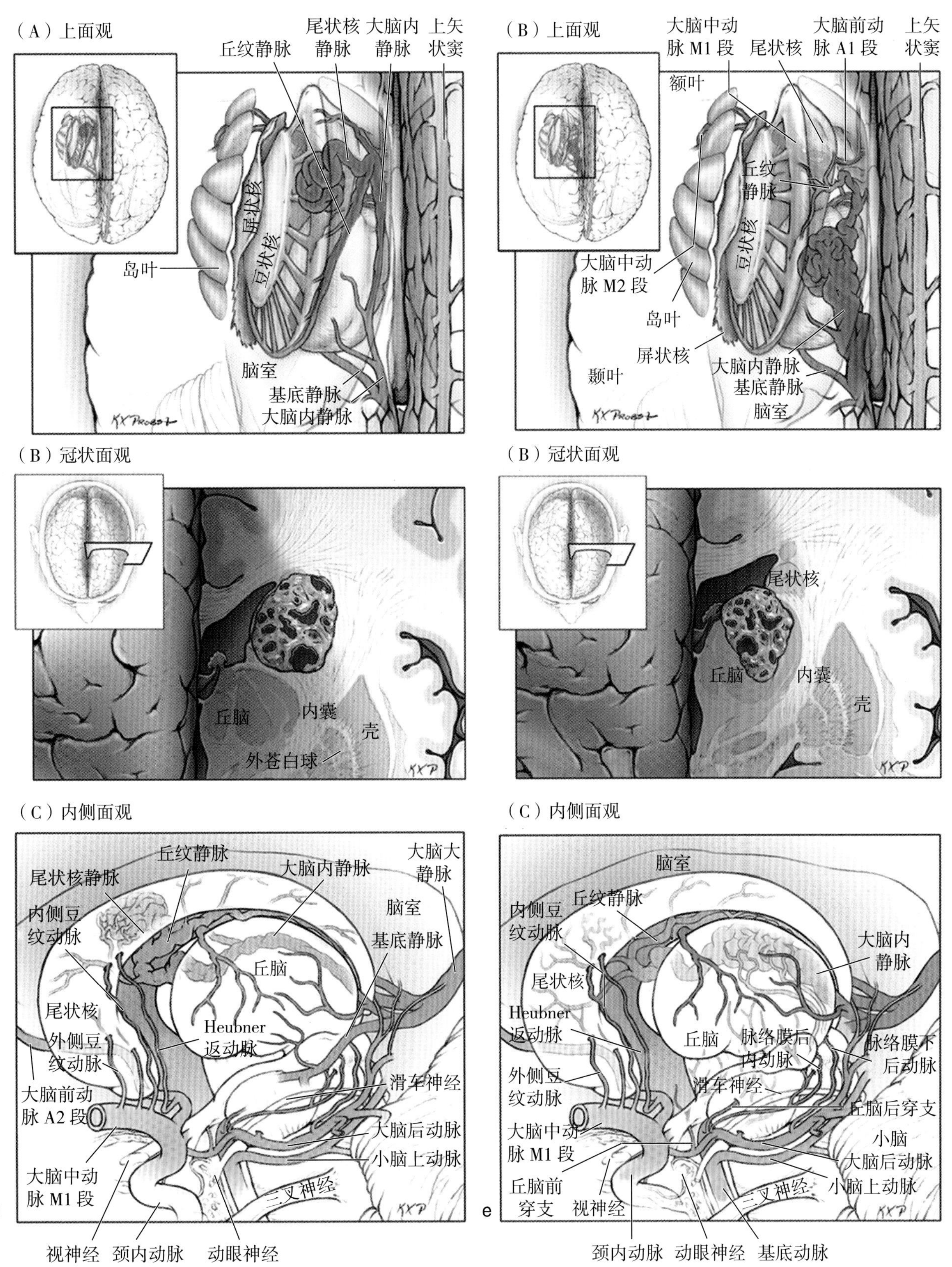

图 1.5（续）　d~e. 基底核动静脉畸形：（A）上面观；（B）冠状面观；（C）内侧面观

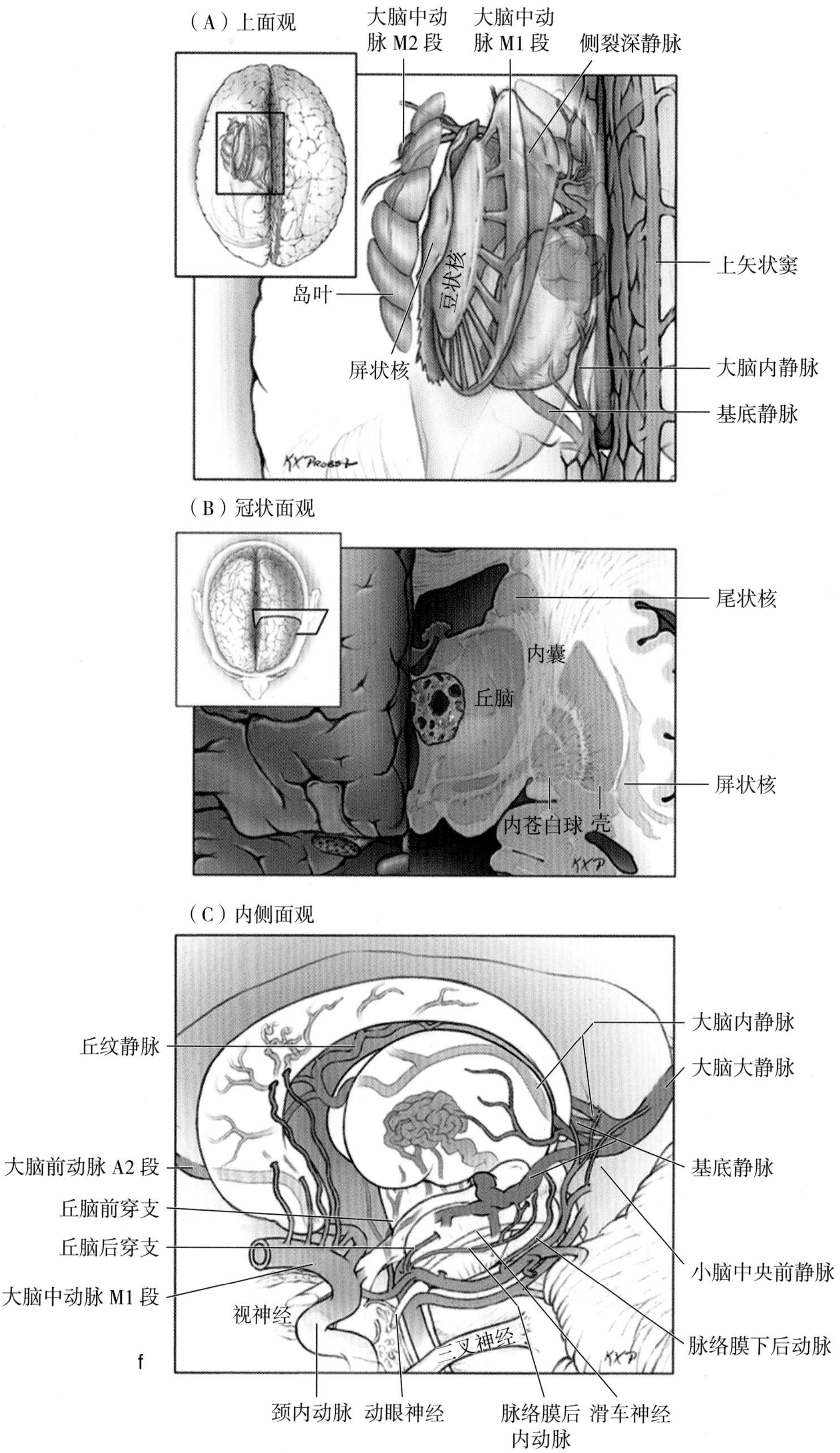

（A）上面观

大脑中动脉 M2 段
大脑中动脉 M1 段
侧裂深静脉
上矢状窦
岛叶
豆状核
屏状核
大脑内静脉
基底静脉

（B）冠状面观

尾状核
内囊
丘脑
屏状核
内苍白球
壳

（C）内侧面观

丘纹静脉
大脑内静脉
大脑大静脉
大脑前动脉 A2 段
基底静脉
丘脑前穿支
丘脑后穿支
小脑中央前静脉
大脑中动脉 M1 段
视神经
三叉神经
脉络膜下后动脉
f
颈内动脉
动眼神经
脉络膜后内动脉
滑车神经

图 1.5（续） f. 基底核动静脉畸形：（A）上面观；（B）冠状面观；（C）内侧面观

1.7 脑干动静脉畸形

1.7.1 简　介

脑干由中脑、脑桥和延髓组成，上、中、下小脑脚连接脑干和小脑。脑干通过小脑中脑裂、小脑脑桥裂和小脑延髓裂与小脑分开。血液供应来自小脑上动脉（superior cerebellar artery, SCA）、小脑前下动脉（anterior inferior cerebellar artery, AICA）和小脑后下动脉（posterior inferior cerebellar artery, PICA）。依据与脑干、脑神经、小脑脚、裂隙和小脑动脉的位置关系分为 3 种神经血管复合体。上复合体包括中脑，第Ⅲ、Ⅳ、Ⅴ对脑神经，小脑上脚，小脑中脑裂，以及小脑上动脉。中复合体包括脑桥，第Ⅵ、Ⅶ、Ⅷ对脑神经，小脑中脚，小脑脑桥裂，以及小脑前下动脉。下复合体包括延髓，第Ⅸ、Ⅹ、Ⅺ、Ⅻ对脑神经，小脑下脚，小脑延髓裂，以及小脑后下动脉。脑干静脉经纵向和横向引流，汇入 Rosenthal 基底静脉或大脑大静脉，侧方引流到岩上静脉、岩下静脉和岩窦，经蛛网膜下腔到达硬脑膜窦。脑干由脑神经核和神经束组成，因此，所有脑干动静脉畸形都属于功能区，并经深部静脉引流。

1.7.2 亚　型

脑干动静脉畸形分为 6 种亚型：中脑腹侧型、中脑背侧型、脑桥腹侧型、脑桥外侧型、延髓腹侧型和延髓外侧型。中脑腹侧动静脉畸形位于大脑脚内或大脑脚间，常延伸到脚间池（图 1.6a），并可累及动眼神经。血供来源于大脑后动脉 P1 穿支，静脉引流至 Rosenthal 基底静脉。所有脑干动静脉畸形的手术需要避免脑干实质入路。未破裂出血的脑干动静脉畸形常被周围软脑膜包绕，应保留其位于原位，无须切除。动静脉畸形破裂时可产生一个通向畸形巢的手术通道，便于切除。术中保留脑干的正常穿支非常有必要。该部位手术采用眶颧 – 翼点开颅经侧裂入路，经 Liliequist 膜进入脚间池。

中脑背侧动静脉畸形位于顶盖或四叠体区，与滑车神经关系密切（图 1.6b）。大脑后动脉的 P1 和 P2 穿支动脉，以及来自小脑上动脉的小脑中脑分支参与供血。静脉引流至大脑大静脉。手术采取枕部开颅，经幕下小脑上入路。患者可采取坐位或俯卧位。

脑桥腹侧动静脉畸形位于三叉神经根内侧，常突入脑桥前池或脑桥池（图 1.6c）。它们是单侧发病，不会跨越中线。其上部由小脑上动脉分支供血，其下部由小脑前下动脉分支供血，基底动脉穿支也参与供血。静脉通常引流至上岩静脉和岩窦。脑桥腹侧动静脉畸形采用扩大乙状窦后开颅术及限制性乳突切除术。由于这些动静脉畸形位于三叉神经前方，因此术中视野受到限制。三叉神经上三角区包含小脑上动脉降支，三叉神经下三角区包含小脑前下动脉升支。

脑桥外侧动静脉畸形位于桥小脑角（图 1.6d）。不同于脑桥腹侧动静脉畸形，它们位于三叉神经根外侧。此外，它们仅由小脑前下动脉供血，不接收小脑上动脉供血。脑桥外侧动静脉畸形更能耐受手术影响，使其成为可手术切除的病变。与脑桥腹侧动静脉畸形一样，采用扩大乙状窦后入路手术。因其位于三叉神经外侧，因此手术入路范围不限于三叉神经上三角或下三角区。不同于其他脑干动静脉畸形，其上界、下界和外侧界由非功能区的小脑组成，所有这些因素使其成为最容易切除的脑干动静脉畸形。

延髓腹侧动静脉畸形位于舌下神经根前，椎 – 基底动脉交界处后下部（图 1.6e），由椎动脉供血。这些部位的动静脉畸形通常很难切除，只有当血肿破裂形成一个通向第四脑室的通道时才易于切除。采用枕下开颅术，通过第四脑室底部吸出血肿进入延髓。

延髓外侧动静脉畸形位于舌下神经根后部

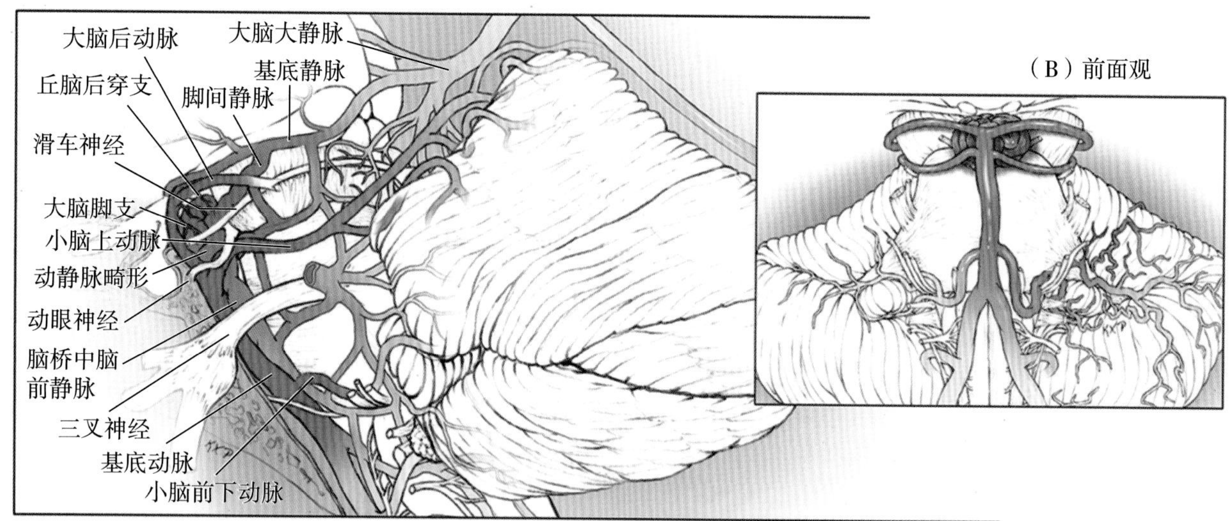

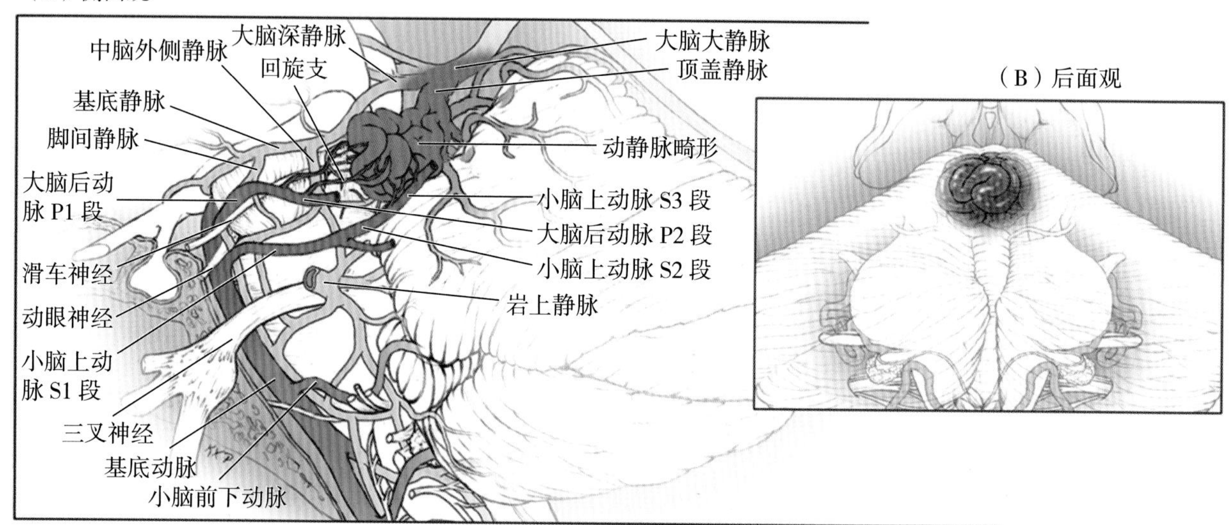

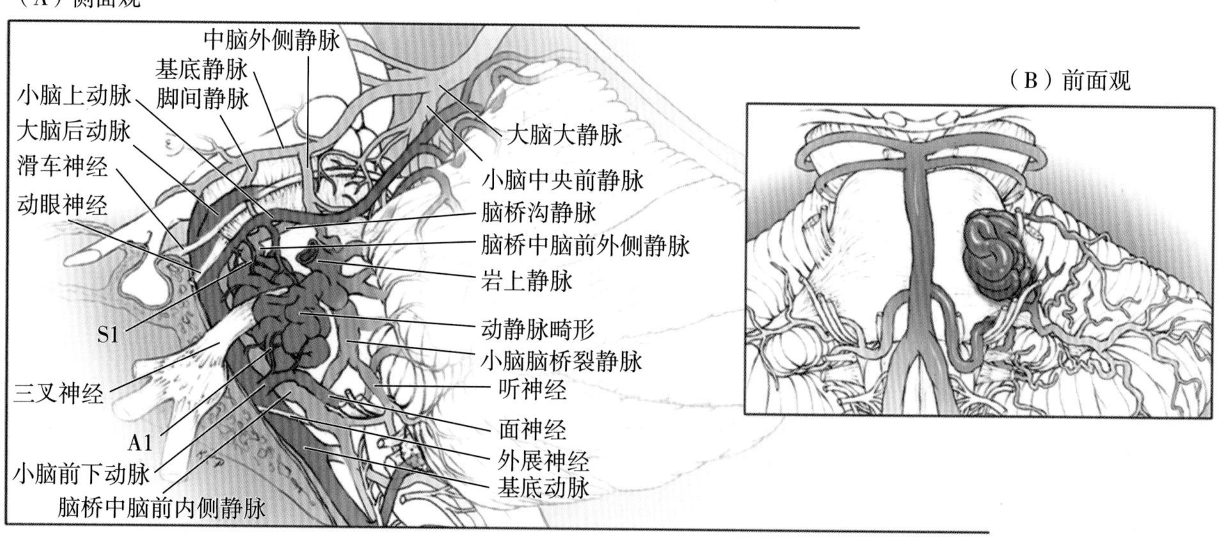

图 1.6 脑干动静脉畸形。a. 中脑腹侧动静脉畸形：（A）侧面观；（B）前面观。b. 中脑背侧动静脉畸形：（A）侧面观；（B）后面观。c. 脑桥动静脉畸形：（A）侧面观；（B）前面观

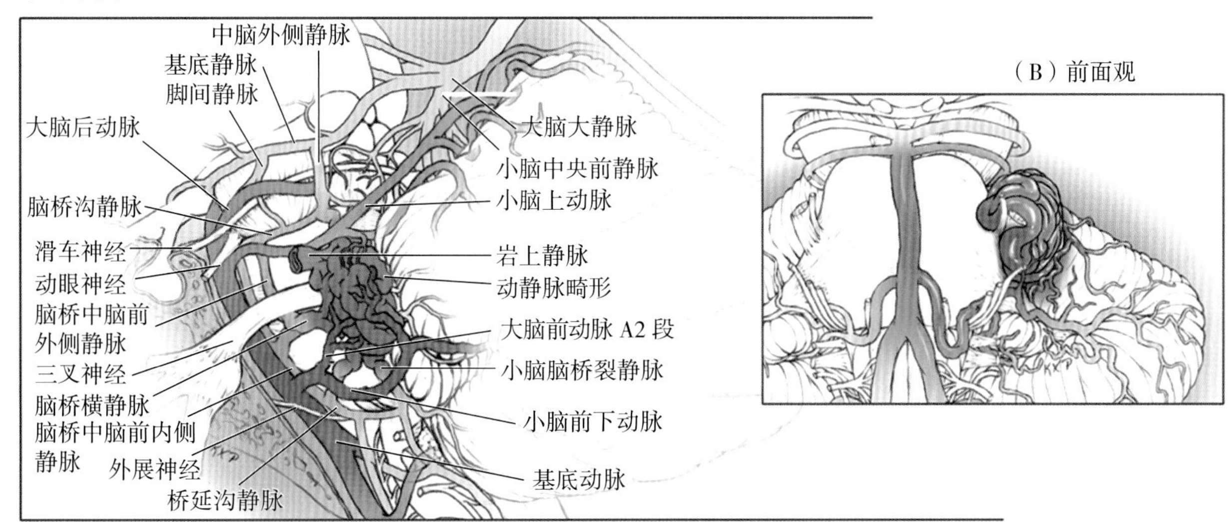

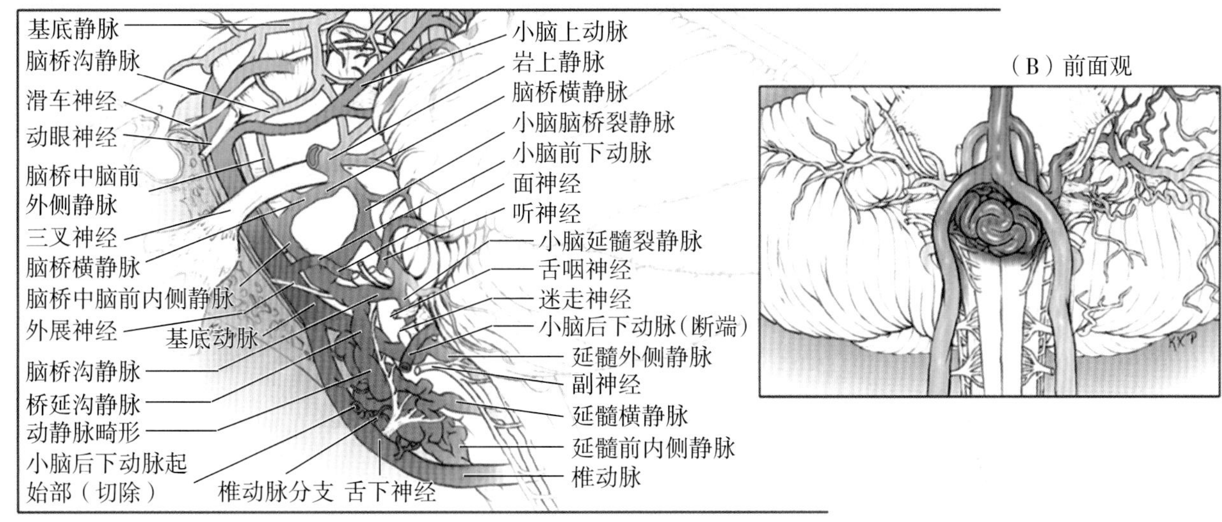

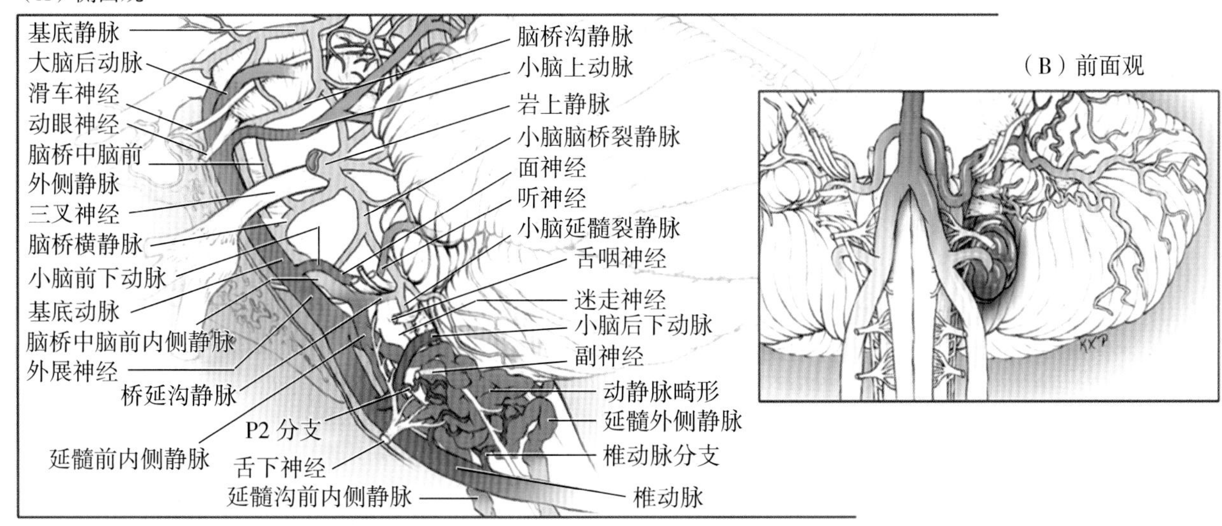

图 1.6（续）　脑干动静脉畸形。d. 脑桥外侧动静脉畸形：（A）侧面观；（B）前面观。e. 延髓腹侧动静脉畸形：（A）侧面观；（B）后面观。f. 脑桥动静脉畸形：（A）侧面观；（B）前面观

（图 1.6f）。它们是由椎动脉和小脑后下动脉分支供血。延髓外侧动静脉畸形采取远外侧入路手术切除。

1.8 小脑动静脉畸形

1.8.1 简 介

小脑由小脑蚓部和两个小脑半球组成。小脑动静脉畸形由小脑上动脉、小脑前下动脉和小脑后下动脉供血。小脑上动脉在中脑小脑裂中分成两支：腹侧支和背侧支，腹侧支供应小脑上蚓部，而背侧支供应小脑半球。这些分支发出小脑前穿支，供应小脑深部核团和小脑动静脉畸形。

小脑前下动脉经过桥小脑角沿面神经、听神经和前庭蜗神经走行，也发出腹侧支和背侧支，为小脑中脚、小脑脑桥裂、绒球和脉络丛供血。小脑后下动脉出小脑延髓裂分成两支，一支供应小脑下蚓部和邻近小脑半球，另一支供应枕骨下表面小脑和小脑扁桃体。小脑浅静脉和深静脉引流入大脑大静脉、窦汇、直窦、岩上窦和岩下窦。除非延伸到小脑深部核团，否则小脑动静脉畸形不累及功能区。

1.8.2 亚 型

小脑动静脉畸形分为 5 种亚型：枕骨下型、小脑幕区型、小脑蚓部型、小脑扁桃体型和小脑岩部型。枕骨下动静脉畸形位于枕骨下表面，介于横窦和乙状窦之间（图 1.7a）。血液供应来自 3 条小脑动脉（小脑上动脉、小脑前下动脉和小脑后下动脉），并由浅静脉引流至窦汇或横窦。枕骨下动静脉畸形采用单侧枕下开颅术切除。

小脑幕动静脉畸形位于小脑幕表面（图 1.7b）。它们是单侧的，由小脑上动脉分支供血，前部通过静脉引流至大脑大静脉，上部引流至直窦。通过幕下小脑上入路切除小脑幕动静脉畸形。

小脑蚓部动静脉畸形是位于小脑上、下蚓部的中线部位病变（图 1.7c）。通常是双侧动脉供血，小脑上动脉供应小脑上蚓部，小脑后下动脉供应小脑下蚓部。小脑上蚓部动静脉畸形向深部大脑大静脉引流，小脑下蚓部动静脉畸形经浅静脉引流至窦汇。类似于小脑幕动静脉畸形，该部位动静脉畸形也可通过幕下小脑上入路切除。

小脑扁桃体动静脉畸形位于小脑扁桃体中（图 1.7d）。它们由同侧小脑后下动脉供血，经枕下开颅术切除。

小脑岩部动静脉畸形位于小脑前，正对岩骨（图 1.7e）。单侧发病，由小脑前下动脉分支供血，引流至岩上静脉和岩窦。采用扩大乙状窦后入路联合乙状窦孤立术以到达桥小脑角从而暴露动静脉畸形。

1.9 治疗的适应证

优化患者的选择可避免不良的手术预后。SM 分级系统和新的补充系统被广泛应用于预测动静脉畸形手术风险并筛选适合手术治疗的动静脉畸形患者 [2–4]。SM 分级系统包括动静脉畸形大小，是否位于功能区，静脉引流模式，而补充系统还纳入了其他对手术选择及手术结局有影响的重要因素，如患者的年龄、出血情况、畸形团致密性等。补充系统评分 ≤ 6 分的患者被认定可以进行手术，而评分 > 6 分的患者被认为发生手术并发症及不良预后的风险高。

虽然动静脉畸形的现代管理方式有多种，但手术切除仍是主要治疗方式，评分较低的动静脉畸形患者手术切除预后极好 [5–6]。对于较小的动静脉畸形，放射外科治疗是一种有竞争力的替代方案，并且效果很好，但潜伏期仍存在出血的风险。新的血管内介入栓塞材料和导管输送系统提高了动静脉畸形闭塞率，降低了并发症，但治愈性血管内介入栓塞仅应用于某些特定病例。

脑动静脉畸形手术应遵循严格的流程，包

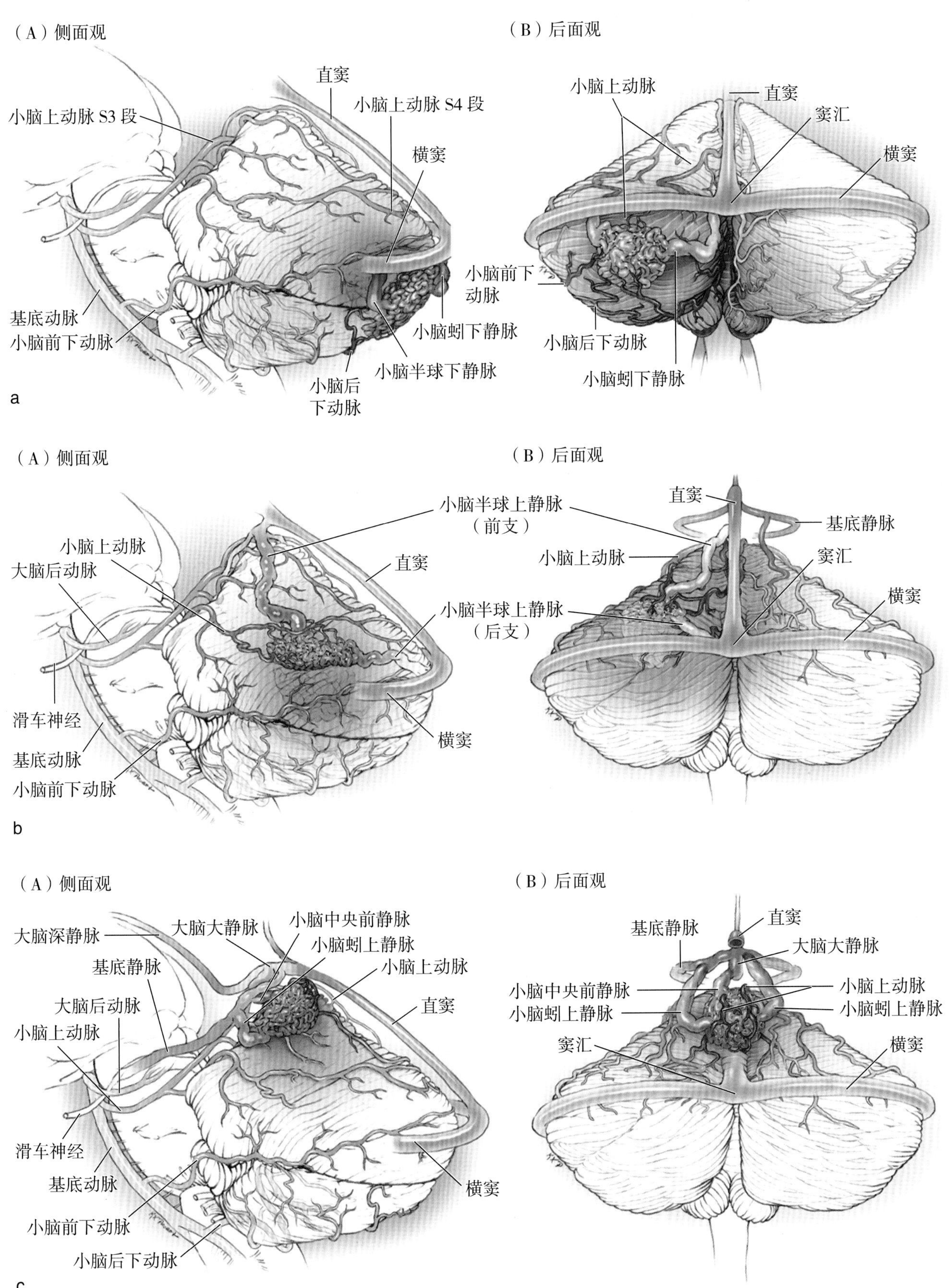

图 1.7　小脑动静脉畸形亚型。a. 枕骨下动静脉畸形：（A）侧面观；（B）后面观。b. 小脑幕动静脉畸形：（A）侧面观；（B）后面观。c. 小脑蚓部动静脉畸形：（A）侧面观；（B）后面观

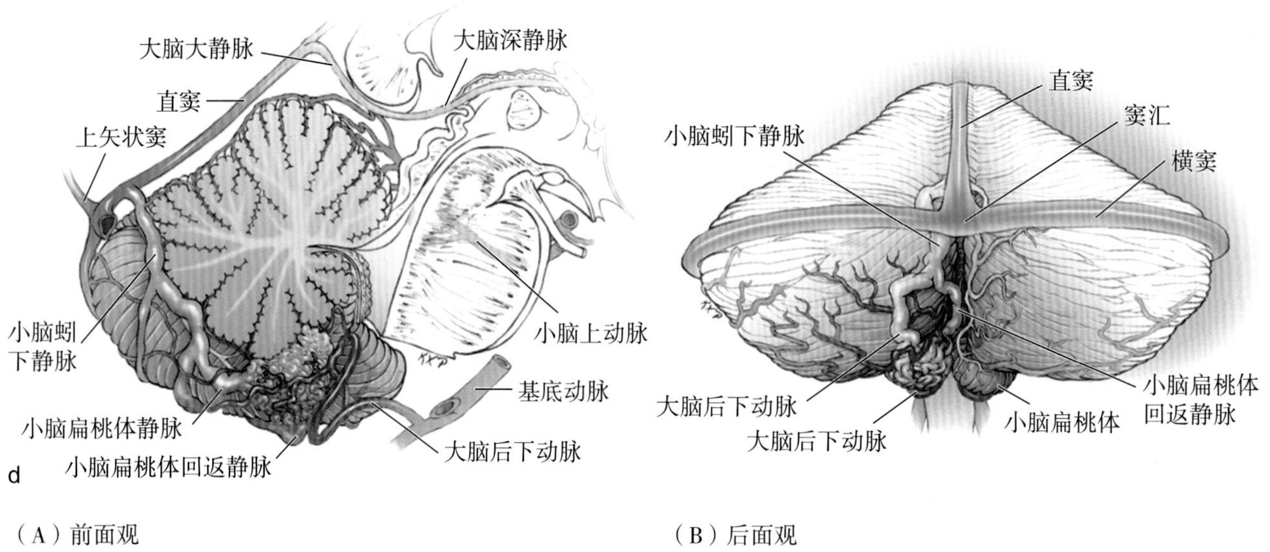

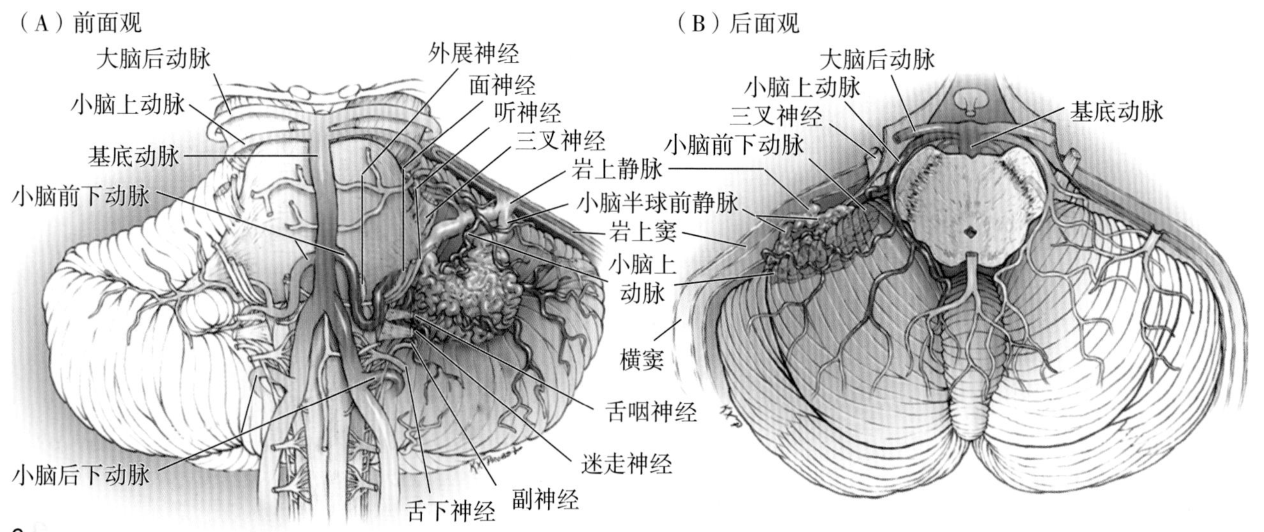

图 1.7（续） 小脑动静脉畸形亚型。d. 小脑扁桃体动静脉畸形：（A）矢状面观；（B）后面观；e. 小脑岩部动静脉畸形：（A）前面观；（B）后面观

括暴露病灶，分离蛛网膜下腔，确定引流静脉，确定供血动脉，分离软脑膜，分离脑实质、室管膜或深部组织，最后进行切除。保留引流静脉直到动脉完全切除对于预防动静脉畸形术中破裂至关重要。过早地阻塞静脉回流会导致颅内压增高和畸形扩张，进而导致术野的血管畸形破裂出血，这时盲目填塞和吸引常常不能有效地控制出血和清理术野。供血动脉应尽可能从靠近动静脉畸形处阻断，以防止阻断正常分支造成邻近脑组织梗死。当环形分离动静脉畸形、阻断供血动脉后，可看到引流静脉从红色变为蓝色，这时表明完全阻断畸形巢供血动脉，可进一步切除动静脉畸形。

基于手术解剖结构将脑动静脉畸形分解为几种类型和亚型，使每种动静脉畸形都有针对性的手术策略。每种亚型都有独特的动脉血供、引流静脉、功能区，对应不同的手术入路和切除策略。只有如此才能安全切除大部分动静脉畸形。

参考文献

[1] Lawton M. Seven AVMs: Tenets and Techniques for Resection. New York: Thieme, 2014

[2] Spetzler RF, Martin NA. A proposed grading system for arteriovenous malformations. J Neurosurg, 1986, 65(4):476–483

[3] Lawton MT, Kim H, McCulloch CE,et al. A supplementary grading scale for selecting patients with brain arteriovenous malformations for surgery. Neurosurgery, 2010, 66(4):702–713, discussion 713

[4] Kim H, Abla AA, Nelson J, et al. Validation of the supplemented Spetzler-Martin grading system for brain arteriovenous malformations in a multicenter cohort of 1009 surgical patients. Neurosurgery, 2015, 76(1):25–31, discussion 31–32, quiz 32–33

[5] Potts MB, Lau D, Abla AA, et al. UCSF Brain AVM Study Project. Current surgical results with low-grade brain arteriovenous malformations. J Neurosurg, 2015, 122(4):912–920

[6] Davidson AS, Morgan MK. How safe is arteriovenous malformation surgery. A prospective, observational study of surgery as first–line treatment for brain arteriovenous malformations. Neurosurgery, 2010, 66(3):498–504, discussion 504–505

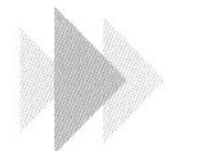

第二章 脑血管系统的发育过程及脑动静脉畸形和动静脉瘘的发病机制

W. Caleb Rutledge, Tomoki Hashimoto

摘要：脑动静脉畸形（AVM）和动静脉瘘（arteriovenons fistula, AVF）是最常见的脑血管畸形（cerebrovascular malformations, CVM），表现为动脉和静脉的异常连接造成的动静脉短路。通常来说，大多数动静脉畸形和动静脉瘘表现为散发，无明显遗传基础。多发动静脉畸形常常与遗传性出血性毛细血管扩张（hereditary hemorrhagic talangiectasia, HHT）、毛细血管畸形－动静脉畸形（capillary malformation-arteriovenous malformation, CM-AVM）综合征相关。脑动静脉畸形和动静脉瘘的发病机制尚不清楚，动静脉瘘常常由静脉高压和血管再生增加引起，而动静脉畸形多数是先天性畸形，是胚胎时期原始动脉与静脉之间直接沟通引起的。

关键词：血管生成；血管新生；脑动静脉畸形；动静脉瘘

要　点

- 脑血管畸形（CVM）根据是否存在动静脉短路分类。
- 动静脉畸形与动静脉瘘是最常见的颅内血管畸形。
- 动静脉畸形与动静脉瘘是由于动静脉短路造成的高流量病变。

2.1 引　言

动脉因管壁较厚，可以承受较高的压力，从而可以运输血液以及营养物质到人体各器官。而静脉因管壁较薄，承压能力较动脉小，因此从外周收集血液回心脏。胚胎早期的原始血管丛，动脉与静脉直接沟通，当毛细血管网形成并成熟后动脉与静脉分离，动脉与静脉间将不会再有直接沟通。动静脉畸形与动静脉瘘的特征均为动脉与静脉间异常的动静脉沟通。大部分动静脉畸形为散发性，并没有明确的遗传学基础。然而，多发脑动静脉畸形往往作为综合征的一部分临床表现，例如，多发动静脉畸形常常出现在 HHT 和 CM-AVM 综合征患者中。这些疾病为我们研究动静脉畸形的发病机制提供了一种思路。

2.2 脑血管系统的发育过程

胚胎发育过程中脑血管发育分为血管发生与血管生成[1]。在血管生成过程中，中胚层起源的成血管细胞分化成血管内皮细胞和原始毛细血管细胞网。通过血管内皮细胞增殖和迁移,原始血管丛在血管生成过程中重塑成动脉、毛细血管和静脉。细胞信号传导和细胞生长因子，例如 Notch 信号通路和血管内皮生长因子（VEGF）在功能性循环系统的生成及血管生成过程调节血管内皮细胞的增殖和迁移中起着关键作用。

在胚胎发育的早期，原始动脉和静脉分别表达 ephrin-B2 和 ephrin-B4。VEGF、神经纤毛蛋白 1（neuropilin-1）和 Notch 信号通路维持动脉生成。胚胎期 VEGF 通过其受体血管内皮生长因子受体 1（VEGFR1）和血管内皮生长因子受体 2（VEGFR2）的激活促进动脉血管表型的分化。神经纤毛蛋白 -1 是 VEGF 的协同受体，表达于血管内皮细胞并调控其活性。活化的 VEGF 诱导 Notch 信号转导。转录因子 FOXC1 和 FOXC2 能调节 Notch 信号转导[2]。Notch 信号可诱导 ephrin-B2 表达[3]，并抑制动脉内皮细胞 ephrin-B4 的表达，同时维持动脉表型[4]。

与此类似，细胞信号与生长因子同样调控静脉表型的发生。然而静脉内皮细胞缺乏神经纤毛蛋白 -1，不能激活 Notch 信号通路。维甲酸活化受体 COUP 转录因子 2（COUP-TF2）可抑制 Notch 信号通路，促进 ephrin-B4 表达从而建立静脉表型[5]。静脉与动脉形成过程中发生的错误会导致脑血管畸形的发生。

2.3 脑血管畸形

根据脑血管畸形按是否存在动静脉短路进行分类。动静脉畸形和动静脉瘘中的动脉血直接分流至静脉内，而海绵状血管畸形、毛细血管扩张、发育性静脉异常为非分流性血管病变，患者常表现为脑出血（intracerebral hemorrhage, ICH）、癫痫发作或局灶性神经功能缺损。

2.4 脑动静脉畸形

动静脉畸形由畸形血管网组成，包括畸形巢、扩张的供血动脉和无毛细血管参与直接动脉化的引流静脉，从而形成了高流量、低阻力的动静脉直接分流。动静脉畸形是一种最常见的症状性脑血管畸形。动静脉畸形的血流动力学特点是动静脉畸形巢会遭受极高流量血流冲击。由于缺乏毛细血管床，动静脉畸形表现为颅内循环间的动静脉分流。血流的高流速导致血管重塑，并进一步影响局部血流动力学。外周循环的动静脉分流导致远心端静脉压增高，近心端动脉压降低。对于巨大高流量动静脉分流患者，其正常脑组织的动脉压可能低于正常颅内动脉压力调节范围。尽管存在明显颅内动脉低压，但大部分患者不会出现缺血症状。在大多数情况下，低颅内动脉压区域的组织很大程度上有相对正常的组织灌注，表明全脑血管阻力存在一种适应性改变[6-7]。除了它们的起源（先天性或后天获得性），异常局灶血流动力导致的持续血管重塑也被认为是其病理生理改变的重要组成部分[8-10]。

患者的发病年龄常为 30~40 岁，表现为脑出血、头痛、癫痫发作，以及压迫所致局灶性神经功能缺损。动静脉畸形的年发病率大约为 1/100 000，动静脉畸形未破裂者的出血发生率为 1%，但曾发生过破裂的动静脉畸形再次破裂风险显著增加。

血流动力学可通过激活血管内皮细胞和炎症细胞来触发血管重塑及血管再生，高剪切力—高流量激活血管内皮细胞，并上调白细胞黏附因子 [包括细胞间黏附因子 -1（ICAM-1）和趋化因子如单核细胞趋化蛋白 1（MCP-1）][11-14]。这些分子吸引循环中的中性粒细胞和单核细胞，并促使其侵入血管壁。与此同时，剪切力能激活血管内皮细胞和平滑肌细胞，促使其产生和释放血管生成因子，以及其他促进血管生成的因子[15-16]。

在内皮细胞和平滑肌细胞激活的同时，炎症细胞分泌蛋白酶，包括基质金属蛋白酶（MMP）和弹性蛋白酶[11]。MMP 能破坏血管壁的稳定性，并通过消化血管基质、激活其他蛋白酶、释放血管生成因子来促进血管重塑[17-18]。各种 MMP 和细胞因子相互作用从而实现生理性和病理性血管重塑。在 MMP 中，对 MMP-9 的研究最为广泛，它可能对各类血管重构都至关重要[17,19]。

越来越多的临床和试验证据表明在患者一

生中动静脉畸形持续发生着血管重塑和血管生成。动静脉畸形临床进展具有多变性，尤其是在生长、退化、自发性出血等方面，强烈表明动静脉畸形是一种持续进行血管重塑的不稳定血管团。一项对 106 例动静脉畸形患者平均 8.4 年的血管造影随访研究表明，大约 1/5 的病例的畸形团体积有增长，这表明多数血管畸形发生着活跃的血管重塑。

对组织病理学的进一步研究表明动静脉畸形存在活跃的血管重建与血管生成。Hatva 等检测了 9 例成人动静脉畸形样本中的内皮细胞增殖率（Ki-67），并将其与来自一名 11 岁患者的大脑皮质对照样本进行了比较[20]。动静脉畸形内皮细胞的 Ki-67 指数高于对照大脑皮质样本（2.5% *vs.* 0.5%）。一项使用较大样本量（37 例动静脉畸形和 5 例对照）的研究发现，与对照大脑标本相比，动静脉畸形中的非嵌套内皮细胞大约增加了 7 倍[8]。该发现为动静脉畸形中存在活跃的血管重塑和血管生成提供了更多的组织病理学证据。

目前，关于动静脉畸形中活跃的血管重塑和血管生成的可能机制的研究正在积极进行，研究发现许多血管生成因子与其病理生理学有关。关键血管生成因子的协同作用可能对动静脉畸形中活跃的血管重塑有显著作用[21]。

MMP 是一类蛋白水解酶，可降解细胞外基质蛋白、细胞表面分子和其他细胞周围物质[22]。通过降解血管细胞外基质，MMP 可以产生促进血管生成和血管重塑的微环境。MMP-9 和 MMP-2 具有降解明胶的能力，有学者对 MMP-9 和 MMP-2 在血管生成和血管重塑中的生理学和病理学作用进行了研究。MMP-9 又称明胶酶 B，可降解血管细胞外基质成分，包括Ⅳ型和Ⅴ型胶原、纤维连接蛋白和弹性蛋白[22]。在结构不稳定的血管系统中检测到 MMP-9 高表达，如脑动脉瘤[23-24]、腹主动脉瘤[25-27]和动脉粥样硬化的颈动脉中[28]。血管基质的过度降解可能导致血管不稳定，以及血管壁变薄和血管破裂[29]。

MMP-9 和 TIMP（金属蛋白酶组织抑制剂）在动静脉畸形中异常表达[30]。与对照大脑样品相比，动静脉畸形中 MMP-9 的活性显著增加。MMP-9 在动静脉畸形的内皮细胞或外周皮质细胞层中表达。除了内皮细胞和平滑肌细胞，炎症细胞可能也是引起动静脉畸形组织中 MMP-9 异常升高的主要原因[31]。可以预期的是，MMP-9 的活性增加会引起血管基质降解，从而损害动静脉畸形血管的结构稳定性。有趣的是，较高水平的 MMP-9 与动静脉畸形出血相关的临床特征有关[30]。

现在人们越来越关注利用 MMP 抑制剂治疗包括腹主动脉瘤在内的血管疾病，并提出 MMP 的药理学抑制作用可以使不稳定的血管稳定，并防止其破裂[32]。对腹主动脉瘤患者，在修复手术前 1 周用非特异性 MMP 抑制剂多西环素治疗会导致动脉瘤壁中 MMP-9 和 MMP-2 减少[27]，类风湿性颈动脉斑块患者接受多西环素治疗 2~8 周后也会出现相似的结果[33]。在 Core C 中开发的动物模型中，用腺病毒转导的 VEGF 过度刺激，多西环素可以抑制小鼠脑中 MMP-9 的活性[34]。因为 MMP-9 在巢型血管中可能高度表达，所以该蛋白酶或相关蛋白酶可以作为改变动静脉畸形病理的潜在药理学靶标。一项小型临床预试验研究证明了动静脉畸形患者口服多西环素可抑制 MMP-9 的活性[35]。多西环素和其他四环素衍生物因长期应用的安全性成为临床应用中的一种较优选择。然而，多西环素和其他四环素衍生物并不是 MMP 的特异性抑制剂，它们发挥的细胞效应与 MMP 抑制无关。

血管内皮细胞生长因子 -A（VEGF-A）是一种有效的内皮细胞有丝分裂原和形态发生素，可在多种组织和病变中诱导血管重塑和血管生成。许多观察性研究表明，动静脉畸形患者在蛋白质和mRNA水平上VEGF的表达增加[21,36-39]。报告显示动静脉畸形血管壁中VEGF表达增加，表明动静脉畸形中内皮有丝分裂活性增加，以保持较高的血管生成活性。VEGF的表达增加可能与动静脉畸形的临床行为（即复发）有关。有趣的是，据小样本系列病例报道显示，首次切除后，更高程度的星形胶质细胞VEGF表达与动静脉畸形的复发相关[40-41]。异常高水平的VEGF表达可能与其他血管生成因子一样，对维持动静脉畸形中活跃的血管重塑和血管生成至关重要。

血管生成素（Ang）及其受体Tie2在调节血管稳定性中起关键作用[42-46]。Ang-1是Tie2受体激动剂，可促进内皮细胞（ECs）和peri-EC支持细胞之间的相互作用，从而保持血管稳定[42-43]。当Ang-2（拮抗剂）的表达阻断Ang-1信号时，血管解构发生，例如松弛内皮支持细胞的紧密复合物。VEGF可能影响Ang-2的作用，当存在VEGF时，促血管生成作用增强。但在不存在VEGF的情况下，血管会发生进化或退化[47]。

动静脉畸形中Ang-Tie2系统存在异常平衡。在动静脉畸形组织中，Ang-2（拮抗剂）显著增加，Ang-1（激动剂）减少[48]。此外，动静脉畸形组织显示Tie-2在mRNA和蛋白质水平的表达显著降低[37,49]，这些发现得到了一项使用基因微阵列技术的独立研究证实[50]。另一项使用免疫组织化学方法的研究显示了类似的结果，即来自动静脉畸形的185条血管中只有2条表达Tie-2[51]。

动静脉畸形中血管生成素的异常失衡——Ang-1水平降低和Ang-2水平升高——可能会导致Tie-2信号传导整体降低，从而导致血管不稳定，且Tie-2水平降低也将进一步损害动静脉畸形的血管稳定性。有趣的是，动静脉畸形组织中的VEGF和Ang-2水平呈正相关，表明VEGF和Ang-2可能协同作用导致血管不稳定，从而引起活跃的血管重塑，或者在某些情况下导致自发性出血[21]。

血管生成和血管重塑的激活由许多血管生成相关因子协调控制[47,52]，可能是关键血管生成因子的协同作用在维持动静脉畸形的血管生成表型，从而决定临床进展。例如，除了在血管生成中作为主要蛋白水解因子外，MMP-9可以通过提高VEGF的生物利用度在癌症发生过程中发挥血管生成的作用[18]，Ang-2在存在VEGF的情况下可能增加MMP-9的表达[53]。在动静脉畸形中Ang-2和VEGF的表达增加可能有助于MMP-9活性增加，而这些因子之间错综复杂的平衡可能决定了动静脉畸形的血管生成潜力。

已有两项研究使用基因微阵列技术分析动静脉畸形样品的基因表达谱。Shenkar等将动静脉畸形的基因表达谱与颞浅动脉样本进行了比较[50]，发现许多与血管生成和血管壁成分相关的基因在动静脉畸形和颞浅动脉之间的表达存在差异。另一项研究比较了动静脉畸形和对照大脑样本的基因表达谱，并通过蛋白质印迹和免疫组织化学方法证实了基因芯片的主要发现[37]。在测定的12 625个基因探针中，1 781个基因探针显示了动静脉畸形和对照大脑样本之间的表达差异。动静脉畸形样品具有与对照大脑样品不同的基因表达模式。虽然这些研究仍处于初步阶段，但仍清楚地表明动静脉畸形组织呈现的基因表达谱与活跃的血管重塑和血管生成一致。

遗传性出血性毛细血管扩张症（HHT）是一种常染色体显性遗传病，临床特征是皮肤黏膜毛细血管扩张和主要器官（主要是肝、肺和脑）动静脉畸形[2]。患者通常出现鼻黏膜毛细血管扩张破裂性鼻出血，脑动静脉畸形出血是过早发病和死亡的重要原因。HHT由转化生长因子-β（TGF-β）家族的基因突变引起。编码内皮糖蛋白（ENG，TGF-β的共同受体）的基因突变导致HHT 1型。HHT 2型是由编码激活素受体激酶1（ALK1）的基因突变引起的，这是一种与ENG相互作用的TGF-β受体。这些基因的多态性也与散发性动静脉畸形有关[54]。SMAD4中的突变，即TGF-β信号传导通路的另一成员，也与HHT有关[55]。

ENG和ALK1在原始血管内皮中表达，是胚胎发生期间血管发育必需的物质。ENG和ALK1敲除模型能够形成原始血管丛，但血管重塑受损。在小鼠模型中删除ENG或ALK1的两个拷贝会导致胚胎死亡[56-57]；缺乏或组织特异性缺失ENG或ALK1会导致血管壁变薄、扩张和自发性出血，特别是当受到伤害引起VEGF生成增加并刺激血管生成时[58-61]。HHT患者的组织最容易受损和修复，面部、手部、口唇和鼻腔的黏膜最容易发生毛细血管扩张，表明在动静脉畸形发病机制中除了遗传易感性之外，炎症和血管生成也非常重要。

CM-AVM综合征的特征也是脑动静脉畸形，其由RASA1错义突变引起，可导致RAS活性增加[62-63]。

候选基因和全基因组关联研究已经确定与更常见的、偶发性动静脉畸形相关的多态性。虽然*ALK*1突变可导致HHT2，但常见的ALK1多态性也与散发性动静脉畸形有关[64]。整合素β8（ITGβ8）、白细胞介素-1β（IL-1β）、血管生成素样蛋白4（ANGPTL4）、G蛋白偶联受体124（GPR124）、VEGF63和基质金属蛋白酶3（MMP3）的多态性也与散发性非家族性动静脉畸形相关[65-70]。虽然这些多态性的分子功能未知，但它们可作为风险预测因子。胚胎发生过程中涉及动脉和静脉模式的基因改变（如*EPHB*4），以及炎症和血管生成，包括白细胞介素-6（IL-6）、IL-1B60和载脂蛋白E（APOE），都与动静脉畸形出血有关[71-74]。

2.5 脑动静脉瘘

脑动静脉瘘较脑动静脉畸形少见，但也会因脑出血导致过早发病和死亡。与动静脉畸形一样，动静脉瘘的动脉和静脉之间存在异常连接且没有毛细血管床，但动静脉瘘缺乏真正的畸形血管巢。供血动脉来自皮下或更常见的硬脑膜，将动脉血分流到硬脑膜窦内的小静脉。根据Cognard分类和Borden分类，使用静脉引流模式进一步对动静脉瘘进行分类[75-76]。引流静脉可能涵盖所有的静脉窦，包括横窦、乙状窦、海绵窦和上矢状窦，最常见的部位是颅底横窦和乙状窦连接处。大多数患者具有良性临床病程，但有些患者可能出现出血、瘀伤、耳鸣、搏动性突眼、癫痫发作或局灶性神经功能缺损等症状。

虽然发病机制尚不清楚，但与动静脉畸形不同，动静脉瘘通常是后天获得性的[77-78]。当在静脉窦血栓形成和静脉高压情况下，动静脉瘘由血管生成表达上调引起[10,79]。通过颈总动脉和颈外静脉吻合术以及硬脑膜窦栓塞诱导大鼠静脉高压能明确诱导动静脉瘘[80-81]。许多研究显示静脉高压大鼠模型和动静脉瘘患者的临床标本中血管生成因子[包括缺氧诱导因子-1（HIF-1）和VEGF]高表达，提示血管生成因子介导形成的静脉高压可诱发动静脉瘘形成[9,82-83]。

2.6 结　论

动静脉畸形和动静脉瘘是最常见的脑血管畸形，表现为动静脉分流。动静脉畸形和动静脉瘘的共同特征是动脉和静脉之间存在异常连接。虽然其发病机制尚不清楚，但通常认为动静脉畸形是先天性病变。尽管大多数动静脉畸形为偶发且无明确的遗传学基础，但HHT和CM-AVM综合征中发生的多个动静脉畸形能够对其发病机制提供一些线索。发育过程中动脉和静脉分化的相关基因改变以及炎症和血管生成与散发性动静脉畸形相关。遗传因素可能使个体易于形成动静脉畸形，但是损伤引起的炎症和血管生成可能影响其发病机制。与动静脉畸形不同，动静脉瘘是对静脉高压和血管生成表达上调的反应。

参考文献

[1] Risau W. Mechanisms of angiogenesis. Nature, 1997, 386(6626):671–674

[2] Hayashi H, Kume T. Foxc transcription factors directly regulate Dll4 and Hey2 expression by interacting with the VEGF-Notch signaling pathways in endothelial cells. PLoS One, 2008, 3(6):e2401

[3] Gerety SS, Anderson DJ. Cardiovascular ephrinB2 function is essential for embryonic angiogenesis. Development, 2002, 129(6):1397–1410

[4] Kume T. Specification of arterial, venous, and lymphatic endothelial cells during embryonic development. Histol Histopathol, 2010, 25(5):637–646

[5] You LR, Lin FJ, Lee CT, et al. Suppression of Notch signalling by the COUP-TFII transcription factor regulates vein identity. Nature, 2005, 35 (7038):98–104

[6] Young WL, Kader A, Ornstein E, et al. The Columbia University Arteriovenous Malformation Study Project. Cerebral hyperemia after arteriovenous malformation resection is related to "breakthrough" complications but not to feeding artery pressure. Neurosurgery, 1996, 38(6):1085–1093, discussion 1093–1095

[7] Hacein-Bey L, Nour R, Pile-Spellman J, et al. Adaptive changes of autoregu-lation in chronic cerebral hypotension with arteriovenous malformations: an acetazolamide-enhanced single-photon emission CT study. Am J Neuroradiol, 1995, 16(9):1865–1874

[8] Hashimoto T, Mesa-Tejada R, Quick CM, et al. Evidence of increased endothelial cell turnover in brain arteriovenous malformations. Neurosurgery, 2001,49(1):124–131, discussion 131–132

[9] Uranishi R, Nakase H, Sakaki T. Expression of angiogenic growth factors in dural arteriovenous fistula. J Neurosurg, 1999, 91(5):781–786

[10] Lawton MT, Jacobowitz R, Spetzler RF. Redefined role of angiogenesis in the pathogenesis of dural arteriovenous malformations. J Neurosurg, 1997, 87(2): 267–274

[11] Hoefer IE, van Royen N, Rectenwald JE, et al. Arteriogenesis proceeds via ICAM-1/Mac-1- mediated mechanisms. Circ Res, 2004, 94(9):1179–1185

[12] Tzima E, del Pozo MA, Shattil SJ, et al. Activation of integrins in endothelial cells by fluid shear stress mediates Rho-dependent cytoskeletal alignment. EMBO J, 2001, 20(17):4639–4647

[13] Shyy JY, Chien S. Role of integrins in cellular responses to mechanical stress and adhesion. Curr Opin Cell Biol, 1997, 9(5):707–713

[14] Shyy YJ, Hsieh HJ, Usami S, et al. Fluid shear stress induces a biphasic response of human monocyte chemotactic protein 1 gene expression in vascular endothelium. Proc Natl Acad Sci USA, 1994, 91(11):4678–4682

[15] Chien S, Li S, Shyy YJ. Effects of mechanical forces on signal transduction and gene expression in endothelial cells. Hypertension, 1998, 31(1, Pt 2):162–169

[16] Malek AM, Gibbons GH, Dzau VJ, et al. Fluid shear stress differentially modulates expression of genes encoding basic fibroblast growth factor and platelet-derived growth factor B chain in vascular endothelium. J Clin Invest, 1993, 92(4):2013–2021

[17] Tronc F, Mallat Z, Lehoux S, et al. Role of matrix metalloproteinases in blood flow-induced arterial enlargement: interaction with NO. Arterioscler Thromb Vasc Biol, 2000, 20(12):E120–E126

[18] Bergers G, Brekken R, McMahon G, et al. Matrix metalloproteinase-9 triggers the angiogenic switch during carcinogenesis. Nat Cell Biol, 2000, 2(10):737–744

[19] Tronc F, Wassef M, Esposito B, et al. Role of NO in flow-induced remodeling of the rabbit common carotid artery. Arterioscler Thromb Vasc Biol, 1996,16 (10):1256–1262

[20] Hatva E, Jääskeläinen J, Hirvonen H, et al. Tie endothelial cellspecific receptor tyrosine kinase is upregulated in the vasculature of arteriovenous malformations. J Neuropathol Exp Neurol, 1996, 55(11):1124–1133

[21] Hashimoto T, Wu Y, Lawton MT, et al. Coexpression of angiogenic factors in brain arteriovenous malformations. Neurosurgery, 2005, 56(5):1058–1065, discussion 1058–1065

[22] Sternlicht M, Bergers G. Matrix metalloproteinases as emerging targets in anticancer therapy: status and prospects. Emerg Ther Targets, 2000, 4(5): 609–633

[23] Gaetani P, Rodriguezy Baena R, Tartara F, et al. Metalloproteases and intracranial vascular lesions. Neurol Res, 1999, 21(4):385–390

[24] Todor DR, Lewis I, Bruno G, et al. Identification of a serum gelatinase associated with the occurrence of cerebral aneurysms as promatrix metalloproteinase–2. Stroke, 1998, 29(8):1580–1583

[25] Knox JB, Sukhova GK, Whittemore AD, et al. Evidence for altered balance between matrix metalloproteinases and their inhibitors in human aortic diseases. Circulation, 1997, 95(1):205–212

[26] Goodall S, Crowther M, Hemingway DM, et al. Ubiquitous elevation of matrix metalloproteinase–2 expression in the vasculature of patients with abdominal aneurysms. Circulation, 2001, 104(3):304–309

[27] Curci JA, Mao D, Bohner DG, et al. Preoperative treatment with doxycycline reduces aortic wall expression and activation of matrix metalloproteinases in patients with abdominal aortic aneurysms. J Vasc Surg, 2000, 31(2):325–342

[28] Loftus IM, Naylor AR, Goodall S, et al. Increased matrix metalloproteinase–9 activity in unstable carotid plaques. A potential role in acute plaque disruption. Stroke, 2000, 31(1):40–47

[29] Chyatte D, Lewis I. Gelatinase activity and the occurrence of cerebral aneurysms. Stroke, 1997, 28(4):799–804

[30] Hashimoto T, Wen G, Lawton MT, et al. University of California, San Francisco BAVM Study Group. Abnormal expression of matrix metalloproteinases and tissue inhibitors of metalloproteinases in brain arteriovenous

malformations. Stroke, 2003, 34(4):925–931

[31] Chen Y, Fan Y, Poon KYT, et al. MMP-9 expression is associated with leukocytic but not endothelial markers in brain arteriovenous malformations. Front Biosci, 2006, 11:3121–3128

[32] Rosenberg GA. Growth and bleeding in BAVM: another role for MMPs. Stroke, 2003, 34(4):925–931

[33] Axisa B, Loftus IM, Naylor AR, et al. Prospective, randomized, double-blind trial investigating the effect of doxycycline on matrix metalloproteinase expression within atherosclerotic carotid plaques. Stroke, 2002, 33(12): 2858–2864

[34] Lee CZ, Xu B, Hashimoto T, et al. Doxycycline suppresses cerebral matrix metalloproteinase–9 and angiogenesis induced by focal hyperstimulation of vascular endothelial growth factor in a mouse model. Stroke, 2004,35(7):1715–1719

[35] Hashimoto T, Matsumoto MM, Li JF, et al. University of California, San Francisco, BAVM Study Group. Suppression of MMP-9 by doxycycline in brain arteriovenous malformations. BMC Neurol, 2005, 5(1):1

[36] Hashimoto T, Young WL. Roles of Angiogenesis and Vascular Remodeling in Brain Vascular Malformations. Seminars in Cerebrovascular Diseases and Stroke, 2004, 4(4):217–225

[37] Hashimoto T, Lawton MT, Wen G, et al. Gene microarray analysis of human brain arteriovenous malformations. Neurosurgery, 2004, 54(2):410–423, discussion 423–425

[38] Rothbart D, Awad IA, Lee J, et al. Expression of angiogenic factors and structural proteins in central nervous system vascular malformations. Neurosurgery, 1996, 38(5):915–924, discussion 924–925

[39] Kiliç T, Pamir MN, Küllü S, et al. Expression of structural proteins and angiogenic factors in cerebrovascular anomalies. Neurosurgery, 2000,46(5): 1179–1191, discussion 1191–1192

[40] Kader A, Goodrich JT, Sonstein WJ, et al. Recurrent cerebral arteriovenous malformations after negative postoperative angiograms. J Neurosurg, 1996, 85(1):14–18

[41] Sonstein WJ, Kader A, Michelsen WJ, et al. Expression of vascular endothelial growth factor in pediatric and adult cerebral arteriovenous malformations: an immunocytochemical study. J Neurosurg, 1996, 85 (5): 838–845

[42] Suri C, Jones PF, Patan S, et al. Requisite role of angiopoietin-1, a ligand for the TIE2 receptor, during embryonic angiogenesis. Cell, 1996, 87(7):1171–1180

[43] Davis S, Aldrich TH, Jones PF, et al. Isolation of angiopoietin-1, a ligand for the TIE2 receptor, by secretion-trap expression cloning. Cell, 1996, 87(7):1161–1169

[44] Maisonpierre PC, Suri C, Jones PF, et al. Angiopoietin-2, a natural antagonist for Tie2 that disrupts in vivo angiogenesis. Science, 1997, 277(5322):55–60

[45] Dumont DJ, Gradwohl G, Fong GH, et al. Dominant-negative and targeted null mutations in the endothelial receptor tyrosine kinase, tek, reveal a critical role in vasculogenesis of the embryo. Genes Dev, 1994, 8(16): 1897–1909

[46] Sato TN, Tozawa Y, Deutsch U, et al. Distinct roles of the receptor tyrosine kinases Tie–1 and Tie–2 in blood vessel formation. Nature, 1995, 376(6535): 70–74

[47] Hanahan D. Signaling vascular morphogenesis and maintenance. Science, 1997, 277(5322):48–50

[48] Hashimoto T, Lam T, Boudreau NJ, et al. Abnormal balance in the angiopoietin-tie2 system in human brain arteriovenous malformations. Circ Res, 2001, 89(2):111–113

[49] Hashimoto T, Emala CW, Joshi S, et al. Abnormal pattern of Tie–2 and vascular endothelial growth factor receptor expression in human cerebral arteriovenous malformations. Neurosurgery, 2000, 47(4):910–918, discussion 918–919

[50] Shenkar R, Elliott JP, Diener K, et al. Differential gene expression in human cerebrovascular malformations. Neurosurgery, 2003, 52(2):465–477, discussion 477–478

[51] Uranishi R, Baev NI, Ng PY, et al. Expression of endothelial cell angiogenesis receptors in human cerebrovascular malformations. Neurosurgery, 2001,48(2): 359–367, discussion 367–368

[52] Bergers G, Benjamin LE. Tumorigenesis and the angiogenic switch. Nat Rev Cancer, 2003, 3(6):401–410

[53] Etoh T, Inoue H, Tanaka S, et al. Angiopoietin-2 is related to tumor angiogenesis in gastric carcinoma: possible in vivo regulation via induction of proteases. Cancer Res, 2001, 61(5):2145–2153

[54] Xia C, Zhang R, Mao Y, et al. Pediatric cavernous malformation in the central nervous system: report of 66 cases. Pediatr Neurosurg, 2009, 45(2): 105–113

[55] Gallione CJ, Richards JA, Letteboer TG, et al. SMAD4 mutations found in unselected HHT patients. J Med Genet, 2006, 43(10):793–797

[56] Li DY, Sorensen LK, Brooke BS, et al. Defective angiogenesis in mice lacking endoglin. Science, 1999, 284(5419): 1534–1537

[57] Urness LD, Sorensen LK, Li DY. Arteriovenous malformations in mice lacking activin receptor-like kinase–1. Nat Genet, 2000, 26(3):328–331

[58] Park SO, Lee YJ, Seki T, et al. ALK5- and TGFBR2-independent role of ALK1 in the pathogenesis of hereditary hemorrhagic telangiectasia type 2. Blood, 2008, 111(2): 633–642

[59] Torsney E, Charlton R, Diamond AG, et al. Mouse model for hereditary hemorrhagic telangiectasia has a generalized vascular abnormality. Circulation, 2003, 107(12):1653–1657

[60] Srinivasan S, Hanes MA, Dickens T, et al. A mouse model for hereditary hemorrhagictelangiectasia (HHT) type 2. Hum Mol Genet, 2003, 12(5):473–482

[61] Satomi J, Mount RJ, Toporsian M, et al. Cerebral vascular abnormalities in a murine model of hereditary hemorrhagic telangiectasia. Stroke, 2003, 34(3): 783–789

[62] Eerola I, Boon LM, Mulliken JB, et al. Capillary malformation–arteriovenous malformation, a new clinical and genetic disorder caused by RASA1 mutations. Am J Hum Genet, 2003, 73(6):1240–1249

[63] Revencu N, Boon LM, Mendola A, et al. RASA1 mutations and associated phenotypes in 68 families with capillary malformation-arteriovenous malformation. Hum Mutat, 2013, 34(12):1632–1641

[64] Pawlikowska L, Tran MN, Achrol AS, et al. UCSF BAVM Study Project. Polymorphisms in transforming growth factor-beta-related genes ALK1 and ENG are associated with sporadic brain arteriovenous malformations. Stroke, 2005, 36 (10):2278–2280

[65] Su H, Kim H, Pawlikowska L, et al. Reduced expression of integrin alphavbeta8 is associated with brain arteriovenous malformation pathogenesis. Am J Pathol, 2010, 176(2):1018–1027

[66] Kim H, Hysi PG, Pawlikowska L, et al. Common variants in interleukin–1–Beta gene are associated with intracranial hemorrhage and susceptibility to brain arteriovenous malformation. Cerebrovasc Dis, 2009, 27(2):176–182

[67] Mikhak B, Weinsheimer S, Pawlikowska L, et al. Angiopoietin-like 4 (ANGPTL4) gene polymorphisms and risk of brain arteriovenous malformations. Cerebrovasc Dis, 2011, 31(4):338–345

[68] Weinsheimer S, Brettman AD, Pawlikowska L, et al. G Protein-Coupled Receptor 124 (GPR124) Gene Polymorphisms and Risk of Brain Arteriovenous Malformation. Transl Stroke Res, 2012, 3(4):418–427

[69] Chen H, Gu Y, Wu W, et al. Polymorphisms of the vascular endothelial growth factor A gene and susceptibility to sporadic brain arteriovenous malformation in a Chinese population. J Clin Neurosci, 2011, 18(4):549–553

[70] Zhao Y, Li P, Fan W, et al. The rs522616 polymorphism in the matrix metalloproteinase-3 (MMP-3) gene is associated with sporadic brain arteriovenous malformation in a Chinese population. J Clin Neurosci, 2010, 17(12):1568–1572

[71] Pawlikowska L, Tran MN, Achrol AS, et al. UCSF BAVM Study Project. Polymorphisms in genes involved in inflammatory and angiogenic pathways and the risk of hemorrhagic presentation of brain arteriovenous malformations. Stroke, 2004, 35(10):2294–2300

[72] Weinsheimer S, Kim H, Pawlikowska L, et al. EPHB4 gene polymorphisms and risk of intracranial hemorrhage in patients with brain arteriovenous malformations. Circ Cardiovasc Genet, 2009, 2(5):476–482

[73] Pawlikowska L, Poon KY, Achrol AS, et al. Apolipoprotein E epsilon 2 is associated with new hemorrhage risk in brain arteriovenous malformations. Neurosurgery, 2006, 58(5):838–843, discussion 838–843

[74] Achrol AS, Kim H, Pawlikowska L, et al. Association of tumor necrosis factoralpha–238G > A and apolipoprotein E2 polymorphisms with intracranial hemorrhage after brain arteriovenous malformation treatment. Neurosurgery, 2007, 61(4):731–739, discussion 740

[75] Cognard C, Gobin YP, Pierot L, et al. Cerebral dural arteriovenous fistulas: clinical and angiographic correlation with a revised classification of venous drainage. Radiology, 1995, 194(3):671–680

[76] Borden JA, Wu JK, Shucart WA. A proposed classification for spinal and cranial dural arteriovenous fistulous malformations and implications for treatment. J Neurosurg, 1995, 82(2):166–179

[77] Chaudhary MY, Sachdev VP, Cho SH, et al. Dural arteriovenous malformation of the major venous sinuses: an acquired lesion. Am J Neuroradiol, 1982, 3(1): 13–19

[78] Cognard C, Casasco A, Toevi M, et al. Dural arteriovenous fistulas as a cause of intracranial hypertension due to impairment of cranial venous outflow. J Neurol Neurosurg Psychiatry, 1998, 65(3):308–316

[79] Tsai LK, Jeng JS, Liu HM, et al. Intracranial dural arteriovenous fistulas with or without cerebral sinus thrombosis: analysis of 69 patients. J Neurol Neurosurg Psychiatry, 2004, 75(11):1639–1641

[80] Terada T, Higashida RT, Halbach VV, et al. Development of acquired arteriovenous fistulas in rats due to venous hypertension. J Neurosurg, 1994, 80(5):884–889

[81] Herman JM, Spetzler RF, Bederson JB, et al. Genesis of a dural arteriovenous malformation in a rat model. J Neurosurg, 1995, 83(3):539–545

[82] Zhu Y, Lawton MT, Du R, et al. Expression of hypoxia-inducible factor-1 and vascular endothelial growth factor in response to venous hypertension. Neurosurgery, 2006, 59(3):687–696, discussion 687–696

[83] Shin Y, Nakase H, Nakamura M, et al. Expression of angiogenic growth factor in the rat DAVF model. Neurol Res, 2007, 29(7):727–733

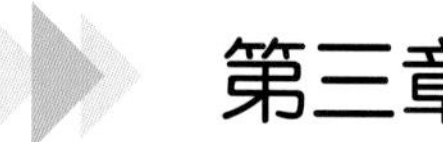

第三章 脑动静脉畸形和动静脉瘘的生理学与血流动力学

Mohan Narayanan, Peter Nakaji

摘要：大多数对动静脉畸形（AVM）与硬脑膜动静脉瘘（dural arteriovenous fistula, DAVF；以前的文献中常称其为脑膜动静脉畸形）的研究集中在自然史、解剖学、组织病理学、治疗与预后等方面。近年来，有关分子水平进展的研究也时有报道，然而，很少有资料清晰地阐述其生理学与血流动力学特点。本章节将对脑动静脉畸形与硬脑膜动静脉瘘的生理学和血流动力学相关信息进行总结。

关键词：脑动静脉瘘；脑动静脉畸形；自主调节；血流动力学；生理学；窃血；静脉高压

要　点

- 当异常低阻通路允许血液从动脉系统向静脉系统分流时，常可形成动静脉畸形与硬脑膜动静脉瘘。
- 动静脉畸形中由于血液通过低阻通路分流所致动脉窃血可引起畸形团周围组织慢性缺血，这种现象在硬脑膜动静脉瘘中很少见。
- 动静脉畸形与硬脑膜动静脉瘘的静脉高压和梗阻可以进一步导致周围脑组织缺血，增加自发性脑出血或神经功能缺损的风险，如癫痫。
- 正常灌注压突破、阻塞性充血及自我调节功能缺失是动静脉畸形切除术后患者发生脑水肿与出血的主要原因。

3.1 引　言

本章主要阐述脑动静脉畸形与硬脑膜动静脉瘘的生理学与血流动力学特点。这两种疾病的主要病理学特征是动静脉（AV）直接连通分流。动静脉畸形的特点是畸形团——动静脉直接连通形成的血管巢，缺乏毛细血管床。相反，硬脑膜动静脉瘘可能有许多相关的病理性扩张血管，但其病理特征是单条或多条动静脉血管直接相连。既往发表的文献中很少阐述动静脉畸形与硬脑膜动静脉瘘的生理学与血流动力学研究结果。在过去的10年，对这方面的研究显著增加，我们从而能够更好地了解脑动静脉畸形和动静脉瘘的生理学特点，从而有助于治疗这类疾病。

3.2 生理学与正常血流动力学

3.2.1 概　述

正常人体循环系统（包括脑循环）的血流模型常常建立在欧姆定律与泊肃叶定律基础上。泊肃叶定律适用于理想牛顿液体的层流状态，当血流以稳定速率通过长而平滑的血管时，核心血流处于血管中心。一般来说，这些原则提示血液流动能自适于阻力导致的压力变化，血流速率与压力变化量 × πr^4/（流体黏度 × 血管长度）有关。欧姆定律可用以下公式表示：

$$Q=\Delta P/R$$

Q是流量，ΔP是两个测量点之间的压力差，R是阻力。泊肃叶定律可用以下公式表示：

$$Q=\alpha\Delta P\pi r^4/8\eta L$$

Q是流量，ΔP是两个测量点之间的压力差，r是血管半径，η是流体的黏度系数，L是长度。

值得注意的是，管径稍有增大可导致血流量发生指数级增长。

在正常血液循环中，血液不是牛顿液体，血管不是毫无弹性的，血流也不是完全层流。在许多情况下，如血管狭窄、动脉瘤或发育不对称，可导致湍流，其中血流可以在血管中向多个方向流动、混合，甚至可与层流反向。湍流速度常随着血流速度、血管直径及血液黏滞度增加而加快。上述情况虽然增加了制作动静脉畸形与动静脉瘘血流动力学模型的难度，但是这些基本原则也是我们理解血流动力学的必要基础。

3.2.2 血管反应性

血管具有根据动脉压调节自身阻力从而保持相对稳定的血流量的能力，这个过程即血流自我调节。在具有完整自我调节功能的正常组织中，动脉压增加引起局部控制机制激活，血管阻力代偿性增加。与之相似，动脉压降低导致血管阻力下降以保持稳定的血流速度[1]。在脑部，自我调节功能可保护脑组织免受因血压波动导致的脑缺血或充血[2]。

在自我调节产生的过程中，动脉血管扩张与收缩涉及许多生化机制。在一项标志性研究中，Furchgott 与 Vanhoutte[3] 回顾分析了内皮细胞舒血管因子（EDRF）的重要性，该因子能激活环鸟苷酸介导的血管舒张机制。动脉压增加或湍流时可见剪切力增加，可刺激 EDRF 的释放。在试验研究中发现，血流增加可诱导血管舒张，当内皮移除后这种现象消失。Furchgott 与 Vanhoutte 还发现内皮细胞收缩因子，如花生四烯酸，可通过去甲肾上腺素引起血管收缩，但当动脉内膜去除后这些现象也随之消失[3]。

3.3 脑动静脉畸形

3.3.1 概　述

动静脉畸形中的动脉与静脉系统异常连接之间没有正常的毛细血管网。虽然目前基因遗传类型不明确，但是动静脉畸形常与一些遗传综合征合并出现，尤其是遗传性出血性毛细血管扩张症[4]。动静脉畸形团是多支供血动脉汇集及粗大引流静脉起始处[5]。动静脉畸形可通过深部或表浅静脉系统进行引流，虽然可见一些大型或发育异常的引流静脉，但是静脉引流常常是以顺血流方式进入正常静脉系统。脑血管造影是评估动静脉畸形解剖学特征的重要方法。血管造影能清晰地显示供血动脉、畸形团、静脉引流方式、动脉扩张、静脉曲张及附带的血管病变。当动静脉畸形存在逆血流方向的软脑膜引流静脉时，常伴静脉曲张或相关动脉瘤，从而因血流动力学不稳定使出血风险增加。出血相关危险因素包括：小型动静脉畸形、高血流量伴腔内压力增高、深部动静脉畸形以及既往出血史。血管造影中的特殊表现如畸形团内动脉瘤、血流相关动脉瘤、深部静脉引流及静脉狭窄也与动静脉畸形出血风险增加相关[6–7]。动静脉畸形年出血风险为 2%~4%，既往有破裂史的再出血风险更高[8–9]。

3.3.2 生理学与血流动力学

由于动静脉畸形中缺乏毛细血管床，因此供血动脉及畸形团内血管会造成高流量分流和血管壁剪切力增加[10]。这种分流能诱发异常血管重塑，导致血管扩张与动脉瘤形成。动静脉畸形的低阻力环境会引起虹吸效应，引起其周围脑组织血流量降低，导致慢性低灌注状态[11]。高压动脉血流通过低阻通路进入静脉也可导致静脉高压及动脉瘤形成，促使静脉壁重塑，尤其当流出道受阻时会发生破裂[12]。动静脉畸形通路相关压力见图 3.1a，压力梯度促使血流从供血动脉通过动静脉畸形向下分流。

Uranishi 等研究了平滑肌蛋白的表达，该蛋白是一种细胞骨架蛋白，存在于成熟平滑肌细胞中，可作为这些细胞的特异性标记[13]。作者检测了不同组织中血管平滑肌细胞的分化情况，发现大型动静脉畸形血管中平滑肌蛋白较正常脑组织血管表达下降，推测平滑肌蛋白表达下降与动静脉畸形成熟血管平滑肌数量下降、自我调节功能下降及动静脉畸形血管构筑紧密性相关，平滑肌蛋白表达下降与动静脉畸形血流阻力增加相关[13]。Gao 等发现血管内皮祖细胞在动静脉畸形中数量增加，导致了持续的病理重构[14]。

关于动静脉畸形生长与破裂的主流理论是炎症与细胞外基质重塑。相关证据提示促炎细胞因子释放、细胞黏附分子表达增加及血管壁炎症细胞浸润导致了动静脉畸形团的不稳定性[12,15]。最近的动物研究发现剪切力增加与动静脉畸形血管生成相关[16]。在高流量动静脉畸形中，血管畸形团直径增加及变异可以导致湍流，有内皮细胞重塑、血管局部扩张及血小板聚集等证据支持。

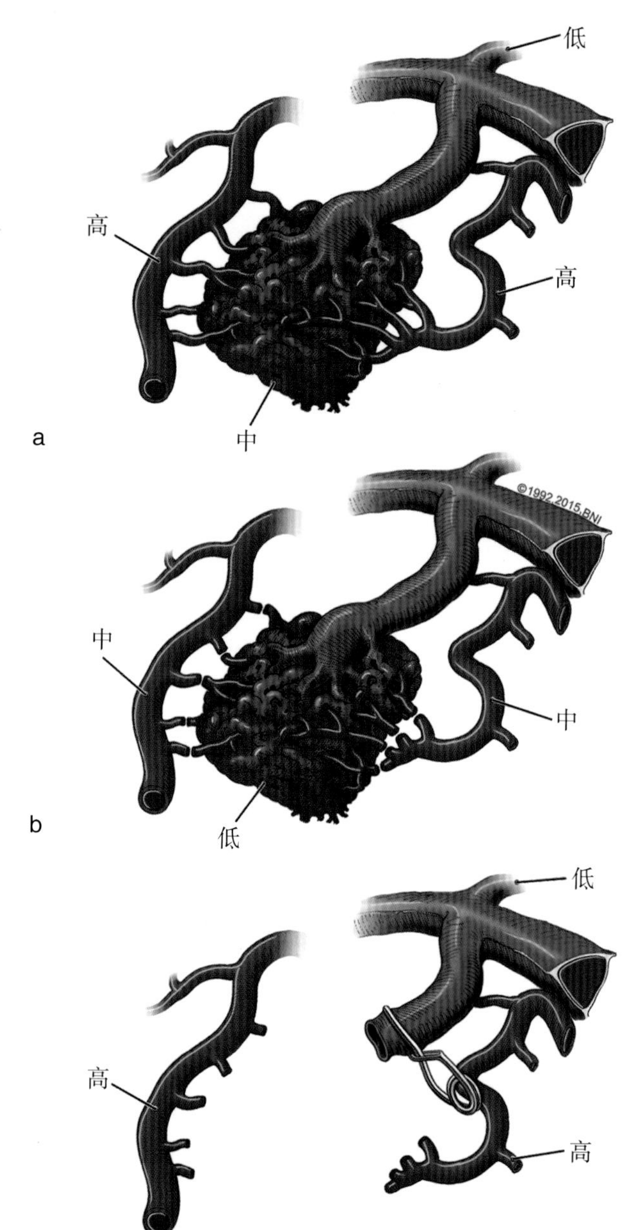

图 3.1 动静脉畸形供血动脉、畸形团、引流静脉与正常静脉相关压力变化示意图。a. 在正常收缩压下，供血动脉、动静脉畸形团、引流静脉及正常静脉相对压力分别是高、中、中、低。b. 术中降低收缩压以减少动静脉畸形血流量。供血动脉、引流静脉及正常静脉相对压力分别是中、低、中，而由于与供血动脉分离，动静脉畸形畸形团压力低。c. 动静脉畸形畸形团切除后，患者的收缩压恢复正常，供血动脉及引流静脉相对压力分别是高、低。理论上讲，当供血动脉经历重返正常灌注压时，因其自主调节功能丧失，可能出现术后充血或出血（图片经允许引自 Barrow Neurological Institute, Phoenix, Arizona）

影像技术在血流动力学参数描述中的应用

实时吲哚菁绿荧光血管造影（ICG-VA）常用于辅助辨别血管构筑、血流方向及定性血流速度[11]。FLOW800 软件已被应用于定量检测血流速度[11]。该方法是基于随机强度值来表示血流量的[11]，数据按照相对定量的方法进行解读。

微多普勒测量仪已被用于脑动脉瘤术中监测，近来也用于脑动静脉畸形的血流建模[17-18]。测定供血动脉、引流静脉及对应血管的参数，包括血流速度（及其方向）、搏动指数、阻力指数（RI），有助于描述动静脉畸形血流[17-18]。RI 的计算公式为：

阻力指数（RI）=（收缩期流速 − 舒张期流速）/ 收缩期流速

RI 值通过微多普勒测量仪实时计算，有助于区分动静脉畸形供血动脉与正常动脉。因为动静脉畸形没有正常血管的毛细血管床，产生了低阻血管通路，所以导致舒张期流速快及相应的低 RI。正常 RI 值为 0.5~0.7，动静脉畸形的 RI 值常低于 0.5。

RI 是术中辨别动静脉畸形血流非常重要的

指标，因为它不受多普勒探头调整的影响，从而可以避免因操作者不同导致的测量偏移从而影响结果。动静脉畸形切除术后，供血动脉 RI 回到正常范围[19]。

当 ICG-VA 不确定时，术中可使用微多普勒测量仪评估血流方向以区分动静脉，还可用于辨别主要与次级引流静脉。主要引流静脉血流量大，而次级引流静脉血流量相对较小。Spetzler-Martin Ⅱ级动静脉畸形的动静脉血流速度最快。由于很难将探头准确放置在责任血管上，术中微多普勒测量仪对于测量小型动静脉畸形或者深部血管的应用价值有限，测量过程中有可能损伤脆弱的引流静脉[18]。

无创定量磁共振血管成像已被用于研究动静脉畸形中动脉瘤形成的血流动力学相关因素。研究者检测了伴或不伴动脉瘤的动静脉畸形供血动脉的血流量、血管直径及剪切力。在伴有动脉瘤的动静脉畸形供血动脉中，剪切力较不伴动脉瘤的动静脉畸形明显增加[20]；还发现动静脉畸形成功栓塞与切除后，供血动脉剪切力降至正常值[21]。

血管窃血

由于动静脉畸形血管的血流与周围组织血液循环相比阻力相对较低，因此常发生窃血现象。有理论认为，血流差异产生的压力差导致周围脑组织血流被分流，该理论支持者认为窃血现象导致了周围脑组织的慢性低灌注状态，导致脑功能异常及血管自主调节功能丧失[22]。Spetzler 等发现大型动静脉畸形供血动脉压力低的原因是相对缺血，与神经功能缺损相关[23]。脑动静脉畸形相关癫痫的可能机制与窃血相关。有人认为动静脉畸形分流了其正常下游区域血流导致了低灌注状态，进而诱导畸形团周围皮质重塑，形成了有助于癫痫的分子环境[24]。这个理论仍存在争议，因为多数动静脉畸形处于低血流状态，血管造影未见窃血，无明显来自颈内动脉或椎动脉的供血[25]。相同地，其他研究者也发现，在有或无局灶性神经功能缺损患者中，供血动脉压力、动脉血流速度及搏动指数无显著性差异[26]。如果血管窃血准确的病理生理学机制真实存在，虽然还不明确，但仍然是一个有用的概念。

CO_2 反应性

高碳酸血症导致动脉扩张和脑血流量增加，低碳酸血症则相反，已经有研究通过呼吸机调控二氧化碳分压来研究该效应。研究发现在动静脉畸形中，当发生高碳酸血症时多普勒检测发现供血动脉血流仅轻度增加，而低碳酸血症时供血动脉血流保持稳定[27]。之后 De Salles 与 Manchola 的研究发现，经颅多普勒检测“测量血管（measured vessels）”时低碳酸血症能同时降低动静脉畸形供血动脉与非供血动脉的流速；高碳酸血症仅能使动静脉畸形供血动脉流速增快，几乎不影响非供血动脉流速[28]。值得注意的是，经颅多普勒测量的准确度十分依赖于操作者，“测量血管”的定义也仅适用于该研究。动静脉畸形切除术后，可见到正常的血管收缩反应，特别是分支至动静脉畸形供血动脉的血管收缩性也恢复正常[27]。

自主调节与正常灌注压突破

关于动静脉畸形周围组织是否存在自主调节功能一直存在争论，有研究报道血管扩张增加，但另一些研究发现术前及术后自主调节功能完整。Hoffman 等发现动静脉畸形周围组织局部基线氧分压低（PO_2），二氧化碳分压（PCO_2）及 pH 值正常。在这项研究中，诱导高碳酸血症导致周围脑组织 PO_2 升高，pH 下降，而 PCO_2 无变化。高碳酸血症可以短暂增加脑血流，从而将动静脉畸形周围组织内的 CO_2 冲洗和清除[29]。

在手术中，供血动脉与动静脉畸形团离断，原畸形系统的动脉压下降（图 3.1b）。Spetzler 等在某理论中对“正常灌注压突破”进行定义，该理论认为自主调节功能受损可导致动静脉畸形形成，以及切除术后脑水肿与脑出血（图3.1c）[30]。该理论认为由于动静脉畸形周围组织慢性低灌注，血管 CO_2 反应性及自主调节功能丧失。动静脉畸形越大供血动脉越粗，血流阻力就越低。动静脉畸形切除术后血流重新分布至失去收缩能力的慢性扩张血管，导致脑水肿或出血[30]。Rangel-Castilla 等回顾分析了这个理论的最新文献，发现术后过度通气、高氧及一氧化氮平衡在恢复正常自主调节功能方面起着重要作用[2]。

Young 等发现在动静脉畸形供血动脉供应的正常脑组织区域中，当收缩压增加时，脑血流量不相应增加[31]。笔者推测，由动静脉畸形供血动脉供应的正常区域慢性低灌注可能与完整的自主调节曲线适应性左移或替换相关，与自主调节功能丧失或"血管收缩功能麻痹"无关。他们还报道无术后水肿或出血，然而，报道称术后压力超过自主调节曲线的上限可能导致"突破"、水肿与出血[31]。

Schaller 等指出脑血管反应力（CVR）的测量困难原因是它没有足够的时间和空间分辨率，导致不能进行定量测量[32]。这些作者采用分光光度测定法比较了动静脉畸形与对照组的 CVR 类型，发现两组患者手术前后无显著性差异[32]。

静脉高压

由于动静脉分流导致血流量增加，动静脉畸形引流静脉常常扩张，导致静脉曲张或动脉瘤形成。剪切力因促进管壁重塑作用而破坏其完整性，进而削弱引流静脉强度，在动静脉畸形破裂中发挥重要作用。然而，引流静脉数量与静脉流出端压力呈反比；分流的血流由于存在更多的潜在流出通路，引流静脉数量越多，引流系统静脉压力越低。血管内压力升高可能导致组织缺氧与畸形团上游缺血，静脉梗阻也会破坏周围脑组织的流出血流，该流出道引流至与动静脉畸形相同的静脉床。如果引流静脉梗阻，压力增加能开放之前存在的动静脉通路，进一步促进动静脉畸形生长[33]。

动静脉分流导致的静脉流出量增加能导致静脉阻塞，破坏微血管自主调节功能。静脉阻塞被认为可导致脑实质刺激以及随后的癫痫发作[34]。

al-Rodhan 等于 1993 年提出了一种"阻塞性充血"机制的假说。认为动静脉畸形供血动脉血流停滞，加重周围组织缺血，引流静脉梗阻导致静脉充血，进一步加重动脉血流停滞。这些因素共同导致动静脉畸形切除术后易形成发生出血及充血的环境[35]，以及术后神经功能缺损。

3.4 脑动静脉瘘

3.4.1 概　述

动静脉瘘的主要特征是动静脉系统之间存在异常连接，而无动静脉畸形的畸形团[36]。外伤、手术及先天性异常因素可能促成动静脉瘘形成，这些因素可能导致静脉窦血栓形成，并且在动静脉瘘形成与进展中发挥作用（图 3.2）[7,37]。动静脉瘘常通过硬脑膜动脉及颅内血管脑膜支供血；直接或间接通过硬脑膜与软脑膜静脉引流至静脉窦[37]。它们在脑实质中不形成"畸形团"，但是存在 1 或多个与硬脑膜血管结构相关的动静脉分流[38]。目前有不同的系统对脑动静脉瘘进行分级和分类，包括经典的 Borden-Shucart 系统[39]、Cognard 系统[40]及 UCSF[41] 系统。这些分级系统根据病变中的静脉引流类型定义动静脉瘘。动静脉瘘常见于横窦、乙状窦与海绵窦[42]。动静脉瘘除了与动静脉畸形类似的逆向软脑膜静脉引流之外，还常常形成血管迂曲瘤样扩张，这都增加了破裂出血的风险。血管造影下可见的血管迂曲、血管瘤样扩张、逆向软脑膜静脉引流、大脑大静脉引流均为破裂出血的高危因素[37]。动静脉瘘患者中伴逆向软脑膜静脉引流者的年出血风险约为 8.1%，年死亡率为 10.4%[25]。

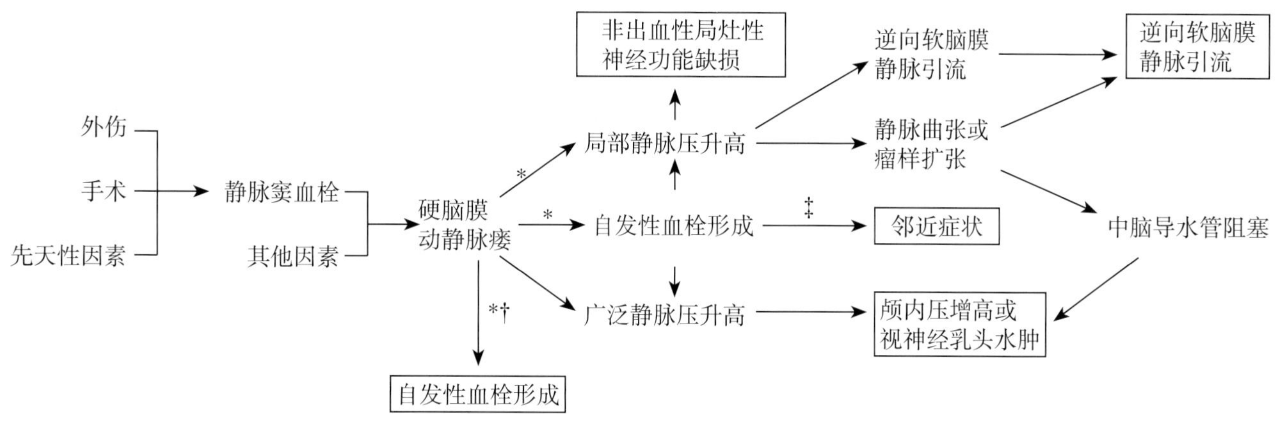

图 3.2　硬脑膜动静脉瘘形成及进展的相关因素。外伤、手术及先天性因素可能导致静脉窦血栓形成，静脉窦血栓可与其他因素协同作用，促使硬脑膜动静脉瘘形成。供血动脉血流进入动静脉交通导致分流（*），引起其他症状如搏动性耳鸣与海绵窦综合征（‡），局部或广泛静脉压升高导致非出血性局灶性神经功能缺损。静脉压力持续升高导致逆向软脑膜静脉引流，形成静脉曲张及瘤样扩张，易发生出血及破裂。广泛静脉压升高以及静脉曲张或瘤样扩张形成可导致中脑导水管阻塞，进一步升高颅内压。多数硬脑膜动静脉瘘是无症状的，并能自发性形成血栓（†），无复发风险（经允许引自 Awad 等 [37]）

3.4.2 生理学与血流动力学

在 Borden-Shucart 系统中，将动静脉瘘（AVF）根据引流静脉类型进行分类。Ⅰ型 AVF 的静脉窦或软脑膜静脉引流是顺血流方向的（图 3.3a）。血流量增加与搏动性耳鸣相关，这主要与 AVF 的部位相关，在横窦或乙状窦附近较常见。

Ⅱ型 AVF 的静脉窦或脑膜静脉流存在逆向软脑膜引流。如图 3.3b 所示，因湍流或静脉动脉化形成梗阻，静脉流出道狭窄或血栓形成，导致静脉窦高压。此时，引流静脉内的动脉化血流流入蛛网膜下腔静脉，进而逆流入软脑膜静脉（图 3.3c）。逐渐地，上述引流静脉慢性动脉化，并产生相应的侧支引流，导致术者术中可能直接离断和结扎主要静脉窦。

Ⅲ型 AVF 仅存在逆向软脑膜静脉引流（图 3.3d）。此类型动静脉瘘引流至蛛网膜静脉，位于硬脑膜静脉窦壁上。这些无其他引流途径的血流增加导致显著的静脉高压并引发后续出血，引起神经功能缺损、脑水肿或脑缺血。无论静脉窦通畅或闭塞，逆向软脑膜静脉引流常常存在。根据 Borden 的描述，如果静脉窦通畅，在动脉化静脉与静脉窦之间则无交通。Ⅱ型及Ⅲ型 AVF 均存在静脉高压，如果不治疗则会发生继发性出血 [39]。

术者可以通过术中静脉穿刺进行有创压力监测（图 3.4a、b），但迄今为止，尚无纵向评估动静脉瘘分流血流的有创性方法的相关研究。目前的研究多集中于无创性定量测量分流血流，如使用 MR 与单光子发射计算机断层扫描（SPECT）成像 [43–44] 等。

与动静脉畸形相比，没有关于脑动静脉瘘 CO_2 反应性的相关研究结果发表，Hassler 与 Thron 对脊髓动静脉瘘中供应脊髓的血管进行过研究 [45]。

动脉窃血

与动静脉畸形不同的是，动静脉瘘在血管造影时并没有动脉窃血现象，是典型低阻低流量的动静脉短路。脑膜动脉窃血现象曾被用于解释脑神经功能缺损 [46–47]，但是有海绵窦动静脉瘘的研究证实，静脉充血与占位效应才是导致脑神经症状的主要原因 [25,48–49]。

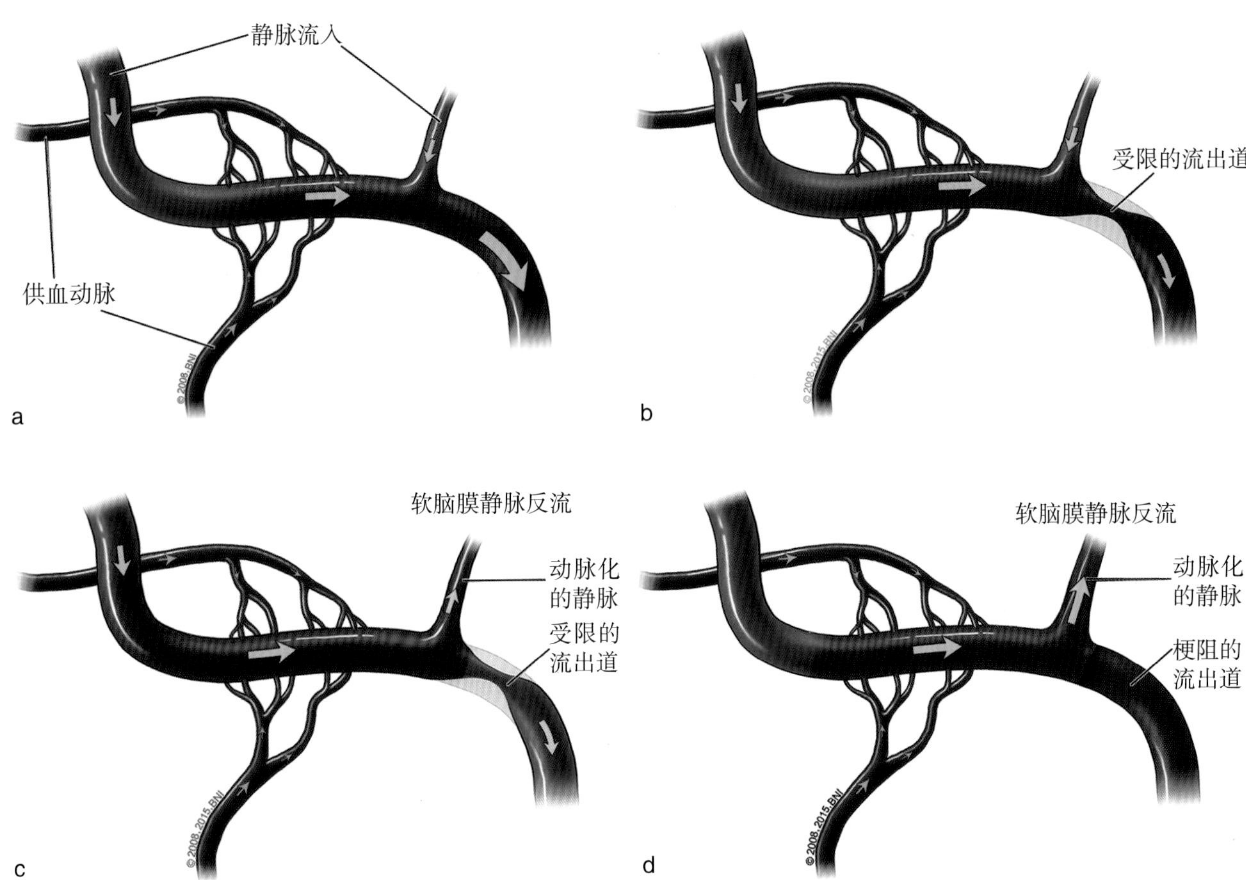

图 3.3　硬脑膜动静脉瘘（AVF）示意图。a. Ⅰ型 AVF 伴顺向血流。b. Ⅰ型 AVF 伴顺向血流及静脉流出道受阻，导致通过软脑膜静脉进行分流。c. Ⅱ型 AVF 伴静脉流出道梗阻，导致逆向血流、软脑膜血管引流及慢性静脉动脉化。d. Ⅲ型 AVF 仅有逆向软脑膜血管引流（经允许引自 Barrow Neurological Institute, Phoenix, Arizona.）

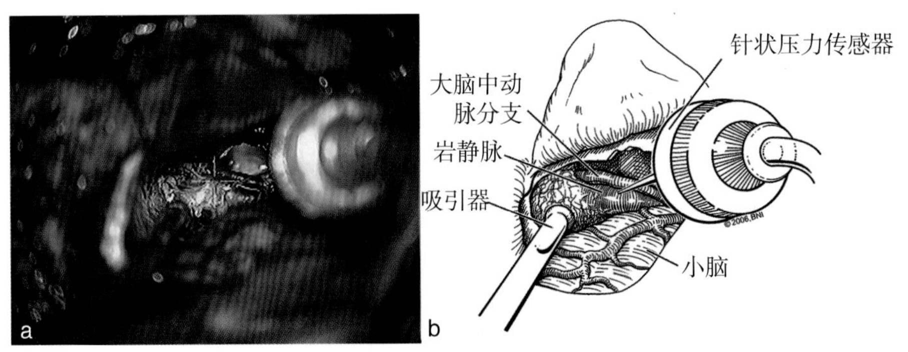

图 3.4　硬脑膜动静脉瘘有创压力监测。a. 岩骨硬脑膜动静脉瘘术中照片，可见细针压力传导器置于岩静脉。图 b 为图 a 的示意图（经允许引自 Barrow Neurological Institute, Phoenix, Arizona.）

逆向软脑膜静脉引流

若因为狭窄、血栓或闭塞等因素造成静脉窦流出道梗阻，静脉窦压力可随之升高，之后静脉窦发生动脉化，血管内压力增高，继而引流入静脉窦的蛛网膜静脉也因逆向血流被动脉化，此时新侧支引流静脉逐渐形成[39]。无静脉窦引流的动静脉瘘，除非代偿的静脉引流系统形成血栓，否则即使静脉窦闭塞也不会加重静脉高压[50]。动静脉瘘发生逆向软脑膜静脉引流，进而造成静脉充血性脑病，这种病变既可逆，也可不可逆。有症状患者较无症状患者有更多潜在的血流动力学障碍问题[51]。

Kanemaru 等对术前及术后伴逆向软脑膜静脉引流的动静脉瘘进行了前瞻性研究，研究分析了临床体检、MR、DSA 及 ^{123}I 标记安非他明（^{123}IMP）SPECT[44] 等一系列数据指标。应用 SPECT 成像，使用乙酰唑胺测量脑血管阻力（CVR）及病侧与健侧非对称性比值（ACR）。这些是局部脑血流量（rCBF）功能的指标，用于发现伴逆向软脑膜静脉引流的动静脉瘘，以及其术前和术后血流动力学变化。也将这些参数与 T2 加权 MR 成像下的高信号区域进行比较，用于明确是否存在静脉淤血、血管源性脑水肿或静脉梗死。通过这种方法可以用以下公式计算 ACR：

非对称性比值（ACR）= 局部脑血流量（$rCBF_{受累侧}$）/ 局部脑血流量（$rCBF_{对侧}$）× 100%

脑血管阻力 CVR 根据以下公式进行计算：

脑血管阻力（CVR）= 局部脑血流量$_{乙酰唑胺}$ − 局部脑血流量（$rCBF_{乙酰唑胺}$ −rCBFrest）/rCBFrest × 100%

该研究认为非对称性比值（ACR）下降与静脉充血性脑病相关，而脑血管阻力降低与其不可逆性相关[44]。

颅内压增高

上矢状窦高压后可因继发脑脊液吸收减少导致颅内压进一步增高。脑脊液吸收率根据公式（脑脊液压力 – 上矢状窦压力）/ 流出道阻力进行计算[52]。乙状窦血栓形成也可能减少静脉流出并导致颅内压增高[25]。

自发性血栓形成

如果供血动脉、静脉引流血管或相关硬脑膜血栓形成，动静脉瘘也可能出现自发血栓而闭塞。此时，虽然瘘口自发血栓造成 AVF 消失，但静脉流出道闭塞后导致近端充血，出血风险仍会增加。因为血液在瘘口连接处有更充足的时间汇聚与凝固，低流量硬脑膜动静脉瘘更容易发生自发性消退。

静脉动脉化

在动物实验中，从颈总动脉与颈外静脉之间进行吻合手术，形成高流量的动静脉瘘，制成 AVF 模型。研究发现，随着时间的推移，通过瘘口的血流增加，静脉也出现了动脉化[53]。

特殊类型

大脑大静脉畸形

大脑大静脉畸形常见于儿童患者，特征是高流量动静脉瘘。高流量分流导致静脉引流增加，心脏负荷增加，如果未处理可致充血性心力衰竭。由于继发性上游静脉梗阻，静脉曲张形成的占位效应或脑积水可导致颅内压（ICP）进一步增高[25]。

颈动脉 – 海绵窦瘘

颈动脉 – 海绵窦瘘（carotid-cavernous fistula, CCF）是一种特殊类型的 AVF，动脉血流来自颈内动脉。累及海绵窦的动静脉瘘由于引流途径常常累及眼静脉，可表现为眼肌麻痹、眼球突出、球结膜充血、疼痛或视力下降[38]。由于动脉灌注压下降及与青光眼相关静脉高压的联合作用，可能引起患者视力下降。低流量 CCF 自愈率高。Barrow 等将 CCF 分成 4 种类型[54]。广义上，颈内动脉与海绵窦存在直接连接的 CCF，称为直接 CCF；若颈内动脉与海绵窦之间尚存在过渡血管结构，称为间接 CCF。虽然这些瘘多数由颈内动脉供血，但仍需要积极进行血管造影，以明确瘘的血供是否来源于颈外动脉系统，这对于制订治疗计划非常重要[54]。根据解剖结构，CCF 可以经动脉或经静脉进行血管内介入栓塞治疗。

3.5 其他情况

3.5.1 血管畸形性癫痫

在海绵状血管畸形中，病灶周围含铁血黄素沉积物可改变特定神经递质的生理环境，促进超同步化与病灶周围兴奋性刺激传递至其他皮质区域[55]。目前关于血管畸形周围是否存在兴奋性与抑制性神经递质，以及受体及酶的表达是否上调或下调仍不清楚[24]。

3.5.2 计算模型

计算流体动力学已被用于评估各种脑动脉瘤，但是这些研究仍局限于流体特征的设定。例如，研究中可能假设具体血流量、血液黏滞度参数以及血管壁无弹性。然而，血管造影（客观评估的金指标）与计算模型之间存在显著相关性。动脉瘤壁剪切力之前被用于预测管壁脆性及潜在破裂部位[56]。随着技术的改进以及我们对动静脉畸形与动静脉瘘生理学和血流特征的理解逐渐加深，现在可以建立更好的计算血流动力学模型。这些模型也被应用于动静脉畸形与动静脉瘘的研究，但是由于我们对于这些疾病本质认识方面的许多缺陷，制作出的模型也限制了它们的使用范围。

3.5.3 无创影像学

新的影像学技术如 4D- CTA 正在逐渐开展，其作为无创替代方法用于诊断与随访未治疗的动静脉畸形。该影像技术在传统 3D-CTA 的基础上增加了时间分辨率。4D-CTA 可以对病变进行定性描述。这个新技术对于一些因血流动力学不稳定或无法进行有创造影检查（个别地区条件有限）或有创血管造影可能耽误确切治疗的患者有益[57]。

虽然存在约 1s 的时间分辨率限制，但是无创性时间分辨率 MR 血管成像也能用于定量测量动静脉畸形与动静脉瘘的血流动力学参数。近年来时间分辨率、选择标记 MR 血管造影使动静脉畸形时间分辨率提高到了 50~100ms[58]。

3.6 结　论

综上所述，虽然目前有大量阐述动静脉畸形与动静脉瘘生理学与血流动力学的基础资料，但是多数资料仍然值得探讨。目前，对于这些疾病有限的生理学认识使得我们只能基于卒中原则理性制订治疗方案。随着新的影像学与计算机技术出现，我们期望未来的研究能够给出更多答案，从而使患者获益。

参考文献

[1] Hall JE. Guyton and Hall Textbook of Medical Physiology. 13th ed. Philadelphia: Elsevier, 2015:169–178

[2] Rangel-Castilla L, Spetzler RF, Nakaji P. Normal perfusion pressure breakthrough theory: a reappraisal after 35 years. Neurosurg Rev, 2015, 38(3): 399–404, discussion 404–405

[3] Furchgott RF, Vanhoutte PM. Endothelium-derived relaxing and contracting factors. FASEB J, 1989, 3(9):2007–2018

[4] McDonald J, Pyeritz RE. Hereditary hemorrhagic telangiectasia//Pagon RA, Adam MP, Ardinger HH, et al. GeneReviews® [Internet]. Seattle:University of Washington, 1993

[5] Doppman JL. The nidus concept of spinal cord arteriovenous malformations. A surgical recommendation based upon angiographic observations. Br J Radiol, 1971, 44(526):758–763

[6] Duong DH, Young WL, Vang MC, et al. Feeding artery pressure and venous drainage pattern are primary determinants of hemorrhage from cerebral arteriovenous malformations. Stroke, 1998, 29(6):1167–1176

[7] Mossa-Basha M, Chen J, Gandhi D. Imaging of cerebral arteriovenous malformations and dural arteriovenous fistulas. Neurosurg Clin N Am, 2012, 23(1): 27–42

[8] Gross BA, Du R. Natural history of cerebral arteriovenous malformations: a meta-analysis. J Neurosurg, 2013, 118(2): 437–443

[9] Kim H, Pourmohamad T, Westbroek EM, et al. Evaluating performance of the spetzler-martin supplemented model in selecting patients with brain arteriovenous malformation for surgery. Stroke, 2012, 43(9):2497–2499

[10] Ajiboye N, Chalouhi N, Starke RM, et al. Cerebral arteriovenous malformations: evaluation and management. Sci

World J, 2014, 2014:649036

[11] Fukuda K, Kataoka H, Nakajima N, et al. Efficacy of FLOW 800 with indocyanine green videoangiography for the quantitative assessment of flow dynamics in cerebral arteriovenous malformation surgery. World Neurosurg, 2015, 83(2):203–210

[12] Mouchtouris N, Jabbour PM, Starke RM, et al. Biology of cerebral arteriovenous malformations with a focus on inflammation. J Cereb Blood Flow Metab, 2015, 35(2): 167–175

[13] Uranishi R, Baev NI, Kim JH, et al. Vascular smooth muscle cell differentiation in human cerebral vascular malformations. Neurosurgery, 2001, 49(3): 671–679, discussion 679–680

[14] Gao P, Chen Y, Lawton MT, et al. Evidence of endothelial progenitor cells in the human brain and spinal cord arteriovenous malformations. Neurosurgery, 2010, 67(4): 1029–1035

[15] Rangel-Castilla L, Russin JJ, Martinez-Del-Campo E, et al. Molecular and cellular biology of cerebral arteriovenous malformations: a review of current concepts and future trends in treatment. Neurosurg Focus, 2014, 37(3):E1

[16] Tu J, Li Y, Hu Z. Notch1 and 4 signaling responds to an increasing vascular wall shear stress in a rat model of arteriovenous malformations. BioMed Res Int, 2014, 2014: 368082

[17] Burkhardt T, Siasios G, Schmidt NO, et al. Intraoperative Micro-Doppler in Cerebral Arteriovenous Malformations. J Neurol Surg A Cent Eur Neurosurg, 2015, 76(6):451–455

[18] Della Puppa A, Rustemi O, Scienza R. Intraoperative flow measurement by microflow probe during surgery for brain arteriovenous malformations. Neurosurgery, 2015, 11 (Suppl 2):268–273

[19] Dempsey RJ, Moftakhar R, Pozniak M. Intraoperative Doppler to measure cerebrovascular resistance as a guide to complete resection of arteriovenous malformations. Neurosurgery, 2004, 55(1):155–160, discussion 160–161

[20] Shakur SF, Amin-Hanjani S, Mostafa H, et al. Hemodynamic Characteristics of Cerebral Arteriovenous Malformation Feeder Vessels With and Without Aneurysms. Stroke, 2015, 46(7):1997–1999

[21] Alaraj A, Shakur SF, Amin-Hanjani S, et al. Changes in wall shear stress of cerebral arteriovenous malformation feeder arteries after embolization and surgery. Stroke, 2015, 46(5): 1216–1220

[22] Spetzler RF, Zabramski JM. Surgical management of large AVMs. Acta Neurochir Suppl (Wien), 1988, 42:93–97

[23] Spetzler RF, Hargraves RW, McCormick PW, et al. Relationship of perfusion pressure and size to risk of hemorrhage from arteriovenous malformations. J Neurosurg, 1992, 76(6):918–923

[24] Kim H, Abla AA, Nelson J, et al. Validation of the supplemented SpetzlerMartin grading system for brain arteriovenous malformations in a multicenter cohort of 1009 surgical patients. Neurosurgery, 2015, 76(1):25–31, discussion 31–32, quiz 32–33

[25] Lasjaunias P, Chiu M, ter Brugge K, et al. Neurological manifestations of intracranial dural arteriovenous malformations. J Neurosurg, 1986, 64(5):724–730

[26] Choi JH, Mast H, Hartmann A, et al. Clinical and morphological determinants of focal neurological deficits in patients with unruptured brain arteriovenous malformation. J Neurol Sci, 2009, 287(1–2):126–130

[27] Hassler W, Steinmetz H. Cerebral hemodynamics in angioma patients: an intraoperative study. J Neurosurg, 1987, 67(6):822–831

[28] De Salles AA, Manchola I. CO_2 reactivity in arteriovenous malformations of the brain: a transcranial Doppler ultrasound study. J Neurosurg, 1994, 80(4): 624–630

[29] Hoffman WE, Charbel FT, Edelman G, et al. Brain tissue response to CO_2 in patients with arteriovenous malformation. J Cereb Blood Flow Metab, 1996, 16(6): 1383–1386

[30] Spetzler RF, Wilson CB, Weinstein P, et al. Normal perfusion pressure breakthrough theory. Clin Neurosurg, 1978, 25: 651–672

[31] Young WL, Pile-Spellman J, Prohovnik I, et al. Columbia University AVM Study Project. Evidence for adaptive autoregulatory displacement in hypotensive cortical territories adjacent to arteriovenous malformations. Neurosurgery, 1994, 34(4):601–610, discussion 610–611

[32] Schaller C, Schramm J, Haun D, et al. Patterns of cortical oxygen saturation changes during CO_2 reactivity testing in the vicinity of cerebral arteriovenous malformations. Stroke, 2003, 34(4):938–944

[33] Moftakhar P, Hauptman JS, Malkasian D, et al. Cerebral arteriovenous malformations. Part 2: physiology. Neurosurg Focus, 2009, 26(5):E11

[34] Josephson CB, Rosenow F, Al-Shahi Salman R. Intracranial Vascular Malformations and Epilepsy. Semin Neurol, 2015, 35(3):223–234

[35] al-Rodhan NR, Sundt TM, Piepgras D G, et al. Occlusive hyperemia: a theory for the hemodynamic complications following resection of intracerebral arteriovenous malformations. J Neurosurg, 1993, 78(2):167–175

[36] Choudhri O, Ivan ME, Lawton MT. Transvenous Approach to Intracranial Arteriovenous Malformations: Challenging the Axioms of Arteriovenous Malformation Therapy. Neurosurgery, 2015, 77(4):644–651, discussion 652

[37] Awad IA, Little JR, Akarawi WP, et al. Intracranial dural arteriovenous malformations: factors predisposing to an aggressive neurological course. J Neurosurg, 1990, 72(6):839–850

[38] Kwon BJ, Han MH, Kang HS, et al. MR imaging findings of intracranial dural arteriovenous fistulas: relations with venous drainage patterns. Am J Neuroradiol, 2005, 26(10):2500–2507

[39] Borden JA, Wu JK, Shucart WA. A proposed classification for spinal and cranial dural arteriovenous fistulous malformations and implications for treatment. J Neurosurg, 1995, 82(2):166–179

[40] Cognard C, Gobin YP, Pierot L, et al. Cerebral dural arterio-

venous fistulas: clinical and angiographic correlation with a revised classification of venous drainage. Radiology, 1995, 194(3):671–680

[41] Lalwani AK, Dowd CF, Halbach VV. Grading venous restrictive disease in patients with dural arteriovenous fistulas of the transverse/sigmoid sinus. J Neurosurg, 1993, 79(1):11–15

[42] Kirsch M, Liebig T, Kühne D, et al. Endovascular management of dural arteriovenous fistulas of the transverse and sigmoid sinus in 150 patients. Neuroradiology, 2009, 51(7): 477–483

[43] Youn SW, Kim HK, Lee HJ, et al. Quantification of cerebral circulation and shunt volume in a tentorial dural arteriovenous fistula using two-dimensional phase-contrast magnetic resonance imaging. Acta Radiol Short Rep, 2014, 3(5): 2047981614536559

[44] Kanemaru K, Kinouchi H, Yoshioka H, et al. Cerebral hemodynamic disturbance in dural arteriovenous fistula with retrograde leptomeningeal venous drainage: a prospective study using ^{123}I-iodoamphetamine single photon emission computed tomography. J Neurosurg, 2015, 123(1):110–117

[45] Hassler W, Thron A. Flow velocity and pressure measure–ments in spinal dural arteriovenous fistulas. Neurosurg Rev, 1994, 17(1):29–36

[46] Lasjuanias P, Berenstein A. Craniofacial and Upper Cervical Arteries: Functional, Clinical and Angiographic Aspects. Baltimore, MD: Williams & Wilkins, 1983

[47] Lapresle J, Lasjaunias P. Cranial nerve ischaemic arterial syndromes. A review. Brain, 1986, 109(Pt 1):207–216

[48] Shownkeen H, Bova D, Origitano TC, et al. Carotidcavernous fistulas: pathogenesis and routes of approach to endovascular treatment. Skull Base, 2001, 11(3):207–218

[49] Kühner A, Krastel A, Stoll W. Arteriovenous malformations of the transverse dural sinus. J Neurosurg, 1976, 45(1):12–19

[50] Collice M, D'Aliberti G, Talamonti G, et al. Surgical interruption of leptomeningeal drainage as treatment for intracranial dural arteriovenous fistulas without dural sinus drainage. J Neurosurg, 1996, 84(5):810–817

[51] Kuwayama N, Kubo M, Tsumura K, et al. Hemodynamic status and treatment of aggressive dural arteriovenous fistulas. Acta Neurochir Suppl (Wien), 2005, 94:123–126

[52] Cognard C, Casasco A, Toevi M, et al. Dural arteriovenous fistulas as a cause of intracranial hypertension due to impairment of cranial venous outflow. J Neurol Neurosurg Psychiatry, 1998, 65(3):308–316

[53] Kashba SR, Patel NJ, Grace M, et al. Angiographic, hemodynamic, and histological changes in an animal model of brain arteriovenous malformations treated with Gamma Knife radiosurgery. J Neurosurg, 2015, 123(4):954–960

[54] Barrow DL, Spector RH, Braun IF, et al. Classification and treatment of spontaneous carotid-cavernous sinus fistulas. J Neurosurg, 1985, 62(2):248–256

[55] Williamson A, Patrylo PR, Lee S, et al. Physiology of human cortical neurons adjacent to cavernous malformations and tumors. Epilepsia, 2003, 44(11):1413–1419

[56] Russin J, Babiker H, Ryan J, et al. Computational fluid dynamics to evaluate the management of a giant internal carotid artery aneurysm. World Neurosurg, 2015, 83(6): 1057–1065

[57] Chandran A, Radon M, Biswas S, et al. Novel use of 4D-CTA in imaging of intranidal aneurysms in an acutely ruptured arteriovenous malformation: is this the way forward? J Neurointerv Surg, 2016, 8(9): e36

[58] Raoult H, Bannier E, Maurel P, et al. Hemodynamic quantification in brain arteriovenous malformations with time-resolved spin-labeled magnetic resonance angiography. Stroke, 2014, 45(8):2461–2464

第四章 脑动静脉畸形的自然史、临床表现及手术治疗指征

Amit Singla, Brian Hoh

摘要： 脑动静脉畸形是一种以血流速度快、阻力小为血流动力学特征的血管病变，因缺乏正常的脑血流动力学自我调节能力，所以有先天性破裂倾向。

患者可以有不同的临床表现，可为无症状，也可因出血或占位效应产生相应症状，其中脑出血是最常见的临床症状。脑动静脉畸形的年破裂率为2%~4%。第1年的破裂风险为9%~15%。随着时间的推移，5年后破裂风险降低至2%~4%。出血、深静脉引流、位置深在及相关动脉瘤出现是脑动静脉畸形出血风险增加的常见因素。

因为再破裂风险很高，所以破裂的脑动静脉畸形都需要治疗；关于未破裂的脑动静脉畸形的处理方式仍然存在争议。脑动静脉畸形通常需要多学科团队进行多模式诊疗，诊疗团队成员们需要具备脑血管神经病学、血管内介入栓塞治疗和放射外科治疗方面的专业知识。

显微外科手术是脑动静脉畸形的治疗方式之一，但是有危及生命的血肿或合并畸形团周围或内部动脉瘤，以及可以完全治愈且表浅的动静脉畸形（AVM）除外。一项对未破裂的脑动静脉畸形的随机试验（ARUBA），对患者随访33个月，显示单纯内科治疗优于内科联合血管内介入栓塞治疗，但该试验因研究设计缺陷受到了多方面的批评。目前的证据表明，单纯保守治疗不能推广到所有未破裂的脑动静脉畸形，治疗策略仍需要个体化。

关键词： 脑动静脉畸形；ARUBA试验；放射外科治疗；血管内介入栓塞；显微外科手术

要 点

- 脑动静脉畸形可能被偶然发现，患者常因出血或占位效应等症状而被发现。
- 因为再次破裂的风险很高，所以破裂的脑动静脉畸形都需要治疗；但是未破裂的脑动静脉畸形的处理仍存在争议。
- 脑动静脉畸形患者通常需要多学科团队进行多模式诊疗。
- 一项未破裂脑动静脉畸形随机试验（ARUBA）表明，单纯内科治疗优于内科联合血管内介入栓塞治疗。该试验因其研究设计缺陷而饱受批评。
- 目前的证据推荐对未破裂的脑动静脉畸形的管理策略应个体化。

4.1 引 言

对脑动静脉畸形的自然史研究存在显著的异质性，自1895年Stenheil首次描述以来，学者们对脑动静脉畸形的理解也不断深入。脑动静脉畸形相对罕见，年发病率约为1/100 000，流行率为18/100 000[1]。脑动静脉畸形由畸形团缠结组成，其中供血动脉与引流静脉直接相连，无需经过毛细血管床。脑动静脉畸形的血流特点是高流和低阻，没有正常的脑血流动力学自我调节，具有先天性破裂倾向。此外，由于脑及其血管是在胚胎发育过程中共同形成的，因此异常的血管形成往往与异常的脑组织有关。目前的研究主要通过设计模型，从遗传因素和血流动力学变化的角度来探索疾病发生和发展的影响；也通过既有的模型来设计干预手段。

4.2 病理特征

对脑动静脉畸形切除后的病理研究证实，局部存在内皮细胞再生导致的血管新生以及炎症细胞介导的血管重塑。由于我们对脑动静脉畸形的病因知之甚少，动静脉畸形很可能是在多种因素共同作用下形成的。脑动静脉畸形的病理生理进展也存在争议，其中先天遗传因素以及后天炎症介导的血管生成均有作用。近期关于家族性脑动静脉畸形的报道，既往遗传性疾病（Sturge-Weber 综合征、Osler-Weber-Rendu 综合征、HHT）的关联，都支持这个理论，即脑动静脉畸形的发生、发展和临床行为(如破裂）均有其先天遗传基础。目前对脑动静脉畸形基因病理生理学研究的方法，主要为假说驱动的候选基因研究法（hyposis-driven candidate gene studies），该方法所使用的基因表达谱应用了手术切除的脑动静脉畸形组织样本和各种遗传障碍疾病的基因谱。这些候选基因模型设计用以识别脑动静脉畸形的发生发展机制和潜在的治疗方法[2]。

对脑动静脉畸形的研究通常集中在遗传参与的异常血管生成或内皮细胞从现有脉管系统中萌芽（budding）的过程，从而理解其在新生血管中形成先天性或后天损伤后额外血管的作用。散发性脑动静脉畸形的发病率升高与部分编码基因功能丧失有关，这些基因参与编码血管重塑蛋白和对应的血管生成蛋白。例如，血管重塑过程中，血管动脉化，动脉和静脉边界消失，就是活化素受体样激酶 1（ALK1）和多个影响血管内皮生长因子（VEGF）水平的基因位点的多态性所导致，这些基因多态性使脑动静脉畸形形成和破裂的概率增加。这些多态性基因也同时支持血管生成或从内皮祖细胞（EPC）独立发育出其他血管。脑动静脉畸形的免疫组织学分析表明，内皮祖细胞聚集在脑动静脉畸形团边缘也有助于其扩张[2-3]。

此外，最近的遗传学研究表明：促炎性细胞因子如IL-1β、IL-6和肿瘤坏死因子 α（TNF-α）的启动子区域存在多态性，这与脑动静脉畸形的发病率升高相关。以出血为初始临床表现的脑动静脉畸形患者的再出血发生率更高，治疗后再出血的风险也高（如 Kim 等[3]所述）。促炎性细胞因子中作用最显著的是 IL-6，它导致其他细胞因子上调[4]。细胞因子刺激白细胞募集，VEGF 和血管生成素 -2（Ang-2）表达，从而导致血管生成、血管平滑肌细胞增殖和基质金属蛋白酶（MMP9）表达增加。脑动静脉畸形组织中 MMP9 的表达水平较对照组高出一个数量级，导致了与 MMP9 相关的其他促炎标记物过度表达，如髓过氧化物酶和各种白介素（IL-6 等），这在脑动静脉畸形团处造成了血管不稳定的环境，并增加了破裂的风险[3]。未来的遗传病理生理学研究将进一步阐明脑动静脉畸形形成和破裂的进展，研究方法甚至会扩展到全基因组关联（genome-wide association）和高密度单核苷酸多态性（high-density single nucleotide polymorphism）研究。

4.3 临床进展

传统观点认为脑动静脉畸形是一种先天的静态病变，随着我们对脑动静脉畸形生理学的了解不断加深，目前认为，我们需要用一种更为动态的观点来理解这个疾病。受遗传学和血流动力学的影响，既成的脑动静脉畸形可以通过扩张或消退形成血管重构和大小改变；反过来，这也表现出一系列不同的临床特征，从无症状到因破裂而出现占位效应，再到脑出血等。

特定的血流动力学影响包括供血动脉压力升高、静脉引流中断、畸形团周围生成多血管网和窃血现象[5]。

脑动静脉畸形可以是单室的，由单一供血动脉和单条或多条引流静脉组成；也可以是多室的，由多个供血动脉和引流静脉组成，这些血管可以相邻或者远隔脑区来源。研究表明，尽管较小的脑动静脉畸形（＜3cm）由于占位效应小很少出现症状，但破裂率却明显更高。这是由于动脉内阻力和供血血管压力与脑动静脉畸形的体积成反比[6–7]。加上输入压力的升高，脑动静脉畸形的血流动力学张力可能会因静脉流出阻塞而加剧。一项研究发现，30% 的动静脉畸形患者存在异常的静脉引流[8]；另外，引流减少可能导致周围脑组织灌注不足，这种低灌注加上脑动静脉畸形窃血现象，被认为可以刺激各种血管生成因子（如 VEGF）的表达，从而导致脑动静脉畸形扩张。此外，静脉引流减少也可能使管腔内压力增加到打开先前存在的未闭动静脉连接的水平，这也有助于脑动静脉畸形的生长。这一点在多室脑动静脉畸形中尤其明显。在多室脑动静脉畸形中，最初在血管造影中未发现的“隐藏室”可能会突然充盈，导致破裂或水肿（如 Moftakhar 等所述[5]）。

4.4 临床表现

脑动静脉畸形患者通常没有任何症状，一般是在尸检或治疗无关疾病时偶然发现。在过去 30 年中，随着无创成像技术的进步，未破裂脑动静脉畸形患者的诊断数量几乎翻了一倍[9]。约 12% 的脑动静脉畸形患者会出现症状，其严重程度因人而异。破裂引发的脑出血是脑动静脉畸形最常见的症状，占初始症状的 50%。初发症状为脑出血的脑动静脉畸形患者的死亡率为 10%~30%[10]。通过对有症状脑动静脉畸形的自然病程进行研究，显示其年破裂率为 4%，该研究还纳入了既往破裂的脑动静脉畸形[11]。一项对未破裂脑动静脉畸形的随机临床试验（ARUBA）报告自发破裂率很低，为每年 2.2%［95% CI（0.9~4.5）］[12]。近期的其他前瞻性研究也报道，未破裂脑动静脉畸形的年出血率较低，约为每年 1%[13–14]。

研究表明，总体而言，初发症状为出血的患者的再出血率随着时间的推移而降低。最高的出血风险发生在确诊后的第 1 年内，为 9.65%~15.42%；第 2~5 年，风险下降到约 5.32%~6.3%；5 年后达到最低水平（1.7%~3.67%）[15]。很少有研究量化其他因素对出血风险的影响。一项研究发现，与总体再出血水平相比，深静脉引流的脑动静脉畸形出血风险从每年 0.9% 增加到了 2.4%；而较之其他部位的脑动静脉畸形，大脑深部或幕下动静脉畸形的出血风险从 0.9% 增加到了 3.1%[14]。然而，这些风险因素错综复杂地交织在一起，孤立地研究并不能得出疾病发展为出血的真正原因。

由于对周围大脑的刺激，未破裂的脑动静脉畸形会因占位效应出现症状，这可能导致第 2 个最常见的症状——癫痫发作，见于约 30% 的病例。另外，第 3 个最常见的症状是头痛，也由占位效应引起，发生于 5%~14% 的病例[16–17]。因动静脉畸形累及的部位不同，也可表现为基他相应的症状：肌无力、瘫痪、共济失调、执行功能障碍、头晕、视力障碍、语言障碍、迟钝、失忆、幻觉和痴呆等。

4.5 手术适应证

尽管对于破裂的脑动静脉畸形进行治疗毋庸置疑，但对于未破裂的脑动静脉畸形的处理仍然充满争议，其中大多数情况下建议对高风险的未破裂病例采取干预措施。对脑动静脉畸形患者的治疗策略既有保守的对症治疗和密切随访，也有干预性根除治疗。对脑动静脉畸形的确定性治疗旨在消除脑出血的风险，同时最大限度地保留脑功能。一旦决定进行干预，应以完全清除病灶为目标，因为次全闭塞可为将来的出血提供保护。

分类方案

多年来，人们提出了各种分类系统，以帮助医生在处理脑动静脉畸形时作出手术决策。1986 年，Spetzler 和 Martin 引入了一个基于脑动静脉畸形的大小、位置和静脉引流形式的分类系统[18]。在这个系统中，脑动静脉畸形的等级越高，手术风险就越高。作者建议，对于 Spetzler-Martin（SM）Ⅰ级和Ⅱ级的非功能区小病灶，主要通过手术切除（可以联合血管内介入栓塞）治疗；Ⅲ级病灶可在血管内介入栓塞治疗后再手术切除；Ⅳ级和Ⅴ级属于高风险病变，多采用内科药物治疗[18]。为简化治疗决策，Spetzler 和 Ponce 提出了一个三级分类系统，将原始分类中的Ⅰ级和Ⅱ级合并为 A 级，Ⅳ级和Ⅴ级合并为 C 级，B 级对应于Ⅲ级。A 级推荐手术治疗，B 级采取多模式治疗，C 级不建议治疗。据报道，Ⅳ级和Ⅴ级脑动静脉畸形的外科手术致残率高达 25%~30%，缺乏即时保护，并且放射或部分栓塞可能增加出血风险，因此推荐对Ⅳ级和Ⅴ级脑动静脉畸形患者进行保守或姑息治疗[19]。

Lawton 等提出了一个简单的脑动静脉畸形补充分级系统，这个系统可用于改进和完善脑动静脉畸形手术患者的选择[20]。这是基于作者先前的经验，将出血症状、年轻、畸形团致密程度和缺乏深穿支供血等因素作为显微外科切除术后预后良好的指标[21-22]。对于 SM 评分系统中介于高风险与低风险临界点的脑动静脉畸形患者，该补充分级系统会影响脑动静脉畸形患者的手术决策。

4.6 影响治疗决策的因素

影响治疗决策的因素可以概括为脑动静脉畸形结构相关因素和患者相关因素。

4.6.1 结构相关因素

文献中提到的与脑动静脉畸形出血风险增加相关的因素包括[23-27]：

- 出血症状。
- 存在深静脉引流。
- 相关动脉瘤。
- 位于脑组织深处。
- 动静脉畸形体积较小。
- 静脉出口梗阻。
- 单一引流静脉。
- 弥散型动静脉畸形形态。

出血、深静脉引流、动静脉畸形位置较深和相关动脉瘤的出现是增加未来动静脉畸形出血风险的常见因素[28]。既往破裂史可能与脑动静脉畸形再出血风险的关联性最强。最近的荟萃分析显示，未成熟的动静脉畸形每年总的出血风险为 2.2%[95%CI（1.7%~2.7%），而破裂的动静脉畸形每年总的破裂率为 4.5%［95%CI（3.7%~ 5.5%）］[28]。脑深部受累、基底节或丘脑病变、动静脉畸形位于室周或完全深静脉引流的动静脉畸形也有较高的出血率[29-30]。动静脉畸形相关动脉瘤可见于 15%~18% 的患者，其作为独立因素已被证明可增加未来出血的风险[28,31]。具有这些危险因素的患者未来出血的风险很高，如果有手术指征，应尽早治疗。必须强调的是，这些出血风险因素具有叠加影响作用[32]。

陈旧性出血

Abla 等强调了另一个重要的“陈旧性出血”标准，以确定“表面上”未破裂的脑动静脉畸形在出现出血症状前是否有隐性出血。这种隐性小出血的动静脉畸形被称为“微出血”，通常在临床上无症状，患者甚至无头痛表现。本研究显示无症状性病灶内微出血是晚期脑动静脉畸形破裂的危险因素。陈旧性出血的证据［比值比（OR）=3.97；P=0.001］和含铁血黄素阳性（OR=3.64；P=0.034）对脑动静脉畸形出血有很大的预测意义。据报道，1/3 的患者可出现无症状性出血，最好用铁敏感 MRI 扫描后进行诊断。Abla 等认为这类动静脉畸形有很高的破裂风险，应进行干预治疗[33]。

伴动脉瘤的脑动静脉畸形

20%~25% 的动静脉畸形患者可出现动脉瘤伴脑动静脉畸形。在最近的一项荟萃分析中发现，关联动脉瘤是动静脉畸形出血的一个具有统计学意义的危险因素，其危险比（HR）为 1.8［95%CI（1.6~2）］[28]。虽然也有脑动静脉畸形关联动脉瘤早期再破裂的报道，但与单纯脑动脉瘤相比，过去一直认为动静脉畸形出血的早期再出血率更低。对这种类型的动脉瘤可根据其位置和大小采取相应治疗方法，最好在治疗动静脉畸形之前处理动脉瘤，因为其会增加动静脉畸形的破裂风险。位于畸形团内或周围的动脉瘤出血时必须及时治疗，或未破裂动脉瘤的体积很大（＞7mm）时也应进行治疗。对脑动静脉畸形病灶治疗后，其远端血流动力学相关动脉瘤常自行消退[32]。

巨大动静脉畸形

巨大脑动静脉畸形伴大脑半球弥散性受累或双侧小脑受累（SM 分级Ⅳ级或Ⅴ级），或 Spetzler-Ponce 分级 C 级，可能不适合手术治疗，应观察和保守治疗。巨大型动静脉畸形患者可能会出现窃血现象而引起局部缺血症状，可以对这类患者进行血管内介入栓塞治疗，以缩小病变范围并改善症状[34]。

4.6.2 患者相关因素

年　龄

年龄是决定行手术治疗还是保守治疗最重要的考虑因素之一，是选择治疗方式的依据。年轻患者的出血终生风险更高，因此可以适当放宽手术的适应证。

有症状或无症状

有症状的患者（如癫痫发作）可能从治疗中获益，去除动静脉畸形可能改善症状，包括癫痫发作。一项研究表明，症状性动静脉畸形患者中有 83% 在接受显微外科手术 2 年后无癫痫发作[35]。

医疗状态

同样地，有严重合并症和预期寿命较短的患者可能不适合积极治疗（如手术），可以采用立体定向放射外科（stereotaxic radiosurgery, SRS）方式治疗。

4.7 终生出血风险

为了预测特定个体的终生出血风险，Kondziolka 与同事[36]提出了一个基于预期寿命和概率乘法定律的简单模型。这个预测模型假设对于特定个体而言，出血的风险随着时间的推移是恒定的。根据他们的计算，可以使用以下公式估算终生出血风险：

$$终生出血风险 = 1-（不出血的风险）^{预期剩余寿命年}$$

使用此公式，预期寿命为 50 岁，年出血风险为 4% 的患者，其动静脉畸形终生出血风险为：

$$1-(0.96)^{50} \approx 0.87$$

也可以使用另一个简单模型估算，假设每年出血风险恒定为 3%，并且仍然可以保持相似的敏感性[10]：

$$终生出血风险 = (105-患者年龄) \times 100\%$$

例如，一名 35 岁的动静脉畸形患者，其终生出血风险为：

$$(105-35) \times 100\% = 70\%$$

4.8 破裂的脑动静脉畸形

脑动静脉畸形破裂出血患者有 10%~30% 的死亡风险和 30%~50% 的永久性神经功能缺损的风险[10]。已发表的文献一致认为，先前破裂史是评估患者未来出血风险最重要的因素。脑动静脉畸形破裂出血后1年内有6%的再破裂风险，而未破裂病变的预测年风险为1%~3%[10]。Fults和Kelly对131例动静脉畸形患者进行回顾性分析后发现，脑动静脉畸形的死亡率在第1次、第2次和第3次出血后死亡率分别为13.6%、20.7%和25%，虽然差异无统计学意义，但随着出血次数增加而呈增长趋势[37]。而其他研究表明，反复出血对预后没有累积性影响[38-39]。尽管每次出血的累积效应相关数据有所差异，但每次出血事件都有其相应的发生率和死亡率，因此临床上应重视破裂的脑动静脉畸形的治疗。然而，经验认为，与破裂的脑动脉瘤相比，破裂的动静脉畸形具有相对较小的早期再出血率，证明延迟治疗直至患者病情稳定是合理的，可以减轻脑水肿。建议患者出血后休息数周或数月再开始治疗，以减轻脑水肿，更好地制订治疗策略，避免破坏脆弱的脑实质。

手术时机

除非患者出现颅内血肿（脑出血）或危及生命的脑积水，通常对动静脉畸形可采用显微外科手术治疗。在这种紧急情况下，仅针对表浅动静脉畸形可以很容易地了解其解剖结构并清除血块，否则，必须首先处理出血或血肿相关并发症，然后进行术后康复和血管造影。当出现某些临床和放射学特征时，可以提示是否需要采取紧急手术或早期手术和（或）血管内介入栓塞治疗。这些特征包括引起脑疝、脑积水、畸形巢前动脉瘤或巢内动脉瘤的危及生命的大血肿，以及可以完全治疗的较小且易于处理的动静脉畸形[10,32]。对有脑出血及怀疑有血管畸形的患者,需要采用无创性手段进行评估，如将计算机体层血管成像（CTA）、磁共振血管成像（MRA）作为初始筛查工具。传统的数字减影血管造影（DSA）仍然是灵敏度和特异度最高的诊断方法，应在发现后的24h内使用，以评估出血原因并确定高危因素[10,32]。

动静脉畸形伴动脉瘤的治疗方案取决于其位置和大小，由于破裂风险高，最好在治疗动静脉畸形之前处理动脉瘤。直径＜5mm的小供血动脉瘤在动静脉畸形治疗后可能会消退，因此在动静脉畸形切除前可能不需要治疗；较大的供血动脉瘤（＞7mm）通常在闭塞或切除动静脉畸形前进行血管内介入栓塞治疗。一旦治疗瘤前动脉瘤或瘤巢内动脉瘤，栓塞时是否联合其他措施（如手术切除和放射外科治疗等方式）可以推迟到患者和血肿稳定后再行决定。

4.9 未破裂的脑动静脉畸形

与破裂的脑动静脉畸形相比，对未破裂的脑动静脉畸形的治疗目前仍有争议，尤其是无症状脑动静脉畸形。近期的一些研究表明，动静脉畸形的年破裂率低至1%，远低于早期回顾性研究中的4%[13-14]。除了较低的破裂风险，对未破裂的脑动静脉畸形采取保守治疗的另一个原因是，脑动静脉畸形首次出血症状较轻[40-41]。与出血性脑动静脉畸形相比，偶发性脑动静脉畸形患者的干预效果可能更差，与脑动静脉畸形破裂相关的出血发生率和死亡率在过去的文献中可能被高估，建议对偶发性动静脉畸形进行密切监测，而非进行干预[42]。ARUBA试验对患者进行了33个月的随访，发现单纯内科治疗预防死亡或卒中的效果优于内科治疗联合血管内介入栓塞治疗。由于在内科治疗组中发现的显著益处，该试验提前停止。本试验中，与血管内介入栓塞治疗组（114例患者）相比，内科治疗组（109例患者）中卒中或死亡的发生率（10.1% *vs.* 30.7%）低50%。实施的干预措施包括血管内栓塞（32%）、放射外科治疗（33%）、血管内栓塞联合放射外科治疗（16%）或手术（18%）[12]。

ARUBA 研究因多方面原因而饱受质疑，其中包括 76 例低级别动静脉畸形患者随机接受血管内介入栓塞治疗，研究中仅对其中 18 例患者采取手术切除[43]。大部分动静脉畸形患者均接受了栓塞或放射外科治疗，而两者的闭塞率均低于显微外科手术[44–45]。因此，在 ARUBA 试验中，血管内介入栓塞治疗更高的脑卒中或死亡率以及更多的临床损伤，不仅反映了血管内介入栓塞治疗相关效果，也反映了动静脉畸形闭塞不完全的效应。最后，ARUBA 试验相对较短的 33 个月随访有利于内科治疗，因为任何治疗组的根治方法要想彻底治愈疾病都需要更长的时间，而且两组之间的差异可能会随着时间的推移而消失[43]。与 ARUBA 试验相反，一项大规模病例序列研究对前瞻性收集的数据库进行回顾性分析，结果显示，Spetzler-Ponce A 级与 Spetzler-Ponce B 级未破裂脑动静脉畸形手术治疗较保守治疗的短时间内疗效更好，治愈率更高。结果不一致的原因包括，本研究中的大多数患者仅接受手术治疗，其余患者则接受术前辅助栓塞治疗。研究得出结论，与单纯保守治疗相比，手术可以更好地治疗特定患者[46]。

文献中提出，保守治疗不能推广到所有未破裂的脑动静脉畸形。这种决策困境导致研究者试图更好地识别或定义那些会显著增加未来出血风险的危险因素，使人们更倾向于选择血管内介入栓塞治疗。有了更多的诊断和治疗选择，就可以谨慎地确定未破裂的脑动静脉畸形的未来出血风险，以给予适当的管理策略，要么是针对有出血危险因素的脑动静脉畸形完全闭塞的积极治疗计划，要么是对那些风险较小的人采取更保守的方法。

4.10 治疗方案

当决定治疗动静脉畸形后，目标就明确为完全清除脑动静脉畸形病灶。动静脉畸形的三种主要治疗方法是显微外科手术、立体定向放射外科治疗和血管内介入栓塞治疗，这些方法都已成功地单独或联合应用（图 4.1、图 4.2）。

4.10.1 显微外科手术治疗

在条件允许的情况下，动静脉畸形的显微外科切除术仍然是主要的治疗方式，原因是能即时治愈疾病[47]。显微外科手术也是多模式治疗计划的一部分，包括初步的血管内入路以缩小血管畸形团尺寸，治愈动脉瘤等高手术风险的血管畸形（图 4.1）。据报道，显微外科手术切除治疗发病率较低（1%~10%）的小型动静脉畸形可以达到 94%~100% 的血管造影治愈率[48]。通过外科手术切除动静脉畸形也能针对无出血的患者较好地控制癫痫[49–50]。有研究对比了手术切除与放射外科治疗控制癫痫的效果，Wang 等报告显示，与放射外科治疗癫痫患者相比，手术切除可能改善癫痫控制。相反，对于没有癫痫发作的患者，手术切除与放射外科相比增加了新发癫痫发作的风险，主要发生在治疗后早期[51]。

1986 年开发的 SM 分级系统提供了根据手术切除动静脉畸形的风险分层的分级方法。SM Ⅰ级和Ⅱ级适合行低发病率和低死亡率的手术切除。Ⅲ级病变一般采用显微外科手术切除或立体定向放射外科联合或不联合血管内介入栓塞治疗[42]。为进一步协助 SM Ⅲ级患者制订治疗计划，修订后的分类方案建议，SM ⅢA 级病变（直径＞6cm）可通过显微外科手术切除辅以血管内介入栓塞治疗。SM ⅢB 级（静脉引流或功能区）病变应采用立体定向放射外科治疗联合或不联合血管内介入栓塞治疗[52]。对于这组不均一的Ⅲ级动静脉畸形，已经有学者提出了修正方案，其中Ⅲ级脑动静脉畸形被细分为以下四种亚型[53]：

- S1V1E1（病灶小，深静脉引流，邻近脑组织功能区）。
- S2V1E0（中等大小的病灶，深静脉引流，不邻近脑组织）。

- S2V0E1（中等大小的病灶，浅静脉引流，邻近脑组织功能区）。
- S3V0E0（大病灶，浅静脉引流，不邻近脑组织功能区）。

作者认为，小的SM Ⅲ级动静脉畸形（S1V1E1）具有与Ⅰ、Ⅱ级动静脉畸形相似的手术风险，可以安全地进行显微外科手术切除。中等大小或功能区Ⅲ级脑动静脉畸形（S2V0E1）的手术风险与高级别脑动静脉畸形相似，且最好行保守治疗。中等大小或深静脉引流Ⅲ级脑动静脉畸形（S2V1E0）具有中等手术风险，需要谨慎选择手术方式。大的Ⅲ级脑动静脉畸形（S3V0E0）较罕见，虽然对单个患者可以考虑手术切除联合或不联合血管内介入栓塞，但其手术风险尚不清楚[53]。如前所述，由于手术风险高，通常不对Ⅳ级和Ⅴ级动静脉畸形患者采用手术治疗。

4.10.2 血管内介入栓塞治疗

血管内栓塞可作为动静脉畸形的一种治疗、辅助治疗和姑息性治疗方法。栓塞通常采用液体栓塞剂，如氰基丙烯酸正丁酯（n-BCA；Raynham, Massachusetts）或聚乙烯醇（Onyx；Medtronic, Minneapolis, Minnesota）[54]。栓塞过程中确定目标时应具体且具有前瞻性，因为可能需要根据治疗方式做出调整。动静脉畸形的术前栓塞可能不需要将栓塞材料深静脉穿刺，可能需要放射外科治疗或治疗性栓塞。据报道，动静脉

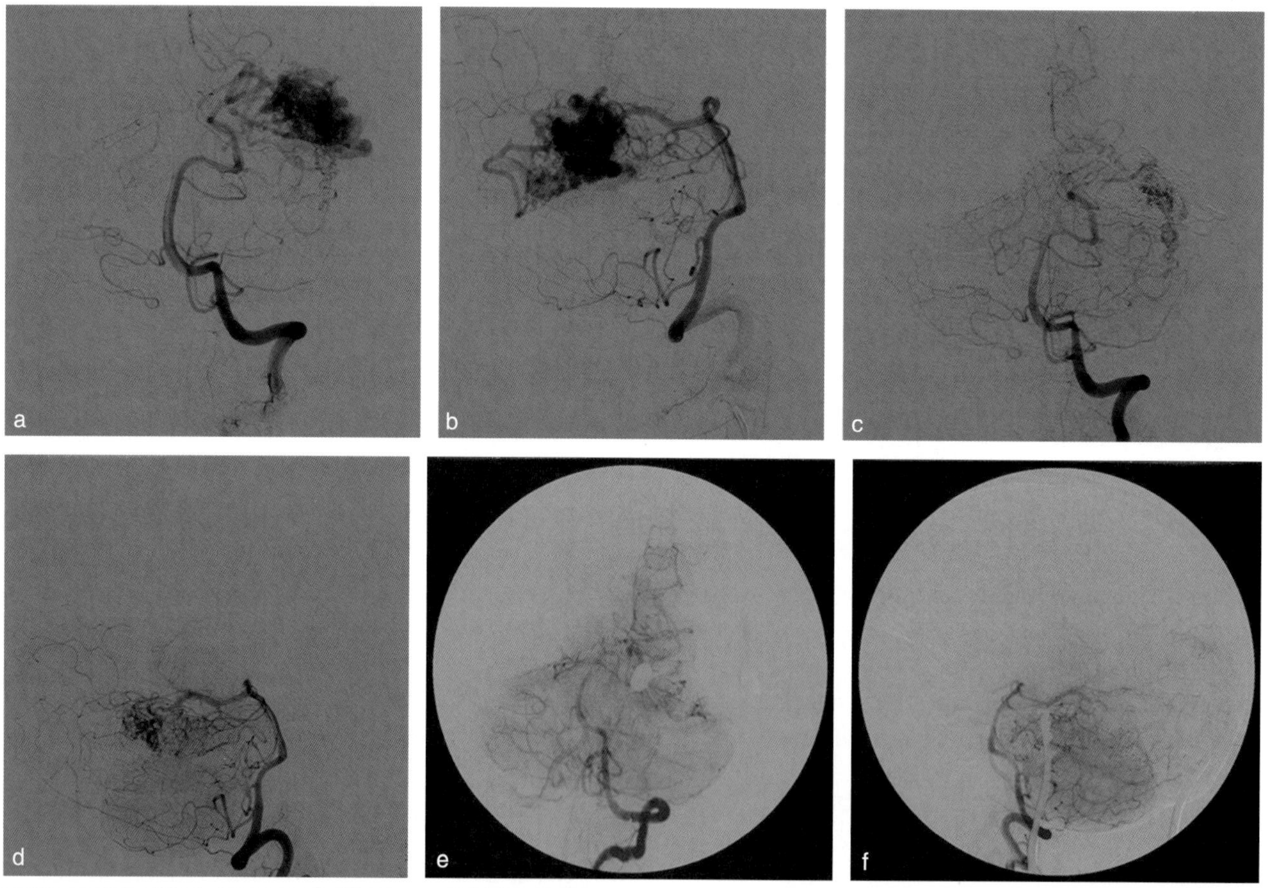

图 4.1 a、b. 患者女性，40 岁，表现为频繁的失读障碍、头痛、恶心和失忆，怀疑为颞叶癫痫发作。发现左后颞叶动静脉畸形，由左侧大脑后动脉左后颞支、左前脉络膜动脉和左侧大脑中动脉左颞支远端共同供血。静脉引流是通过多条浅表皮质引流静脉，引流至横窦和上矢状窦。这是 Spetzler-Martin Ⅱ级动静脉畸形（＜3cm，浅静脉引流，位于功能区）。c、d. 经左侧大脑后动脉左后颞支和左侧大脑中动脉左颞支行脑动静脉畸形二期 Onyx 栓塞，使动静脉畸形部分闭塞。左侧大脑后动脉颞后支仍有少量持续性供血，并保留静脉引流。e、f. 经左颞下入路切除留余脑动静脉畸形。术中脑血管造影显示脑动静脉畸形被完全切除

畸形栓塞的并发症发生率为5%~15%[55-56]。Van Beijnum等的荟萃分析发现，动静脉畸形栓塞后发生永久性神经功能缺损并发症或死亡的概率为6.6%（范围为0~18%）[57]。Ledezma等报道SM Ⅲ ~ Ⅴ级和术中出血是决定血管内介入栓塞后预后的最重要预测因素[58]。

血管内介入栓塞最常作为显微外科手术切除或立体定向放射外科治疗的辅助手段。作为一种主要的治疗方法，栓塞的闭塞率较低；在精心挑选的患者中，成功率稍高[59]。作为术前辅助治疗，栓塞常被用于减少出血，缩短手术时间，并有助于切除较大的病变。术前栓塞有助于减小动静脉畸形的体积，消除深动脉蒂，这两点是手术难以控制的，且通常术后切除进行到后期只能采用栓塞治疗。此外，栓塞有助于消除动静脉畸形相关动脉瘤，尤其是远离切除区域的动脉瘤。血管内介入栓塞可减少手术次数，减少输血量，降低致残率和死亡率[60-61]。放射外科治疗前栓塞可用于缩小病灶的总体积，或能定位立体定向放射外科治疗后潜伏期可能发生出血的高危病变。文献中报告了关于放射外科治疗前栓塞对采用立体定向放射外科治疗的动静脉畸形闭塞率的争议性结果[62-65]。由于这些报道相互矛盾，放射外科治疗前是否应该行栓塞治疗目前仍有争议。

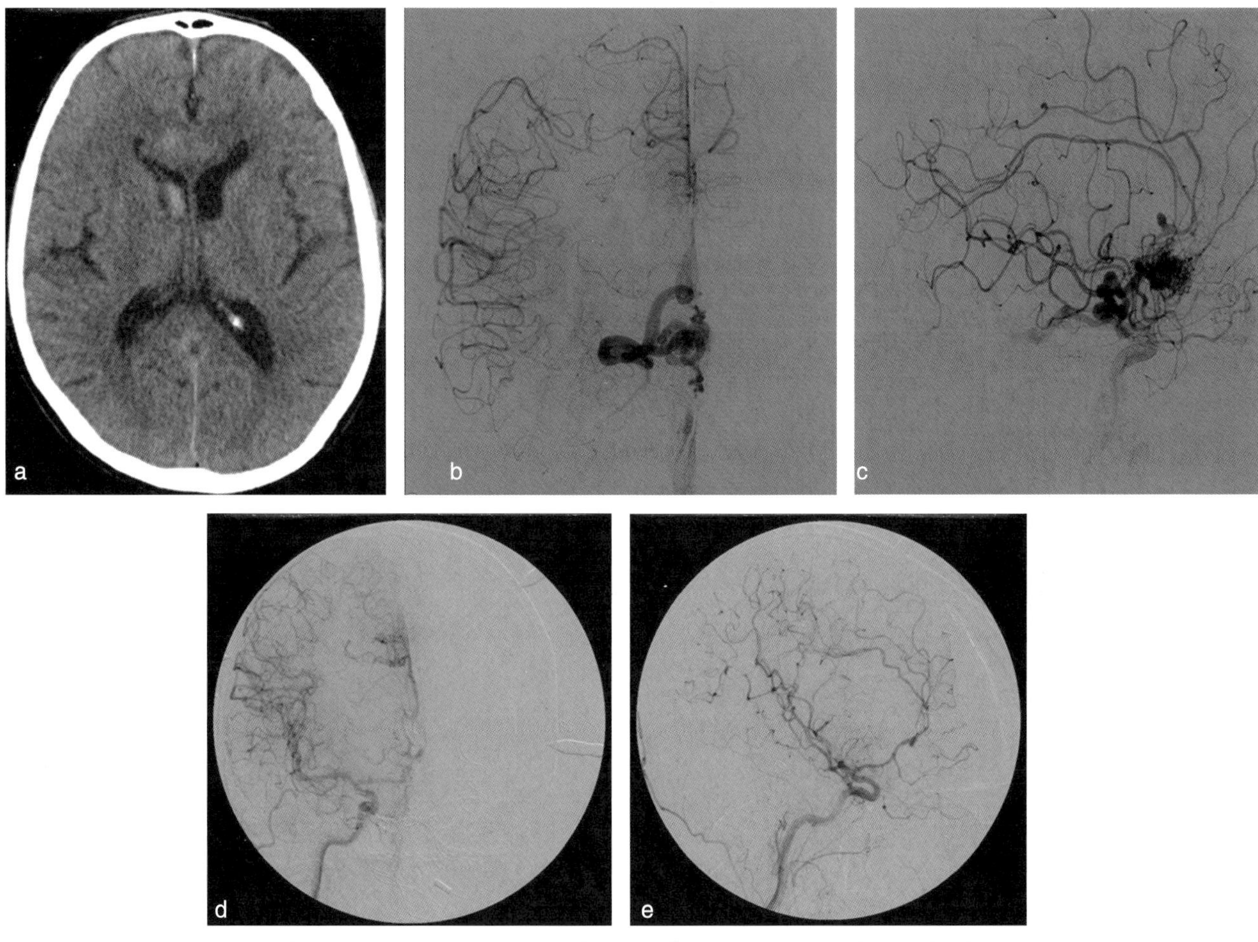

图4.2 患者男性，64岁，约在1周前出现前额急性头痛，伴畏光、恶心、呕吐和颈部僵硬。a.头部非对比CT显示右额角脑室内出血，右额叶高密度提示动静脉畸形出血。b、c.右侧颈内动脉脑血管造影的前后位和侧视图。右额叶动静脉畸形由右侧大脑前动脉供血，动静脉畸形引流至基底静脉，这是Spetzler-Martin Ⅱ级动静脉畸形（＜3cm，位于非功能区，深静脉引流）。另见右侧A2–A3动脉瘤，尺寸为6.3mm×4.7mm×5mm。d、e.未成功栓塞动脉瘤，之后采用动脉瘤夹闭术切除动静脉畸形。术中前后位和侧面脑血管造影显示右侧A2–A3动脉瘤完全夹闭，右侧额叶动静脉畸形完全闭塞

以往脑动静脉畸形的栓塞成功率仅为10%~40%[34]。单蒂或有少量供血动脉的动静脉畸形、非分室的畸形团、畸形团周围无血管生成的动静脉畸形更适合栓塞治疗，且更易治愈。Frizzel和Fisher报告，经血管内介入栓塞治疗的动静脉畸形治愈率为5%[66]。然而，血管造影"治愈"的动静脉畸形患者，如果有不可见的供血动脉继续填充部分栓塞的病灶，仍有可能发生致命性出血。

姑息性动静脉畸形栓塞可用于大型或巨大动静脉畸形，其多模式治疗的希望很小。此类患者动静脉畸形栓塞的目的可能包括对具有某些动脉造影特征的血管（如动脉瘤）进行靶向栓塞，或缓解因血管窃血引起的缺血症状。除了这些情况外，不建议行部分动静脉畸形栓塞，因为栓塞结果可能比不采取任何措施更糟糕[67]。

4.10.3 立体定向放射外科治疗

立体定向放射外科（SRS）为Ⅰ级或Ⅱ级患者提供了一种治疗策略，这些患者要么不太适合手术，要么不愿意接受手术切除。SRS也被推荐用于行或不行辅助性血管内介入栓塞的SM ⅢB级动静脉畸形患者。SRS通常用于直径< 3cm的致密性病变，对脑干、丘脑和基底节等深部病变非常有利，这些部位手术切除比较困难且致残率高。据报道，与周围动静脉畸形相比，SRS更适用于治疗中心病变[68]。SRS的局限性包括：①医源性疾病；②治疗后两年左右动静脉畸形可能消失。在这两年的潜伏期内，出血的风险与未经治疗的未破裂动静脉畸形相似[69-70]。

血管内介入栓塞常作为SRS的辅助手段，用于缩小动静脉畸形病灶。栓塞后动静脉畸形体积减少到10mL或更少，闭塞率约为80%[3,69-70]。Blackburn等报道，对血管造影术患者进行随访发现，动静脉畸形的闭塞率为81%（16例中有13例）。本研究中所有畸形团的最大直径均> 3cm（平均4.2cm）；12例（57%）患者为SM Ⅳ级或Ⅴ级[62]。

相比之下，其他报告显示，与未经栓塞直接进行SRS的患者相比，先行栓塞的患者预后更差[64]。一项关于先栓塞再行SRS与不栓塞直接行SRS治疗动静脉畸形的有效性和安全性的荟萃分析显示，SRS前的栓塞明显降低了动静脉畸形的闭塞率。单用SRS和栓塞后行SRS的出血和永久性神经功能缺损的风险无显著差异[65]。

据报告，使用SRS的动静脉畸形患者中有50%~90%动静脉畸形完全闭塞[69-70]。闭塞率与畸形巢体积成反比[71-72]。5.1%（0~21%）的病例发生永久性神经功能缺损或死亡[68]。SRS治愈后仍有不到1%的病例可能发生出血。

4.11 结　论

动静脉畸形通常需要多学科诊疗，需要一个在脑血管神经病学、血管内介入栓塞治疗和放射外科治疗方面有专长的多学科团队参与，以便根据患者的情况提供所有的治疗方案和确定最合适的治疗方案。目前的治疗方法包括显微外科手术切除、立体定向放射外科治疗和血管内介入栓塞。最重要的是，医生要明确动静脉畸形的自然史和不同的治疗方式，以及其风险和益处，以帮助患者做出明智的决定。

参考文献

[1] Laakso A, Hernesniemi J. Arteriovenous malformations: epidemiology and clinical presentation. Neurosurg Clin N Am, 2012, 23(1):1–6
[2] Achrol AS, Guzman R, Varga M, et al. Pathogenesis and radiobiology of brain arteriovenous malformations: implications for risk stratification in natural history and posttreatment course. Neurosurg Focus, 2009, 26(5):E9
[3] Kim H, Su H, Weinsheimer S, et al. Brain arteriovenous malformation pathogenesis: a response–to–injury paradigm. Acta Neurochir Suppl (Wien), 2011, 111:83–92
[4] Mouchtouris N, Jabbour PM, Starke RM, et al. Biology of cerebral arteriovenous malformations with a focus on inflammation. J Cereb Blood Flow Metab, 2015, 35(2):167–175
[5] Moftakhar P, Hauptman JS, Malkasian D, et al. Cerebral arteriovenous malformations. Part 2: physiology. Neurosurg Focus, 2009, 26(5):E11
[6] Norris JS, Valiante TA, Wallace MC, et al. A simple

relationship between radiological arteriovenous malformation hemodynamics and clinical presentation: a prospective, blinded analysis of 31 cases. J Neurosurg, 1999, 90(4): 673- 679
[7] Spetzler RF, Hargraves RW, McCormick PW, et al. Relationship of perfusion pressure and size to risk of hemorrhage from arteriovenous malformations. J Neurosurg, 1992, 76(6):918–923
[8] Yasargil MG. Pathological considerations//Yasargil MG. Microneurosurgery. New York: Thieme, 1987:49–211
[9] Al-Shahi R, Bhattacharya JJ, Currie DG, et al. Scottish Intracranial Vascular Malformation Study Collaborators. Prospective, population-based detection of intracranial vascular malformations in adults: the Scottish Intracranial Vascular Malformation Study (SIVMS). Stroke, 2003, 34(5):1163–1169
[10] Aoun SG, Bendok BR, Batjer HH. Acute management of ruptured arteriovenous malformations and dural arterio–venous fistulas. Neurosurg Clin N Am, 2012, 23(1):87–103
[11] Ondra SL, Troupp H, George ED, et al. The natural history of symptomatic arteriovenous malformations of the brain: a 24-year follow-up assessment. J Neurosurg, 1990, 73(3):387–391
[12] Mohr JP, Parides MK, Stapf C, et al. international ARUBA investigators. Medical management with or without interventional therapy for unruptured brain arteriovenous malformations (ARUBA): a multicentre, non-blinded, randomized trial. Lancet, 2014, 383(9917):614–621
[13] Halim AX, Johnston SC, Singh V, et al. Longitudinal risk of intracranial hemorrhage in patients with arteriovenous malformation of the brain within a defined population. Stroke, 2004, 35(7):1697–1702
[14] Stapf C, Mast H, Sciacca RR, et al. Predictors of hemorrhage in patients with untreated brain arteriovenous malformation. Neurology, 2006, 66(9):1350–1355
[15] Abecassis IJ, Xu DS, Batjer HH, et al. Natural history of brain arteriovenous malformations: a systematic review. Neurosurg Focus, 2014, 37(3):E7
[16] Hofmeister C, Stapf C, Hartmann A, et al. Demographic, morphological, and clinical characteristics of 1289 patients with brain arteriovenous malformation. Stroke, 2000, 31(6):1307–1310
[17] Stapf C, Mohr JP, Pile-Spellman J, et al. Epidemiology and natural history of arteriovenous malformations. Neurosurg Focus, 2001, 11(5):e1
[18] Spetzler RF, Martin NA. A proposed grading system for arteriovenous malformations. J Neurosurg, 1986, 65(4): 476–483
[19] Spetzler RF, Ponce FA. A 3-tier classification of cerebral arteriovenous malformations. Clinical article. J Neurosurg, 2011, 114(3):842–849
[20] Lawton MT, Kim H, McCulloch CE, et al. A supplementary grading scale for selecting patients with brain arteriovenous malformations for surgery. Neurosurgery, 2010, 66(4):702–713, discussion 713
[21] Du R, Keyoung HM, Dowd CF, et al. The effects of diffuseness and deep perforating artery supply on outcomes after microsurgical resection of brain arteriovenous malformations. Neurosurgery, 2007, 60(4): 638–646
[22] Lawton MT, Du R, Tran MN, et al. Effect of presenting hemorrhage on outcome after microsurgical resection of brain arteriovenous malformations. Neurosurgery, 2005, 56(3):485–493, discussion 485–493
[23] Khaw AV, Mohr JP, Sciacca RR, et al. Association of infratentorial brain arteriovenous malformations with hemorrhage at initial presentation. Stroke, 2004, 35(3): 660–663
[24] Kubalek R, Moghtaderi A, Klisch J, et al. Cerebral arteriovenous malformations: influence of angioarchitecture on bleeding risk. ActaNeurochir(Wien), 2003, 145(12):1045–1052, discussion 1052
[25] Meisel HJ, Mansmann U, Alvarez H, et al. Cerebral arteriovenous malformations and associated aneurysms: analysis of 305 cases from a series of 662 patients. Neurosurgery, 2000, 46(4): 793–800, discussion 800–802
[26] Stapf C, Khaw AV, Sciacca RR, et al. Effect of age on clinical and morphological characteristics in patients with brain arteriovenous malformation. Stroke, 2003, 34(11): 2664–2669
[27] Stefani MA, Porter PJ, terBrugge KG, et al. Large and deep brain arteriovenous malformations are associated with risk of future hemorrhage. Stroke, 2002, 33(5):1220–1224
[28] Gross BA, Du R. Natural history of cerebral arteriovenous malformations: a meta-analysis. J Neurosurg, 2013, 118(2): 437–443
[29] Fleetwood IG, Marcellus ML, Levy RP, et al. Deep arteriovenous malformations of the basal ganglia and thalamus: natural history. J Neurosurg, 2003, 98(4):747–750
[30] Stefani MA, Porter PJ, terBrugge KG, et al. Angioarchitectural factors present in brain arteriovenous malformations associated with hemorrhagic presentation. Stroke, 2002, 33(4):920–924
[31] Redekop G, TerBrugge K, Montanera W, et al. Arterial aneurysms associated with cerebral arteriovenous malformations: classification, incidence, and risk of hemorrhage. J Neurosurg, 1998, 89(4):539–546
[32] Zacharia BE, Vaughan KA, Jacoby A, et al. Management of ruptured brain arteriovenous malformations. Curr Atheroscler Rep, 2012, 14(4):335–342
[33] Abla AA, Nelson J, Kim H, et al. Silent arteriovenous malformation hemorrhage and the recognition of unruptured arteriovenous malformation patients who benefit from surgical intervention. Neurosurgery, 2015, 76(5):592–600, discussion 600
[34] Barr JC, Ogilvy CS. Selection of treatment modalities or observation of arteriovenous malformations. NeurosurgClin N Am, 2012, 23(1):63–75
[35] Piepgras DG, Sundt TM Jr, Ragoowansi AT, et al. Seizure outcome in patients with surgically treated cerebral arteriovenous malformations. J Neurosurg, 1993, 78(1): 5–11
[36] Kondziolka D, McLaughlin MR, Kestle JR. Simple risk predictions for arteriovenous malformation hemorrhage. Neurosurgery, 1995, 37(5):851–855
[37] Fults D, Kelly DL Jr. Natural history of arteriovenous malformations of the brain: a clinical study. Neurosurgery, 1984, 15(5):658–662
[38] Hartmann A, Mast H, Mohr JP, et al. Morbidity of intracranial hemorrhage in patients with cerebral arteriovenous malformation. Stroke, 1998, 29(5):931–934
[39] Tomak PR, Cloft HJ, Kaga A, et al. Evolution of the management of tentorial dural arteriovenous malformations. Neurosurgery, 2003, 52(4):750–760, discussion 760–762

[40] Choi JH, Mast H, Sciacca RR, et al. Clinical outcome after first and recurrent hemorrhage in patients with untreated brain arteriovenous malformation. Stroke, 2006, 37(5):1243–1247

[41] van Beijnum J, Lovelock CE, Cordonnier C, et al. SIVMS Steering Committee and the Oxford Vascular Study. Outcome after spontaneous and arteriovenous malformation related intracerebral haemorrhage: population-based studies. Brain, 2009, 132(Pt 2):537–543

[42] Starke RM, Komotar RJ, Hwang BY, et al. Treatment guidelines for cerebral arteriovenous malformation microsurgery. Br J Neurosurg, 2009, 23(4):376–386

[43] Rutledge WC, Abla AA, Nelson J, et al. Treatment and outcomes of ARUBA-eligible patients with unruptured brain arteriovenous malformations at a single institution. Neurosurg Focus, 2014, 37(3):E8

[44] Lunsford LD, Kondziolka D, Flickinger JC, et al. Stereotactic radiosurgery for arteriovenous malformations of the brain. J Neurosurg, 1991, 75(4):512–524

[45] Pierot L, Cognard C, Herbreteau D, et al. Endovascular treatment of brain arteriovenous malformations using a liquid embolic agent: results of a prospective, multicentre study (BRAVO). Eur Radiol, 2013, 23(10):2838–2845

[46] Bervini D, Morgan MK, Ritson EA, et al. Surgery for unruptured arteriovenous malformations of the brain is better than conservative management for selected cases: a prospective cohort study. J Neurosurg, 2014, 121(4):878–890

[47] Hoh BL, Carter BS, Ogilvy CS. Incidence of residual intracranial AVMs after surgical resection and efficacy of immediate surgical re-exploration. Acta Neurochir (Wien), 2004, 146(1):1–7, discussion 7

[48] Fleetwood IG, Steinberg GK. Arteriovenous malformations. Lancet, 2002, 359 (9309):863–873

[49] Yeh HS, TewJM Jr, Gartner M. Seizure control after surgery on cerebral arteriovenous malformations. J Neurosurg, 1993, 78(1):12–18

[50] Hoh BL, Chapman PH, Loeffler JS, et al. Results of multi-modalitytreatment for 141 patients with brain arteriovenous malformations andseizures: factors associated with seizure incidence and seizure outcomes.Neurosurgery, 2002, 51(2):303–309, discussion 309–311

[51] Wang JY, Yang W, Ye X, et al. Impact on seizure control of surgical resectionor radiosurgery for cerebral arteriovenous malformations. Neurosurgery, 2013, 73(4):648–655, discussion 655–646

[52] de Oliveira E, Tedeschi H, Raso J. Multidisciplinary approach to arteriovenous malformations. Neurol Med Chir (Tokyo), 1998, 38 Suppl:177–185

[53] Lawton MT, Project UBAMS, UCSF Brain Arteriovenous Malformation Study Project. Spetzler-Martin Grade III arteriovenous malformations: surgical results and a modification of the grading scale. Neurosurgery, 2003, 52(4):740–748, discussion 748–749

[54] Velat GJ, Reavey-Cantwell JF, Sistrom C, et al. Comparison of N-butyl cyanoacrylateand onyx for the embolization of intracranial arteriovenous malformations:analysis of fluoroscopy and procedure times. Neurosurgery, 2008, 631(Suppl 1):ONS73–ONS78

[55] Arteriovenous malformations of the brain in adults. N Engl J Med, 1999, 340(23):1812–1818

[56] Friedlander RM. Clinical practice. Arteriovenous malformations of the brain. N Engl J Med, 2007, 356(26): 2704–2712

[57] van Beijnum J, van der Worp HB, Buis DR, et al. Treatment of brain arteriovenous malformations: a systematic review and meta-analysis. JAMA, 2011, 306(18):2011–2019

[58] Ledezma CJ, Hoh BL, Carter BS, et al. Complications of cerebral arteriovenous malformation embolization: multivariate analysis of predictive factors. Neurosurgery, 2006, 58(4):602–611, discussion 602–611

[59] Ogilvy CS, Stieg PE, Awad I, et al. Special Writing Group of the Stroke Council, American Stroke Association. AHA Scientific Statement: Recommendations for the management of intracranial arteriovenous malformations: a statement for healthcare professionals from a special writing group of the Stroke Council, American Stroke Association. Stroke, 2001, 32(6):1458–1471

[60] Jafar JJ, Davis AJ, Berenstein A, et al. The effect of embolization with N-butyl cyanoacrylate prior to surgical resection of cerebral arteriovenous malformations. J Neurosurg, 1993, 78(1):60–69

[61] Spetzler RF, Martin NA, Carter LP, et al. Surgical management of large AVM's by staged embolization and operative excision. J Neurosurg, 1987, 67(1):17–28

[62] Blackburn SL, Ashley WW Jr, Rich KM, et al. Combined endovascular embolization and stereotactic radiosurgery in the treatment of large arteriovenous malformations. J Neurosurg, 2011, 114(6):1758–1767

[63] Crowley RW, Ducruet AF, McDougall CG, et al. Endovascular advances for brain arteriovenous malformations. Neurosurgery, 2014, 74(Suppl 1):S74–S82

[64] Rubin BA, Brunswick A, Riina H, et al. Advances in radio surgery for arteriovenous malformations of the brain. Neurosurgery, 2014, 74(Suppl 1):S50–S59

[65] Xu F, Zhong J, Ray A, et al. Stereotactic radiosurgery with and without embolization for intracranial arteriovenous malformations: a systematic review and meta-analysis. Neurosurg Focus, 2014, 37(3):E16

[66] Frizzel RT, Fisher WS. Cure, morbidity, and mortality associated withembolization of brain arteriovenous malformations: a review of 1246 patients in 32 series over a 35-year period. Neurosurgery, 1995, 37(6):1031–1039, discussion 1039–1040

[67] Ellis JA, Lavine SD. Role of embolization for cerebral arteriovenous malformations. Methodist DeBakey Cardiovasc J, 2014, 10(4):234–239

[68] Kato Y, Sano H, Kanaoka N, et al. Successful resection of arteriovenous malformations in eloquent areas diagnosed by surface anatomy scanning and motor evoked potential. Neurol Med Chir (Tokyo), 1998, 38(Suppl):217–221

[69] Friedman WA. Stereotactic radiosurgery of intracranial arteriovenous malformations. Neurosurg Clin N Am, 2013, 24(4):561–574

[70] Friedman WA, Bova FJ. Radiosurgery for arteriovenous malformations. Neurol Res, 2011, 33(8):803–819

[71] Kano H, Kondziolka D, Flickinger JC, et al. Stereotactic radiosurgery for arteriovenous malformations, Part 3: outcome predictors and risks afterrepeat radiosurgery. J Neurosurg, 2012, 116(1):21–32

[72] Karlsson B, Lindquist C, Steiner L. Prediction of obliteration after gamma knifesurgery for cerebral arteriovenous malformations. Neurosurgery, 1997,40(3):425–430

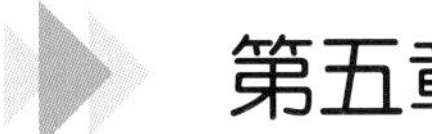

第五章
综合征性脑动静脉畸形

Waleed Brinjikji, Giuseppe Lanzino

摘要：有许多与脑动静脉畸形形成相关的综合征。遗传性出血性毛细血管扩张症（HHT）是最常见的脑动静脉畸形相关遗传综合征，每5 000人中就有1人罹患此病。HHT患者可出现颅内巢型动静脉畸形、软脑膜动静脉瘘和毛细血管畸形（又称微小动静脉畸形）。毛细血管畸形－动静脉畸形（CM-AVM）综合征发病率为1/100 000，由Ras/MAPK通路中的基因突变引起，并与皮肤毛细血管畸形和颅内巢型动静脉畸形有关。Parkes-Weber综合征是CM-AVM综合征的一个亚型，其特征是肢体动静脉畸形，导致患肢肥大。对有这些综合征的患者及其亲属应考虑行基因检测，并推荐他们行脑MRI筛查。Wyburn-Mason综合征（其动静脉畸形可从眼眶延伸至枕叶视觉通路的任何部分）极为罕见，并且尚未发现遗传关联。由于个体化特征明显，在治疗这些综合征性动静脉畸形患者时，应该针对具体情况进行治疗。随着我们对这类人群动静脉畸形形成遗传和病理生理机制研究的逐步深入，为了防止这类人群动静脉畸形的形成及其远期影响，越来越多研究开始探索非手术治疗方法。

关键词：脑动静脉畸形；遗传性出血性毛细血管扩张症；RASA；动静脉瘘；先天性

要　点

- 综合征性动静脉畸形常有特定的血管构筑特点，有助于与散发性动静脉畸形相区别。
- 遗传性出血性毛细血管扩张症是最常见的脑动静脉畸形相关综合征。
- 在很多案例中，散发性动静脉畸形与参与炎症和血管生成相关基因中的单核苷酸多态性（SNP）相关，这表明了散发性动静脉畸形的潜在遗传病因。

5.1 引　言

大多数动静脉畸形是散发的，并表现出不同的大小、血管构筑和位置。成人散发性脑动静脉畸形的患病率为（10~20）/10万人[1]。虽然动静脉畸形的潜在病理生理机制和遗传因素尚不清楚，但越来越多的证据表明遗传因素确实在其病情发展中发挥了作用[1]。

在动静脉畸形患者群中，有一部分患者有家族或遗传综合征。与脑动静脉畸形相关的两个最常见的综合征是HHT，又称Osler-Weber-RenDu综合征，以及与*RASA*突变相关的CM-AVM综合征。其他更罕见的动静脉畸形相关综合征包括Wyburn-Mason综合征和Parkes-Weber综合征（PWS）[2]。

临床医生了解综合征相关性动静脉畸形非常重要。首先，当治疗综合征性动静脉畸形患者时，医生必须能想到这些疾病的其他表现，以便合理安排护理、筛查和治疗。其次，在很多案例中，动静脉畸形的继发性中枢神经系统（CNS）表现和血管构筑特点可以为判断动静脉畸形是否为综合征性动静脉畸形提供线索。在这些案例中，神经学专家、神经外科医生或神经放射学专家应该首先考虑到综合征性动静脉畸形的可能性。最后，这些综合征的相关遗传学研究结果提供了综合征性和散发性动静脉畸形的病理生理学方面有价值的信息。

本章有以下 3 个目的：①向临床医生介绍一些较常见的动静脉畸形相关综合征，包括其系统表现和遗传学；②讨论动静脉畸形相关综合征的治疗方案；③介绍关于散发性动静脉畸形中遗传因素的最新文献综述。基于上述目的，本章并不讨论非分流性血管畸形相关综合征，如 Sturge-Weber 综合征和 PHACES 综合征（posterior fossa malformations-hemangiomas-arterial anomalies-cardiac defects-eye abnormalities-sterna cleft and supraumbilical raphe syndrome）等。

5.2 资料与方法

在为本章搜集信息时，我们在 PubMed 和在线孟德尔人类遗传数据库（OMIM）中搜索关于脑动静脉畸形相关基因时使用了如下检索词：brain AVM，arteriovenous malformation，bereditary hemorrhagic teangiectasia，RASA，single-nucleotide polymorphism，genetics，Wyburn-Mason's syndrome，Porkes-Weber's syndrome。我们检索了关于这些综合征和动静脉畸形遗传学的所有病例报告、案例分析、文献综述和荟萃分析。

5.3 结　果

5.3.1 脑动静脉畸形相关综合征

表 5.1 和表 5.2 总结了我们文献综述中发现的动静脉畸形相关综合征的主要特征，包括预估的疾病患病率，动静脉畸形患者的比例，这些综合征的其他全身性和中枢神经系统表现，相关基因突变和基因功能，以及典型的血管构筑特点。

5.3.2 散发性脑动静脉畸形的遗传学特征

表 5.3 总结了与散发性动静脉畸形相关的单核苷酸多态性和体细胞突变。本表中包含了与这些突变相关的基因功能数据及其在动静脉畸形发病中可能的作用机制。

5.4 讨　论

5.4.1 遗传性出血性毛细血管扩张症

HHT 是动静脉畸形相关综合征中最常见的一种类型，在世界范围内发生率为 1/（5 000~10 000）。

表 5.1　动静脉畸形相关综合征的遗传学特征

综合征	OMIM#	突变基因	基因产物	动静脉畸形形成的分子机制	遗传模式
HHT					
HHT1	187300	*ENG*			常染色体显性遗传
HHT2	600376	*ACVRL/ALK1*			
幼年性息肉病合并 HHT	175050	*SMAD4*			
毛细血管畸形 - 动静脉畸形（CM-AM）	608354	*RASA1*	RAS p21 蛋白激活剂	初级毛细血管丛异常血管生成重建	常染色体显性或 30% 散发
Parkes-Weber 综合征	139150	*RASA1*	RAS p21 蛋白激活剂	初级毛细血管丛异常血管生成重建	常染色体显性或散发
Wyburn-Mason 综合征	NA	*NA*	NA	未知	散发

OMIM：线上孟德尔人类遗传学数据库；HHT：遗传性出血性毛细血管扩张症；NA：不详

表 5.2 动静脉畸形（AVM）相关综合征的特点

综合征	其他中枢神经系统表现	全身表现	疾病流行情况	动静脉畸形特征
HHT HHT1 HHT2 幼年性息肉病合并 HHT	脊髓动静脉畸形，继发于肺部动静脉畸形的缺血性卒中，脑脓肿	肺动静脉畸形，鼻出血，GI 动静脉畸形，肝动静脉畸形，黏膜血管扩张，息肉相关性结肠息肉病	1/（5 000~10 000）	通常小于散发性动静脉畸形；动静脉畸形多样性的一个 HHT 标记；毛细血管性动静脉畸形 / 微血管性非常普遍；软脑膜 AVF 约占 10%
毛细血管畸形 – 动静脉畸形（CM-AM）	脊髓动静脉畸形	面部或肢端动静脉畸形；面部和颈部葡萄酒斑*，黏膜葡萄酒斑很少见；毛细血管病变为多病灶性；肿瘤高发	1/100 000	巢型动静脉畸形占 80%，软脑膜动静脉瘘占 10%，大脑大型动静脉畸形占 10%
Parkes-Weber 综合征	脊髓动静脉畸形	面部或肢端动静脉畸形主要在下肢，在面部或颈部有葡萄酒斑；肿瘤高发	未知	巢型动静脉畸形，软脑膜 AVF，大脑大型动静脉畸形
Wyburn-Mason 综合征	眼或视网膜动静脉畸形	面部动静脉畸形	罕见，文献中约报告了 50 例	眼眶、视觉通路、视辐射和枕叶的血管病变

GI：胃肠道；HHT：遗传性出血性毛细血管扩张症
* 又称鲜红斑痣

表 5.3 动静脉畸形相关散发突变与单核苷酸多态性

SNP	基因	基因产物和功能
rs1143627	*IL*–1*B*	IL–1，与炎症相关，主要由单核细胞产生
rs1800795	*IL*–6	内皮细胞产生的炎症因子
rs16944	*IL*–1*B*	IL–1，与炎症相关，主要由单核细胞产生
rs3025010	*VEGFA*	血管内皮生长因子，在体内诱发血管生成
rs7015566	*GPR*124	G 蛋白偶联受体 124，在中枢神经系统特定血管生成中很重要，过表达导致内皮细胞增多和迁移
rs522616	*MMP*–3	基质金属蛋白酶 –3，由结缔组织产生，参与伤口修复和组织重建
rs11672433	*ANGPTL4*	血管生成素样因子 4，为血管生长因子，在胚胎和产后血管生成中起作用

HHT在临床上采用Curacao标准诊断[3]。Curacao的4个标准是：①自发和反复的鼻出血；②皮肤黏膜毛细血管扩张（嘴唇、口腔、面部和手指）；③内脏动静脉畸形（脑、肝脏、肺等）；④在一级亲属中使用相同的标准诊断HHT。符合4项标准中的3项或以上的患者被标记为“确诊HHT”，而符合4项标准中的2项的患者被标为疑似HHT[4]。HHT最常见的临床表现是鼻出血、胃肠道出血和肺动静脉畸形。

HHT至少有5种类型。HHT1是由于编码内皮素的*ENG*基因突变所致。内皮素是TGF-β复合物的组成部分，在人类血管内皮的发育和调控中起着至关重要的作用。HHT2是*ACVRL*1基因突变的产物，该基因编码激活素受体样激酶。该蛋白也参与TGF-β系统，在调节血管生成中起关键作用。还有一种综合征为伴发HHT的幼年性息肉病，继发于*SMAD*4基因突变，该基因在血管生成中也起一定作用。

10%~20%的HHT患者存在脑动静脉畸形，HHT1患者的发病率更高[5]。HHT相关动静脉畸形可分为大型单孔软脑膜动静脉瘘、巢型动静脉畸形、微小动静脉畸形或毛细血管畸形[6]。大型动静脉畸形和动静脉瘘通常发生在幼儿中，而小的动静脉畸形通常发生在年龄较大的人群中[6]。大型单孔软脑膜动静脉瘘约占脑血管畸形的10%，而巢型动静脉畸形约占脑血管畸形的50%[6]。大约60%的脑血管畸形患者有微小动静脉畸形或毛细血管畸形。

这些病变的血管构筑在本质上是不同的。软脑膜动静脉瘘在供血动脉和引流静脉之间没有畸形血管巢，仅带有小袋的单孔。这些病变通常位于表面，只有极少数位于大脑深部[6]。如下病变与预后较差密切相关：动脉狭窄、供血动脉动脉瘤、多条引流静脉、静脉扩张和假性静脉炎[6]。

巢型动静脉畸形中动脉与静脉通过中间的血管巢连接。约40%的病变位于脑功能区，约15%有深静脉引流[6]。超过90%的这些病变的Spetzler-Martin评分≤2分[6-8]。这些病变的血管结构常为良性，通常＜2cm，无如下病变特征，如动脉狭窄、合并动脉瘤、多支引流静脉、静脉扩张和静脉回流。合并动脉瘤是长期静脉高压的征象[6]。

微小动静脉畸形和毛细血管畸形在血管造影中难以见到明显的异常分流血管，且无扩张的供血动脉或静脉。这类病变在动脉期有异常血管红晕，持续到动脉晚期和毛细血管期[6]。与毛细血管扩张和动静脉畸形的血管造影明显不同，这些病变的特征是毛细血管床异常扩张。而且病变直径通常＜5mm，80%是表浅病变[6-8]。

HHT-AVM有许多显著特点，即使尚未明确HHT的诊断，也应想到HHT的可能性。一些学者认为微小动静脉畸形或毛细血管畸形是HHT的决定性特征。软脑膜动静脉瘘在散发性动静脉畸形人群中非常罕见，但在HHT-AVM患者中发生率可高达10%，因此，这些病变的存在应引起人们对HHT检测的重视[9-10]。如果巢型动静脉畸形的病变多发，尤其位置表浅时，应该进行HHT相关检查。图5.1为一例有多种动静脉畸形合并HHT患者的情况。

基于这些病变的血管构筑，其自然病程和临床表现也不相同。毛细血管畸形常常是偶然发现，与癫痫发作、头痛和出血等症状无关。巢型动静脉畸形通常无症状，超过60%是偶然发现或筛查发现[6,11]。HHT患者中大约有25%的动静脉畸形有出血症状，在大多数病例中，动静脉畸形是隐匿的或者直到出血时才被发现[6,11]。由于其体积较大和“危险”的血管结构，软脑膜动静脉瘘可出现出血、癫痫发作、心脏杂音或心力衰竭，特别是婴儿[12]。

关于HHT患者的脑动静脉畸形（CAVM）自然史方面的研究较少，而且这些研究大多对病变血管的造影特征描述不具体。Willemse等发现 HHT-AVM 的出血风险为 0.4%~ 0.7%[13]。脑血管畸形协会 HHT 研究小组发现，将未破裂和破裂的动静脉畸形一起计算时，总出血率为每年 1%。然而，当根据破裂状态将结果分层时，研究者发现未破裂的 HHT-AVM 的破裂概率为每年 0.4 % [95 % CI（0.1%~1.7 %）]，而破裂的 HHT-AVM 的破裂概率为每年 10% [95% CI（3.3%~31.2 %）]。关于单孔软脑膜动静脉瘘的自然病程目前我们所知甚少，但如果不治疗，预后会很差[12,14]。毛细血管畸形具有良好的预后，至今未见出血或生长的报道[6-7,9]。需要进一步研究以确定 CAVM 的自然病程，并将结果按动

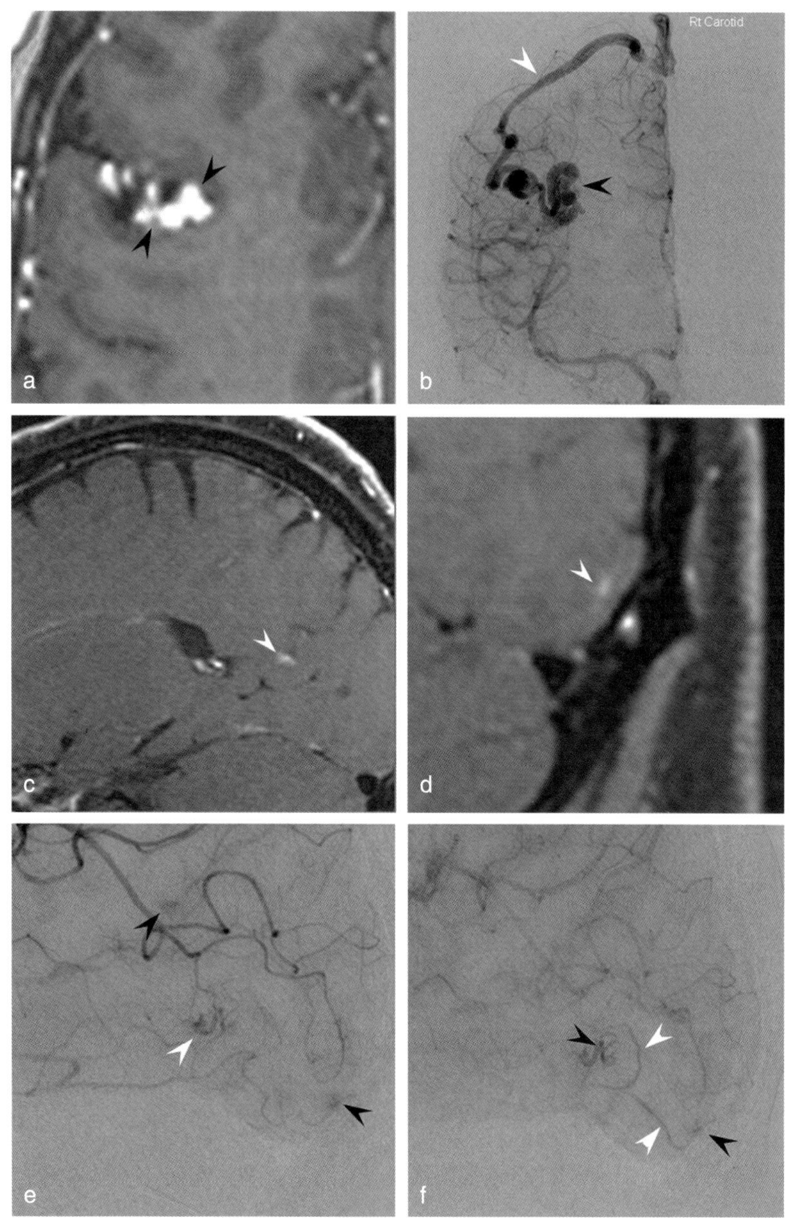

图 5.1 年轻女性，被诊断为动静脉畸形，伴有遗传性出血性毛细血管扩张症。a. T1 增强 MRI 显示右额叶蛇形血管结构，符合脑动静脉畸形诊断。b. 脑血管造影显示右侧额叶动静脉畸形（黑色箭头），伴有一条大而浅表的引流静脉（白色箭头）。c. 矢状位 T1 增强 MRI 显示顶枕裂浅表强化病灶。d. 矢状位 T1 增强 MRI 显示枕叶第 2 个浅表强化病灶。e. 右侧颈内动脉脑血管造影显示，动脉中晚期，由毛细血管畸形组成的两个病变（黑色箭头）呈蓬松的浑浊状污点；还有另一个巢型动静脉畸形，具有小血管缠结（白色箭头）。f. 这些病变未显示快速动静脉分流（白色箭头），病灶引流静脉与正常脑静脉同步引流

静脉畸形类型进行分层。

由于缺乏高质量的证据，因此无法获得CAVM筛选和管理的精确指南[15]。大多数专家（77%）同意临床医生应该用MRI或MRA在疑似或确诊为HHT的成年患者中筛查脑血管畸形病变。关于儿童筛查的共识较少，64%的专家主张在胎儿出生后6个月内进行筛查。反对这一建议的学者认为尚缺乏儿童筛查有益的证据以及儿童无症状脑血管畸形治疗有效性的证据。专家们一致认为，一旦患者诊断为脑血管畸形，就应该去有神经血管专家的中心咨询，并且血管畸形继发出血的患者应该在这些中心接受正规治疗[15]。大多数HHT中心不会对第一次MRI或MRA扫描阴性的成人进行复查。连续成像的作用尚不清楚，特别是对动静脉畸形可能正在发展的年轻人。有越来越多的证据表明，新发动静脉畸形可以发生在任何年龄阶段[16]。

动静脉畸形的治疗应该个体化，并且认真考虑病变的血管结构、自然史和合并症[15]。有效的治疗策略包括血管内介入栓塞治疗、显微外科手术和放射外科技术。没有研究表明哪种疗法优于其他方法[10]。医生作治疗决策时应听取当地其他专家的意见。大多数高流量的软脑膜动静脉瘘可以通过血管内介入栓塞治疗或单纯手术治疗[8,10]。如前所述，人们认为微小动静脉畸形是“不可接触”的病变。目前还没发现对人类动静脉畸形治疗有效的药物。

5.4.2 毛细血管畸形 – 动静脉畸形综合征

CM-AVM综合征是Ras/MAPK通路相关基因突变的继发性RAS疾病之一。其他RAS疾病包括神经纤维瘤病1型、努南综合征（Noonan syndrome）和心–面–皮肤综合征（cardiofaciocutaneous syndrome）。Ras/MAPK通路参与重要的细胞功能，包括细胞周期进程、细胞分化和细胞生长。许多恶性肿瘤具有*Ras*癌基因的体细胞突变，这解释了CM-AVM综合征患者有较高恶性肿瘤发生率的原因[17]。

类似HHT，CM-AVM综合征是常染色体显性遗传病。RASA1相关综合征的患病率估计为1/100 000[18]。患者受到多灶性毛细血管畸形（即葡萄酒斑，又称鲜红斑痣），动静脉畸形和动静脉瘘的影响，会累及包括肌肉、骨骼、胃肠道、脊柱和大脑在内的多个组织器官[19]。10%~15%的CM-AVM综合征患者患有各种肿瘤，包括视神经胶质瘤、浅表基底细胞癌、神经纤维瘤和前庭神经鞘瘤[17,20]。总体而言，约10%的*RASA*1突变患者有中枢神经系统动静脉畸形，15%有全身系统性动静脉畸形，近100%有毛细血管畸形[20]。

CM-AVM综合征患者的动静脉畸形类型差异很大[18]。Revencu等在对101例*RASA*突变患者的回顾性分析中，发现8例脑动静脉畸形或动静脉瘘患者中有2例患有大脑大静脉畸形[18]。在对132名有*RASA*突变的个体进行二次回顾时，Revencu等发现2个软脑膜动静脉瘘，9个巢型动静脉畸形和3个大脑大静脉畸形。此外，10例患者有面部动静脉畸形，7例患者有脊髓动静脉畸形[20]。软脑膜动静脉瘘在普通人群中极为罕见，但在HHT和CM-AVM综合征患者中其检出率却出人意料地高。Walcott等对软脑膜动静脉瘘患者的研究发现，7例软脑膜动静脉瘘患者中有2例具有*RASA*1基因突变，而无1例与HHT相关[21]。区分CM-AVM综合征性动静脉畸形和散发性动静脉畸形的显著特征是皮肤上出现血管畸形。由于很难将这些血管畸形与HHT患者的皮肤病变区分开，因此强烈建议请经验丰富的皮肤科医生会诊，对患者进行评估。图5.2提供了CM-AVM综合征患者合并脑动静脉畸形及皮肤病变的示例。

目前，尚无针对CM-AVM综合征患者的治疗建议。通常根据动静脉畸形的血管结构特征和患者临床状况对其进行个体化管理。一些研究者主张对同时存在颅内或面部动静脉畸形和皮肤毛细血管畸形的患者进行基因检测。虽然没有筛查脑动静脉畸形的相关证据发表，但许多专家认为脑动静脉畸形筛查对已知有 CM-AVM 综合征或该病家族史的患者很重要 [22-24]。

因为最近 CM-AVM 综合征才开始受到人们的关注，所以关于该病的病理生理学以及这些患者的最佳管理仍有许多疑问。*RASA*1 突变与脑动静脉瘘或动静脉畸形相关的自然史鲜为人知。此外，*RASA*1 基因突变导致血管畸形形成的机制尚未建立。由于 RAS/MAPK 通路在肿瘤学方面已经有很多研究，因此希望通过抑制小分子来治疗 RAS/MAPK 相关恶性肿瘤的方法能有助于预防和治疗 CM-AVM 综合征 [25]。

5.4.3 Parkes-Weber 综合征

类似 CM-AVM 综合征，PWS 也是由 *RASA*1 基因突变引起，*RASA*1 基因调控细胞生长、增殖和分化 [26]。文献中报道了许多 PWS 常染色体显性遗传的病例，但也有散发病例。PWS 的特征是皮肤毛细血管畸形合并潜在的多发性动静脉瘘和患肢肥大 [27]。下肢动静脉畸形是 PWS 中最常见的动静脉畸形类型。因为这些动静脉畸形与受累肢体的过度生长有关，所以该病常与 Klippel-Trénaunay-Weber 综合征相混淆，该综合征包括低血流速度畸形，而 PWS 包括高血流速度畸形 [28]。

除了四肢血管畸形外，PWS 患者的脑动静脉畸形比例尚不清楚。然而，关于 PWS 患者的脑动静脉畸形情况在文献中很常见。在 PWS 中观察到的动静脉畸形与 CM-AVM 综合

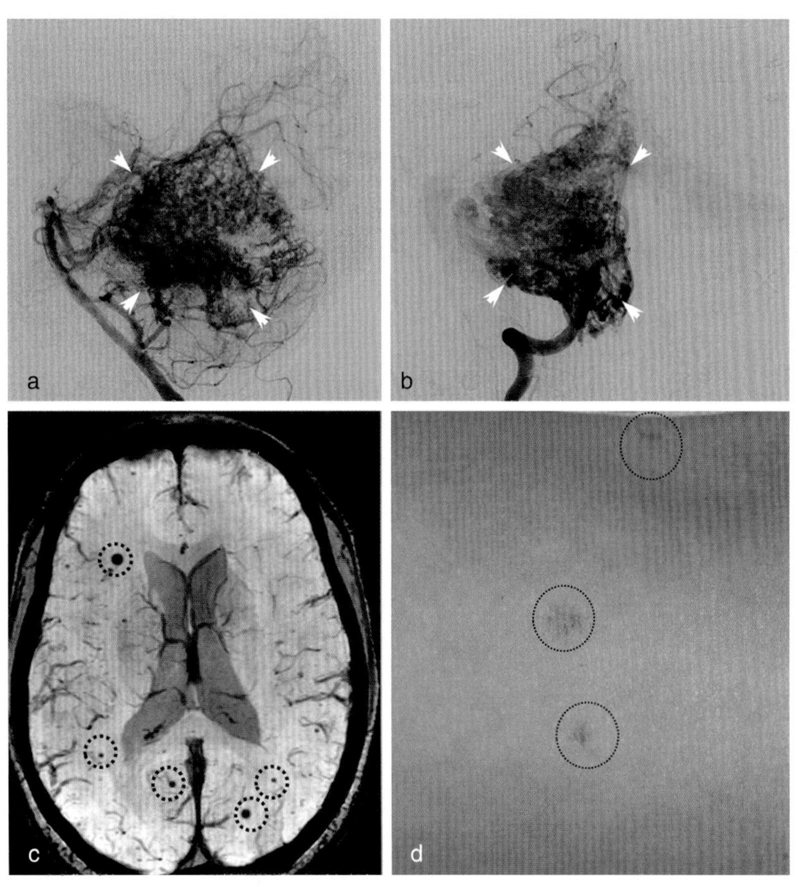

图 5.2 年轻女性，罹患 CM-AVM 综合征，包括脑动静脉畸形和皮肤多发性毛细血管畸形。a、b. 患者的右侧小脑半球有大型动静脉畸形，由右侧小脑上动脉、小脑前下动脉和小脑后下动脉（a、b 图中的箭头）供血。c. 磁敏感加权 MRI 显示与微出血或海绵状瘤（圆圈内）一致的含铁血黄素沉积的多个微小病灶。d. 位于肘前窝的 3 个皮肤毛细血管畸形（圆圈内）

征患者相似，因为突变的基因通常是相同的（*RASA*1）[18,29-30]。此外，这些患者可以出现脊髓血管畸形[31-32]。

类似于 CM-AVM 综合征，对 PWS 患者的治疗管理没有循证依据。一般来说，应安排 PWS 患者在高度专业化的中心进行治疗，因为在处理多发畸形时需要高水平的多学科护理。对 PWS 患者的动静脉畸形可以根据患者的临床状况和病变的血管结构进行个体化治疗。一些学者主张对 PWS 患者进行至少一次脑血管畸形的脑 MRI 筛查，推荐对 *RASA*1 突变患者进行基因检测。

5.4.4 Wyburn-Mason 综合征

Wyburn-Mason 综合征是一种神经皮肤综合征，特征是出现影响面部和视觉通路的同侧动静脉畸形，包括眼睛、视神经、视束和视辐射。考虑到文献中仅有约 50 个病例报道，Wyburn-Mason 综合征的患病率远低于 HHT 和 CM-AVM 综合征[33]。目前尚无已知的突变基因与该疾病相关，大多数病例是散发的。通常认为 Wyburn-Mason 综合征是视杯原始血管中胚层和前神经管发育异常的结果。这些结构产生了视网膜血管及中脑脉管系统。通常认为发育性损伤发生在孕期前 7 周内，并导致视网膜和中脑原始血管组织持续存在。

Wyburn-Mason 综合征通常出现在 30 岁以前。Wyburn-Mason 综合征最常见的临床表现是视网膜动静脉畸形，导致视力丧失和视野缺损[33-34]。视网膜动静脉畸形的大小不固定，有时在 DSA 中较明显。除了视网膜，Wyburn-Mason 综合征中最常见的动静脉畸形部位是眼眶，其次是丘脑、下丘脑、视交叉、视束和视辐射。大多数动静脉畸形是有症状的，表现为眶后疼痛和偏瘫。文献中有 10%~20% 的动静脉畸形发生了破裂[33]。与 Wyburn-Mason 综合征相关的头颈部血管畸形主要位于三叉神经的分布区，可累及额窦或上颌窦。1/3~1/2 的 Wyburn-Mason 综合征患者存在这些畸形[33]。图 5.3 为位于三叉神经分布区，同时具有脑动静脉畸形和血管畸形的患者实例。

与许多综合征性动静脉畸形一样，目前尚无基于证据的指南用于治疗 Wyburn-Mason 综合征患者的脑动静脉畸形。像所有的脑动静脉畸形一样，这些病变通常也需要开展个体化治疗。这些动静脉畸形通常位置较深，手术难度很大。显著视力丧失是手术治疗鞍上区动静脉畸形的主要并发症。由于这些病变复杂且位置较深，一些学者主张将栓塞作为首选治疗方式。保守治疗是另一种备选策略。

Wyburn-Mason 综合征患者的视网膜动静脉畸形一般比较稳定。动静脉畸形的缓慢渗漏或破裂可导致视网膜出血。视网膜血管畸形的破裂表现与脑动静脉畸形的破裂表现没有关联。由于这些病变的复杂性和罕见性，Wyburn-Mason 综合征合并视网膜动静脉畸形的患者应由有经验的视网膜外科医生治疗[35]。文献中报道了动脉栓塞治疗视网膜动静脉畸形的病例，然而，没有证据支持这是一种可行的治疗方法[36]。玻璃体内贝伐单抗注射已被证明对视网膜水肿有效[37]。面部动静脉畸形通常采取保守治疗[38-39]，不过也可以选择栓塞治疗[33]。

5.4.5 散发性脑动静脉畸形的遗传学特征

SNP 是单个核苷酸的变异，发生在基因组中的特定位置，其中每种变异在不同种群中程度各异。这些 SNP 被认为是导致每个个体对疾病易感的主要原因。有许多研究检查了动静脉畸形患者与对照组中各种 SNP 之间的关联。SNP 存在与炎症相关的基因（IL-1 和 IL-6），与胚胎和出生后血管生成相关的基因（血管内皮生长因子、血管生成素和 G- 蛋白偶联受体），以及与创伤修复和组织重塑相关的基因（基质金属蛋白酶 -3）[40-41]。我们还不清楚这些 SNP 如何影响基因功能，它们的遗传性和外显性，以及它们在动静脉畸形形成中的确切作用。然

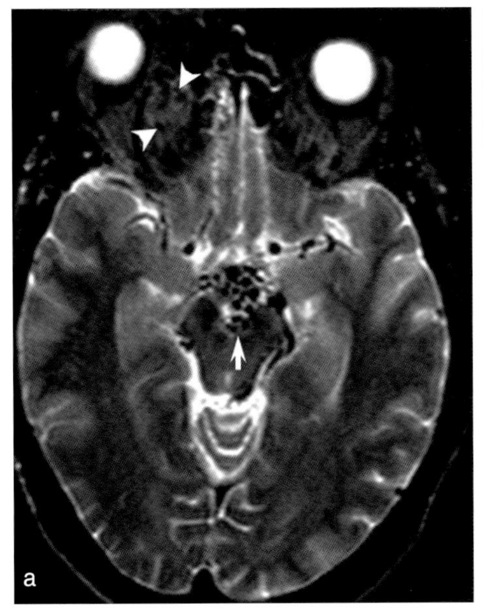
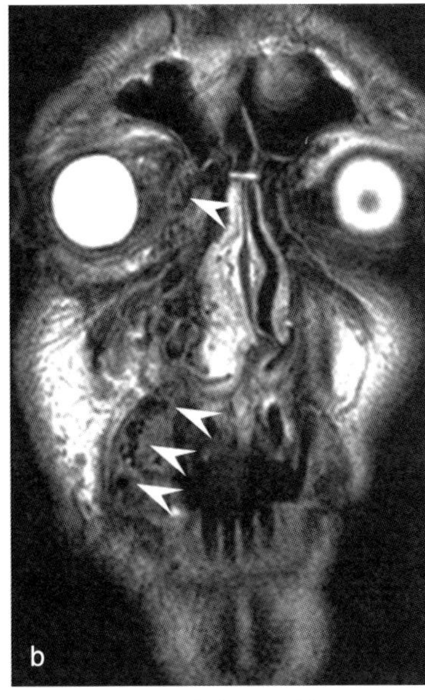
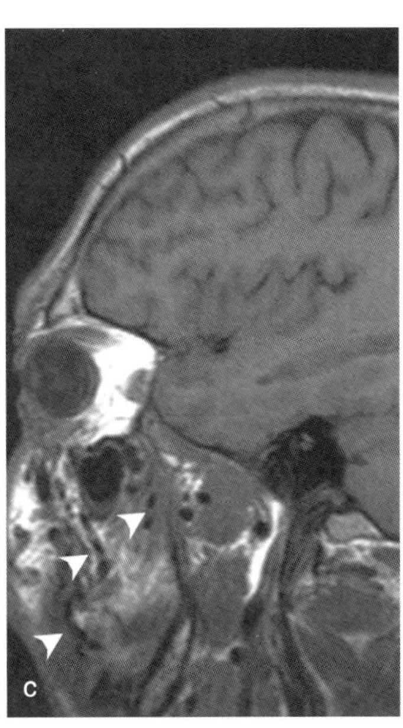

图 5.3　患者男性，40 岁，罹患 Wyburn-Mason 综合征。a. 颅脑 T2 加权 MRI 显示在脚间窝和鞍上池（短箭头）有一个小型动静脉畸形。在眼眶受累（白色箭头）的大型面部动静脉畸形的右眼眶内有明显的血管流空影。b. 面部冠状位 T2 加权 MRI 显示沿着三叉神经的分布从右眼眶向右颊延伸的多个低信号血管流空影（白色箭头）。c. 矢状位 T1 加权 MRI 显示沿面部右侧延伸的多个低信号波形流空影，累及右侧三叉神经分布区的右颊

而，与引起 HHT 和 RAS 疾病的基因突变一样，它们也强烈地表明异常的血管生成和炎症在动静脉畸形的发病机制中起着重要作用。

5.5 结　论

许多综合征都与脑动静脉畸形形成有很强的相关性。HHT 和 CM-AVM 综合征是脑动静脉畸形相关遗传综合征中最常见的类型，每种类型都有独特的动静脉畸形特征。PWS 常被认为是 CM-AVM 综合征的一个亚型，特征是肢体动静脉畸形并导致患肢肥大。有这些综合征的患者及其亲属应考虑做基因检测，并且建议受累的个人及其亲属进行脑 MRI 以筛查动静脉畸形。Wyburn-Mason 综合征极其罕见，且目前没有发现其遗传学方面的证据，该综合征中的动静脉畸形可以累及从眼眶到枕叶的视觉通路的任何部分。对这些综合征性动静脉畸形的治疗应个体化，因为每处动静脉畸形以及每个个体都是唯一的。随着我们对这类人群的动静脉畸形形成的遗传和病理生理机制越来越多的了解，为了防止动静脉畸形形成及其远期影响，现在已有越来越多的研究开始探索非手术治疗方法。

参考文献

[1] Brouillard P, Vikkula M. Genetic causes of vascular malformations. Hum Mol Genet,2007,16(R2):R140–R149

[2] Frigerio A, Stevenson DA, Grimmer JF. The genetics of vascular anomalies. Curr Opin Otolaryngol Head Neck Surg, 2012, 20(6):527–532

[3] Shovlin CL, Guttmacher AE, Buscarini E, et al. Diagnostic criteria for hereditary hemorrhagic telangiectasia (Rendu-Osler-Weber syndrome). Am J Med Genet, 2000, 91(1):66–67

[4] McDonald J, Wooderchak-Donahue W, VanSant Webb C, et al. Hereditary hemorrhagic telangiectasia: genetics and molecular diagnostics in a new era. Front Genet, 2015, 6:1

[5] Fulbright RK, Chaloupka JC, Putman CM, et al. MR of hereditary hemorrhagic telangiectasia: prevalence and spectrum of cerebrovascular malformations. Am J Neuroradiol, 1998, 19(3):477–484

[6] Krings T, Kim H, Power S, et al. Brain Vascular Malformation Consortium HHT Investigator Group. Neurovascular manifestations in hereditary hemorrhagic telangiectasia: imaging features and genotype-phenotype correlations. Am J Neuroradiol, 2015, 36(5):863–870

[7] Krings T, Ozanne A, Chng SM, et al. Neurovascular phenotypes in hereditary haemorrhagic telangiectasia patients according to age. Review of 50 consecutive patients aged 1 day–60 years. Neuroradiology, 2005, 47(10):711–720

[8] Krings T, Ozanne A, Chng SM, et al. Hereditary hemorrhagic

telangiectasia: Neurovascular phenotypes and endovascular treatment. Clin Neuroradiol, 2006, 16(2):76–90

[9] Krings T, Chng SM, Ozanne A, et al. Hereditary haemorrhagic telangiectasia in children. Endovascular treatment of neurovascular malformations. Results in 31 patients. Interv Neuroradiol, 2005, 11 (1):13–23

[10] Krings T, Chng SM, Ozanne A, et al. Hereditary hemorrhagic telangiectasia in children: endovascular treatment of neurovascular malformations: results in 31 patients. Neuroradiology, 2005,47(12): 946–954

[11] Kim H, Nelson J, Krings T, et al. Brain Vascular Malformation Consortium HHT Investigator Group. Hemorrhage rates from brain arteriovenous malformation in patients with hereditary hemorrhagic telangiectasia. Stroke, 2015, 46(5):1362–1364

[12] Lee JS, Oh CW, Bang JS, et al. Intracranial pial arteriovenous fistula presenting with hemorrhage: a case report. J Cerebrovasc Endovasc Neurosurg, 2012, 14(4):305–308

[13] Willemse RB, Mager JJ, Westermann CJ, et al. Bleeding risk of cerebrovascular malformations in hereditary hemorrhagic telangiectasia. J Neurosurg, 2000, 92(5):779–784

[14] Weon YC, Yoshida Y, Sachet M, et al. Supratentorial cerebral arteriovenous fistulas (AVFs) in children: review of 41 cases with 63 non choroidal single–hole AVFs. Acta Neurochir (Wien), 2005, 147(1):17–31, discussion 31

[15] Faughnan ME, Palda VA, Garcia-Tsao G, et al. HHT Foundation International-Guidelines Working Group. International guidelines for the diagnosis and management of hereditary haemorrhagic telangiectasia. J Med Genet, 2011, 48(2):73–87

[16] Du R, Hashimoto T, Tihan T, et al. Growth and regression of arteriovenous malformations in a patient with hereditary hemorrhagic telangiectasia. Case report. J Neurosurg, 2007, 106(3):470–477

[17] Wooderchak-Donahue W, Stevenson DA, McDonald J, et al. RASA1 analysis: clinical and molecular findings in a series of consecutive cases. Eur J Med Genet, 2012, 55(2): 91–95

[18] Revencu N, Boon LM, Mulliken JB, et al. Parkes Weber syndrome, vein of Galen aneurysmal malformation, and other fast-flow vascular anomalies are caused by RASA1 mutations. Hum Mutat, 2008, 29(7):959–965

[19] Thiex R, Mulliken JB, Revencu N, et al. A novel association between RASA1 mutations and spinal arteriovenous anomalies. Am J Neuroradiol, 2010, 31(4):775–779

[20] Revencu N, Boon LM, Mendola A, et al. RASA1 mutations and associated phenotypes in 68 families with capillary malformation-arteriovenous malformation. Hum Mutat, 2013, 34(12):1632–1641

[21] Walcott BP, Smith ER, Scott RM, et al. Pial arteriovenous fistulae in pediatric patients: associated syndromes and treatment outcome. J Neurointerv Surg, 2013, 5(1):10–14

[22] Grillner P, Soderman M, Holmin S, et al. A spectrum of intracranial vascular high-flow arteriovenous shunts in RASA1 mutations. Childs Nerv Syst, 2016, 32(4):709–715

[23] Larralde M, Abad ME, Luna PC, et al. Capillary malformation-arteriovenous malformation: a clinical review of 45 patients. Int J Dermatol, 2014, 53(4):458–461

[24] Aoki Y, Niihori T, Inoue SI, et al. Recent advances in RASopathies. J Hum Genet, 2016, 61(1):33–39

[25] Rauen KA. The RASopathies. Annu Rev Genomics Hum Genet, 2013, 14:355–369

[26] Bayrak-Toydemir P, Stevenson D. RASA1-related disorders//Pagon RA, Adam MP, Ardinger HH, et al. Gene Reviews. Seattle, WA: University of Washington, 1993

[27] Gray AM. Haemangiectatic hypertrophy (Parkes Weber). Proc R Soc Med, 1928, 21(8):1431–1432

[28] Roebuck DJ. Klippel-Trénaunay and Parkes-Weber syndromes. AJR Am J Roentgenol, 1997, 169(1):311–312

[29] Boon LM, Mulliken JB, Vikkula M. RASA1: variable phenotype with capillary and arteriovenous malformations. Curr Opin Genet Dev, 2005, 15(3):265–269

[30] Namba K, Nemoto S. Parkes Weber syndrome and spinal arteriovenous malformations. Am J Neuroradiol, 2013, 34(9):E110–E112

[31] Matsumaru Y, Pongpech S, Laothamas J,et al. Multifocal and metameric spinal cord arteriovenous malformations. Interv Neuroradiol, 1999,5(1): 27–34

[32] Niimi Y, Ito U, Tone O, et al. Multiple spinal perimedullary arteriovenous fistulae associated with the parkes-weber syndrome. A case report. Interv Neuroradiol, 1998, 4(2): 151–157

[33] Dayani PN, Sadun AA. A case report of Wyburn–Mason syndrome and review of the literature. Neuroradiology, 2007, 49(5):445–456

[34] Rasalkar DD, Paunipagar BK. Wyburn-Mason syndrome. Pediatr Radiol, 2010, 40(Suppl1):S122

[35] Reck SD, Zacks DN, Eibschitz-Tsimhoni M. Retinal and intracranial arteriovenous malformations: Wyburn–Mason syndrome. J Neuroophthalmol, 2005, 25(3):205–208

[36] Matsuo T, Yanai H, Sugiu K, et al. Orbital exenteration after transarterial embolization in a patient with Wyburn-Mason syndrome: pathological findings. Jpn J Ophthalmol, 2008, 52(4):308–313

[37] Callahan AB, Skondra D, Krzystolik M,et al. Wyburn-Mason syndrome associated with cutaneous reactive angiomatosis and central retinal vein occlusion. Ophthalmic Surg Lasers Imaging Retina, 2015, 46(7): 760–762

[38] Schmidt D, Agostini H, Schumacher M. Twenty-seven years follow–up of a patient with congenital retinocephalofacial vascular malformation syndrome and addi-tional congenital malformations (Bonnet-Dechaume-Blanc syndrome or Wyburn–Mason syndrome). Eur J Med Res, 2010, 15(2):89–91

[39] Luo CB, Lasjaunias P, Bhattacharya J. Craniofacial vascular malformations in Wyburn-Mason syndrome. J Chin Med Assoc, 2006, 69(12): 575–580

[40] Kremer PH, Koeleman BP, Rinkel GJ, et al. Susceptibility loci for sporadic brain arteriovenous malformation; a replication study and meta-analysis. J Neurol Neurosurg Psychiatry, 2016, 87(7):693–696

[41] Kremer PH, Koeleman BP, Pawlikowska L, et al. Evaluation of genetic risk loci for intracranial aneurysms in sporadic arteriovenous malformations of the brain. J Neurol Neurosurg Psychiatry, 2015, 86(5): 524–529

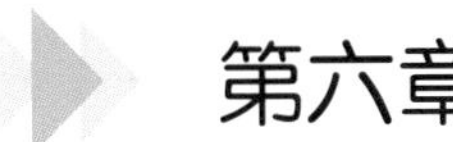

第六章 硬脑膜动静脉瘘的自然史、临床表现及手术指征

John D. Nerva, Ryan P. Morton, Laligam N. Sekhar, Louis J. Kim

摘要：硬脑膜动静脉瘘（DAVF）是硬脑膜动脉与硬脑膜静脉窦或皮质静脉之间的直接交通。硬脑膜动静脉瘘症状各异，这取决于其所在部位及静脉引流方式。Borden 与 Cognard 分型系统常被用于硬脑膜动静脉瘘的分类及风险分层。硬脑膜动静脉瘘的自然史主要取决于皮质静脉引流（CVD）是否存在，伴发的临床症状及其部位。在没有皮质静脉引流时，患者很少出现神经功能缺损症状或脑出血。皮质静脉引流的存在增加了未来神经功能缺损及脑出血的风险。Borden Ⅱ型硬脑膜动静脉瘘的年出血率约为6%，Borden Ⅲ型硬脑膜动静脉瘘的年出血率约为10%。对于 Borden Ⅱ＋Ⅲ型，无症状患者的年出血率约为2%，非出血性神经功能缺损患者的年出血概率为10%，有出血史患者的年出血率约为46%。对伴皮质静脉引流的症状性硬脑膜动静脉瘘及时行血管内介入栓塞治疗或外科治疗通常是必要的；对伴皮质静脉引流的无症状性硬脑膜动静脉瘘进行治疗也是无可非议的；对无皮质静脉引流的症状性硬脑膜动静脉瘘进行治疗通常也是合理的。

关键词：硬脑膜动静脉瘘；自然史；脑出血

要　点

- 硬脑膜动静脉瘘症状各异，取决于其部位及静脉引流方式。
- Borden 与 Cognard 分型系统通常用于硬脑膜动静脉瘘分型及风险分层。
- 硬脑膜动静脉瘘的自然史主要取决于有无皮质静脉引流以及临床症状与部位。
- 皮质静脉引流的存在导致未来神经功能缺损和潜在致命性脑出血的风险增高。
- 对伴皮质静脉引流的症状性硬脑膜动静脉瘘及时行血管内介入栓塞治疗或外科治疗通常是必要的；对伴皮质静脉引流的无症状性硬脑膜动静脉瘘进行治疗也是无可非议的；对无皮质静脉引流的症状性硬脑膜动静脉瘘进行治疗通常也是合理的。

6.1 引　言

颅内硬脑膜动静脉瘘是一种复杂的血管疾病，主要特征是硬脑膜动脉与硬脑膜静脉窦或皮质静脉之间存在直接交通。尽管颅内硬脑膜动静脉瘘可发生于外伤、肿瘤侵袭静脉窦、感染或者开颅术后，但是大多数硬脑膜动静脉瘘仍是特发性的[1]。临床症状及体征主要取决于硬脑膜动静脉瘘的部位及静脉引流方式。虽然一些硬脑膜动静脉瘘是偶然发现的，但多数患者有头痛、搏动性耳鸣、眼球症状、神经功能缺损及脑出血等症状[2]。自然史或脑出血及随后的神经功能缺损风险很大程度上取决于是否存在皮质静脉引流[1-11]。初发症状及对硬脑膜动静脉瘘自然史的认识有助于指导临床决策的制订。

本章的主要目的是回顾不同硬脑膜动静脉瘘亚型的自然史，重点阐述神经功能缺损及脑出血的风险，以有助于制订治疗方案。

6.2 资料与方法

本章回顾了已发表的关于硬脑膜动静脉瘘自然史的同行评议文献，主要内容包括临床表现、部位、静脉引流方式对非出血性神经功能缺损（NHND）及脑出血风险的影响等。主要运用 Borden 与 Cognard 分型系统进行讨论[4–5]。图示中采用临床病例以突出重点临床症状及分型系统。

6.3 结　果

6.3.1 分型系统

Borden 与 Cognard 分型系统基于血管造影上静脉引流类型及其出血风险对硬脑膜动静脉瘘进行分层（表 6.1）[4–5]。Borden 系统中，分型主要依据静脉引流部位及是否存在皮质静脉引流[4]。Borden Ⅰ型硬脑膜动静脉瘘直接引流入硬脑膜静脉窦，无皮质静脉引流；Borden Ⅱ型硬脑膜动静脉瘘引流入硬脑膜静脉窦伴有皮质静脉反流；Borden Ⅲ型硬脑膜动静脉瘘直接

表 6.1　硬脑膜动静脉瘘的分型系统

Borden 系统[4]		Cognard 系统[5]	
Ⅰ型	引流入硬脑膜静脉窦，无皮质静脉引流	Ⅰ型	顺向引流入硬脑膜静脉窦
		Ⅱa 型	逆向引流入硬脑膜静脉窦
Ⅱ型	引流入静脉窦伴皮质静脉反流	Ⅱb 型	顺向引流入硬脑膜静脉窦伴皮质静脉反流
		Ⅱa+b 型	逆向引流入硬脑膜静脉窦伴皮质静脉反流
Ⅲ型	直接皮质静脉引流	Ⅲ型	直接皮质静脉引流
		Ⅳ型	直接皮质静脉引流伴静脉曲张
		Ⅴ型	直接引流入脊髓周围静脉

进入皮质静脉引流。Borden 分型又可分为 A 型（单瘘口）和 B 型（多瘘口）两种亚型。

Cognard 系统中，分型基于硬脑膜静脉窦血流方向、皮质静脉引流是否存在及静脉血管结构[5]。Cognard Ⅰ型硬脑膜动静脉瘘血流顺向流入硬脑膜静脉窦，无皮质静脉引流。Cognard Ⅱa 硬脑膜动静脉瘘血流逆向流入硬脑膜静脉窦，但是无皮质静脉引流；Cognard Ⅱb 型硬脑膜动静脉瘘血流顺向流入硬脑膜静脉窦，但是存在皮质静脉引流；Cognard Ⅱa+b 型硬脑膜动静脉瘘血流逆向流入硬脑膜静脉窦，伴皮质静脉引流。Cognard Ⅲ型硬脑膜动静脉瘘存在皮质静脉引流直接引流（与 Borden Ⅲ型相似）。Cognard Ⅳ型硬脑膜动静脉瘘存在直接皮质静脉引流及静脉扩张。Cognard Ⅴ型硬脑膜动静脉瘘存在直接皮质静脉引流，引流入脊髓周围静脉。

还有第三种分型系统值得介绍。该系统不同于前两种系统，描述了海绵窦（cavernous sinus，CS）硬脑膜动静脉瘘这种特殊类型。Barrow 等根据瘘口血管对颈动脉 – 海绵窦瘘（CCF）进行了分型[12]。A 型是颈内动脉（ICA）与 CS 之间的直接、高流量瘘，B 型是 ICA 脑膜支与 CS 之间的间接、低流量瘘，C 型是颈外动脉脑膜支与 CS 之间的间接、低流量瘘，D 型是 ICA+ECA 脑膜支与 CS 之间的间接瘘。

由于缺乏皮质静脉引流，Borden Ⅰ型与 Cognard Ⅰ、Ⅱa 型常在文献中一起讨论（图 6.1、6.2）。同样地，由于伴发皮质静脉引流，Borden Ⅱ型与 Cognard Ⅱb 型、Ⅱa+b 型（图 6.3），Borden Ⅲ型与 Cognard Ⅲ ~ Ⅴ型（图 6.4~ 图 6.6）也常一起讨论。

6.3.2 基于部位的临床表现与自然史

硬脑膜动静脉瘘患者出现临床症状的年龄是 50~ 60 岁，Borden Ⅰ型出现症状时年龄更小[1,6,8–11,13–14]，症状常先于临床病理改变出现。

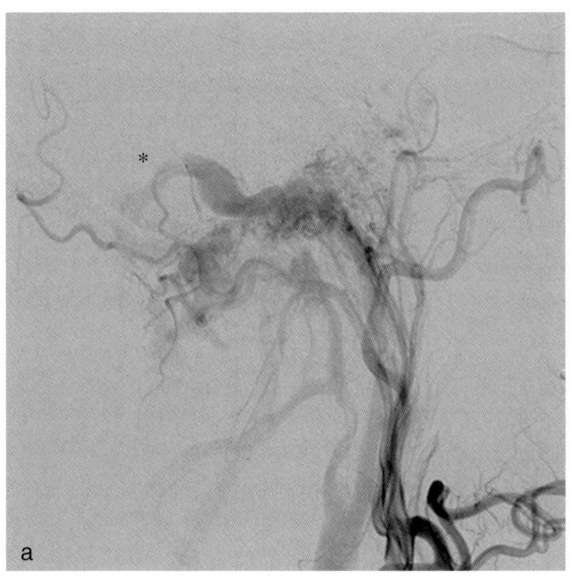

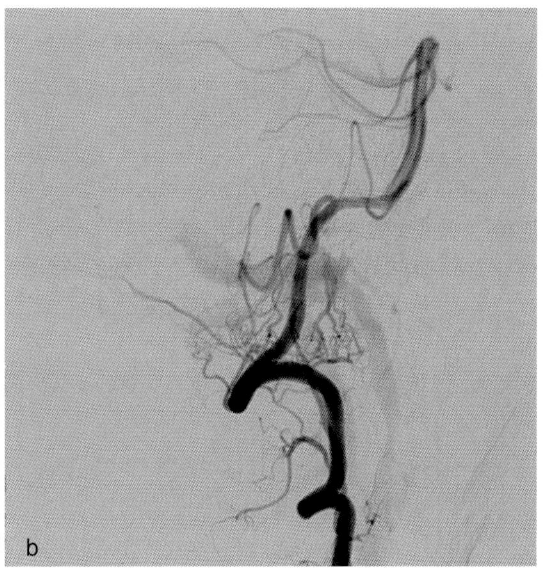

图 6.1　患者男性，60 岁，表现为枕部疼痛伴右侧搏动性耳鸣。脑血管造影提示 Borden Ⅰ型，Cognard Ⅱa 型硬脑膜动静脉瘘位于右侧乙状窦和颈静脉球，供血动脉来自颈外动脉（a）、枕动脉、咽升动脉及椎动脉脑膜支（b），可见逆向静脉窦引流（*），但没有证据显示皮质静脉引流。患者的症状不是非常严重，选择了内科治疗

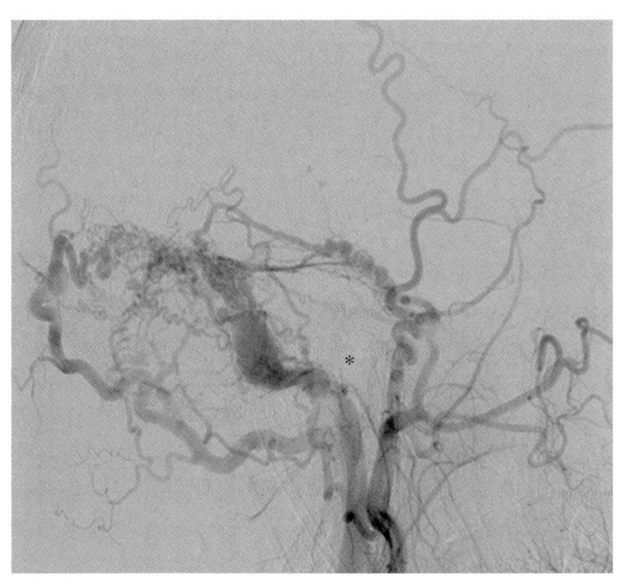

图 6.2　患者男性，43 岁，表现为左侧慢性顽固性搏动性耳鸣，有深静脉血栓病史。脑血管造影提示 Borden Ⅰ型、Cognard Ⅰ型左侧横窦 - 乙状窦硬脑膜动静脉瘘，供血动脉来自多支颈外动脉。未见逆向静脉窦引流或皮质静脉引流。左侧乙状窦及颈内动脉近端狭窄程度相对严重（*），通过瘘口血流产生了静脉性梗阻。经动脉入路 Onyx 栓塞及经静脉入路 Onyx 和弹簧圈治疗该患者，达到影像学治愈，术后耳鸣症状完全消失

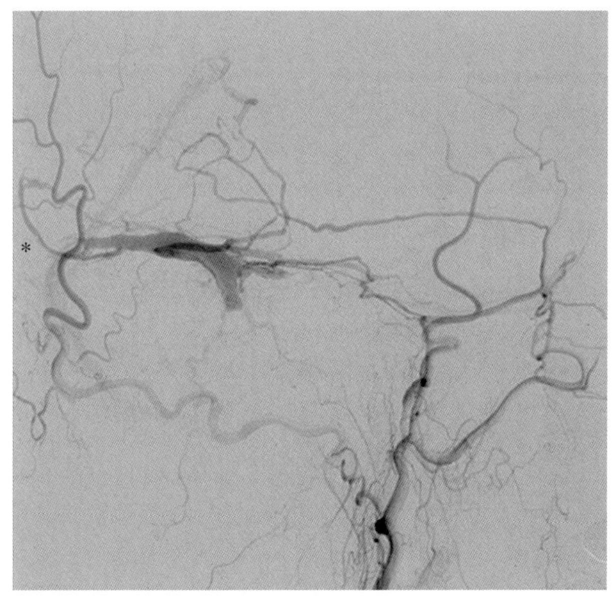

图 6.3　患者 70 岁，表现为认知功能下降及癫痫。脑血管造影提示 Borden Ⅱ型、Cognard Ⅱa+b 型右侧横窦 - 乙状窦硬脑膜动静脉瘘，供血动脉为右侧枕动脉及脑膜中动脉，可见皮质静脉反流（*）。通过脑膜中动脉的一个分支用 Onyx 经动脉入路将硬脑膜动静脉瘘完全闭塞，随访过程中患者无进一步认知功能下降或癫痫发作

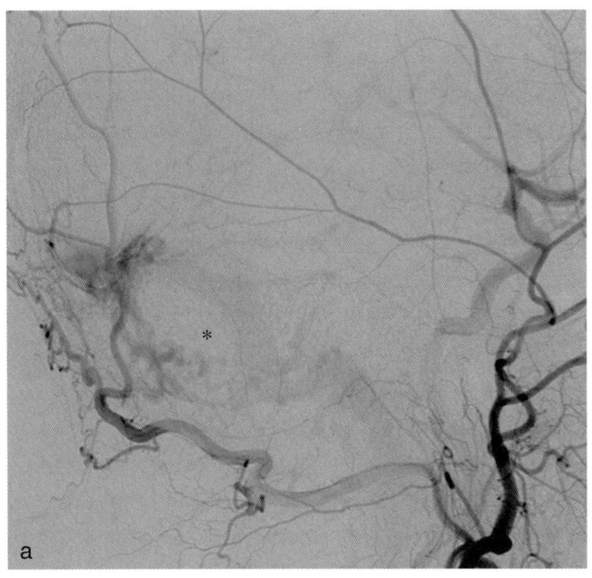

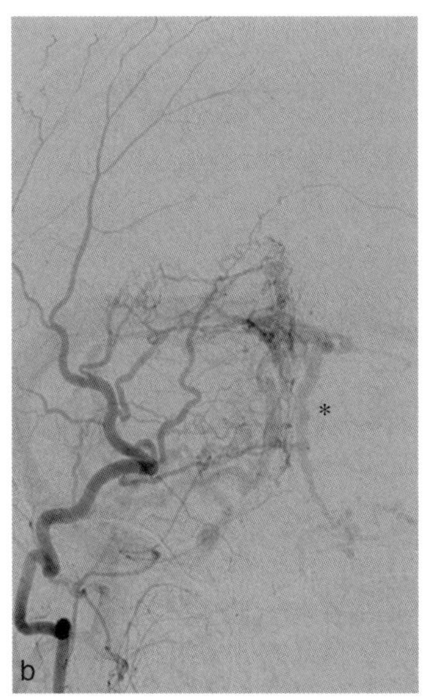

图 6.4　患者 68 岁，表现为头痛及间断性双侧搏动性耳鸣。脑血管造影提示 Borden 与 Cognard Ⅲ型窦汇区硬脑膜动静脉瘘，供血动脉来自双侧枕动脉、脑膜动脉、左侧脑膜后动脉及右侧脑膜垂体干（a、b）。病灶通过下蚓静脉及右侧小脑上、下静脉引流入直窦（主要）及右侧横窦（次要），可见皮质静脉引流。经右侧枕动脉分支分两次用 Onyx 栓塞成功地闭塞硬脑膜动静脉瘘，恢复正常静脉引流。18 个月随访期间，患者的症状完全缓解，病灶无复发

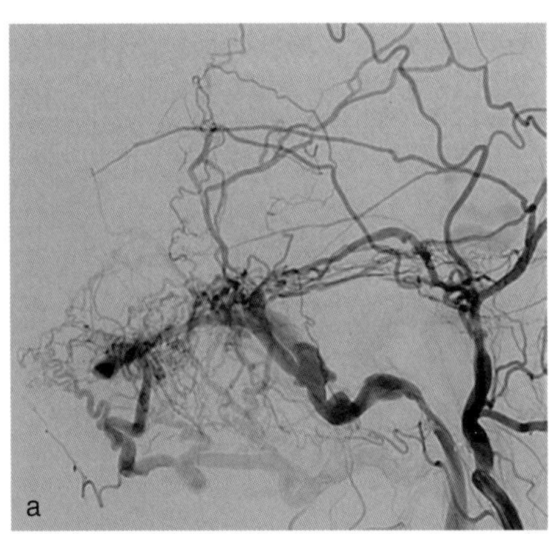

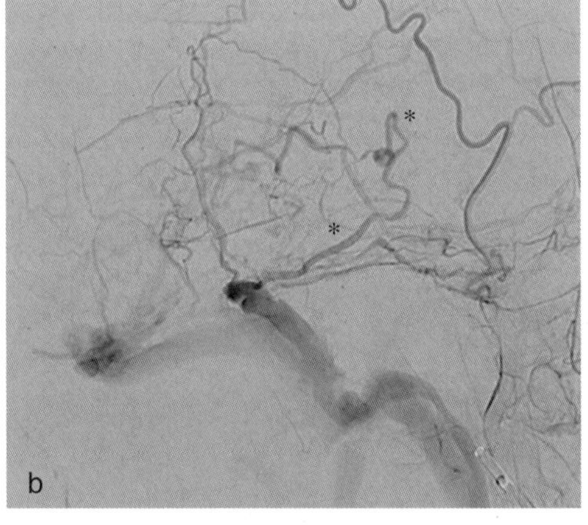

图 6.5　患者 67 岁，表现为短暂性找词困难及搏动性耳鸣。脑血管造影提示 Borden 与 Cognard Ⅲ型左侧横窦 – 乙状窦硬脑膜动静脉瘘。供血动脉来自耳后动脉、脑膜中动脉及枕动脉（a），颞后区域可见皮质静脉引流（b 中的 *）。患者经单个扩张静脉入路栓塞治疗，随访时皮质静脉引流缓解，症状消失

但是硬脑膜动静脉瘘也可偶然发现，在对无皮质静脉引流的硬脑膜动静脉瘘的研究中，硬脑膜动静脉瘘的发现率为 2%~30%[8,13]。硬脑膜动静脉瘘患者的临床症状变化很大，这取决于病变部位与静脉引流方式。

搏动性耳鸣是常见的临床症状，常见于经横窦、乙状窦引流的情况，推测可能与病灶邻近听觉骨传导系统有关[3,10,13]。

累及海绵窦的硬脑膜动静脉瘘（如 CCF）可能表现为眼眶或眼球症状，包括球结膜充血、眼球突出、复视、眶后头痛及视力下降。位于前颅底的硬脑膜动静脉瘘（如筛骨硬脑膜动静脉瘘）也可出现一系列眼眶症状[12,15]。

脑出血与非脑出血性神经功能缺损

（NHND；如癫痫、认知功能障碍及局灶性神经功能缺损）可能来自皮质静脉引流[2]。脑出血可能来自皮质静脉引流导致的高压下皮质静脉破裂或静脉曲张，而 NHND 可能由静脉梗阻及继发性脑缺血引起[2,16]。筛骨、小脑幕、颅－颈交界及横窦－乙状窦区的硬脑膜动静脉瘘较其他部位的硬脑膜动静脉瘘更容易出现 NHND 或脑出血[1,14,17]。海绵窦硬脑膜动静脉瘘很少表现为 NHND 或脑出血[1]。颅颈交界区（枕骨大孔）的硬脑膜动静脉瘘也可表现为后组脑神经麻痹症状[14]。上矢状窦硬脑膜动静脉瘘比较特别，表现为广泛静脉高压症状及脑病，包括脑积水、癫痫及痴呆[14,18]。

Gross 与 Du 将他们关于无皮质静脉引流的硬脑膜动静脉瘘的队列与 Satomi 等的队列进行了合并[8,11]。这些病例中，有 63% 存在耳鸣，35% 有眼眶症状，32% 有头痛，7% 无症状。最常见的硬脑膜动静脉瘘部位是横窦或乙状窦（51%）、海绵窦（38%）、上矢状窦（4%）及其他部位（7%）。Gross 与 Du 还将他们关于硬脑膜动静脉瘘伴皮质静脉引流的队列与 Bulters 等、Söderman 等、Strom 等及 van Dijk 等的队列进行了合并[7,9–11,19]，发现最常见部位是横窦或乙状窦（31%）、小脑幕（17%）、岩骨（9%）、筛骨（8%）、上矢状窦（7%）海绵窦（5%）及其他部位（24%）。横窦－乙状窦区的硬脑膜动静脉瘘静脉引流方式最多样化，57% 无皮质静脉引流，43% 伴皮质静脉引流。海绵窦硬脑膜动静脉瘘最一致，84% 无皮质静脉引流，但常存在顽固性眼球症状，包括视力丧失。100% 的小脑幕区、94% 的岩骨区、90% 的筛骨区、86% 的窦汇区及 65% 的上矢状窦区硬脑膜动静脉瘘存在皮质静脉引流，预示着这些部位的硬脑膜动静脉瘘在其自然史中有更高的脑出血风险。表 6.2 列出了按 Borden 分型的硬脑膜动静脉瘘常见部位。

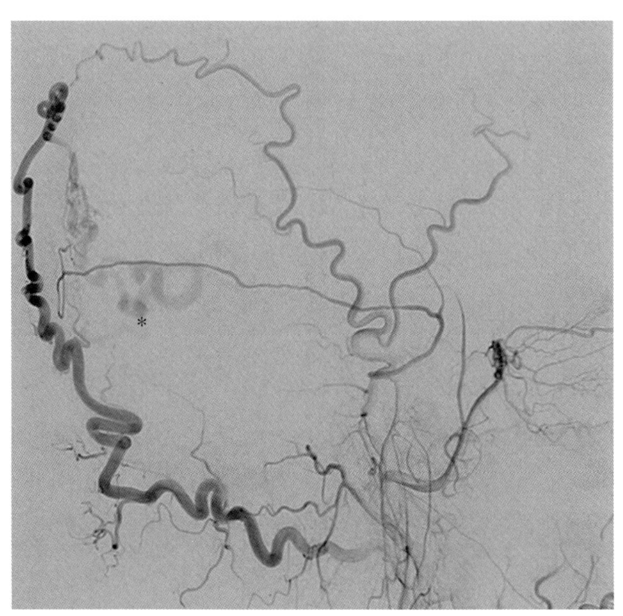

图 6.6 患者 44 岁，表现为短暂性左侧同向性偏盲及枕部头痛。脑血管造影提示 Borden 与 Cognard Ⅲ型后部上矢状窦硬脑膜动静脉瘘，供血动脉来自双侧枕动脉、颞浅动脉及脑膜中动脉，皮质静脉引流直接流入右侧枕叶内侧静脉（*），并反流进入下矢状窦。经右侧脑膜中动脉用 Onyx 进行动脉入路栓塞，缓解皮质静脉引流

表 6.2 根据 Borden 分型的硬脑膜动静脉瘘常见部位

部位	数量	Ⅰ型	Ⅱ型	Ⅲ型
横窦－乙状窦	125	57%	35%	8%
海绵窦	63	84%	11%	5%
小脑幕	35	0%	14%	86%
岩骨	18	6%	17%	78%
上矢状窦	17	35%	24%	41%
筛骨	10	10%	0%	90%
窦汇	7	14%	43%	43%

经允许引自 Gross 等[11]

表 6.3 根据 Borden 分型的硬脑膜动静脉瘘脑出血风险

分型	数目	脑出血率	年脑出血率
Ⅰ型	141	0	0
Ⅱ型	91	18%	6%
Ⅲ型	163	34%	10%
Ⅲ型＋静脉扩张	43	26%	21%

经允许引自 Gross 等[11]

6.3.3 无皮质静脉引流的硬脑膜动静脉瘘的自然史

由于没有皮质静脉引流，Borden Ⅰ型与Cognard Ⅰ、Ⅱa型硬脑膜动静脉瘘常被分在一组。该组患者的NHND及脑出血的概率低，在很多研究中都未出现过（表6.3）[1,8,11]。Gross、Du及Satomi等的队列研究叠加总随访时间达到409年，在疾病没有进展的患者中未出现脑出血或NHND（表6.3）[11]。然而，在Satomi等的研究中有2例患者因自发性静脉血栓出现了皮质静脉引流，1例出现脑出血，导致1.4%的硬脑膜动静脉瘘患者病变级别升高[11]。Shah等发现每年约有1%可转变为伴皮质静脉引流的硬脑膜动静脉瘘，这可以通过症状改变来发现[13]。

6.3.4 伴有皮质静脉引流的硬脑膜动静脉瘘的自然病程

由于伴有皮质静脉引流，Borden Ⅱ、Ⅲ型及Cognard Ⅱb、Ⅱa+b、Ⅲ～Ⅴ型常被分在一组。这组患者常表现为脑出血或NHND[1,4-7,9,11]。Duffau等研究了20例伴皮质静脉引流的脑出血患者，发现2周内35%出现再出血，再出血后造成的神经功能缺损较初次出血更为严重[6]。作者建议，对于伴发皮质静脉引流的硬脑膜动静脉瘘，一旦出现了脑出血，应该“尽早”、“彻底”治疗。

Gross与Du将他们的队列与Bulter等、Söderman等、Strom等及van Dijk等的队列进行了合并，评估了NHND或脑出血的年发病率[7,9-11,19]。NHND或脑出血调整后的发病率均为30%[11]。在254例患者中，42%为Borden Ⅱ型（89例患者，91个病灶），58%为Borden Ⅲ型（162例患者，163个病灶）。在对平均397.8个患者为期1年的随访中，发生了4例NHND，25例脑出血。NHND的年发生率为4%（相应的年死亡率为1%），脑出血的年发生率为6%（相应的年死亡率为3%）。

在同一研究中，Borden Ⅱ型多见于女性（男女比例0.7∶1），按照发病部位其发生率由高到低分别为横窦－乙状窦（61%）、海绵窦（10%）、小脑幕（7%）、上矢状窦（6%）、岩骨（4%）和窦汇（4%）[11]。18%的患者就诊时表现为脑出血，年出血率为6%（表6.3）；Borden Ⅲ型硬脑膜动静脉瘘患者则以男性较多（男女比例为1.9∶1），按照发病部位其发生率由高到低分别为小脑幕（28%）、岩骨（13%）、横窦－乙状窦（9%）、筛骨（8%）、上矢状窦（7%）、海绵窦（3%）和窦汇（3%）。34%的患者就诊时表现为脑出血，年出血率为10%（表6.3），其中43例Borden Ⅲ型伴静脉曲张，即Cognard Ⅳ型患者，年出血率为21%（表6.3）。

Gross与Du还评估了Borden Ⅱ型、Ⅲ型硬脑膜动静脉瘘的临床表现对以后发生NHND与脑出血风险的影响（表6.4）[11]。对于无症状或症状轻微（如耳鸣）的Ⅱ型或Ⅲ型硬脑膜动静脉瘘，在86.5个病灶年中，其脑出血年发生率为2%，NHND年发生率为0。在临床表现为NHND的患者中，在25.1个病灶年中，新发NHND的年发生率为20%，而在29.6个病灶年中，脑出血的年发生率为10%。在74.6个病灶年中，再出血的年发生率为46%。

表6.4 基于临床表现的Borden Ⅱ型及Ⅲ型硬脑膜动静脉瘘年NHND及ICH风险

临床表现	数量	新NHND年发生率	ICH年发生率
无ICH史	153	7%	3%
无ICH史，症状轻或无症状	63	0	2%
NHND，无ICH史	37	20%	10%
有ICH史	81	0	46%

NHND：非出血性神经功能缺损；ICH：脑出血
经允许引自Gross等[11]

6.4 讨 论

硬脑膜动静脉瘘伴皮质静脉引流一直被认为是神经功能缺损及脑出血的一个重要危险因素[2-3]。这一影像学表现是 Borden 与 Cognard 分级系统的基础，Davies 等最早发现这一关联[1,4-5]。从那时起，越来越多关于自然史的研究按照有无皮质静脉引流对 NHND 及脑出血进行风险分级[6-10,19]。Gross 与 Du 汇总了上述自然史研究并与自己的数据进行队列分析[11]。对于无皮质静脉引流的硬脑膜动静脉瘘，无患者表现为 NHND 或脑出血，脑出血与 NHND 的风险似乎非常低。对于 Borden Ⅱ型硬脑膜动静脉瘘，18% 的患者表现为脑出血，脑出血的年发生率为 6%。对于 Borden Ⅲ型硬脑膜动静脉瘘，34% 的患者表现为脑出血，脑出血的年发生率为 10%。无症状或症状轻微的 Borden Ⅱ型、Ⅲ型硬脑膜动静脉瘘似乎比有 NHND 或脑出血表现的患者发生 NHND 或脑出血的风险更低。

病灶部位与侵袭性病程密切相关，尤其是筛骨及小脑幕硬脑膜动静脉瘘，更具侵袭性；原因可能是这两个部位更易出现皮质静脉引流。在小脑幕硬脑膜动静脉瘘中，静脉引流入深部静脉系统；在筛骨 dAVF 中，存在局部皮质静脉引流系统，使得这些病变风险更高[1,20-21]。然而，这些病变更容易出现于 Borden Ⅲ型硬脑膜动静脉瘘，矫正了病变部位这个因素后，不同部位的硬脑膜动静脉瘘发生率则没有统计学差异。

对不伴皮质静脉引流的硬脑膜动静脉瘘需要密切随访，因为此类患者可能进展为伴皮质静脉引流的硬脑膜动静脉瘘，年进展率约为 1%。在这些患者中，任何症状变化或临床表现恶化都需要再次影像学评估。对于该类型的硬脑膜动静脉瘘是否提前进行干预，目前仍存在争议，目前荟萃分析报道的总体并发症发生率为 2.5%，干预措施的风险必须与之相权衡[22]。对于全身状况良好，有顽固的局部临床症状者，如头痛、视力改变及搏动性耳鸣，可以考虑进行治疗。伴无症状性皮质静脉引流的硬脑膜动静脉瘘较伴症状性皮质静脉引流的患者发生 NHND 与脑出血的风险更低。对于这种类型的硬脑膜动静脉瘘，考虑患者日后可能有继发病变的风险，为了预防脑出血，必须进行治疗[16]。另外，如果就诊时或随访造影发现静脉曲张、静脉梗阻及硬脑膜静脉窦狭窄，可能与侵袭性病程相关，即使无症状性皮质静脉引流也需要积极治疗[23-24]。

由于容易早期反复出现脑出血与 NHND，多数伴皮质静脉引流的症状性硬脑膜动静脉瘘患者需要及时给予血管内介入栓塞治疗或手术治疗。延迟立体定向放射外科治疗不可取，除非患者的医疗条件不允许或病变复杂，无论血管内介入栓塞治疗或手术治疗的围手术期风险均非常高。对于大多数硬脑膜动静脉瘘，许多医疗中心首选血管内介入栓塞治疗，除非硬脑膜动静脉瘘解剖结构提示血管内介入栓塞治疗风险高，可考虑手术切除，以及存在筛骨、小脑幕或颅颈交界区硬脑膜动静脉瘘等情况时，也考虑手术治疗。

6.4.1 认识局限性和未来方向

关于硬脑膜动静脉瘘的自然史，由于不同病例报告的差异性及回顾性研究的偏倚，现有文献阐述仍较为有限。由于实际无症状性硬脑膜动静脉瘘的报道更常见，因此这些研究的外部真实性也有限。今后需要对伴或不伴皮质静脉引流的无症状性硬脑膜动静脉瘘患者的长期随访进行前瞻性研究，并关注其他影像学表现如病变部位、硬脑膜静脉狭窄和影像学改变等对预后的潜在影响。

6.5 结 论

基于 Borden 与 Cognard 分型系统，脑出血与 NHND 的风险主要根据硬脑膜动静脉瘘的部位及有无皮质静脉引流进行分型，也可进一步根据有无症状进行分型。皮质静脉引流的存在导致将来出现 NHND 及脑出血的风险更高。对伴皮质静脉引流的症状性硬脑膜动静脉瘘及时血管内介入栓塞治疗或外科手段治疗是必要的；对伴皮质静脉引流的无症状性硬脑膜动静脉瘘进行治疗也是无可非议的；对无皮质静脉引流的症状性硬脑膜动静脉瘘进行治疗通常也是合理的。

参考文献

[1] Davies MA, TerBrugge K, Willinsky R, et al. The validity of classification for the clinical presentation of intracranial dural arteriovenous fistulas. J Neurosurg, 1996, 85(5):830–837

[2] Lasjaunias P, Chiu M, ter Brugge K, et al. Neurological manifestations of intracranial dural arteriovenous malformations. J Neurosurg, 1986, 64(5):724–730

[3] Awad IA, Little JR, Akarawi WP, et al. Intracranial dural arteriovenous malformations: factors predisposing to an aggressive neurological course. J Neurosurg, 1990, 72(6):839–850

[4] Borden JA, Wu JK, Shucart WA. A proposed classification for spinal and cranial dural arteriovenous fistulous malformations and implications for treatment. J Neurosurg, 1995, 82(2):166–179

[5] Cognard C, Gobin YP, Pierot L, et al. Cerebral dural arteriovenous fistulas: clinical and angiographic correlation with a revised classification of venous drainage. Radiology, 1995, 194(3):671–680

[6] Duffau H, Lopes M, Janosevic V, et al. Early rebleeding from intracranial dural arteriovenous fistulas: report of 20 cases and review of the literature. J Neurosurg, 1999, 90(1):78–84

[7] van Dijk JM, terBrugge KG, Willinsky RA, et al. Clinical course of cranial dural arteriovenous fistulas with long-term persistent cortical venous reflux. Stroke, 2002, 33(5):1233–1236

[8] Satomi J, van Dijk JM, Terbrugge KG, et al. Benign cranial dural arteriovenous fistulas: outcome of conservative management based on the natural history of the lesion. J Neurosurg, 2002, 97(4):767–770

[9] Söderman M, Pavic L, Edner G, et al. Natural history of dural arteriovenous shunts. Stroke, 2008, 39(6):1735–1739

[10] Strom RG, Botros JA, Refai D, et al. Cranial dural arteriovenous fistulae: asymptomatic cortical venous drainage portends less aggressive clinical course. Neurosurgery, 2009, 64(2):241–247, discussion 247–248

[11] Gross BA, Du R. The natural history of cerebral dural arteriovenous fistulae. Neurosurgery, 2012, 71(3):594–602, discussion 602–603

[12] Barrow DL, Spector RH, Braun IF, et al. Classification and treatment of spontaneous carotid–cavernous sinus fistulas. J Neurosurg, 1985, 62(2):248–256

[13] Shah MN, Botros JA, Pilgram TK, et al. Borden-Shucart Type I dural arteriovenous fistulas: clinical course including risk of conversion to higher-grade fistulas. J Neurosurg, 2012, 117(3):539–545

[14] Kim MS, Han DH, Kwon OK, et al. Clinical characteristics of dural arteriovenous fistula. J Clin Neurosci, 2002, 9(2):147–155

[15] Meyers PM, Halbach VV, Dowd CF, et al. Dural carotid cavernous fistula: definitive endovascular management and long-term follow-up. Am J Ophthalmol, 2002, 134(1):85–92

[16] Zipfel GJ, Shah MN, Refai D, et al. Cranial dural arteriovenous fistulas: modification of angiographic classification scales based on new natural history data. Neurosurg Focus, 2009, 26(5):E14

[17] Kiyosue H, Hori Y, Okahara M, et al. Treatment of intracranial dural arteriovenous fistulas: current strategies based on location and hemodynamics, and alternative techniques of transcatheter embolization. Radiographics, 2004,24(6):1637–1653

[18] Hurst RW, Bagley LJ, Galetta S, et al. Dementia resulting from dural arteriovenous fistulas: the pathologic findings of venous hypertensive encephalopathy. Am J Neuroradiol, 1998, 19(7):1267–1273

[19] Bulters DO, Mathad N, Culliford D, et al. The natural history of cranial dural arteriovenous fistulae with cortical venous reflux-the significance of venous ectasia. Neurosurgery, 2012, 70(2):312–318, discussion318–319

[20] Lawton MT, Sanchez–Mejia RO, Pham D, et al. Tentorial dural arteriovenous fistulae: operative strategies and microsurgical results for six types. Neurosurgery, 2008, 62(3) Suppl 1:110–124, discussion 124–125

[21] Lawton MT, Chun J, Wilson CB, et al. Ethmoidal dural arteriovenous fistulae: an assessment of surgical and endovascular management. Neurosurgery, 1999, 45(4):805–810, discussion 810–811

[22] Kobayashi A, Al-Shahi Salman R. Prognosis and treatment of intracranial dural arteriovenous fistulae: a systematic review and meta-analysis. Int J Stroke, 2014, 9(6):670–677

[23] Cognard C, Houdart E, Casasco A, et al. Longterm changes in intracranial dural arteriovenous fistulae leading to worsening in the type of venous drainage. Neuroradiology, 1997, 39(1):59–66

[24] Lanzino G, Jensen ME, Kongable GL, et al. Angiographic characteristics of dural arteriovenous malformations that present with intracranial hemorrhage. Acta Neurochir (Wien), 1994, 129(3–4):140–145

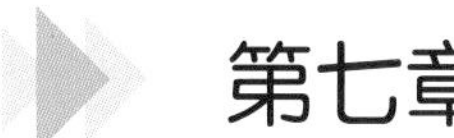

第七章 未破裂脑动静脉畸形的处理

Thomas J. Sorenson, Giuseppe Lanzino

摘要：目前对未破裂脑动静脉畸形的处理尚存在争议。其破裂的年平均风险约为 2%，动静脉畸形破裂所导致的出血具有非常高的致残率和死亡率。但是，治疗脑动静脉畸形又有引起严重并发症的风险。过去的几年间，ARUBA 研究发表的结果进一步增加了有关未破裂脑动静脉畸形最佳治疗策略方面的争议。尽管 ARUBA 研究的结果如此，我们认为有创治疗方法如果风险较低，且患者能够接受，仍然适用于年轻患者。本章我们回顾了未破裂脑动静脉畸形的自然史、ARUBA 研究的结果以及未破裂脑动静脉畸形目前的治疗方法。

关键词：脑动静脉畸形；自然史；ARUBA 研究；出血；立体定向放射外科；显微外科手术；血管内介入栓塞

要 点

- ARUBA 研究的发表再次引发了动静脉畸形保守治疗和血管内介入栓塞治疗的讨论。
- ARUBA 研究表明，动静脉畸形治疗的严重临床并发症的发生率高于其他单中心回顾性研究的结果。
- 未破裂动静脉畸形患者的选择很关键，如果治疗，并发症的风险必须足够低，而且患者可以接受。
- 由于风险较高或会缩短预期寿命，ARUBA 研究同时也提供了客观的数据，用于评价某些患者所采用的保守治疗措施是否合适。这些数据表明，保守治疗的短期效果是可以接受的，但是长远来看，这些获益可能会逐渐消失。
- 对于这项研究，也有众多批评的声音。但是，目前尚无其他大规模的多中心前瞻性研究。这也说明实施一项如此重大的研究是何等艰难，ARUBA 研究者们应当对此有信心。

7.1 引　言

脑动静脉畸形是一种相对不太常见的血管病变，其常在破裂出血后才被发现，并长期具有极高的致残率和致死率。但是，随着神经影像技术的广泛使用，动静脉畸形的偶发诊断率和仅有轻微神经系统症状而无出血病例的诊断率均不断提高[1]。这些情况造成了诊疗模式的改变，现在大多数动静脉畸形患者没有出血史。在这些病例中，临床工作者面临一种两难之境：如果对患者进行有创治疗，则风险较高；不治疗，患者出血的风险较小且确定，但会任由动静脉畸形自然发展。关于未破裂动静脉畸形的最佳治疗模式的争议不断，特别是未破裂脑动静脉畸形的随机对照临床试验（ARUBA）进一步增加了其争议。本章中，我们回顾了目前未治疗的未破裂脑动静脉畸形的自然史、ARUBA 研究的结果、进一步研究的结果，以及 ARUBA 研究之后的患者生存状况。

7.2 未破裂脑动静脉畸形的自然史

目前已发表的关于未治疗的未破裂动静脉畸形自然史的数据很有限，而且大多数都是基于回顾性临床病例研究。获取高质量的数据并基于此作出临床决策的主要困难在于，终点事件（破裂）的发生率低，需要长期随访，且未破裂动静脉畸形的表现多种多样，与病变的位置、表现形式、大小、血管结构等均有关。有些特殊的亚组患者的情况更为复杂，这些患者并无破裂出血的病史，但是其无论影像学还是组织学表现均提示之前发生过出血，但是并未引起明显的临床症状[2]。

长期以来，关于脑动静脉畸形自然史的资料（最好的数据）均来源于芬兰的一项大规模单中心队列研究。这项研究最初由 Ondra 等[3]分析报告，最新的研究进展则由 Hernesniemi 等[4]报告。1942—2005 年，赫尔辛基大学中心医院收治了 631 例脑动静脉畸形患者，对 238 例患者给予了医学干预措施并进行了分析。有 139 例患者在入院前动静脉畸形发生破裂。平均随访时间为 13.5 年（最短 1 个月，最长 53.1 年）。在 3 222 人年中，共有 77 例患者发生了动静脉畸形出血，即年破裂率为 2.4%。

这个队列研究的主要优势与长期随访期间芬兰的人口非常稳定有一定关系，即使距离最初诊断已经过了很多年,但该研究尽量纳入了每一例患者。本研究的局限性在于，计算出血率时，并未将之前有过出血史的患者排除，因此，出血率可能不是很准确。因为自然史中对于如何确诊出血并未明确界定，我们因此也无法重新计算出血率。另外，该队列研究时间跨度长，在这期间诊断工具和治疗手段都发生了巨大变化，这些也导致研究存在一定的局限性。该队列研究的数据表明，年出血发生率为 2.4%。关于未破裂动静脉畸形患者自然史的更准确、更新的数据则源于 ARUBA 研究。ARUBA 研究表明，所有纳入研究的未破裂动静脉畸形的年出血率与之前相当，大约为每年 2%。

7.3 首次出血后的临床结局

对比治疗与疾病自然发展风险的另一个重要目的是理解动静脉畸形第一次破裂出血后的临床结局。经历过动静脉畸形相关脑出血（动静脉畸形 – 脑出血）后，72% 的动静脉畸形患者的神经功能结局良好（mRS < 2 分）[5]。因动静脉畸形破裂导致脑出血的患者与自发脑出血（s-ICH，非继发于动静脉畸形破裂）患者相比，结局常要好得多。与自发性脑出血患者相比,动静脉畸形相关脑出血的患者常较年轻，血压较低，格拉斯哥昏迷评分较好[6]。发病后 1 个月时，动静脉畸形相关脑出血患者的死亡率约为 11%。

但是，近期一项研究发现，脑动静脉畸形破裂后的患者预后与自发性脑出血相比较好，但是其总的预后仍不如单中心研究中的数据那样令人满意。在苏格兰的一项研究中，动静脉畸形相关脑出血患者的死亡率在 1 个月时为 11%，在两年时为 13%。发病 1 年后死亡患者及生活不能自理（mRS > 3 分）的患者约占 40%。患者的死亡率与年龄明显相关。发病后 1 个月时，60 岁以下人群的死亡率约为 9.2%，60 岁以上约为 21%[7]。

为了在研究开始时从未破裂患者中选出有较高破裂出血风险的脑动静脉畸形患者，许多文献分析了破裂出血风险的预测因子。这些研究的主要局限性在于，它们常常是对已经出血的患者进行回顾性研究，而且对于危险因子（特别是那些与血管构筑相关的因子）的分析也是回顾性的，而这不利于准确理解破裂出血前的血管构筑。考虑到这些重要的方法学局限性，仍然有许多因子可能与高破裂出血风险相关。这些因子多数与血管构筑相关，包括：①存在静脉曲张表现及引流通路梗阻的证据；②存在畸形团内动脉瘤，提示畸形团内血流动力学压力；③存在供血动脉带蒂动脉瘤。

尽管对于病变大小、部位、患者年龄等因素是否增加破裂风险的预测效果存在争议，但我们认为，病变类型和症状表现对于了解患者是否易于破裂出血是最重要的。换言之，许多情况下，先兆症状可能表明动静脉畸形的血流动力学因素已经发生了急剧改变，并因此导致了一系列症状。所以我们认为，在动静脉畸形的诊断中，不仅分析患者的症状和原因非常重要，而且仔细分析该动静脉畸形的危险因素也极其重要。我们也相信，对于未破裂脑动静脉畸形，其破裂的风险在诊断后不久是最高的，之后如果在几年之内无出血发生，其破裂风险则逐渐降低。这种情形在芬兰的队列研究中已经被证实，他们认为脑动静脉畸形破裂出血的风险在诊断后的最初5年内最高，之后逐渐降低。

如上所述，临床观察和最近的数据均表明，有些特殊的脑动静脉畸形亚组患者并无破裂出血病史，但是其无论影像学还是组织学表现均提示之前有过隐性破裂出血。这些患者与没有这种病史的患者相比，是否具有较高的破裂出血风险仍然存在争论。与其他无症状但是普遍存在的脑血管疾病（如脑动脉瘤、海绵窦畸形、颈动脉狭窄等）类似，未破裂动静脉畸形并不都是相似的，重要的是，将来如何准确识别具有高度破裂出血风险的患者，这些患者可以从治疗中获益，而且有创治疗措施的风险对于他们而言也在可接受范围内。

7.4 ARUBA 研究的结果

ARUBA 研究是第一个尝试确定未破裂脑动静脉畸形最佳处理方案的随机临床研究，在内科治疗或血管内介入栓塞治疗是否会给患者带来更大风险方面进行了深入探讨。考虑到有创治疗措施具有一定风险，ARUBA 研究者们致力于回答这样一个问题：即对于未破裂动静脉畸形而言，有创治疗措施是否一定优于保守治疗？

该临床研究的主要终点事件是发病到死亡或发生症状性卒中的时间。症状性卒中的定义为有神经功能缺损或头痛发生，同时有相应新发出血或梗死的影像学表现。次要终点事件为研究第 5 年时的临床功能障碍（mRS ≥ 2 分）。

研究者们筛选了 9 个国家的 39 个活跃的医疗中心的 1 514 例患者，其中有 1 014 例患者符合纳入标准，但有 323 例患者拒绝参与临床试验，另有 42 例患者不能参加。最终共有 226 例患者被随机分配到两个队列，干预治疗组（n=116）和保守治疗组（n=110）。根据目前的临床实践，干预治疗组的 3 种治疗方式单独或组合使用：单纯神经外科手术组（n=5），单纯栓塞治疗组（n=30），单纯放射外科治疗组（n=31），栓塞 + 神经外科手术组（n=12），栓塞 + 放射外科治疗组（n=15），栓塞 + 神经外科手术 + 放射外科治疗组（n=1）。随机化分组以后，首次干预治疗的中位时间为 76d。两个队列在随机化和治疗特征方面差异无统计学意义。保守治疗组有 7 例患者转移到了干预治疗组。干预治疗组的 3 例患者出现了随机化分组和干预治疗的结局事件，之后又转移到了保守治疗组。有 7 例患者在随访阶段（平均随访时间为 33 个月）退出了临床试验。在随机化分组阶段，所有患者的 Spetzler-Martin 评分＜ 4 分，其中大多数（62%）患者评分≤ 2 分；所有患者的 mRS 评分均≤ 1 分。终止招募患者由美国国立神经病学与卒中研究所和美国国立卫生研究院（NINDS 和 NIH）根据数据及监测委员会的推荐意见执行。

在随访期间，保守治疗组有 10 例（8%）患者，干预治疗组有 36 例（36.7%）患者发生了主要研究终点事件（表 7.1），两组的差异具有统计学意义。同样，在次要研究终点事件（临床功能缺损）上，两个队列的差异也具有统计学意义。在随访的 30 周内，保守治疗组有 8 例患者（15.1%），干预治疗组有 24 例（46.2%）的 mRS 评分≥ 2 分[8]。

7.5 ARUBA 研究的评论

ARUBA 研究的结果引起了未破裂动静脉畸

表 7.1 ARUBA 研究的主要结局事件（卒中或死亡）

主要结局事件	干预治疗组（n=114）	保守治疗组（n=109）
死亡或卒中	36（36.7%）	10（8.0%）
死亡（任何原因）	3（2.6%）	2（1.8%）
死亡（动静脉畸形相关）	2（1.8%）	0
首次卒中（全部）	35（35.7%）	8（6.4%）
首次卒中（出血）	24（24.5%）	7（5.6%）
首次卒中（缺血）	11（11.2%）	1（0.8%）

经允许引自 Mohr 等[8]

形治疗方面的争议。许多学者对 ARUBA 研究的治疗方法提出批评，他们认为将治疗分为两组过于简单[9-12]。保守治疗组在临床处理中有太大差异，而干预治疗组则包括神经外科手术、栓塞治疗、放射外科治疗 3 种不同的干预治疗措施。将 3 种治疗措施归到一个队列，然后与单纯一种治疗措施组成的队列进行对比分析，无法得出总体结论[12]。另外，将多种治疗方式共同分到一个队列，但是队列内部分组缺乏随机性，这样导致队列内结果对比分析的效力降低[13]。

学者们还对文献中的结局指标进行了严厉批评，并针对研究结果的解释[9-10,12,14-15]以及在总人数较少的情况下为何如此多的受试者发生了主要终点事件[10,16-17]提出了许多疑问。

此外，学者们认为，因为每种治疗技术的不同最佳结果，所以 ARUBA 研究选择的结果指标并不合适。例如，手术治疗动静脉畸形的最佳结局是完全切除，但血管内介入栓塞治疗技术几乎达不到这种目标，放射外科要达到大多数动静脉畸形完全闭塞需要数年时间[18]。因此，对大多数患者而言，治疗结论的得出依据并不是每种技术可接受的终点结局。

7.6 ARUBA 之后的研究结果

一项由 Wedderbrun 等发表的纳入了 114 例成人患者的前瞻性、基于人群的队列研究证实了 ARUBA 研究的结果。作者对比了接受干预治疗（n=63）和未治疗（n=51）的成人患者的基线资料特征和 3 年后的结局，结果显示，牛津残障评分（Oxford Handicap Scale, OHS）得分为 2~6 分或 3~6 分的人群在两组间均无统计学差异。在一项多变量 Cox 比例风险分析中，作者认为干预治疗组患者出现不良结局的风险（OHS 为 2~6 分）比未治疗组高（HR=2.5），动静脉畸形团较大患者的不良结局风险也更高（HR=1.3）。但是，两个队列直至随访结束时在 OHS ≥ 2 分的时间上没有差异，因此无法得出干预治疗的长期效果[19]。

Al-Shahi Salman 等发表的另一项队列研究也证实了 ARUBA 研究的结果，并且指出，在长达 12 年的随访过程中，未破裂动静脉畸形保守治疗组的临床结果优于干预治疗组。研究总计招募 438 例患者，他们均在 1999—2003 年或 2006—2010 年首次被诊断为未破裂脑动静脉畸形。所有患者中有 234 例因之前有过脑出血或死亡而被排除。剩余的 204 例患者符合研究纳入标准，其中共有 103 例患者接受了动静脉畸形干预治疗，其余 101 例患者接受了保守治疗。随访的中位时间是 6.9 年（范围 4~11 年）及 1 479 人年。在随访的前 4 年，比例风险与预估值相符，保守治疗组疾病进展至主要结局事件（死亡或非致命性残疾）的人数低于干预治疗组（36 例 *vs.* 39 例；校正 HR=0.59）。随后的随访期对两组患者单独分析，比例没有太大差异（随访第 4~8 年，保守治疗组 8 例，干预治疗组 8 例，校正 HR=1.07；随访第 8~12 年，保守治疗组 5 例，干预治疗组 1 例，校正 HR=4.70）。保守治疗组的总死亡率较高，但是这与其他疾病造成的死亡有一定关系，而且这种差异经过年龄校正后即消失。在整个 12 年的随访期内，次要结局事件（脑出血）的比例风险均符合预估值。保守治疗组进展至次要结局事件的人数较干预治疗组低（14 例 *vs.* 38 例；校正 HR=0.37）。作者认为这种情况很可能与干预治疗后的症状性脑卒中有关[20]。

7.7 干预措施

继 ARUBA 研究结果发表后，陆续有几个单中心系列研究特别关注了神经外科手术（联合或不联合栓塞治疗）或放射外科治疗“适合 ARUBA 研究”患者的结果[21–24]。这些系列研究表明，低级别动静脉畸形（SM Ⅰ级和Ⅱ级）患者接受神经外科手术治疗的并发症发生率较 ARUBA 研究的保守治疗组低得多，因此对这些患者进行手术治疗是合理的。类似地，放射外科的系列研究报道了类似的结果。这些研究的不足在于，它们都是单中心非前瞻性研究，同时缺乏第三方对结果的评估。

基于目前现有的证据和各种观点，我们认为虽然 ARUBA 研究的结果如上文所述，但对年轻的未破裂脑动静脉畸形患者应当给予治疗干预，前提是治疗的风险较低。我们目前推荐采用神经外科手术或放射外科治疗 SM Ⅰ级和Ⅱ级的未破裂脑动静脉畸形。是否接受神经外科手术或放射外科治疗取决于患者的症状、潜伏期内是否有出血风险以及患者的意愿等。对于 SM Ⅲ级的未破裂脑动静脉畸形，如果条件允许，我们更愿意对大多数患者进行放射外科治疗。对于某些特定的 SM Ⅳ级的脑动静脉畸形患者，应当慎重选择神经外科手术或分期伽马刀治疗。所有 SM Ⅴ级以及相当一部分Ⅳ级的脑动静脉畸形，特别是年龄＞ 50 岁的患者，仍然推荐密切观察。

7.8 结　论

ARUBA 研究结果的发表再次引发了关于动静脉畸形保守治疗和干预治疗的争议。虽然 ARUBA 研究的结果没有得出明确结论，但是它提出了许多重要的观点和经验。首先，动静脉畸形治疗后有严重的临床并发症，其发生率较既往的单中心研究，尤其是回顾性研究高得多。我们认为，与 ISUIA 研究一样，ARUBA 研究很有希望改善动静脉畸形患者的治疗效果。临床医生应当非常谨慎，并且认识到，如果采取措施治疗动静脉畸形，一定要将致残率控制在非常低的水平。ARUBA 研究同时也提供了一些客观数据，证明某些患者因风险较高和预期寿命较短而采取保守治疗措施是合理的。这些数据表明，保守治疗的短期效果是可接受的，但是在长期随访下，这些获益可能会逐渐消失。对于这项研究也有众多批评的声音，但是目前尚无其他大规模、多中心、前瞻性的研究。这也说明，实施一项如此重大的研究是何等艰难。ARUBA 的研究者们应当对此充满信心。

参考文献

[1] Stapf C, Mohr JP. Unruptured brain arteriovenous malformations should be treated conservatively: yes. Stroke, 2007, 38(12):3308–3309

[2] Abla AA, Nelson J, Kim H, et al. Silent arteriovenous malformation hemorrhage and the recognition of “unruptured” arteriovenous malformation patients who benefit from surgical intervention. Neurosurgery, 2015, 76(5): 592–600, discussion 600

[3] Ondra SL, Troupp H, George ED, et al. The natural history of symptomatic arteriovenous malformations of the brain: a 24-year follow-up assessment. J Neurosurg, 1990, 73(3): 387–391

[4] Hernesniemi JA, Dashti R, Juvela S, et al. Natural history of brain arteriovenous malformations: a long-term follow-up study of risk of hemorrhage in 238 patients. Neurosurgery, 2008, 63(5):823–829, discussion 829–831

[5] Choi JH, Mast H, Sciacca RR, et al. Clinical outcome after first and recurrent hemorrhage in patients with untreated brain arteriovenous malformation. Stroke, 2006, 37(5): 1243–1247

[6] van Beijnum J, Lovelock CE, Cordonnier C, et al. SIVMS Steering Committee and the Oxford Vascular Study. Outcome after spontaneous and arteriovenous malformation-related intracerebral haemorrhage: population-based studies. Brain, 2009, 132(Pt 2):537–543

[7] Al-Shahi R, Bhattacharya JJ, Currie DG, et al. Scottish Intracranial Vascular Malformation Study Collaborators. Prospective, population-based detection of intracranial vascular malformations in adults: the Scottish Intracranial

Vascular Malformation Study (SIVMS). Stroke, 2003, 34(5): 1163–1169

[8] Mohr JP, Parides MK, Stapf C, et al. international ARUBA investigators. Medical management with or without interventional therapy for unruptured brain arteriovenous malformations (ARUBA): a multicentre, non-blinded, randomized trial. Lancet, 2014, 383(9917):614–621

[9] Amin-Hanjani S. ARUBA results are not applicable to all patients with arteriovenous malformation. Stroke, 2014, 45(5):1539–1540

[10] Bambakidis NC, Cockroft K, Connolly ES, et al. Preliminary results of the ARUBA study. Neurosurgery, 2013, 73(2):E379–E381

[11] Cockroft KM, Jayaraman MV, Amin-Hanjani S, et al. A perfect storm: how a randomized trial of unruptured brain arteriovenous malformations' (ARUBA's) trial design challenges notions of external validity. Stroke, 2012, 43(7):1979–1981

[12] Day AL, Dannenbaum M, Jung S. A randomized trial of unruptured brain arteriovenous malformations trial: an editorial review. Stroke, 2014, 45(10): 3147–3148

[13] Magro E, Gentric JC, Darsaut TE, et al. Responses to ARUBA: a systematic review and critical analysis for the design of future arteriovenous malformation trials. J Neurosurg, 2017, 126(2):486–494

[14] Elhammady MS, Heros RC. Editorial: surgical management of unruptured cerebral arteriovenous malformations. J Neurosurg, 2014, 121(4):875–876

[15] Grasso G. The ARUBA study: what is the evidence. World Neurosurg, 2014, 82(3–4):e576

[16] Knopman J, Stieg PE. Management of unruptured brain arteriovenous malformations. Lancet, 2014, 383(9917): 581–583

[17] Lawton MT, Abla AA. Management of brain arteriovenous malformations. Lancet, 2014, 383(9929):1634–1635

[18] Hartmann A, Mast H, Mohr JP, et al. Determinants of staged endovascular and surgical treatment outcome of brain arteriovenous malformations. Stroke, 2005, 36(11): 2431–2435

[19] Wedderburn CJ, van Beijnum J, Bhattacharya JJ, et al. SIVMS Collaborators. Outcome after interventional or conservative management of unruptured brain arteriovenous malformations: a prospective, population-based cohort study. Lancet Neurol, 2008, 7(3):223–230

[20] Al-Shahi Salman R, White PM, Counsell CE, et al. Scottish Audit of Intracranial Vascular Malformations Collaborators. Outcome after conservative management or intervention for unruptured brain arteriovenous malformations. JAMA, 2014, 311(16):1661–1669

[21] Rutledge WC, Abla AA, Nelson J, et al. Treatment and outcomes of ARUBA–eligible patients with unruptured brain arteriovenous malformations at a single institution. Neurosurg Focus, 2014, 37(3):E8

[22] Schramm J, Schaller K, Esche J, et al. Microsurgery for cerebral arteriovenous malformations: subgroup outcomes in a consecutive series of 288 cases. J Neurosurg, 2017, 126(4): 1056–1063

[23] Steiger HJ, Fischer I, Rohn B, et al. Microsurgical resection of Spetzler-Martin grades 1 and 2 unruptured brain arteriovenous malformations results in lower long-term morbidity and loss of quality–adjusted life-years (QALY) than conservative management-results of a single group series. Acta Neurochir (Wien), 2015, 157(8):1279–1287

[24] Wong J, Slomovic A, Ibrahim G, et al. Microsurgery for ARUBA Trial (A Randomized Trial of Unruptured Brain Arteriovenous Malformation)-Eligible Unruptured Brain Arteriovenous Malformations. Stroke, 2017, 48(1):136–144

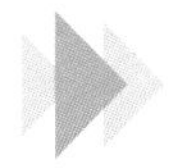

第八章 脑动静脉畸形术前与术后影像学评估

Michaelangelo Fuortes, Joseph Gastala, Adam Liudahl,
Minako Hayakawa, Colin Derdeyn

摘要：脑动静脉畸形的影像学特征对制订治疗前计划和治疗后决策至关重要。本章将介绍脑动静脉畸形的重要临床影像学特征，并阐述这些常用的影像学检查（CT、MRI 和 DSA）的优缺点。这些影像学检查通常能提供很多疾病信息，如病灶大小、位置、引流静脉、颅内或血流相关动脉瘤等。成像技术是确认脑动静脉畸形是否治愈的一种重要手段，尤其是立体定向放射外科治疗出现以后，成像技术更是至关重要。本章我们也将总结脑动静脉畸形影像学检查的新技术和新应用，包括微出血的评估，以作为亚临床型脑动静脉畸形患者出血增加的指标。

关键词：CT；MRI；DSA；出血；动脉瘤；畸形团

要　点

- 脑动静脉畸形的影像学评估。
- 术前计划。
- 术后并发症的影像学评估。

8.1 引　言

脑动静脉畸形是一种由供血动脉、引流静脉和畸形团组成的病变，供血动脉和引流静脉间无毛细血管床，而是直接相通[1-2]。脑动静脉畸形的治疗比较复杂，需要多学科间协作。治疗方式包括手术切除、血管内介入栓塞、立体定向放射外科治疗或多模式治疗。治疗方案的制订基于畸形团的破裂风险评估以及侵入性治疗的预后研究。影像学检查在脑动静脉畸形诊断、治疗前评估和治疗后随访中至关重要。

8.2 资料与方法

作者在 PubMed 在 Medline 数据库中检索脑动静脉畸形临床诊断、影像学、临床治疗相关的原创性研究论文、荟萃分析、指南和共识。检索使用的关键词包含：arteriovenous malformation（AVM），digital subtraction angiography（DSA），computed tomography angiography（CTA），magnetic resonance angiography（MRA）。文献搜索仅限于英文文献和人类研究。然后在参考文献中通过作者名检索相关论文。笔者先重点浏览了这些文章的标题和摘要，然后根据需要浏览全文。专家们的个人临床经验对于本章的多个主题贡献巨大，特别是在其他文献中很少涉及的主题。

8.3 结　果

8.3.1 影像学诊断

诊断性成像在不同临床背景下对评估脑动静脉畸形的作用不同，既可以用于某个已知病变的初诊，也可以用于动静脉畸形的临床随访。脑动静脉畸形的初步诊断常为如下 3 种临床表现之一：①脑出血；②神经症状（如头痛、癫痫发作、局灶性神经功能缺损）；③检查其他无关疾病时偶然发现的无症状性脑动静脉畸形。

区分未破裂脑动静脉畸形与继发出血性脑动静脉畸形患者具有重要的潜在临床意义。现有文献多次报道，约 50% 的脑动静脉畸形以脑出血为首发症状，未来随着影像学技术的不断进步，门诊和急诊的脑动静脉畸形检出率会相应提高。

非创伤性脑出血推荐的首选检查是 CT 平扫，CT 平扫是一种快速、应用广泛，且可快速检出脑出血的影像学检查。文献证实，CT 平扫对急性蛛网膜下腔出血的诊断灵敏度＞ 90%[3]。CT 平扫可提示潜在的脑血管病变，包括出血灶周围扩张和（或）血管壁钙化，高密度的血管团影。在非高血压脑出血典型部位的脑实质内出血常提示存在脑动静脉畸形（而非原发的高血压性）的继发性不典型部位实质性脑出血（图 8.1）[4]。脑动静脉畸形周围脑实质可能存在局部性萎缩，或者相邻脑区在头颅 CT 上出现低密度影改变，反映了局部脑实质的缺血性改变或神经胶质细胞增生。

CTA、MRI 和 MRA 常用于动静脉畸形初诊，它们可提供有价值的解剖学信息，诊断性影像学检查方式因医院和医生而异，有些医生优先推荐 CTA，也有一些医生推荐 MRI 和 MRA。CTA、MRI 和 MRA 相对于导管血管造影来说，具有无创、安全、有效的特点，可作为初始诊断的影像学方法。

CTA 在急诊脑出血评估中应用广泛，因为 CTA 是一种快速、微侵袭性且有高空间分辨率的影像学检查，能够快速检测出包括脑动静脉畸形在内的导致脑出血的潜在血管畸形病变[5]。CTA 可为脑动静脉畸形提供有价值的诊断信息，包括畸形团的结构、位置及相关动脉瘤[6]。CTA 与 DSA 的对比研究发现，两种检查方式都具有高灵敏度和高特异性。CTA 检查的主要缺点是放射性暴露和血管内造影剂引起的副作用（虽然发生率很低）。

MRI 和 MRA 是无电离辐射危害的影像学检查方式。不同 MRI 和 MRA 技术可显示脑实质周围组织改变，是动静脉畸形的非侵入性检查手段。MRI/MRA 在显示血管畸形团大小，供血动脉和引流静脉的数目和位置方面优势明显。磁敏感加权成像（susceptibility-weighted imaging, SWI）可检测含铁血黄素，预测脑出血。有相关证据支持 MRI 和 MRA 作为首次诊断性检查工具优于 CTA。Cochrane 综述和荟萃分析研究发现，作为非创伤性脑出血患者血管病因的诊断性检

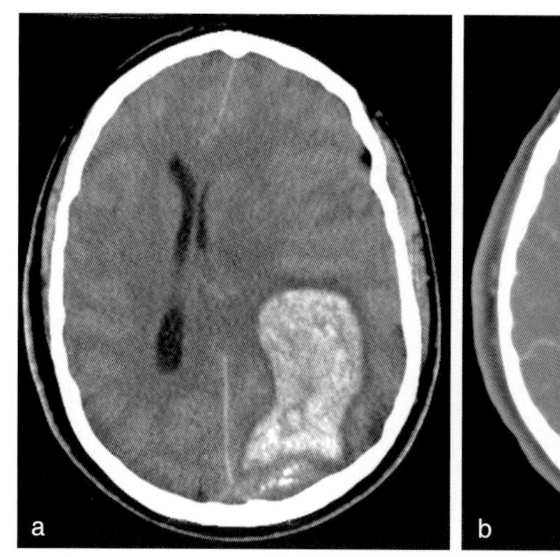

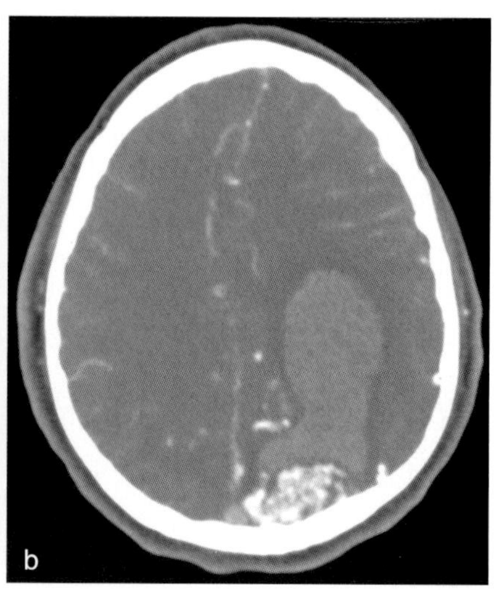

图 8.1 a. 头颅 CT 平扫显示顶叶大面积急性出血伴后部钙化，出血和钙化灶提示存在潜在脑血管畸形。b. 头颅 CTA 显示异常血管团，提示脑动静脉畸形

查手段，CTA 的灵敏度和特异度分别为 95% 和 99%，MRA 的灵敏度和特异度分别为 98% 和 99%[7]。

DSA 是动静脉畸形和其他脑血管疾病诊断的金标准，相对于其他影像学检查具有更高的空间和时间分辨率。DSA 可为诊断和治疗血管病灶提供更多信息，其主要不足是有创、耗时、有致残风险。

研究发现，CTA、MRI 和 MRA 可在功能、血流动力学和生理学等方面代替 DSA。目前 4D-CTA 和 4D-MRA 正在研发中，它具有高时间分辨率，可提供病灶更精确的特征、灌注信息、早期引流静脉和分流信息，类似于 DSA。随着经导管血管造影技术的进一步发展，一项研究报道，4D-DSA 将提供动静脉畸形血管灶更加详细的结构信息[8]。然而，即使采用了最新的成像技术，DSA 仍比 CTA 和 MRA 展现出更高的空间分辨率。

8.3.2 脑动静脉畸形分级

制订脑动静脉畸形治疗方案时需评估治疗风险，Spetzler-Martin（SM）评分系统可评估手术切除病灶的致残率和致死率。该评分系统从病灶大小、静脉引流形式、是否累及脑功能区三个方面进行评估（表 8.1）。脑动静脉畸形病灶大小被划分为小（＜ 3cm）、中（3~6cm）、大（＞ 6cm）三个等级。病灶越大，分数越高。静脉引流方式与手术切除难度相关。浅表静脉引流的定义为皮质或小脑半球静脉系统中的静脉引流入直窦或横窦。深部引流静脉包括大脑内静脉、基底静脉或小脑中央前静脉。脑动静脉畸形周围脑功能区辨别尤为重要。如果术中功能区受损，可能导致残疾。功能区易受切除、牵拉以及术后出血或水肿的影响。

功能区包括感觉运动区、语言皮质、视觉皮质、基底节区、下丘脑、丘脑、内囊、脑干、小脑脚及小脑深部核团[9-10]。非功能区包括前额叶、颞叶前部、小脑皮质等。分级是这三方面评分的总和。Ⅰ ~ Ⅴ级分别与术后预后相关，Ⅵ级被用于描述无法手术干预的动静脉畸形，如脑功能区巨大型动静脉畸形或位于下丘脑或脑干内的畸形团[9]。Ⅰ级和Ⅱ级（低级别脑动静脉畸形）术后致残率低，建议手术治疗。关于Ⅲ级脑动静脉畸形的处理方式目前存在分歧[11]。Ⅲ级和Ⅳ级（高级别脑动静脉畸形）术后致残率高，通常建议密切监测。

SM 评分系统是脑动静脉畸形手术切除预后评分系统[9,12]。其他预测脑动静脉畸形放射治疗预后的评分系统有弗吉尼亚放射外科评分系统（Virginia Radiosurgical Scoring System，VRAS）[13] 和基于放射外科的评分系统（Radiosurgical Based Scoring System，RBAS）。

表 8.1 Spetzler-Martin 评分系统

影响因素		
大小	＜ 3cm（1 分）	3~6cm（2 分）
		＞ 6cm（3 分）
功能区受累	非功能区（0 分）	功能区（1 分）
静脉引流方式	浅表静脉引流（0 分）	深部静脉引流（1 分）
总分 = 大小 + 功能区受累 + 静脉引流方式		

表 8.2 弗吉尼亚放射外科评分系统（VRAS）

变量	得分
AVM 体积	
＜ $2cm^3$	0 分
$2~4cm^3$	1 分
＞ $4cm^3$	2 分
AVM 位于功能区	1 分
既往出血史	1 分

注意：良好预后（定义为完全闭塞、未发生术后出血及未遗留永久性放射相关症状）的概率分别为：VRAS=0 分，83%；VRAS=1 分，79%；VRAS=2 分，70%；VRAS=3 分，48%；VRAS=4 分，39%

AVM：动静脉畸形

表 8.3　基于放射外科的评分系统（RBAS）

影响因素		
体积（cm^3）	因子（0.1）	体积而非直径大小
位置	因子（0.3）	深部病变而非半球脑叶病变
年龄	因子（0.2）	年龄越小预后越好
得分 =0.1（体积）+0.2（年龄）+0.3（位置）		

这些评分系统纳入了体积（替代了以前的“大小”指标）、患者年龄、是否脑出血、动静脉畸形位置等指标（表 8.2、表 8.3）。将脑动静脉畸形的位置分为三类：额颞区为 0 分，顶叶、枕叶、脑室内、胼胝体区、小脑区为 1 分。按照RBAS系统，基底节区、丘脑和脑干为 2 分[12]。VARS 评分使用简单但结果可靠，与 Spetzler-Martin 评分系统类似，而 RBAS 系统需要多次计算。

脑动静脉畸形的血管结构特征与出血风险密切相关。这些特征对识别脑出血至关重要，关乎治疗方式的选择。首发临床症状包括出血、深部静脉引流、合并动脉瘤（如畸形团内动脉瘤），三者已被公认为脑动静脉畸形出血的高危因素（图 8.2）[14]。继发脑出血的最相关危险因素是首发临床表现为出血[15]。畸形团内动脉瘤和深部静脉引流被认为脑动静脉畸形的血管结构薄弱点[16]。其他危险因素包

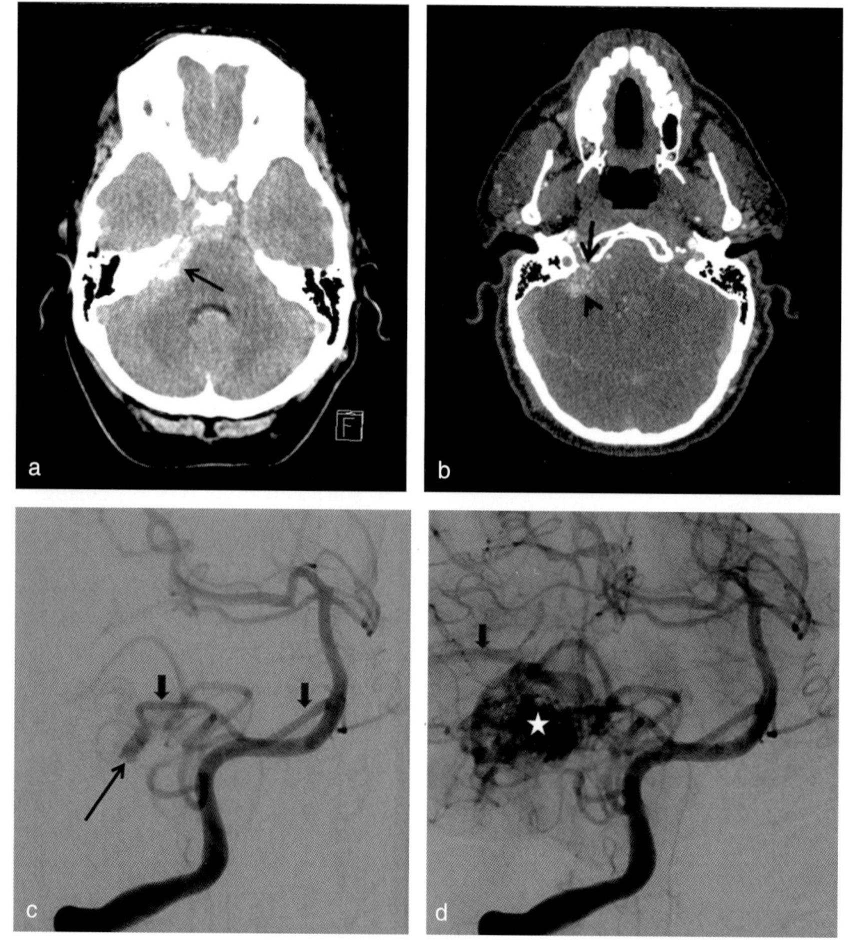

图 8.2　a. 头部 CT 平扫显示广泛的蛛网膜下腔出血，非典型脑动静脉和桥小脑角周围高密度血栓影（黑色箭头）。b. CTA 显示的畸形团与脑动静脉畸形相符（向下的箭头），局灶性对比剂浓集（箭头）示畸形团内动脉瘤。c. 右前后斜位早期动脉期血管造影显示小脑前动脉扩张（黑色短箭头）及供血动脉动脉瘤，而非畸形团内动脉瘤（黑色长箭头）。d. 右前后斜位末期动脉期造影见畸形团（☆）和早期引流静脉（黑色箭头）

括静脉狭窄、动静脉畸形位置或大小、男性以及年龄。

8.3.3 立体定向放射外科治疗

立体定向放射外科（SRS）治疗可单独或联合应用以上三种治疗方式。各种影像学检查各有利弊，可以互补使用。对于使用聚乙烯醇（Onyx）和氰基丙烯酸正丁酯（n-BCA）经血管内介入栓塞治疗的患者，由于栓塞剂与脑组织密度相当，因此CT检查不能发现，这类患者可采用MRI进行评估[17]。DSA有助于诊断畸形团与附属血管动脉瘤之间的散在畸形团或模糊影。

8.3.4 治疗后影像学评估

在手术切除脑动静脉畸形后数周至数月应进行影像学随访，以评估病灶是否完全切除或闭塞，以及是否需要进一步治疗。文献曾报道，儿童脑动静脉畸形手术切除后易复发，由于术后复发率高，建议儿童患者术后6个月到1年进行一次影像学随访[18-19]。脑动静脉畸形SRS治疗后2~5年完全闭塞，在这期间需要影像学随访以评估疗效以及是否需要进一步治疗[20-22]。

和术前影像学评估一样，DSA也是脑动静脉畸形患者术后影像学评估的金标准。出色的空间分辨率可提供可能的残余血管团和残余静脉引流的准确信息，且可即刻行血管内介入栓塞治疗。但是，DSA一般不用于常规随访，因其侵入性、放射暴露和潜在并发症可将患者置于更大的风险之中。

MRI和MRA具有无创和无电离辐射的特点，更适合用于脑动静脉畸形术后随访时。三维时间飞跃成像（3D-TOF）MRA和三维对比增强（3D-CE）MRA都可用于动静脉畸形术后随访评估[22-24]。然而，这两种检查方式的空间分辨率相对DSA较低，提供的血管解剖结构和血流动力学信息不如DSA准确。而且CE MRA和TOF MRA的空间分辨率都无法检测到小的残留畸形团，时间分辨率也无法区分引流静脉和供血动脉[23-24]。尽管MRA尚不完善，但某些研究显示，MRA具有足够高的灵敏度和特异度，可作者后续DSA随访的替代检查，用于判断畸形团是否完全闭塞或是否需要进一步治疗，MRA有足够高的灵敏度和特异度以用于随访。此外，MRI还可提供DSA无法显示的解剖学信息[25]。

4D-MRA是一种更新的具有高时间分辨率的技术，相比于静态3D-TOF MRA，前者可提示更准确的血流动力学和血管解剖结构信息。使用4D-MRA预检测的效果并不令人满意，但使用并行成像和k-space智能采样后提高了时空分辨率，可以提供更精确的脑动静脉畸形信息[26]。4D-MRA想要替代DSA检查，其时空分辨率还有待提高，但是近来的研究表明4D-MRA已经显示出了可靠的诊断准确性[27-29]。

脑动静脉畸形术后早期（30d内）的急性并发症包括脑出血、局部缺血性卒中、颅内感染或脑积水[30]。术后30d以后的晚期并发症，包括放射治疗并发症，如放射性水肿、坏死和囊性变[30]。

8.4 讨　论

影像学检查对脑动静脉畸形的诊断、治疗决策和治疗后随访至关重要。关于脑动静脉畸形患者的评估趋势值得进一步讨论。将CTA纳入急性卒中患者评估，促使血管成像检查应用于超早期出血性卒中患者的评估，有助于潜在脑动静脉畸形的早期诊断。一些小的动静脉畸形病灶在CTA和MRA检查中不易发现，需要使用脑血管造影。这些患者的筛选依据临床和影像学特征，包括年龄和出血位置。

脑动静脉畸形的治疗决策近来也发生了一些变化和进展。MRI反映出的小出血点和亚临床型出血灶提示未来可能有高出血风险。新的4D-MRA和CTA技术可以达到接近DSA的高时间分辨率，有助于鉴别早期静脉引流。有时这是动静脉畸形唯一的可视化特征。这些新技术最适用于脑动静脉畸形立体定向放射外科治疗后随访。类似于脑肿瘤，功能性MRI（定位、功能性连接和纤维示踪）可能在引导手术切除脑动静脉畸形方面具有重要价值。

上述的影像学检查证据强度有限，脑动静脉畸形是相对罕见的疾病，治疗方式和影像学检查的选择依赖于大宗病例研究。目前已经开展了一些有价值的脑动静脉畸形影像学检查方面的研究。CT和CTA在脑动静脉畸形合并脑出血诊断中有高灵敏度和高特异度。推荐使用MRI、MRA和DSA进行脑动静脉畸形切除和闭塞后随访。

未来的研究重点应集中在无症状性动静脉畸形出血的风险评估，以及DSA相对于4D-MRA在治疗后随访中的灵敏度、风险和优势等方面。

8.5 结　论

影像学检查几乎与脑动静脉畸形患者疾病治疗的所有主要决策有关，过去十年中，CTA在急性出血患者诊断方面取得了很大的进步。高时间分辨率MRI在早期静脉引流诊断方面也取得了重大进展。

参考文献

[1] Choi JH, Mohr JP. Brain arteriovenous malformations in adults. Lancet Neurol, 2005, 4(5):299–308

[2] Fiehler J, Illies T, Piening M, et al. Territorial and microvascular perfusion impairment in brain arteriovenous malfor-mations. Am J Neuroradiol, 2009, 30(2):356–361

[3] McCormack RF, Hutson A. Can computed tomography angiography of the brain replace lumbar puncture in the evaluation of acute-onset headache after a negative noncontrast cranial computed tomography scan. Acad Emerg Med, 2010, 17(4):444–451

[4] Delgado Almandoz JE, Schaefer PW, Forero NP, et al. Diagnostic accuracy and yield of multidetector CT angiography in the evaluation of spontaneous intraparenchymal cerebral hemorrhage. Am J Neuroradiol, 2009, 30(6): 1213–1221

[5] Prestigiacomo CJ, Sabit A, He W, et al. Three dimensional CT angiography versus digital subtraction angiography in the detection of intracranial aneurysms in subarachnoid hemorrhage. J Neurointerv Surg, 2010, 2(4):385–389

[6] Sanelli PC, Mifsud MJ, Stieg PE. Role of CT angiography in guiding management decisions of newly diagnosed and residual arteriovenous malformations. AJR Am J Roentgenol, 2004, 183(4):1123–1126

[7] Josephson CB, White PM, Krishan A, et al. Computed tomography angiography or magnetic resonance angiography for detection of intracranial vascular malformations in patients with intracerebral haemorrhage. Cochrane Database Syst Rev, 2014(9):CD009372

[8] Sandoval-Garcia C, Royalty K, Yang P, et al. 4D DSA a new technique for arteriovenous malformation evaluation: a feasibility study. J Neurointerv Surg, 2016, 8(3):300–304

[9] Spetzler RF, Martin NA. A proposed grading system for arteriovenous malformations. J Neurosurg, 1986, 65(4):476–483

[10] Atkinson RP, Awad IA, Batjer HH, et al. Joint Writing Group of the Technology Assessment Committee American Society of Interventional and Therapeutic Neuroradiology; Joint Section on Cerebrovascular Neurosurgery a Section of the American Association of Neurological Surgeons and Congress of Neurological Surgeons; Section of Stroke and the Section of Interventional Neurology of the American Academy of Neurology. Reporting terminology for brain arteriovenous malformation clinical and radiographic features for use in clinical trials. Stroke, 2001,32(6): 1430–1442

[11] Lawton MT. Project UBAMS, UCSF Brain Arteriovenous Malformation Study Project. Spetzler-Martin Grade Ⅲ arteriovenous malformations: surgical results and a modification of the grading scale. Neurosurgery, 2003, 52(4): 740–748, discussion 748–749

[12] Pollock BE, Flickinger JC. A proposed radiosurgery-based grading system for arteriovenous malformations. J Neurosurg, 2002, 96(1):79–85

[13] Starke RM, Yen CP, Ding D, et al. A practical grading scale for predicting outcome after radiosurgery for arteriovenous malformations: analysis of 1012 treated patients. J Neurosurg, 2013, 119(4):981–987

[14] da Costa L, Wallace MC, Ter Brugge KG, et al. The natural history and predictive features of hemorrhage from brain arteriovenous malformations. Stroke, 2009, 40(1):100–105

[15] Stapf C, Mast H, Sciacca RR, et al. Predictors of hemorrhage in patients with untreated brain arteriovenous malformation. Neurology, 2006, 66(9):1350–1355

[16] Geibprasert S, Pongpech S, Jiarakongmun P, et al. Radiologic assessment of brain arteriovenous malformations: what clinicians need to know. Radiographics, 2010, 30(2): 483–501

[17] Mamalui-Hunter M, Jiang T, Rich KM, et al. Effect of

liquid embolic agents on Gamma Knife surgery dosimetry for arteriovenous malformations. Clinical article. J Neurosurg, 2011, 115(2):364–370

[18] Kader A, Goodrich JT, Sonstein WJ,et al. Recurrent cerebral arteriovenous malformations after negative postoperative angiograms. J Neurosurg, 1996, 85(1):14–18

[19] Lang SS, Beslow LA, Bailey RL, et al. Follow-up imaging to detect recurrence of surgically treated pediatric arteriovenous malformations. J Neurosurg Pediatr, 2012, 9(5): 497–504

[20] Steiner L, Lindquist C, Adler JR, et al. Clinical outcome of radiosurgery for cerebral arteriovenous malformations. J Neurosurg, 1992, 77(1):1–8

[21] Lee CC, Reardon MA, Ball BZ, et al. The predictive value of magnetic resonance imaging in evaluating intracranial arteriovenous malformation obliteration after stereotactic radiosurgery. J Neurosurg, 2015, 123(1): 136–144

[22] Pollock BE, Kondziolka D, Flickinger JC, et al. Magnetic resonance imaging: an accurate method to evaluate arteriovenous malformations after stereotactic radiosurgery. J Neurosurg, 1996, 85(6): 1044–1049

[23] Lee KE, Choi CG, Choi JW, et al. Detection of residual brain arteriovenous malformations after radiosurgery: diagnostic accuracy of contrast-enhanced three-dimensional time of flight MR angiography at 3.0 Tesla. Korean J Radiol, 2009, 10(4):333–339

[24] Unlu E, Temizoz O, Albayram S, et al. Contrast-enhanced MR 3D angiography in the assessment of brain AVMs. Eur J Radiol, 2006, 60(3):367–378

[25] Khandanpour N, Griffiths P, Warren D, et al. Prospective comparison of late 3 T MRI with conventional angiography in evaluating the patency of cerebral arteriovenous malformations treated with stereotactic radiosurgery. Neuroradiology, 2013, 55(6):683–687

[26] Taschner CA, Gieseke J, Le Thuc V, et al. Intracranial arteriovenous malformation: time-resolved contrast enhanced MR angiography with combination of parallel imaging, keyhole acquisition, and k-space sampling techniques at 1.5 T. Radiology, 2008, 246(3):871–879

[27] Soize S, Bouquigny F, Kadziolka K, et al. Value of 4D MR angiography at 3 T compared with DSA for the follow-up of treated brain arteriovenous malformation. Am J Neuroradiol, 2014, 35(10):1903–1909

[28] Hadizadeh DR, Kukuk GM, Steck DT, et al. Noninvasive evaluation of cerebral arteriovenous malformations by 4D-MRA for preoperative planning and postoperative follow-up in 56 patients: comparison with DSA and intraoperative findings. Am J Neuroradiol, 2012, 33(6):1095–1101

[29] Lim HK, Choi CG, Kim SM, et al. Detection of residual brain arteriovenous malformations after radiosurgery: diagnostic accuracy of contrast-enhanced four-dimensional MR angiography at 3.0 T. Br J Radiol, 2012, 85(1016): 1064–1069

[30] van Beijnum J, van der Worp HB, Buis DR, et al. Treatment of brain arteriovenous malformations: a systematic review and meta-analysis. JAMA, 2011,306(18):2011–2019

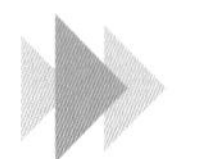

第九章 脑动静脉畸形与硬脑膜动静脉瘘的术中影像

Max Wintermark, Jeremy J. Heit

摘要：手术治疗脑动静脉畸形和硬脑膜动静脉瘘时，术中行常规影像学检查可识别隐匿的残余动静脉分流（arteriovenous shunting, AVS），从而最大限度地提高责任病灶全切率。最常见的成像模态包括：①吲哚菁绿（ICG）视频血管造影；②术中数字减影血管造影（DSA）；③术中超声；④术中平板旋转血管造影；⑤术中MRI。本章将对这些术中成像方式进行讨论。

关键词：术中血管造影；术中MRI；术中CT；术中ICG；术中超声；动静脉畸形；硬脑膜动静脉瘘

要　点

- 在手术治疗脑动静脉畸形和硬脑膜动静脉瘘时，术中影像学检查有助于证实病灶是否完全切除，识别术前影像遗漏的动静脉分流并降低术后脑出血和再次手术的风险。
- 术中DSA对术后残余动静脉分流的灵敏度最高，是脑血管手术中成像的"金标准"。
- ICG视频血管造影、超声、平板旋转血管造影和MRI也可用于脑动静脉畸形和硬脑膜动静脉瘘的手术治疗。

9.1 引　言

9.1.1 伴有异常动静脉交通的脑血管病变

脑动静脉畸形

脑动静脉畸形是一种少见的血管病变，其特点是在脑动脉和静脉之间有异常的动静脉分流（AVS）。脑动静脉畸形血管构筑的特点是脑动静脉之间通过异常复杂的血管网而非正常毛细血管床连接，这些复杂的血管网被称为畸形团① [1-2]。脑动静脉畸形被认为是在血管发育和形态发生错构过程中继发形成的，好发于儿童和青年人[1-2]。由于脑动静脉畸形有较高破裂风险，因此很多学者在努力研究脑动静脉畸形的血管构筑，这也将有助于指导其治疗[3-5]。

脑动静脉畸形影像学评估的目的是识别动静脉畸形供血动脉，畸形团大小与位置，引流静脉，血流相关动脉瘤或瘤巢内动脉瘤，以及引流静脉狭窄，这些影像学特征将有助于评估是否采用手术治疗。目前，DSA因其较高的时空分辨率，仍是脑动静脉畸形诊断的"金标准"。异常AVS仍是诊断脑动静脉畸形最灵敏的影像学特征，因此AVS是识别隐匿性动静脉畸形最重要的征象，术中影像学检查正是为了识别AVS。

CTA、MRI和MRA也可用于评估脑动静脉畸形的血管构筑特征。由于这些影像学检查较DSA的时间分辨率低，因此对AVS的识别敏感性低。尽管特殊MRI序列，如动脉自旋标记（ASL）和磁敏感加权成像（SWI）迄今仍未能应用于术中，但对识别AVS具有较高的敏感性[6-7]。尽管如此，CTA和MRI仍是脑动静脉畸形手术治疗中重要的影像学检查手段，可显

① 译者注：或血管巢

示动静脉畸形与脑结构的解剖关系，并可用于术中导航。

硬脑膜动静脉瘘

硬脑膜动静脉瘘是硬脑膜内动脉和静脉间发生异常 AVS 的一类脑血管疾病，约占颅内血管病变的 10%[8-10]。与动静脉畸形不同，硬脑膜动静脉瘘中的 AVS 供血动脉来自颈外动脉和脑膜动脉的分支，这些动脉并非通过中间毛细血管床相连，而是直接与硬脑膜窦或脑静脉连接，从而导致异常 AVS 相关瘘的形成[11]。硬脑膜动静脉瘘的病因目前还不清楚，但一些病变被认为是后天获得性的，继发于创伤或静脉窦血栓，多发生于 50 岁以上的成年人[10-11]。硬脑膜动静脉瘘的临床表现包括脑出血、耳鸣、头痛或颅内高压症状[10-13]，其中脑出血占硬脑膜动静脉瘘患者的 18%，并且静脉引流类型是最重要的出血风险预测因子[10,14]。

硬脑膜动静脉瘘的影像学评估必须识别瘘口位置、供血动脉、硬脑膜窦内静脉引流方向以及皮质静脉反流。识别直接由皮质静脉引流，或继发于由硬脑膜动静脉瘘引起的静脉高压的硬脑膜窦内血流逆行入皮质静脉至关重要，因为这些血流特征是硬脑膜动静脉瘘破裂风险的最佳预测因子[10,14]。类似于脑动静脉畸形，DSA 因其高空间和时间分辨率，以及可以检测血流是否逆行入皮质静脉，是硬脑膜动静脉瘘影像学评估的“金标准”[11,15]。

CTA、MRI 与 MRA 越来越多地用于硬脑膜动静脉瘘无创成像，它们能够显示瘘口附近的主要供血动脉、皮质静脉扩张、静脉窦形成以及硬脑膜动静脉瘘的后遗症，包括脑水肿、脑积水、视盘变扁或眼球突出。此外，也有更先进的 MRI 序列，如 ASL 和 SWI，以及时间分辨 MRA 和 CTA 在硬脑膜动静脉瘘的诊断和特征评估中应用的报道[5-7,16-18]。尽管这些技术当前主要应用于科学研究，但在不久的将来有望在硬脑膜动静脉瘘成像评估中发挥越来越大的作用。

9.1.2 脑动静脉畸形和硬脑膜动静脉瘘的手术治疗

脑动静脉畸形的手术治疗和术中影像学原理

手术切除动静脉畸形具有高效、即时、治愈率高且并发症率低等优势[19-21]。因此，在解剖学和操作可行的情况下，手术切除是治疗脑动静脉畸形的首选方法[19]。手术治疗脑动静脉畸形的目标是在完全切除畸形团的同时保留正常动静脉和脑实质[22]。如果动静脉畸形团可以完全切除，则术后发生脑出血或动静脉畸形复发的风险将大大降低。但是，如果脑动静脉畸形切除不完全，不但不能降低继发出血的风险，反而可能增加出血风险[23]。

脑动静脉畸形切除术中影像学评估可采用多种成像技术，如吲哚菁绿视频血管造影、DSA、超声、平板旋转血管造影、MRI 或多种成像技术联合应用。术中影像学评估的目的是发现残留的动静脉畸形团，定位可疑残留的动静脉畸形团，并评估手术并发症。术中影像学检查可发现 10%~20% 的动静脉畸形患者术后隐匿的残留畸形团[24-29]。因此，常规使用影像学检查识别残留动静脉畸形病灶可增加单次手术全切率，减少再次手术的概率。

脑动静脉畸形切除术中采用的成像技术对残留 AVS 的识别必须具有高度敏感性，因为 AVS 是识别残留动静脉畸形血管巢最灵敏的影像学征象。依据在手术室内使用的成像方式，残留畸形团的识别可能颇具挑战性。下面将介绍最常用的术中成像技术。

硬脑膜动静脉瘘的手术治疗和术中影像学原理

血管内介入栓塞是硬脑膜动静脉瘘最常用的治疗方式。然而，对于血管入路困难，或因解剖学上重要的供血动脉而无法安全栓塞的硬脑膜动静脉瘘亚型，不适合采用血管内介入栓塞治疗[30-32]，此类情况可行手术治疗。

与脑动静脉畸形相比，硬脑膜动静脉瘘缺乏致密的血管巢，而是由动脉和硬脑膜静脉窦或皮质静脉之间的瘘管构成。硬脑膜动静脉瘘可能由单根瘘管构成，但多个小供血动脉和引流静脉之间的多根小瘘管更常见。这些解剖上的差异使得硬脑膜动静脉瘘的手术治疗方法与动静脉畸形不同。硬脑膜动静脉瘘可以通过联合应用以下方式治疗，包括手术包裹受累静脉窦，电灼或结扎供血动脉，受累静脉窦硬化，电灼或结扎皮质引流静脉[33-35]。离断引流静脉也是治疗硬脑膜动静脉瘘的一种安全、有效的手段[36-37]。

硬脑膜动静脉瘘的术中影像学相关研究较脑动静脉畸形少[24,38-39]。硬脑膜动静脉瘘术中影像需能识别出残留AVS和皮质静脉逆流。残留AVS和皮质静脉逆流提示硬脑膜动静脉瘘术后病灶残留，仍有发生脑出血的风险。硬脑膜动静脉瘘术中成像技术将在下文进行详细讨论[39-43]。

9.2 资料与方法

在PubMed上检索关键词：intraoperative imaging, cerebral arteriovenous malformation, dural arteriovenous fistula, magnetic resonance imaging, computed tomography, digital subtraction angiography, indocyanine green, ultrasound。对相关文章进行阅览，并检索这些文章中相关参考文献。

9.3 结　果

9.3.1 术中成像技术

脑动静脉畸形和硬脑膜动静脉瘘最常用的术中成像技术包括吲哚菁绿视频血管造影、DSA、超声、平板旋转血管造影和MRI。术中MRI和平板旋转血管造影成像技术已应用于脑动静脉畸形切除术中，但还没有硬脑膜动静脉瘘术中应用的相关报道。本章我们将阐述多种成像技术在动静脉畸形和硬脑膜动静脉瘘手术中的应用。

术中吲哚菁绿视频血管造影

吲哚菁绿（ICG）是一种花青素染料，它与血液中的蛋白质有很高的亲和力，因此可作为血管造影剂。吲哚菁绿通过静脉注射给药，然后通过手术显微镜联合近红外光谱成像技术显示脑血管，具有高时空分辨率的特点。吲哚菁绿荧光早期发现动静脉畸形或硬脑膜动静脉瘘的引流静脉提示AVS，神经外科医生可以根据影像结果指导动静脉畸形（图9.1）或硬脑膜动静脉瘘（图9.2）的病灶切除。因此吲哚菁绿视频血管造影已成为脑血管手术中常用的成像技术。

吲哚菁绿视频血管造影在动静脉畸形和硬脑膜动静脉瘘手术中有以下几个明显的优势。由于它的半衰期短，仅3~4min，所以术中可多次使用，而且它可以实时识别脑血管内的AVS[44]。由于术中行吲哚菁绿视频血管造影的同时，可以利用手术显微镜持续观察手术区域，因此对手术的干扰较小。术中行吲哚菁绿视频血管造影往往仅需5min甚至更短时间，因此相对于其他术中成像技术大大节约了成本[40]。吲哚菁绿视频血管造影技术同时也有一些局限性。

吲哚菁绿视频血管造影的视野局限于手术显微镜显示的术野范围内（图9.1、图9.2），因此可能无法识别术野外的AVS病灶。当术野位于脑深部组织或手术操作难以到达的部位时，吲哚菁绿视频血管造影技术的劣势就更加明显[45]。因此，动静脉畸形病灶切除术中，吲哚菁绿视频血管造影无法识别的残留AVS可能达20%~75%[29,45]。其他相关研究表明，脑动静脉畸形和硬脑膜动静脉瘘术中行吲哚菁绿视频血管造影识别AVS具有较高的敏感性，且假阴性率为9%或更低[40,42]。

尽管术中吲哚菁绿视频血管造影技术在脑动静脉畸形术中已得到广泛应用，但有关硬脑膜动静脉瘘术中应用此项成像技术的报道较少（图 9.2）[40,43]。然而，样本量最大的一个病例报告（共 47 例硬脑膜动静脉瘘患者）显示，术中行吲哚菁绿视频血管造影识别 AVS 的假阴性率为 8.7%，与既往报道的术中 DSA 识别 AVS 的假阴性率相近[40]。至今虽无将术中 DSA 和吲哚菁绿视频血管造影进行对比的前瞻性研究，但未来进行此项研究的意义重大。

术中数字减影血管造影（DSA）

DSA 最早出现于 20 世纪 60 年代，目前术中 DSA 仍然是术中脑血管成像诊断的“金标准”[46-47]。DSA 具有时间和空间高分辨率的特

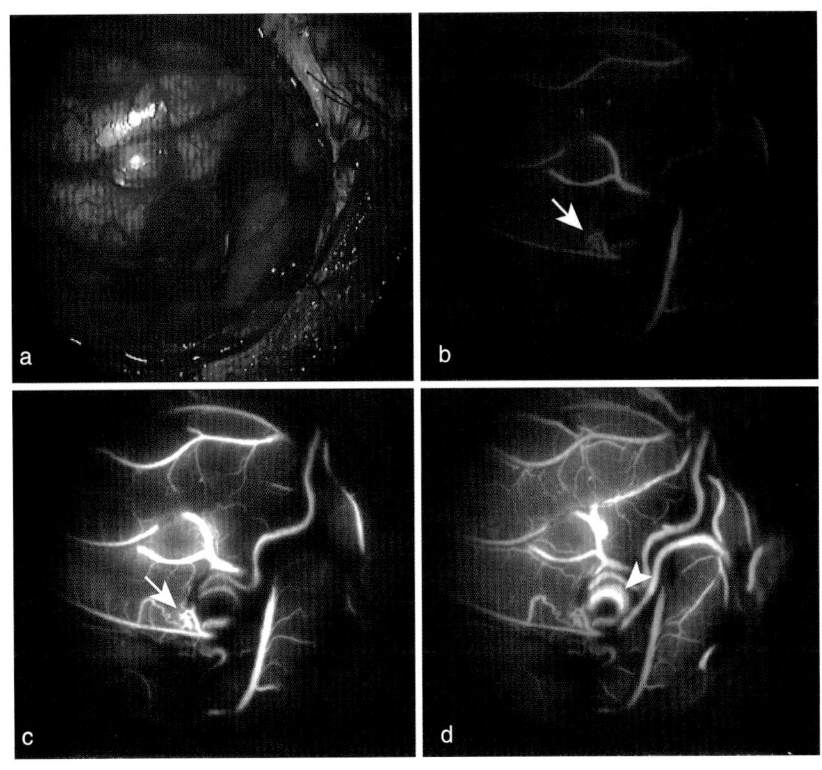

图 9.1　已破裂动静脉畸形切除术中的吲哚菁绿视频血管造影。一名年轻患者，表现为脑实质内出血（a），于手术室内行血肿清除术。术中吲哚菁绿视频血管造影动脉相（b）的早期（b）和晚期（c）显示岛盖部动静脉畸形团（箭头）。静脉引流（短箭头）提前出现在实质相的早期（d）（图片由澳大利亚悉尼的 Johnny Wong 博士提供）

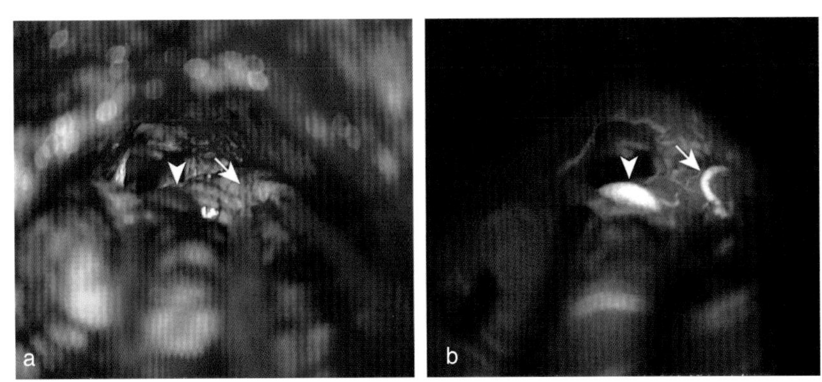

图 9.2　硬脑膜动静脉瘘结扎术中的吲哚菁绿视频血管造影成像。岩上窦硬脑膜动静脉瘘术中吲哚菁绿视频血管造影显示扩张的皮质静脉（a，短箭头和长箭头），伴随吲哚菁绿注射后动脉相早期的静脉反流（b，短箭头和长箭头）（图片由澳大利亚悉尼的 Johnny Wong 博士提供）

点，对检测 AVS、皮质小静脉内的血液反流、部分动静脉畸形或硬脑膜动静脉瘘术后微小残留病灶 [24-28,39,48] 特别敏感。此外，动静脉畸形破裂后脑实质血肿患者行术中 DSA 可发现出血相关的隐匿性因素，如先前受到血肿压迫的巢内或巢周动脉瘤 [49]。

术中 DSA 可在有便携式 C 型臂 X 线透视机的标准手术室中进行，也可在配有双 C 型臂血管造影装置的复合手术室中进行。一般情况下，首先对患者全麻，然后在超声引导下经股动脉、桡动脉或肱动脉穿刺。将导管鞘安全固定于穿刺部位，持续肝素盐水冲洗，防止穿刺鞘内或鞘管尖端附近形成血栓。最后将患者置于手术体位，并将患者的头颅置于可透光 Mayfield 头架内以利于后续行 DSA 检查。

如果脑动静脉畸形或硬脑膜动静脉瘘术前需定位病灶，可于术前行 DSA 检查。但是动静脉畸形或硬脑膜动静脉瘘患者通常术前行传统血管造影、MRI 或 CTA 进行病灶定位，以确定手术体位。此外，术前高质量 DSA 有助于完全掌握需切除病灶的血管结构。当神经外科医生认为其已成功切除动静脉畸形病灶（图 9.3）或已成功闭塞硬脑膜动静脉瘘（图 9.4）时，可行术中 DSA，排除隐匿性 AVS 的存在。移开手术显微镜，将便携式 C 型臂 X 线透视机或双 C 型臂装置就位。由神经介入医生将导管插入鞘管，并利用 X 线透视引导超选入已知的动静脉畸形或硬脑膜动静脉瘘供血动脉，通过导管注射造影剂显影。根据术前 DSA 所示的参与动静脉畸形或硬脑膜动静脉瘘的供血动脉，可能需对多个颈部血管进行显影。由神经介入医生和手术医生共同仔细阅片，评估是否有残留的伴静脉引流或硬脑膜窦的 AVS 或残留血管巢的存在。

脑动静脉畸形或硬脑膜动静脉瘘术中 DSA 检查能够在 9%~20% 的患者中发现残留的 AVS，有助于术中探查、切除或结扎残留病灶 [24-28,39,48]。如果需要，可多次行术中 DSA 检查。因此，术中 DSA 检查可提高治愈率和降低再次手术率。然而，术中 DSA 检查残留 AVS 仍有 5%~11% 的漏诊率，可通过复合血管内手术降低残留 AVS 的漏诊率 [26,39,48-49]。

虽然术中 DSA 检查对脑动静脉畸形或硬脑膜动静脉瘘术后残留病灶的识别敏感性高，但该技术也存有弊端。第一，术中 DSA 检查耗时，且手术室内反复更换手术设备也较为困难；移开手术显微镜，摆放透视设备通常需要 20~30min，血管造影操作可能需要 10~30min，如有残留病灶，更换手术显微镜继续手术可能需要多花 10~20min；因此，术中 DSA 检查可能需要 30min 或更长时间，这会显著延长手术时间。第二，由于视野不一致，血管造影解剖向术野解剖的转移可能有一定困难。第三，腹股沟、肱动脉或桡动脉留置的导管鞘均可能使手术体位受限，在未予以全身肝素化的情况下，导管鞘留置可能导致穿刺部位动脉血栓形成等并发症。术中 DSA 检查的并发症发生率为 1%~5%，明显高于常规 DSA [22,24-25,38-39,50]。

有关硬脑膜动静脉瘘术中 DSA 成像技术应用的报道不多。Pandey 团队报道的硬脑膜动静脉瘘术中应用 DSA 的研究病例数最多，29 例患者共行 34 次手术 [39]，结果显示，硬脑膜动静脉瘘患者术后硬脑膜动静脉瘘残留病灶检出率为 38%，假阴性率为 11%。因此，推荐在硬脑膜动静脉瘘术中行 DSA 检查。

术中超声

术中超声相对于吲哚菁绿视频血管造影或 DSA 并不常用，关于超声检查在脑动静脉畸形和硬脑膜动静脉瘘术中的应用已有报道 [51-59]。这些研究表明多普勒超声可定位动静脉畸形团，识别伴皮质静脉引流的 AVS，鉴别脑出血是否由动静脉畸形团诱发，证实动静脉畸形团或硬脑膜动静脉瘘病灶是否完全切除 [53-55,57-58]。尤其当在脑软化术中松弛导致术中导航技术无法定位动静脉畸形病灶位置时，术中超声对于定位动静脉畸形团非常有用[54]。术中超声也可与吲哚菁绿视频血管造影或术中 DSA 检查联用，以辅助脑动静脉畸形病灶的完全切除[55]。

在将无菌超声探头引入手术区域后进行术中超声检查。神经外科医生操控超声探头方向以定位动静脉畸形供血动脉、畸形团或引流静脉。多普勒超声可确定血管内血流方向，有助于精确显示动静脉畸形血管构筑特征[51,53-57]。术中超声显像可通过抬头显示器显示或通过手术显微镜连接的监测器显示。至关重要的是，术中超声检查无须移动显微镜，减少了对手术的干扰。

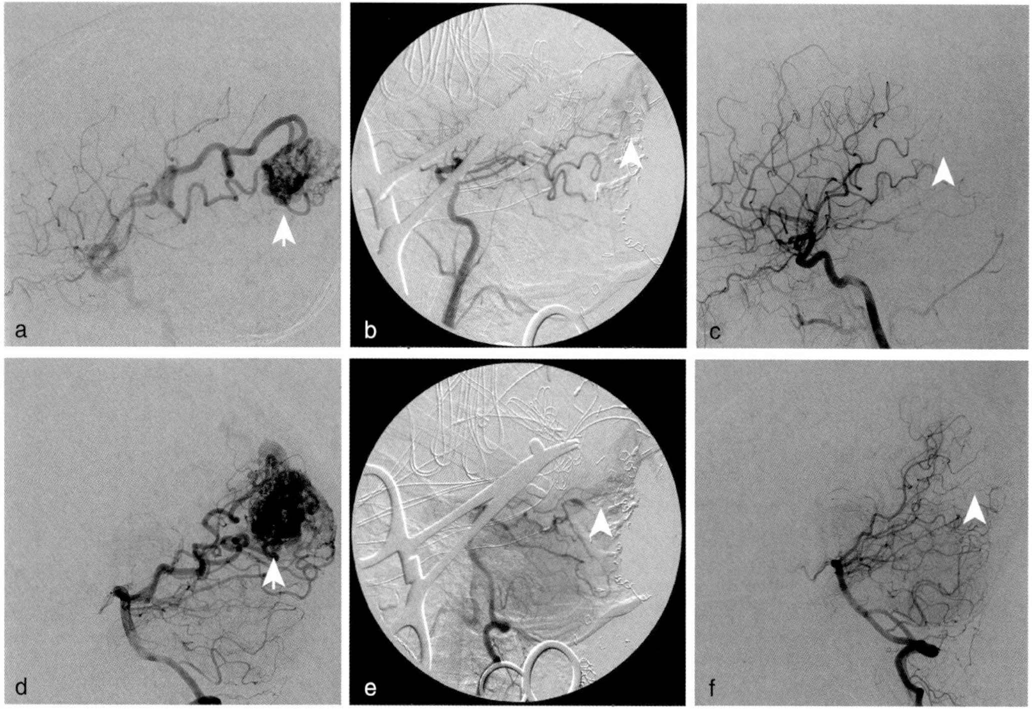

图 9.3　动静脉畸形切除术中数字减影血管造影成像。一例右枕叶动静脉畸形患者的术前血管造影显示病灶由右侧大脑中动脉（长箭头，a）及右侧大脑后动脉（d，长箭头）供血，伴浅表静脉引流。术中（b、e）及术后（c、f）血管造影显示右侧颈内动脉（b、c）和右侧椎动脉（e，f）注射造影剂后，未见动静脉畸形术后残留畸形团或引流静脉提前显影（b、c、e、f，短箭头），影像学检查证实病灶完全切除

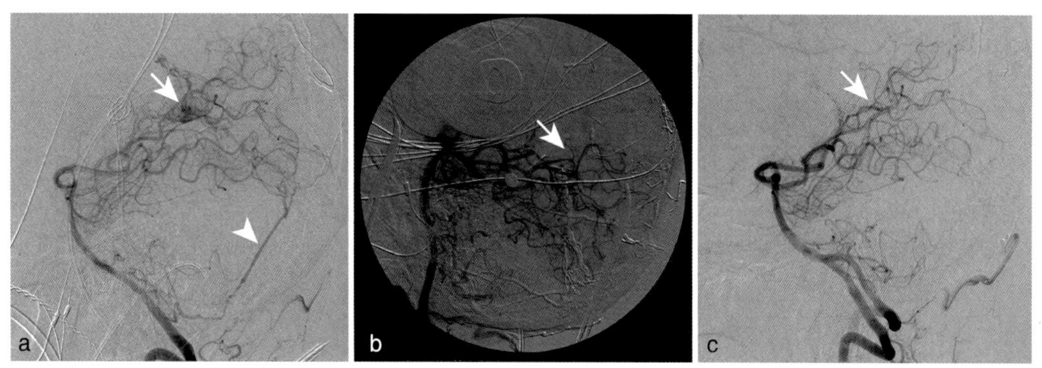

图 9.4　大脑大静脉硬脑膜动静脉瘘切除术中数字减影血管造影成像。一例大脑大静脉硬脑膜动静脉瘘患者，首发症状为颅内高压。局部栓塞后残留病灶（a，短箭头）由脑膜后动脉（a，长箭头）供血。对该小血管进行栓塞治疗的风险较大，所以对供血动脉予以结扎。术中（b）及术后（c）DSA 提示动脉相（长箭头，b、c）未见大脑大静脉引流，证实动静脉瘘治愈

由于大部分病例报道样本量较小，且缺乏前瞻性研究，评估术中超声识别残留 AVS 或残留动静脉畸形团的灵敏度十分困难。一项脑动静脉畸形术中应用超声的单中心前瞻性研究表明，术中超声识别脑动静脉畸形术后残留病灶的假阴性率为 5%，这与术中行吲哚菁绿血管造影或 DSA 识别术后残留病灶的灵敏度相近或更优[56]。基于术中超声识别术后残留病灶报道的高灵敏度，若能开展比较术中超声、吲哚菁绿视频血管造影或 DSA 的大样本前瞻性多中心研究，将是非常有意义的。

术中超声的缺点包括定位深部病变受限，操作员必须具备必要的专业知识，能熟练解读术野中动静脉畸形血管解剖的多普勒超声图像，并掌握超声检查的视野局限。尽管具有局限性，但术中超声，特别是多普勒超声，是脑动静脉畸形手术中的一种重要的辅助手段。

硬脑膜动静脉瘘术中很少使用术中超声检查，且相关文献报道也较少[51,59]。Eide 团队报道了 12 例硬脑膜动静脉瘘患者应用术中超声的经验[51]，认为术中超声在识别皮质静脉反流或深部静脉窦引流，确定硬脑膜动静脉瘘隐蔽供血动脉，证实瘘口完全封闭等方面意义重大。但该研究并未报道术中超声识别硬脑膜动静脉瘘术后完全闭塞的灵敏度。鉴于该技术在脑动静脉畸形术中的应用价值已被证实，因此开展术中超声在硬脑膜动静脉瘘手术中应用价值的前瞻性研究意义重大。

术中平板旋转血管造影

鉴于便携式 CT 机口径小，无法对固定在 Mayfield 头架上的患者进行原位扫描，因此便携式 CT 或 CTA 在脑动静脉畸形或硬脑膜动静脉瘘术中的应用价值不大。已有关于脑动静脉畸形和硬脑膜动静脉瘘术中联合应用常规 CT 扫描与动脉内注射造影剂以定位需切除病灶的报道[41]。该技术的主要用途是精确定位脑动静脉畸形和硬脑膜动静脉瘘病灶精确定位，但能否用于识别残留 AVS 则尚未见报道[41]。

平板旋转血管造影正在成为脑动静脉畸形手术中的有用工具[60-61]。平板旋转血管造影配备了现代化复合手术室内的高分辨率平板探测器。对患者行全身麻醉后用 Mayfield 进行头部固定，经动脉入路，通过 X 线透视引导，导管到达动静脉畸形团的颈部供血动脉。当导管到位，围绕头部旋转平板探测器采集三维图像，然后向病灶供血的颈内动脉或椎动脉注射造影剂，再次采集三维图像。对这些图像的处理有两种方式：第一，动静脉畸形血管构筑的高分辨率图像可通过第二次旋转图像减去第一次旋转的蒙片获得，这些高分辨率的血管图像能够更好地描绘动静脉畸形的血管解剖结构，有助于辅助手术；第二，对第二次采集的图像进行非剪影处理可以生成包括骨、软组织和血管信息的 CT 样图像。第二次生成的图像可以添加到手术导航软件中用于指导动静脉畸形切除[60]。

由于越来越多的医疗中心正在建造拥有复合手术单元的超现代化手术室，最大化发挥复合手术室的效率至关重要。将血管内介入栓塞治疗和开放手术恰当、有效地融合是当前明显的趋势，可使现代化手术室流程化治疗成为可能。研究如何将这些技术适应硬脑膜动静脉瘘的手术治疗也是很有意义的，但据我们所知，尚无相关研究。我们期待随着世界范围内复合手术室的广泛使用，影像引导下的脑血管手术能取得重大进展。

术中 MRI

术中 MRI 最早是在 15 年前应用于脑动静脉畸形手术，至今尚无硬脑膜动静脉瘘术中 MRI 技术应用的报道[62]。MRI 能够精确显示待切除病灶与周围脑实质的空间解剖关系，因此术前 MRI 常用于脑动静脉畸形切除术中导航。然而，术中硬脑膜切开后脑实质移位可能导致导航失败，造成手术预后不佳。

MRI 因空间分辨率高，对脑动静脉畸形患者开颅后行 MRI 检查可准确定位畸形团[62-64]。此外，术中 MRA 与术中 MRI 融合，能够显示脑动静脉畸形的动静脉及周边脑实质解剖空间的位置关系[63]。术中 MRI 的时间分辨增强动力学成像（time-resolved imaging of contrast kinetics, TRICKS）序列已经用于动脉血流分析，已有报道，脑动静脉畸形术中行 MRI TRICKS 证实动静脉畸形完全切除[64]。

术中 MRI 的优势并不局限于准确显示动静脉畸形团及其与脑实质间的解剖关系。在其他非脑血管病手术中的应用，如肿瘤切除，可明显降低并发症的发生率[65]。此外，MRI 检查与 DSA 相比更加无创，可降低手术相关并发症的发生率。术中 MRI 除了具有这些可见和潜在的优势，我们也应看到其弊端。

术中行 MRI 检查有如下缺点。首先，在神经外科手术中应用 MRI 技术将干扰手术的继续进行。具体过程是：先将患者用无菌单覆盖，然后移动患者或 MRI 仪到位进行成像；分析术中 MRI 成像，如有必要，恢复患者手术体位继续行病灶切除。这一系列操作至少会将手术时间延长 1h 以上。其次，为了安全地进行术中 MRI，术中所有靠近 MRI 仪的设备都必须是非铁磁性的。这一要求严格限制了手术器械和手术室设备的应用，并影响了手术流程。然而，术中熟练使用 MRI 技术的神经外科医生认为，术中 MRI 对手术的顺利进行意义重大。

当前术中 MRI 技术尚未得到广泛应用，众多问题仍未解决。术中定位动静脉畸形团的最佳 MRI 序列至今尚无定论。术中 MRI 对动静脉畸形切除术后残留 AVS 的敏感性也无报道。由于动脉自旋标记成像技术识别 AVS 的灵敏度高，因此研究该成像技术能否应用于脑动静脉畸形术中准确识别术后残留 AVS 的意义重大[6]。

9.4 结　论

术中成像在脑血管手术中应用广泛，且在动静脉畸形和硬脑膜动静脉瘘的手术治疗中发挥着重要作用。不同神经外科医生可能选择不同的术中成像技术，但研究显示多种术中成像技术对脑动静脉畸形和硬脑膜动静脉瘘术后残留 AVS 的识别均有效。

术中 DSA 目前仍是脑动静脉畸形切除或硬脑膜动静脉瘘结扎术后残留病灶筛查的“金标准”。术中 DSA 对残留 AVS 的识别敏感性最高，若发现残留 AVS，将继续行手术探查并切除残留病灶，防止病灶切除不彻底而诱发脑出血，从而降低再次手术的风险。未来开展复合手术室的广泛应用能否提高术中 DSA 识别残留病灶灵敏度的研究意义重大，开展在复合手术室内行脑动静脉畸形和硬脑膜动静脉瘘手术时，术中如何应用平板旋转血管造影技术辅助手术的研究同样意义重大。

相关研究将其他术中成像技术，包括术中吲哚菁绿视频血管造影、超声和 MRI 识别病灶的灵敏度与术中 DSA 进行了对比，证实了这些成像技术在脑动静脉畸形和硬脑膜动静脉瘘术中的应用价值。迄今为止，还没有一项前瞻性研究比较这些不同的术中影像检查的敏感性。尽管此类研究很难进行，但是意义重大。

脑动静脉畸形和硬脑膜动静脉瘘术中影像技术的应用提高了治愈率，降低了脑动静脉畸形和硬脑膜动静脉瘘不完全切除并诱发脑出血的风险，同时避免了再次手术的风险。由于术中 DSA 对识别动静脉畸形或硬脑膜动静脉瘘切除术后残留 AVS 的灵敏度最高，因此 DSA 是脑动静脉畸形和硬脑膜动静脉瘘术中残留病灶诊断的“金标准”。尽管术中吲哚菁绿视频血管造影、超声、平板旋转血管造影和 MRI 识别残留 AVS 的灵敏度低于术中 DSA，但这些术中成像技术均能有效辅助手术顺利进行。

参考文献

[1] Laakso A, Hernesniemi J. Arteriovenous malformations: epidemiology and clinical presentation. Neurosurg Clin N

Am, 2012, 23(1):1–6

[2] Friedlander RM. Clinical practice. Arteriovenous malformations of the brain. N Engl J Med, 2007, 356(26):2704–2712

[3] Crawford PM, West CR, Chadwick DW, et al. Arteriovenous malformations of the brain: natural history in unoperated patients. J Neurol Neurosurg Psychiatry, 1986, 49(1):1–10

[4] Fults D, Kelly DL Jr. Natural history of arteriovenous malformations of the brain: a clinical study. Neurosurgery, 1984, 15(5):658–662

[5] Yamada S, Takagi Y, Nozaki K, et al. Risk factors for subsequent hemorrhage in patients with cerebral arteriovenous malformations. J Neurosurg, 2007, 107(5):965–972

[6] Le TT, Fischbein NJ, André JB, et al. Identification of venous signal on arterial spin labeling improves diagnosis of dural arteriovenous fistulas and small arteriovenous malformations. Am J Neuroradiol, 2012, 33(1):61–68

[7] Jagadeesan BD, Delgado Almandoz JE, Moran CJ, et al. Accuracy of susceptibility-weighted imaging for the detection of arteriovenous shunting in vascular malformations of the brain. Stroke, 2011, 42(1):87–92

[8] Kajita Y, Miyachi S, Wakabayashi T, et al. A dural arteriovenous fistula of the tentorium successfully treated by intravascular embolization. Surg Neurol, 1999, 52(3):294–298

[9] Al-Shahi R, Bhattacharya JJ, Currie DG, et al. Scottish Intracranial Vascular Malformation Study Collaborators. Prospective, population-based detection of intracranial vascular malformations in adults: the Scottish Intracranial Vascular Malformation Study (SIVMS). Stroke, 2003, 34(5): 1163–1169

[10] Cognard C, Gobin YP, Pierot L, et al. Cerebral dural arteriovenous fistulas: clinical and angiographic correlation with a revised classification of venous drainage. Radiology, 1995, 194(3):671–680

[11] Hacein-Bey L, Konstas AA, Pile-Spellman J. Natural history, current concepts, classification, factors impacting endovascular therapy, and pathophysiology of cerebral and spinal dural arteriovenous fistulas. Clin Neurol Neurosurg, 2014, 121:64–75

[12] Cognard C, Casasco A, Toevi M, et al. Dural arteriovenous fistulas as a cause of intracranial hypertension due to impairment of cranial venous outflow. J Neurol Neurosurg Psychiatry, 1998, 65(3):308–316

[13] Satomi J, van Dijk JM, Terbrugge KG, et al. Benign cranial dural arteriovenous fistulas: outcome of conservative management based on the natural history of the lesion. J Neurosurg, 2002, 97(4):767–770

[14] Borden JA,Wu JK, Shucart WA. A proposed classification for spinal and cranial dural arteriovenous fistulous malformations and implications for treatment. J Neurosurg, 1995, 82(2):166–179

[15] Kuwayama N. Classification and diagnosis of intracranial dural arteriovenous fistulas [in Japanese]. Brain Nerve, 2008, 60(8):887–895

[16] Farb RI, Agid R, Willinsky RA, et al. Cranial dural arteriovenous fistula: diagnosis and classification with time-resolved MR angiography at 3 T. Am J Neuroradiol, 2009, 30(8):1546–1551

[17] Nishimura S, Hirai T, Sasao A, et al. Evaluation of dural arteriovenous fistulas with 4D contrast-enhanced MR angiography at 3 T. Am J Neuroradiol, 2010, 31(1): 80–85

[18] Willems PW, Brouwer PA, Barfett JJ, et al. Detection and classification of cranial dural arteriovenous fistulas using 4D-CT angiography: initial experience. Am J Neuroradiol, 2011, 32(1):49–53

[19] Potts MB, Lau D, Abla AA, et al. UCSF Brain AVM Study Project. Current surgical results with low-grade brain arteriovenous malformations. J Neurosurg, 2015, 122(4): 912–920

[20] Morgan MK, Rochford AM, Tsahtsarlis A, et al. Surgical risks associated with the management of Grade I and II brain arteriovenous malformations. Neurosurgery, 2004, 54(4):832–837, discussion 837–839

[21] Pandey P, Marks MP, Harraher CD, et al. Multimodality management of Spetzler-Martin Grade Ⅲ arteriovenous malformations. J Neurosurg, 2012, 116(6):1279–1288

[22] Gaballah M, Storm PB, Rabinowitz D, et al. Intraoperative cerebral angiography in arteriovenous malformation resection in children: a single institutional experience. J Neurosurg Pediatr, 2014, 13(2):222–228

[23] Miyamoto S, Hashimoto N, Nagata I, et al. Posttreatment sequelae of palliatively treated cerebral arteriovenous malformations. Neurosurgery, 2000, 46(3):589–594, discussion 594–595

[24] Barrow DL, Boyer KL, Joseph GJ. Intraoperative angiography in the management of neurovascular disorders. Neurosurgery, 1992, 30(2):153–159

[25] Martin NA, Bentson J, Viñuela F, et al. Intraoperative digital subtraction angiography and the surgical treatment of intracranial aneurysms and vascular malformations. J Neurosurg, 1990, 73(4):526–533

[26] Vitaz TW, Gaskill-Shipley M, Tomsick T, et al. Utility, safety, and accuracy of intraoperative angiography in the surgical treatment of aneurysms and arteriovenous malformations. Am J Neuroradiol, 1999, 20(8): 1457–1461

[27] Yuan G, Zhao JZ, Wang S, et al. Intraoperative angiography in the surgery of brain arteriovenous malformations [in Chinese]. Beijing Da Xue Xue Bao, 2007, 39(4):412–415

[28] Yanaka K, Matsumaru Y, Okazaki M, et al. Intraoperative angiography in the surgical treatment of cerebral arteriovenous malformations and fistulas. Acta Neurochir (Wien), 2003,145(5):377–382, discussion 382–383

[29] Killory BD, Nakaji P, Gonzales LF, et al. Prospective evaluation of surgical microscope-integrated intraoperative near-infrared indocyanine green angiography during cerebral arteriovenous malformation surgery. Neurosurgery, 2009, 65(3):456–462, discussion 462

[30] Kakarla UK, Deshmukh VR, Zabramski JM, et al. Surgical treatment of high-risk intracranial dural arteriovenous fistulae: clinical outcomes and avoidance of complications. Neurosurgery, 2007, 61(3):447–457, discussion 457–459

[31] Afshar JK, Doppman JL, Oldfield EH. Surgical interruption of intradural draining vein as curative treatment of spinal dural arteriovenous fistulas. J Neurosurg, 1995, 82(2):196–200

[32] Kattner KA, Roth TC, Giannotta SL. Cranial base approaches for the surgical treatment of aggressive posterior fossa dural arteriovenous fistulae with leptome-ningeal drainage: report of four technical cases. Neuro-surgery, 2002, 50(5): 1156–1160, discussion 1160–1161

[33] Collice M, D'Aliberti G, Talamonti G, et al. Surgical interruption of leptomeningeal drainage as treatment for intracranial dural arteriovenous fistulas without dural sinus drainage. J Neurosurg, 1996, 84(5):810–817

[34] Lucas CP, De Oliveira E, Tedeschi H, et al. Sinus skeletonization: a treatment for dural arteriovenous malformations

of the tentorial apex. Report of two cases. J Neurosurg, 1996, 84(3):514–517

[35] Liu JK, Dogan A, Ellegala DB, et al. The role of surgery for high-grade intracranial dural arteriovenous fistulas: importance of obliteration of venous outflow. J Neurosurg, 2009, 110(5):913–920

[36] Collice M, D'Aliberti G, Arena O, et al. Surgical treatment of intracranial dural arteriovenous fistulae: role of venous drainage. Neurosurgery, 2000, 47(1):56–66, discussion 66–67

[37] Hoh BL, Choudhri TF, Connolly ES Jr, et al. Surgical management of high-grade intracranial dural arteriovenous fistulas: leptomeningeal venous disruption without nidus excision. Neurosurgery, 1998, 42(4):796–804, discussion 804–805

[38] Derdeyn CP, Moran CJ, Cross DT, et al Intraoperative digital subtraction angiography: a review of 112 consecutive examinations. Am J Neuroradiol, 1995, 16(2): 307–318

[39] Pandey P, Steinberg GK, Westbroek EM, et al. Intraoperative angiography for cranial dural arteriovenous fistula. Am J Neuroradiol, 2011, 32(6):1091–1095

[40] Thind H, Hardesty DA, Zabramski JM, et al. The role of microscope ,integrated near ,infrared indocyanine green videoangiography in the surgical treatment of intra-cranial dural arteriovenous fistulas. J Neurosurg, 2015, 122(4): 876–882

[41] Raza SM, Papadimitriou K, Gandhi D, et al. Intraarterial intraoperative computed tomography angiography guided navigation: a new technique for localization of vascular pathology. Neurosurgery, 2012, 71(2) Suppl Operative: ons240–ons252, discussion ons252

[42] Hänggi D, Etminan N, Steiger HJ. The impact of microscope-integrated intraoperative near-infrared indocyanine green videoangiography on surgery of arteriovenous malformations and dural arteriovenous fistulae. Neurosurgery, 2010, 67(4):1094–1103, discussion 1103–1104

[43] Schuette AJ, Cawley CM, Barrow DL. Indocyanine green videoangiography in the management of dural arteriovenous fistulae. Neurosurgery, 2010, 67(3):658–662, discussion 662

[44] Kato N, Tanaka T, Suzuki Y, et al. Multistage indocyanine green videoangiography for the convexity dural arteriovenous fistula with angiographically occult pial fistula. J Stroke Cerebrovasc Dis, 2012, 21(8):918.e1–918.e5

[45] Bilbao CJ, Bhalla T, Dalal S, et al. Comparison of indocyanine green fluorescent angiography to digital subtraction angiography in brain arteriovenous malformation surgery. Acta Neurochir (Wien), 2015, 157(3):351–359

[46] Loop JW, Foltz EL. Applications of angiography during intracranial operation. Acta Radiol Diagn (Stockh), 1966, 5:363–367

[47] Allcock JM, Drake CG. Postoperative angiography in cases of ruptured intracranial aneurysm. J Neurosurg, 1963, 20:752–759

[48] Munshi I, Macdonald RL, Weir BK. Intraoperative angiography of brain arteriovenous malformations. Neurosurgery, 1999, 45(3):491–497, discussion 497–499

[49] Kotowski M, Sarrafzadeh A, Schatlo B, et al. Intraoperative angiography reloaded: a new hybrid operating theater for combined endovascular and surgical treatment of cerebral arteriovenous malformations: a pilot study on 25 patients. Acta Neurochir (Wien), 2013, 155(11):2071–2078

[50] Ghosh S, Levy ML, Stanley P, et al. Intraoperative angiography in the management of pediatric vascular disorders. Pediatr Neurosurg, 1999, 30(1):16–22

[51] Eide PK, Sorteberg AG, Meling TR, et al. Directional intraoperative Doppler ultrasonography during surgery on cranial dural arteriovenous fistulas. Neurosurgery, 2013, 73(2 Suppl Operative): ons211–ons222, discussion ons222–ons223

[52] Fu B, Zhao JZ, Yu LB. The application of ultrasound in the management of cerebral arteriovenous malformation. Neurosci Bull, 2008, 24(6):387–394

[53] Rubin JM, Hatfield MK, Chandler WF, et al. Intracerebral arteriovenous malformations: intraoperative color Doppler flow imaging. Radiology, 1989, 170(1 Pt 1):219–222

[54] Walkden JS, Zador Z, Herwadkar A, et al. Use of intraoperative Doppler ultrasound with neuronavigation to guide arteriovenous malformation resection: a pediatric case series. J Neurosurg Pediatr, 2015, 15(3):291–300

[55] Wang H, Ye ZP, Huang ZC, et al. Intraoperative ultrasonography combined with indocyanine green video-angiography in patients with cerebral arteriovenous malfor-mations. J Neuroimaging, 2015, 25(6):916–921

[56] Woydt M, Perez J, Meixensberger J, et al. Intraoperative colour–duplex–sonography in the surgical management of cerebral AV–malformations. Acta Neurochir (Wien), 1998, 140(7):689–698

[57] Black KL, Rubin JM, Chandler WF, et al. Intraoperative color-flow Doppler imaging of AVM's and aneurysms. J Neurosurg, 1988, 68(4):635–639

[58] Westra SJ, Curran JG, Duckwiler GR, et al. Pediatric intracranial vascular malformations: evaluation of treatment results with color Doppler US. Work in progress. Radiology, 1993, 186(3):775–783

[59] Fujita A, Tamaki N, Nakamura M, et al. A tentorial dural arteriovenous fistula successfully treated with interruption of leptomeningeal venous drainage using microvascular Doppler sonography: case report. Surg Neurol, 2001, 56(1):56–61

[60] Srinivasan VM, Schafer S, Ghali MG, et al. Cone-beam CT angiography (Dyna CT) for intraoperative localization of cerebral arteriovenous malformations. J Neurointerv Surg, 2016, 8(1):69–74

[61] Dehdashti AR, Thines L, Da Costa LB, et al. Intraoperative biplanar rotational angiography during neurovascular surgery. Technical note. J Neurosurg, 2009, 111(1):188–192

[62] Schwartz RB, Hsu L, Wong TZ, et al. Intraoperative MR imaging guidance for intracranial neurosurgery: experience with the first 200 cases. Radiology, 1999, 211(2):477–488

[63] Bekelis K, Missios S, Desai A, et al. Magnetic resonance imaging/magnetic resonance angiography fusion technique for intraoperative navigation during microsurgical resection of cerebral arteriovenous malformations. Neurosurg Focus, 2012, 32(5):E7

[64] Sakurada K, Kuge A, Takemura S, et al. Intraoperative magnetic resonance imaging in the successful surgical treatment of an arteriovenous malformation-case report. Neurol Med Chir (Tokyo), 2011, 51(7):512–514

[65] Liu H, Hall WA, Martin AJ, et al. MR-guided and MR-monitored neurosurgical procedures at 1.5 T. J Comput Assist Tomogr, 2000, 24(6):909–918

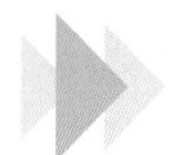

第十章 脑动静脉畸形手术及血管内介入栓塞治疗中的神经电生理监测

Pietro Meneghelli, Alberto Pasqualin, Francesco Sala

摘要：在过去的二十年中，术中神经电生理监测（intraoperative neurophysiological monitoring, IONM）作为一种重要的技术应运而生，它能够迅速识别即将发生的神经系统损伤，便于及时采取纠正措施，从而避免或最大限度地减少术后神经功能缺损。在脑血管外科手术中，IONM 通过监测诱发电位来持续评估各种神经通路的功能完整性，被监测通路涵盖了运动、感觉、听觉和视觉等。

脑动静脉畸形可以采用手术或血管内介入栓塞治疗。这两种治疗方式均有造成神经损伤的风险，术中电生理监测已越来越多地用于预防而非仅预测动静脉畸形切除和暂时性动脉闭塞期间的脑缺血。根据动静脉畸形的位置及皮质和皮质下血管区域的累及程度，将 IONM 技术分为运动诱发电位、体感诱发电位、视觉诱发电位和脑干听觉诱发电位。此外，对于睡眠中的患者，当运动皮质和皮质下运动通路在解剖学上无法识别时，定位技术可以帮助外科医生将其定位，而清醒手术可将神经电生理定位扩展到语言和其他认知区域。

在全麻下行动静脉畸形血管内介入栓塞时可以应用 IONM 进行激发试验。在栓塞动静脉畸形供血动脉之前，超选注射短效巴比妥酸盐和（或）局部麻醉剂，通过激发试验来模拟栓塞的效果。根据激发试验的结果，决定继续或放弃栓塞。

本章将综述不同的神经电生理监测和皮质/皮质下定位技术，并评估这些技术在颅内血管神经外科手术中的应用现状。

关键词：脑动静脉畸形；血管内介入栓塞；术中神经电生理监测；运动诱发电位；激发试验

要　点

- 在脑动静脉畸形手术期间，应根据动静脉畸形的位置和所涉及的血管区域调整术中神经电生理监测策略。对于每种特定病例，应考虑上肢和（或）下肢运动诱发电位（MEP）和（或）体感诱发电位（SSEP）的组合，以及视觉诱发电位（VEP）和听觉诱发电位（BAER）的使用。
- 几十年来 Penfield 技术一直是皮质定位的标准方法，目前运动诱发电位短串技术为皮质和皮质下运动区定位提供了一些干优势。
- 使用与 MEP 和 SSEP 监测相关的药理学激发试验是在全身麻醉下对感觉运动区域的脑动静脉畸形进行安全血管内介入栓塞治疗的一种实用方法。
- 血管临时阻断的时间与神经生理学变化之间的关系，以及 IONM 变化的持续时间与临床预后之间的关系仍不清楚，但这些关系对于了解在缺血发展为梗死之前可耐受多长时间的 IONM 变化起着关键作用。

10.1 引　言

考虑到手术技巧和对解剖学的深刻了解而言，脑动静脉畸形的手术治疗对术者有很高要求。此外，需要有高可信度的 DSA 支撑。

脑血管手术（特别是动静脉畸形手术）中的关键点是将病变从血管网中切除，同时维持局部区域结构中的脑血流量（cerebral blood flow, CBF）。为动静脉畸形供血的动脉通常也为功能区（如感觉运动皮质和皮质脊髓束）供血，必须仔细评估这些动脉通道。隐藏的穿支动脉仅通过手术是无法发现的，手术切除前后常难以直接观察这些血管。近年来，已有各种技术可对 CBF 和灌注进行直接或间接评估。成像方法(如术中血管造影、吲哚菁绿视频血管造影等)可以对血管的通畅性进行实时评估。此外，术中微流探头[1]和多普勒超声可实时评估声波区血管中的血流。这些直接技术可以对 CBF 进行定性和定量评估，但它们没有提供关于 CBF 减少的功能性结果的反馈。

术中神经电生理监测（IONM）可以在手术期间评估神经通路的功能完整性。在脑血管外科手术中，IONM 间接提供了对 CBF 的评估，并且通常可以检测皮质和皮质下区域即将发生的损伤。此前，IONM 已成为治疗脑血管病变尤其是脑动脉瘤非常有用的工具[2-9]。IOVM 包括多种不同的技术：脑电图（EEG）监测可用于检测由于主要血管闭塞引起的即将发生的局部缺血，在动脉瘤手术中的临时阻断期间指导麻醉药品的滴定调整；体感诱发电位（SSEP）可以评估脊髓通路及其周围传导刺激并将其传递到大脑的能力；脑干听觉诱发电位（BAER）评估听觉刺激沿听觉通路（听神经、耳蜗核、上橄榄体、下丘）从外周到皮质的传导；运动诱发电位（MEP）可以评估皮质到肌肉的皮质脊髓束（CST）和其他下行运动通路的功能状态。

脑动静脉畸形的治疗可以通过手术或血管内介入栓塞治疗。这两种治疗均有造成神经损伤的风险，而 IONM 越来越多地用于预防而非仅预测脑缺血。

本章将综述不同的神经电生理监测（SSEP、BAER、MEP）和皮质 / 皮质下定位技术，并综合评价这些技术在颅内血管手术中的应用现状。

10.2 术中神经电生理学技术

IONM 基本上可以分为两类：定位技术（Mapping）和监测技术（Monitoring）。前者提供模糊神经结构的功能识别，例如在由于中央沟区占位挤压而使功能解剖结构变形移位的情况下识别主要运动区域。然而，皮质 / 皮质下定位仅能在某个时间点提供信息，并不能连续监测神经通路功能的完整性，而后者可以通过使用诸如 SSEP、BAER 和 MEP 等监测技术来实现。

与肿瘤手术不同，血管神经手术很少需要定位技术。另一方面，可以使用监测技术来提供有价值的信息。

自 20 世纪 80 年代以来，SSEP 监测一直应用于动脉瘤手术中[2,10-11]。其他研究者曾使用 SSEP-BAER 联合方案[5,12]，MEP 是近期引入的技术[6,8-9,13-14]。

10.2.1 定位技术

皮质定位（图 10.1）

对于皮质和皮质下功能区定位，60Hz 双极刺激技术（基本上基于最初的 Penfield 技术）仍然广泛用于神经外科[15]。使用恒流刺激器产生具有 60Hz（欧洲为 50Hz）刺激频率和 1ms 单相持续时间的双相方波脉冲。用接触点间距 5mm 的双极电极直接刺激皮质 2~3s。在全身麻醉下，起始电流强度约为 4mA，然后逐次增加 2mA，直至在对侧肌肉记录到运动反应。清醒患者的阈值通常较低，并且可以通过低至 1~2mA 的电流引发运动[16-17]。肉眼观察肌肉活动已由多通道肌电图取代，后者表现更为灵敏[18]。在睡眠状态的患者中，尽管一些患者可能具有更高的刺激阈值，但如果在 16~20mA 的强度下仍没有发生肌肉收缩，则提示该皮质区域并非重要的运动功能区。在应用该技术期间，推荐应用皮质脑电图（ECoG）监测，因为刺激可能引起临床或亚临床癫痫样活动（放电后），而这可能会影响进一步的神经电生理评估。如果术中癫痫发作，可应用冷乳酸盐林格溶液冲洗脑皮质，异常放电通常会在20~30s内停止[19]。

然而，Penfield技术存在一些局限性，包括诱发术中癫痫发作的风险较高[20]，不能进行持续MEP监测（由于皮质刺激时间延长）；由于运动皮质和通路不成熟，其在儿童群体中的成功率低[21]。

随着Taniguchi等和Pechstein等在20世纪90年代中期开发的MEP监测技术的出现，一种新的运动皮质定位技术诞生[22-23]。该技术用于通过经颅电刺激（transcranial electrical stimulation, TES）引出MEP，并且在开颅手术期间，由于运动皮质暴露，也可以直接从运动皮质上的条形电极进行MEP监测并进行皮质定位。该技术应用5~7个序列串，刺激间隔4ms，持续时间500μs的方波脉冲刺激，TES恒定电流强度最高为200mA，皮质MEP监测和运动定位恒定电流强度最高为20mA。

在成人运动皮质定位中，通常认为20mA阈值的单电极刺激是安全的。尽管使用MEP短串技术引发术中癫痫发作的风险远低于使用Penfield技术[20]，但为了最大限度地降低这种风险，在设置皮质定位的刺激强度时及直接皮质刺激（DCS）的连续MEP监测中，我们仍然建议使用ECoG。这可检测任何后放电，后放电可能影响定位的结果，从而提供假阳性结果。然而，阳性皮质定位的阈值有时高于后放电阈值，并且同一受试者的皮质内存在高度可变性[24]。

为顺利进行皮质/皮质下运动定位和MEP监测，选择适当的肌肉进行记录是至关重要的。手部小肌肉（例如拇短展肌）及前臂长屈肌或伸肌已被证明是上肢的较好选择，因为它们对

直接皮质刺激

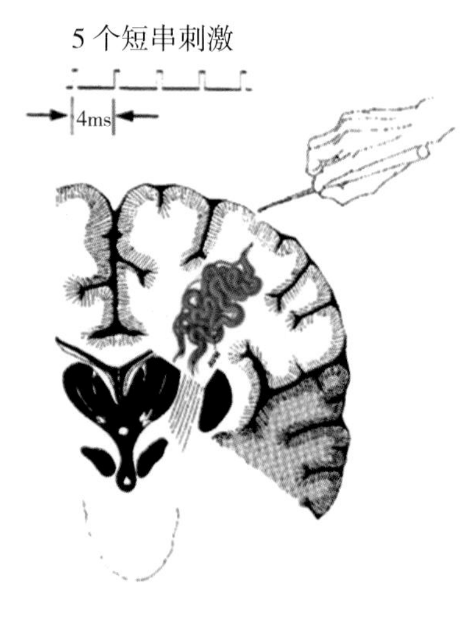

肌肉记录

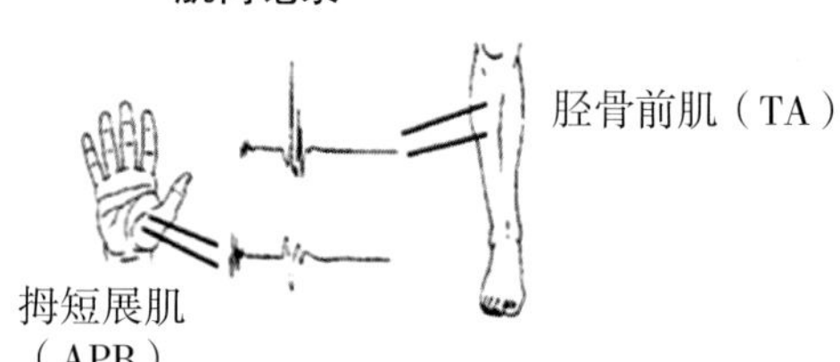

经12mA的电流直接皮质刺激下的CMAP

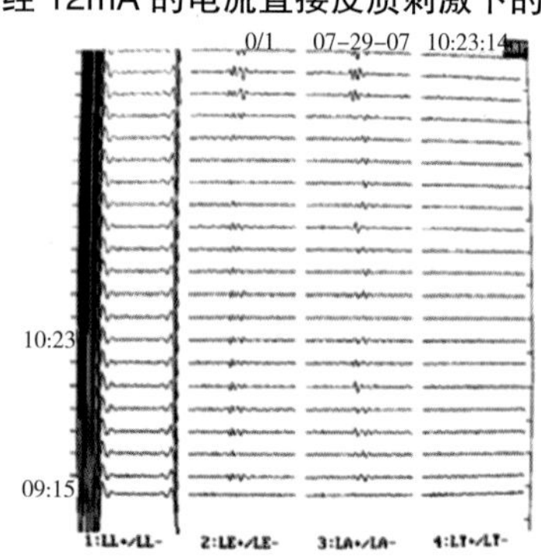

图10.1 脑动静脉畸形手术期间皮质定位示意图。左侧：使用手持式单极探针进行直接皮质刺激（DCS），该探针提供5个短串刺激（每个刺激持续时间为0.5ms；刺激间隔为4ms；刺激频率为1Hz；最大刺激强度为20mA）。从对侧肌肉记录复合肌肉动作电位（compound muscle action potential, CMAP）。在该实例中，在12mA下的DCS之后记录来自左侧伸肌（LE）和左侧外展肌（LA）的CMAP。左下面部（LL）和左胫骨前肌（LT）无应答记录

皮质脊髓束纤维的神经支配比近端肌肉更丰富。同样，对于下肢，拇外展肌（AHB）是最佳肌肉，因为它具有显著的皮质脊髓束神经支配特性[25]。胫骨前肌（TA）是AHB的替代选择。我们将监测肌肉MEP的标准电极导联用于下肢的AHB和TA，以及上肢的ABP和前臂屈肌或伸肌。最后，连续监测不受手术影响的肌肉（通常在脑外科手术中，任何同侧肌肉），将其作为对照，以排除手术诱发的电位变化，而确定电位变化是由麻醉还是技术问题引起很重要。

在脑动静脉畸形手术期间，选择合适的肌肉记录是必不可少的，并且该选择应该基于与动静脉畸形病灶及其血管结构相关的皮质和皮质下区域的功能解剖结构。

皮质下定位

皮质下定位用于识别白质纤维束，以在手术期间对其进行保护。同样，MEP短串刺激技术或Penfield技术可用于皮质下定位，但一些初步数据[26]表明，通过单极探针提供的短串技术最有效。在皮质下定位及与纤维束成像的相关性方面，皮质脊髓束（CST）的定位受到了更广泛的关注。定位皮质脊髓束并引起肌肉反应所需的刺激强度越低，则探针越接近皮质脊髓束。定位点与皮质脊髓束之间的安全距离尚未明确；然而，经验表明，每1mA的刺激强度对应距纤维束约1mm的距离是安全的[27-28]。以此类推，2~5mA的刺激强度对应距纤维束的安全距离应为2~5mm，这也被作为刺激皮质脊髓束的安全距离临界值[21,27,29]。

SSEP相位翻转

SSEP相位翻转是一种识别中央沟并据此间接识别运动功能区的技术。将硬膜下条状电极放置在中央区上方，然后通过刺激对侧正中神经或胫后神经（最高电流强度40mA，持续时间0.2ms，刺激频率4.3Hz）诱发SSEP。从头皮的Cz-Fz（下肢）和C3/C4-Cz（手臂）进行记录。该技术基于如下原理：腕部正中神经刺激诱发的SSEP可从初级感觉皮质记录，如果记录电极置于中央沟的另一侧初级运动皮质，则可记录其镜像波形[30-31]。在中央前回记录的皮质反应的波幅为正相波，潜伏期为25ms（P25）左右，而在中央后回记录的皮质反应波幅为-20ms（N20）。

10.2.2 监测技术

MEP监测（图10.2）

不同于运动皮质及皮质下定位，连续MEP监测可以对下行传导束的功能完整性进行连续实时评估，而不是某个时间点的单次评估。

MEP监测用于评估皮质—脊髓通路的功能完整性。它包含两种不同的技术，即TES和DCS。前者用于监测未开颅暴露的运动区，在手术暴露运动区的情况下，优选后者。

运动皮质的TES通常使用螺旋形电极，这保证了低阻抗[32]。我们通常根据10/20国际脑电图系统放置6个电极（C1、C2、C3、C4、Cz-1cm和Cz+6cm）。使用不同的刺激电极导联以优化mMEP（肌源性运动诱发电位）的引发，而不会出现干扰手术的肌肉抽搐。在大多数情况下，C1/C2是更好的电极导联，用于在所有对侧肢体中引发mMEP。偶尔，Cz-1cm与Cz+6cm的电极导联可以更好地从下肢引发mMEP，同时相比其他导联还具有较少引起强烈肌肉抽搐的优势。在手术切口围绕中央区时，电极线应向皮瓣前方或后方移动，但是这可能导致需要更强的电流来获得MEP反应，会带来更剧烈的肌肉抽搐，影响外科医生操作。

在DCS技术中，将多触点条状电极放置在覆盖于中央脑回的硬脑膜下。将Fpz处的电极作为阴极。选择可激发对侧肌肉反应的最低强度电极进行连续MEP监测。利用成对的针电极从上肢和下肢的肌肉中记录MEP波形[33]。与经颅MEP（最高200mA）相比，DCS运动皮质的电流强度要低得多（最高 20mA），从而使 DCS 后的肌肉抽搐降至最低。

选择比阈值略高的刺激强度用于刺激以避免不必要的电荷负荷。MEP 波幅和潜伏期应与基线值进行比较，并通过标准的分步方案进行评估，以排除可能由麻醉或技术异常导致的诱发电位变化。尽管关于什么才是“显著的”MEP 变化仍存在争议，但人们一致认为波幅的变化比潜伏期的变化更为重要，并且任何波幅下降超过基线值 50% 的情况都应向外科医生报告，因为它可能预示着即将发生运动通路损伤[6,27,34–35]。经颅 MEP 由于其固有的变异性，阈值标准本身的价值有限，但至少在脑肿瘤手术中，有证据表明 MEP 幅度的不可逆变化与一定程度的术后运动功能损伤相关。MEP 的完全消失与永久性麻痹和术后神经影像学中皮质下缺血有关[35]。MEP 无变化通常预示着术后早期有良好的运动功能。在这些黑白条带之间存在一个灰色区域，尚无可靠的指标来解释这个区域的 MEP 变化。与脑肿瘤手术相比，血管神经外科手术具有更高的不确定性，因此缺乏临床研究，特别是对于动静脉畸形，文献报道很少。

总体而言，TES 是一种安全的方法，并且在临床上使用时没有重大的禁忌证[36]。但是，如果使用强度过高，在远端激活皮质脊髓束时会对脑干造成潜在风险[37]。在这种情况下，激活点应远离皮质下损伤水平（如缺血事件），但这也可能产生假阴性结果（这意味着，即使存在 mMEP，患者也会在苏醒后偏瘫）。为避免这种情况，开颅手术期间，在允许的情况下，行 mMEP 监测时，首选 DCS，因为其引起反应所需的强度较 TES 低约 10 倍（1~20mA *vs.* 30~200mA），这可以最大限度地降低皮质脊髓束远端激活的风险。

MEP 通常更适合监测皮质下区域，而 SSEP 对皮质水平的缺血性紊乱更敏感。因此，SSEP 记录似乎不足以监测穿支动脉供血区域的功能，而当皮质缺血为手术的主要风险时，SSEP 记录可以明确相应风险。

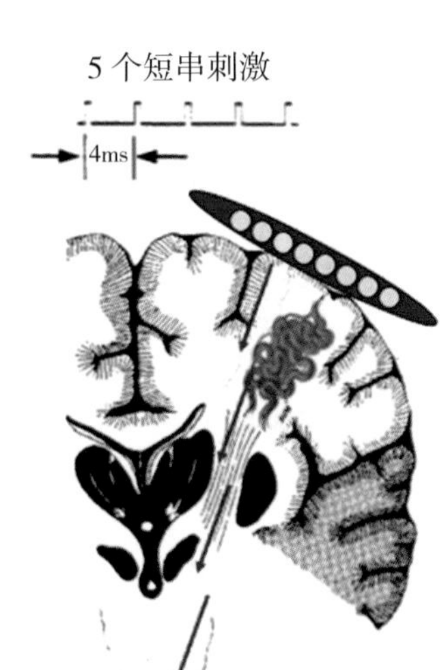

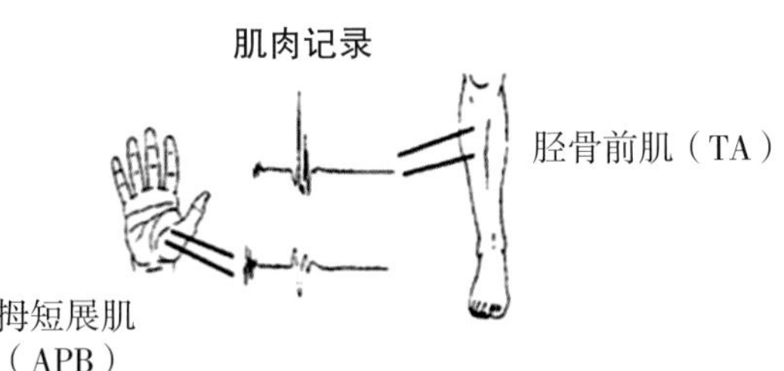

图 10.2 脑动静脉畸形手术期间连续运动诱发电位（MEP）监测的示意图。左侧：使用放置在初级运动区的 8 触点条形电极进行 MEP 监测。用可引起对侧 mMEP 的最低强度电极进行监测。如果需要，附近的电极可用于从其他肌肉获得 mMEP。选定的电极（黄色）提供 5 个短串刺激（每个持续 0.5ms，刺激间隔为 4ms，刺激频率为 1Hz，最大强度为 20mA），沿着皮质脊髓束行进（红色箭头）并引出来自对侧肌肉的 mMEP。在该实例中，在 3 号电极经 12mA 的电流刺激之后，来自拇短展肌（APB）的反应被记录。胫骨前肌（TA）无应答记录

从方法论的角度来看，诱发电位监测应根据动静脉畸形的位置和有缺血风险的区域进行调整。例如，使用双侧胫神经SSEP和双侧MEP记录可以更好地监测主要由前交通动脉、大脑前动脉或基底动脉分支供血的动静脉畸形，而对于主要由大脑中动脉分支供血的动静脉畸形，对侧记录足以解决问题。

在脑动静脉畸形血管内介入栓塞治疗期间，TES-MEP监测也有一定价值，可提供栓塞过程中运动通路功能完整性的连续评估。可以使用激发试验来模拟栓塞的效果，具体讨论见后文。

SSEP 监测

SSEP用于监测从外周到大脑皮质的脊髓背侧通路。正中神经和胫后神经通常分别用于上肢和下肢SSEP监测。必须牢记的是，因为这些神经束的体感不同，以及这些电位的皮质发生器涉及的血管区域不同，所以上肢和下肢SSEP应该分开监测。因此，正中神经SSEP可更好地评估大脑中动脉区域，而胫神经SSEP可更好地评估大脑前动脉区域。

上肢监测开始于通过电刺激对正中神经进行去极化，以通过到达楔束（T6以上）的背根感觉纤维产生同步动作电位齐射。然后，动作电位穿过楔束核，交叉成十字形（内弓状纤维），到达对侧内侧丘系，并终止于丘脑腹后外侧核。下肢监测始于胫后神经的去极化，动作电位穿过薄束到达薄束核，然后，经二级神经元换元，穿过对侧内侧丘系，并终止于丘脑腹后外侧核。三级神经元投射到体感区域和顶叶关联区域，由头皮电极接收处理。头皮电极置于CP3和CP4，参考电极置于前额（Fpz或Fz）。监测的参数是SSEP波幅、潜伏期和中心传导时间（CCT），即脊髓背侧核到皮质的传导时间。

切开前，在开颅术和颅内操作开始时记录基线值。监测的报警标准为SSEP波幅降低＞50%，潜伏期延迟＞10%，CCT＞1.0ms。

BAER 监测

BAER监测提供有关上行听觉通路的信息。双耳传感器产生交替的压缩和稀疏方波咔嗒声，持续时间为100~200ms，强度为70dB。刺激产生七峰波，峰值与沿听觉通路分布的突触的特定序列有关：耳蜗神经（Ⅰ峰）、耳蜗核（Ⅱ峰）、对侧上橄榄复合体（Ⅲ峰）、外侧丘系（Ⅳ峰）、下丘（Ⅴ峰）、内侧膝状体（Ⅵ峰）和听辐射（Ⅶ峰）。

脑干听觉诱发电位可以提供关于脑干总体健康状况的可靠信息，特别是在需要对脑干和（或）小脑进行重大外科手术的操作过程中。在解读脑干听觉诱发电位记录时，对波形及其与神经发生器的相关性的进一步分析可提供关于可能发生EP变化的脑干水平的有用信息。总之，靠近其耳蜗末端的第Ⅷ对脑神经的功能障碍将导致Ⅰ~Ⅲ峰间间隔延长，Ⅲ波和Ⅴ波衰减，或两者同时发生。Ⅲ波和Ⅴ波的潜伏期平行增加，而只要脑干内的听觉通路不受影响，Ⅲ~Ⅴ峰间间隔几乎保持不变。

Ⅰ波的消失仅提示继发于内听动脉损伤的耳蜗缺血。反之，如果耳蜗没有受伤而桥小脑角发生第Ⅷ对脑神经损伤，即使第Ⅷ对脑神经被完全切断，Ⅰ波也可能持续存在。低于脑桥的耳蜗核或上橄榄复合体区域周围的损伤也会影响Ⅲ波和Ⅴ波，伴随潜伏期延迟和波幅下降。发生在中脑水平的脑干损伤将影响Ⅳ波和Ⅴ波，但不会影响Ⅰ波或Ⅲ波。

VEP 监测

视觉诱发电位（visual evoked potential，VEP）监测用于评估视觉通路的功能，以防止术后视力恶化。将光刺激装置放在闭合的眼睑上，闪光灯的强度可通过放大器调节，电流范围为0~20mA，分别刺激每只眼睛，然后获得平均VEP波形。总体而言，记录40~100次闪烁以获得每个平均VEP波形，平均刺激值为每秒一次闪光（40ms）。记录导联需要5个通道，将电极放置在双侧耳垂（A+）、左枕骨、枕中线（Oz）和右侧枕骨上。记录一个小波幅负电位和一个大波幅正电位，约100ms，VEP的幅度定义为这两个电位之间的电压差。为了确认光到达了视网膜，将针电极经皮下插入侧眦以进行视网膜电位（electroretinogram，ERG）记录。记录至少两个连续的ERG和VEP，以确定设置后和手术前ERG与VEP波形的可重复性[38]。尽管研究者们已经进行了许多尝试以提高VEP的可重复性，但是难以获得稳定的记录，因此尚无法明确其临床价值。然而，如前所述，ERG的使用将技术问题和临床问题区分开来，例如闪光眼罩移位或预先存在的视觉功能障碍及VEP消失。

10.2.3 清醒手术中的认知功能区定位

与感觉运动、听觉和视觉功能不同，语言、记忆等认知功能的监测需要术中患者与神经心理学家共同协作。如今随着清醒手术的广泛开展，并彻底改变了脑胶质瘤，尤其是低级别脑胶质瘤的手术管理。尽管在脑动静脉畸形手术期间使用清醒开颅手术的作用有限，但在特定的患者中仍然很有价值。

对于清醒患者的皮质和皮质下定位，鉴于需要延长皮质刺激来干扰认知加工，Penfield技术（如上所述，用于运动定位）成为术中监测的标准。

Berger和Ojemann等[17,39]开发了一种用于语言区定位的经典刺激模式。由于大多数失语症涉及命名障碍，因此认为刺激诱发命名障碍（或部分命名性失语）对于语言区而言很重要。为了确定Broca区的位置，必须检查口腔或咽部的运动，以排除继发于面部、舌和喉部肌肉运动激活的构音障碍，确定失语是否由检查Broca位点的特定刺激引起。通常，大脑皮质的广泛暴露增加了获得阳性定位结果的可能性，并且一般而言，需要定位20个或更多个皮质位点才能出现阳性反应。每个位点都经过3次独立的测试，如果3次中出现2次错误，对于语言区定位是有意义的，此时刺激位点之间应该保留至少10mm的距离。除了语言之外，现在还可以在手术室中测试许多其他认知功能，本章不再赘述。然而，应该强调的是，无论测试何种功能，强烈建议使用ECoG来检测亚临床癫痫样活动，此类癫痫样放电可能并非真正由大脑皮质功能区的激活导致，而是因后放电产生导致假阳性皮质定位，从而带来的误导性结果。

10.2.4 小儿神经外科手术中的注意事项

用于TES和记录的螺旋电极在囟门未闭的婴儿和分流装置植入术后的儿童中应谨慎使用，以避免因螺钉误入过深而造成伤害。

儿童可能需要更高强度的TES或DCS MEP监测，尤其是年龄小于5~6岁的儿童，因为他们的运动皮质和通路尚未发育成熟[21,40]。在幼儿中，两个相反的因素可能影响TES后引发mMEP的阈值。一方面，幼儿运动皮质和皮质下运动通路的不成熟可能会增加刺激阈值。另一方面，幼儿颅骨较薄，阻抗较低，激活运动皮质所需的强度较低，因此二者可以互相抵消。

关于皮质定位，初步研究结果表明，到目前为止，在儿童中MEP短串刺激技术比Penfield技术在引发运动反应方面更有效[41]。

10.2.5 神经电生理监测中的麻醉管理

IONM的顺利进行与术中麻醉管理密切相关。常见的吸入剂如异氟醚、七氟醚和地氟醚通过阻断突触水平的神经冲动传递从而影响IONM的可靠性。卤化麻醉剂以剂量依赖的方式提高肌肉MEP刺激阈值并阻断肌肉MEP，因此应当避免。

全静脉麻醉（total intravenous anesthesia，TIVA）是IONM期间麻醉管理的更优选择。因此，

通过持续输注异丙酚［100~150μg/（kg・min）］和芬太尼［通常约1μg/（kg・h）］来维持麻醉。浓度不超过50%的一氧化二氮（N_2O）可以使用。应避免静脉团注射上述两种静脉注射剂，因为这会暂时中断SSEP和MEP的记录。

因为完全肌肉松弛情况下不可能监测MEP和皮质或皮质下定位，所以仅可用于术前插管时使用短效肌肉松弛剂。由于在重复试验和复合肌肉动作电反应中已然存在mMEP波幅生理变异性，再使用任何局部肌肉松弛剂都会对运动反应的解读增加干扰变量，所以应尽量避免任何肌肉松弛剂。

10.3 手术过程中的IONM

脑动静脉畸形的手术切除在技术上具有挑战性。关键是要烧灼和切割直接给动静脉畸形供血的动脉并避开那些给正常脑组织供血的动脉，特别是在功能区。在外科手术过程中，术中血管造影提供的影像学信息可以帮助外科医生区分正常脑组织动脉和动静脉畸形供血动脉[42]。据最近的报道，吲哚菁绿视频血管造影也是检测动静脉畸形手术中残留病灶的有效方法[43]。然而，术中血管造影研究仅可提供解剖学信息，在某些情况下，可能仍难以区分动静脉畸形供血动脉和途经动脉。在治疗功能区动静脉畸形时，这一点更为关键。

脑动静脉畸形手术中的“功能区”原则上包括可在全身麻醉下监测的皮质和皮质下区域，以及需要进行认知功能区定位进而进行清醒手术的其他区域。我们将关注全身麻醉下外科手术过程中的IONM策略，因为这些是迄今为止IONM最常见的应用。之后将讨论与清醒患者IONM相关的一些问题。

10.3.1 全麻下动静脉畸形手术中的IONM

脑血管手术中的IONM有助于早期识别两个主要问题：由于血管或穿支动脉意外闭塞导致的即将发生的缺血和对功能区皮质或皮质下区域的直接损伤。脑动静脉畸形开颅手术涉及许多步骤：脑牵开、脑组织解剖、暂时性动脉闭塞等。所有步骤都可能引起诱发电位的变化。穿支动脉的意外闭塞和分离蛛网膜下腔时继发的血管痉挛是诱发电位改变的又一原因。因此，IONM在功能区动静脉畸形切除期间的作用变得非常重要。使用IONM暂时夹闭供血动脉并间接评估动静脉畸形周围灌注有助于降低脑梗死的风险。

上述IONM的各种联合技术在脑动静脉畸形手术中已经开始应用。Chang等报道了SSEP和BAER在53例脑动静脉畸形患者手术治疗（54例）中的有效性[12]。据报道，5例患者（4例短暂性和1例永久性）发生SSEP改变，在4例出现短暂性SSEP改变的患者中，3例出现新发但短暂的术后障碍，1例未出现任何临床术后障碍；最后一例出现永久性SSEP改变的患者出现连续3周的持续短暂性轻瘫。在外科手术过程中，所有短暂性SSEP改变都通过移除或调整供血动脉上的临时阻断夹或提高平均动脉压（mean arterial pressure，MAP）来恢复。用BAER监测的17例患者中1例（6%）呈现BAER永久性改变，并且在手术后出现新的永久性神经功能缺损。作者报告的SSEP和BAER在预测新发术后短暂性或永久性神经功能缺损中的灵敏度为86%，特异度为98%。

Ichikawa等最近报道了21例患者的动静脉畸形手术中MEP监测的使用情况[44]。为了排除运动通路中的潜在风险，将患者分为3组。第一组患者的供血动脉为皮质脊髓束；第二组患者包括有手术操作直接损伤皮质脊髓束风险者；第三组患者由于动静脉畸形位置而具有运动路径移位的可能性。在3次或更多次连续记录的过程中，外科医生在MEP消失或波幅下降至低于基线水平50%时收到警告。在外科手术过程中，5例患者显示出MEP变化，其中4例患者属于第一组。在第一例患者中，MEP 在引流静脉闭塞后消失，并且未再次出现；由于丘脑和内囊的静脉梗死，患者出现轻度偏瘫。其他 3 例患者出现短暂的 MEP 变化，2 例患者与其血管临时夹闭有关，另一例与其病灶出血有关。出现短暂性 MEP 变化的 3 例患者中只有 2 例出现短暂的术后轻度偏瘫，2d 后即消退；另一例患者未出现任何术后障碍。第二组中的 1 例患者由于病灶周围脆弱血管中血液凝集显示出短暂的 MEP 幅度降低（80%）。第三组患者在 MEP 记录期间无变化。

能够持续评估功能区大脑功能活动的方法还有视觉皮质监测（VEP）。术中 VEP 监测可能有助于在视神经通路手术（从视神经到外侧膝状体）后保护视功能。1973 年，Wright 等描述了在眶内肿瘤手术中使用 VEP 监测以预防术后视力损伤[45]。由于当时获得稳定的 VEP 记录困难重重，因此它们的临床实用性尚不明确[46-48]。最近，Sasaki 等报道了为提高该方法的可靠性而对该技术做出的 3 项技术改进：①引入新的光刺激装置，即使在掀开头皮时也能保证视网膜刺激；②使用视网膜电图以避免与技术问题（光刺激装置移位）或患者先前存在的视觉功能障碍相关的 VEP 假阳性；③使用 TIVA 来避免吸入麻醉的影响[49]。作者们报道了这项技术在共 100 例患者（200 只眼）中的 5 例脑动静脉畸形手术（3 例颞叶动静脉畸形、1 例顶叶动静脉畸形和 2 例枕叶动静脉畸形）中的应用。波幅变化的标准定义为，与对照水平相比降低或升高 50%。有 14 只眼的 VEP 波幅下降而未恢复至对照水平的 50%，并且所有眼均出现术后障碍；该组 1 例因存在枕叶动静脉畸形而接受治疗的患者术后出现偏盲。手术期间没有 VEP 波幅变化的 169 只眼中，1 例患者的 2 只眼在手术后都显示出轻微的视觉障碍。San-Juan 等报道了使用皮质 VEP 监测手术切除枕部动静脉畸形的病例[50]。该报道中，研究者使用时最初放在动静脉畸形部位，后来放置在枕叶上的颅内电极网格（5×4），记录通过刺激双眼获得的闪光皮质 VEP（闪光频率从开始的 1Hz 到 5.1Hz，总持续时间为 10s）；光驱动记录在 ECoG 的 1~2 和 2~3 通道上，并与 VEP 的平均值相关联。通过对皮质切除术区进行调整，避开可以获得光驱动的区域，避免患者术后发生视觉障碍。

在功能区动静脉畸形手术中，IONM 的作用不仅在于能够检测即将发生的缺血，还有助于外科医生确定功能区皮质的位置。事实上，位于或邻近感觉运动、语言和视觉皮质等区域的动静脉畸形可导致这些功能易位到邻近的皮质区域。Kombos 等报道了左侧感觉运动皮质动静脉畸形病例，其中术中定位显示中央前回不可激发，而刺激初级运动皮质前方的皮质可引起运动反应[51]。在手术过程中，通过 SSEP 相位翻转确定中央沟，并通过直接高频（500Hz）单电极正极刺激来定位运动皮质。因此，刺激初级运动皮质不会引起运动反应，而运动反应只通过刺激中央前回前皮质引起，术后运动功能没有进一步恶化。

10.3.2 动静脉畸形清醒开颅手术中的 IONM

应用清醒开颅术进行动静脉畸形手术仍然比较罕见。最近，Gamble 等[52]描述了皮质下定位在 4 例语言区动静脉畸形清醒切除术中的应用。在一个病例中，在周围畸形区定位过程中发现完全失语；在另一个病例中，在切除病灶期间，通过皮质下定位发现语言障碍。在全部 4 个病例中，动静脉畸形均完全切除，没有出现永久性术后障碍。在皮质下定位期间出现语言障碍的患者表现为短暂的轻度语言障碍症，在术后 6 周内得以改善。

Gabarrós 等[53]进一步强调了皮质定位在运动和语言区域中的作用，其作为识别功能区皮质有价值的工具，通过安全识别脑沟指导皮质表面下动静脉畸形的切除。在他的研究中，神经电生理定位显著影响完全切除动静脉畸形的决定。这些作者报告了12例功能区动静脉畸形，其中5例动静脉畸形位于语言相关区域，7例位于运动区域。5例患有语言相关区域肿瘤的患者接受了清醒开颅手术。总体而言，脑部定位在4例患者的肿瘤切除中发挥了作用：在2例患者中，动静脉畸形病灶与功能区皮质距离太近，安全切除难度很大；在另外2个病例中，靠近内囊病灶的深度延伸和豆纹动脉的深部供血无法进一步解剖。在这些不完全切除的情况下，先切除病灶动脉并保留引流静脉，然后进行放射外科治疗。作者指出，术中定位的适应证包括：术前成像提示动静脉畸形邻近语言或感觉运动皮质；较大的Spetzler-Martin高级别动静脉畸形；未出血脑动静脉畸形且无神经功能缺损的患者。

10.3.3 术前功能成像可替代语言和其他认知相关区域脑动静脉畸形的清醒手术

总体而言，术前功能成像仍然比清醒开颅术在治疗位于认知功能区域的动静脉畸形中有更大的用途。如今，神经放射成像可以通过功能磁共振成像（fMRI）、脑磁图（MEG）、磁源成像（MSI）、正电子发射断层扫描（PET）、Wada测试以及同样重要的经颅磁刺激（TMS）来检测功能定位的变化[54–55]。

然而，考虑到fMRI和PET提供的主要是基于代谢信息的术前功能数据，这并不一定与IONM提供的神经电生理信息相关，且脑血管病例通常术前fMRI与术中神经电生理监测之间存在差异[56]。此外，正如Ozdoba等所提出的[57]，血流量异常的情况下（如在“高流量畸形”中检测到的那些异常），由于相邻血管的储备容量可能已经用尽，因此无法再提供与任务相关的血流量（与fMRI中依赖血氧水平的BOLD反应有关）。

术前功能神经影像学定位运动相关区域的可靠性比定位认知相关区域（尤其是语言相关区域）的可靠性要高。Lehéricy等证明，fMRI错误地量化了有明显血流异常的动静脉畸形的对侧语言重建[58]。因此，尽管术前功能成像被作为功能区皮质重大重组的筛查手段，术中神经电生理学仍然是识别高级功能区皮质（如感觉运动区域和语言区域）的金标准。例如，Cannestra等[59]表明，尽管fMRI提示对中央区域动静脉畸形进行切除是可行的，但在两个案例中，术中皮质刺激均显示病灶累及功能区皮质，因此中止了切除。

导航TMS是一种很有前景的技术，已经在脑肿瘤手术的术前计划中表现出极高的可靠性。它在脑动静脉畸形手术中的作用仍不确定，但初步结果令人满意[55]。

最后，随着纤维束成像技术在脑肿瘤手术方面应用经验的大量积累，其在动静脉畸形手术中也得到了越来越多的关注。尽管该技术不提供任何功能信息，仅提供关于白质束的位移和方向的解剖学信息，但一些研究者已报道了其在近皮质脊髓束动静脉畸形手术中的作用[60–61]。

10.4 血管内介入栓塞治疗过程中的IONM

在脑动静脉畸形的综合治疗中，血管内介入栓塞治疗技术的发展和完善已经逐步改变了治疗的整体框架，并且人们已广泛接受在手术切除前使用这些技术，尤其是对Spetzler-Martin高级别动静脉畸形[62–64]。然而，这种方式的风险和收益必须纳入动静脉畸形治疗的整体风险评估中[65]。如果动静脉畸形在功能区，激发试验是一种有用的手段，使外科医生能够区分直接给动静脉畸形供血的动脉和正常脑动脉。激发试验的原理是向动静脉畸形供血动脉中超选注射异戊巴比妥钠（一种短效巴比妥酸盐）或类似药物，然后对患者进行临床检查。如果出现新的神经功能缺损，则测试结果为阳性，这意味着接受注射的血管具有功能性作用且不能安全地栓塞。Rauch 等认为，即使超选血管造影未显示受测试血管向正常脑实质供血，异戊巴比妥测试也是栓塞后神经系统后遗症的良好预测因素[66]。作者对 147 例脑动静脉畸形血管内栓塞患者进行了回顾性分析，其中 30 例患者接受了脑电图监测下的术前异戊巴比妥测试及临床检查。有 23 例患者结果呈阳性，其中 18 例未栓塞，5 例进行了栓塞。在这 5 例患者中，2 例（40%）出现术后功能障碍。作者强调，许多患者在没有临床症状的情况下发生了脑电图改变。事实上，在同一研究小组的另一篇文章中，在共 109 例患者的异戊巴比妥测试中，23 例的结果阳性；然而，通过临床检查仅检测到 12 例阳性，这意味着在没有 EEG 监测的情况下，会遗漏将近一半的阳性患者[67]。此外，Paiva 等证实了局灶性或弥漫性低频异常 EEG 与接受氰基丙烯酸酯动静脉畸形栓塞患者的预后不良结果有关[68]。为了提高激发试验的效用和效果，Paulsen 等报道了 17 例中央沟区域动静脉畸形患者的治疗经验[69]。他们对 17 例患者中的 16 例进行了 SSEP 记录。17 例患者共进行了 23 次栓塞治疗。2 例患者由于异戊巴比妥测试结果阳性而中止栓塞，第一例患者显示皮质 SSEP 波幅降低 50%以上，并且体格检查显示短暂的新发神经功能缺损；第二例患者是在全身麻醉下（儿童患者）进行治疗，激发试验的结果是皮质 SSEP 波幅显著降低。所有患者均未出现永久性术后功能缺损，仅有 4 例出现轻度短暂性功能缺损。Moo 等提出了基于神经和认知测试（根据动静脉畸形大小和位置制定）的激发试验的评估[70]。在共 29 例患者的激发试验中，27 例患者未出现临床神经认知功能障碍，而 2 例注射异戊巴比妥的患者出现认知功能障碍，这是由于动静脉畸形位于功能皮质区，这 2 例患者中止了栓塞，并且未出现新的术后认知功能障碍。

在枕叶动静脉畸形栓塞治疗期间，激发试验也可用于评估视野。Tawk 等报道了 13 例枕叶动静脉畸形患者的治疗经验，这些患者在栓塞前接受了 39 次 Wada 检查[71]。患者在清醒镇静下接受治疗。激发试验诱发 6 例患者出现神经功能缺损，根据测试的阳性结果，术者中止了其中 4 例患者的手术，另外 2 例患者术中导管尖端能够向更远端推进，因此可以继续栓塞。虽然 1 例患者通过了激发试验，但是该患者在血管内介入栓塞治疗后几小时出现了永久性视力损伤，其余患者术后未出现视野改变。

由于部分患者术中不配合（如儿童）或者术者的个人习惯，动静脉畸形的血管内介入栓塞治疗经常需要全身麻醉。在这种情况下，除非进行唤醒测试，否则无法进行临床检查，评估感觉和运动通路功能完整性的唯一方法是 IONM。在这些情况下，激发试验和 IONM 结合可用于预测栓塞效果（图 10.3）。除了使用选择性阻断灰质的异戊巴比妥外，还可使用局部麻醉剂（如利多卡因）来选择性阻断白质[72]。因此，这两种激发药物组合可以检测神经元和轴突传导，并且其在脊髓动静脉畸形的血管内介入栓塞治疗的应用报道中显示效果很好，不过其在脑动静脉畸形中的使用经验却很有限[73]。激发试验阳性通常被定义为 SSEP 波幅降低 50%和（或）MEP 消失。阳性测试结果提示微导管远端的血管在功能上相关，因此不能进行栓塞。当激发试验结果呈阳性时，无法从该特定导管位置进行栓塞，可以通过其他供血动脉进行超选导管插入或栓塞。如果测试结果阴性（无 INOM 变化），则可以进行栓塞。该策略（诱发电位和激发测试）已被证实非常灵敏：激发测试结果阴性的患者在栓塞后几乎无一例外地呈现良好的结果，且无新发神经功能缺损[74]。遗憾的是，由于在激发试验结果阳性情况下进行栓塞的风险较大，目前尚无检测该技术特异性的报道。

我们在脑动静脉畸形栓塞期间联合应用了 IONM 和药理学激发试验[74]。总体而言，11 例脑动静脉畸形患者（3 例中央沟前区动静脉畸形，6 例中央沟区动静脉畸形和 2 例中央沟后区动静脉畸形）接受了 21 次栓塞。在 58 例应用利多卡因的超选注射的患者中，有 9 例中出现 MEP 和（或）SSEP 下降，激发试验的总阳性率为 15.5%，在该特定的导管位置没有进行栓塞，而是选择更合适的导管插入或从不同血管进行栓塞。相反，在激发试验结果为阴性的 49 例动静脉畸形供血血管中，继续进行栓塞，栓塞期间无患者表现出 MEP 和 SSEP 变化。在激发试验结果阴性的患者中，3 例患者在栓塞后呈现出轻微的短暂性感觉 - 运动功能损伤，1 例下肢感觉异常，1 例面部无力，1 例手臂感觉异常且无力，上述 3 例患者的症状在术后 1 周内全部消失。未观察到严重的短暂性或永久性治疗相关并发症（图 10.4、图 10.5）。

Li 等报道了 2 例在 TIVA 和 IONM 下（使用了 SSEP、MEP 和 EEG）行脑动静脉畸形栓塞的患者[75]。第一例是顶枕叶动静脉畸形，主要由右侧大脑后动脉供血；激发试验导致左下肢 MEP 消失，但 SSEP 或 EEG 无变化，手术最终中止。另一例是左侧额顶叶动静脉畸形，主要由左侧大脑中动脉的 M4 分支供血；激发试验是在两个 M4 分支（升支和降支）完成的，而升支激发试验导致右手 MEP 完全消失，最后只对降支进行了栓塞。

10.5 未解答的问题及未来研究方向

关于 IONM 变化的发生与术后神经功能缺损风险之间的时间相关性方面的文献较少，并且现有的大部分数据与动脉瘤的临时夹闭有关，而与动静脉畸形手术无关。

Mizoi 和 Yoshimoto[76] 报道，如果在 SSEP 减弱后 10min 内重建血流，则不会发生术后后

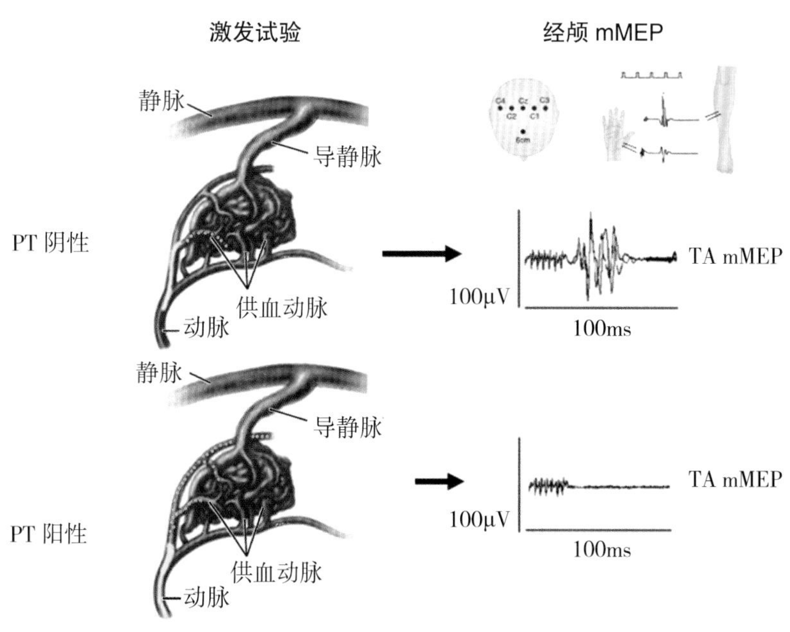

图 10.3　脑动静脉畸形血管内介入栓塞期间的药理学激发试验（PT）。左侧为脑动静脉畸形示意图，右侧为激发试验结果。PT 阴性：左上图为微导管（黄色）进入动静脉畸形病灶的供血动脉。在栓塞之前进行异戊巴比妥和（或）利多卡因的药理学激发试验。如果微导管选择性地进入只为病灶供血而不为功能区皮质或皮质下白质束供血的动脉，药物（绿点）将仅扩散到动静脉畸形中，并且不会发生诱发电位（SSEP 或 MEP）变化。相应地，mMEP 不变（右上图）。PT 阳性：左下图为微导管（黄色）非超选进入动静脉畸形病灶的供血动脉中。在这种情况下，药物（绿点）不仅会扩散到动静脉畸形中，还会扩散到功能区皮质或皮质下白质束中。相应地，将发生 SSEP 和（或）MEP 变化（右下图）

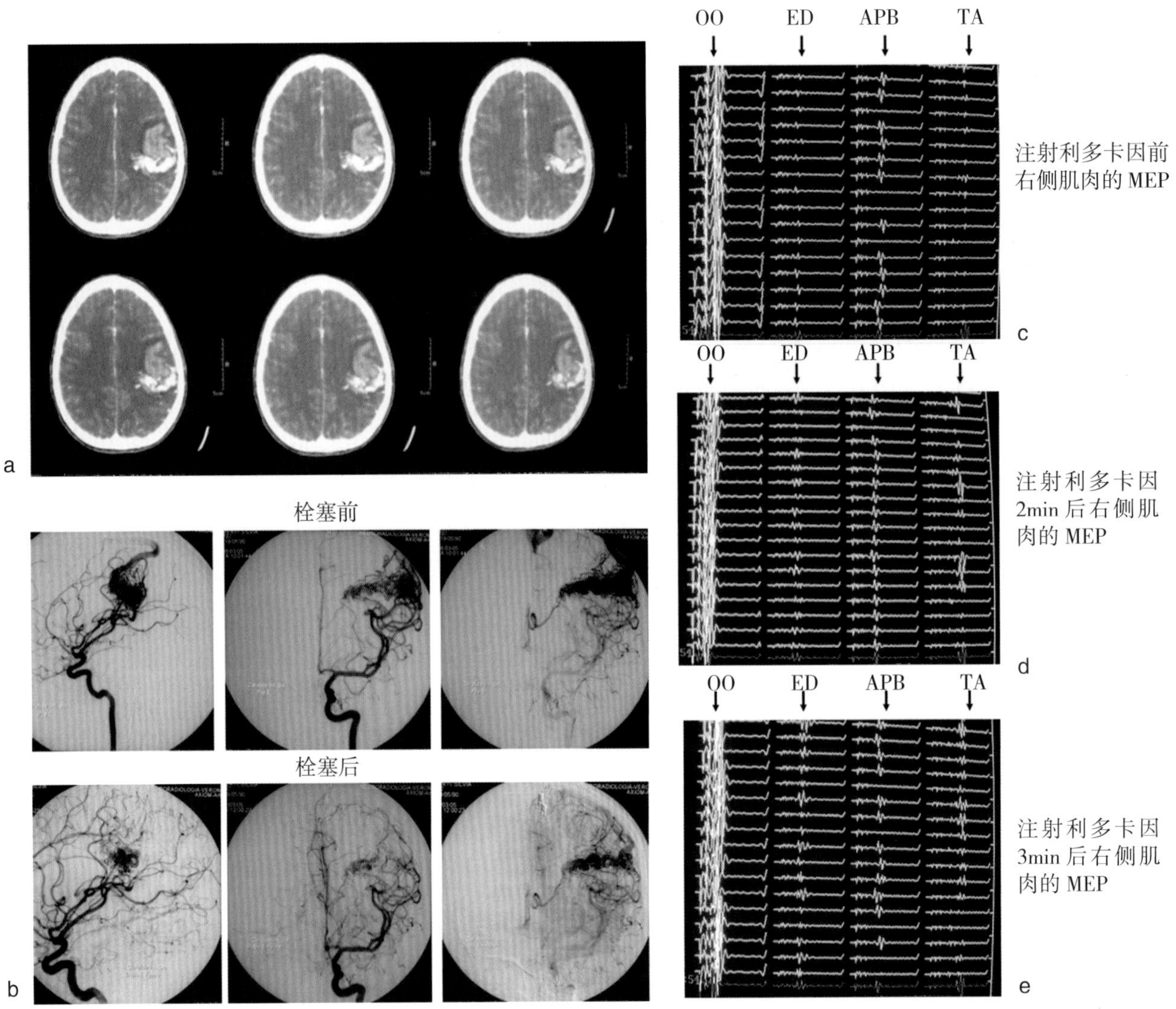

图 10.4 a. 一位 12 岁右利手女孩的脑部 CT 扫描，该女孩因头部中央沟区动静脉畸形出血后出现头痛和右侧中度偏瘫入院。b. 动静脉畸形栓塞前（上图）和栓塞后（下图）血管造影。从左到右依次 O DSA 的后外侧相、早期前后位相和晚期前后位相。c~e. 来自激发试验期间肌肉 MEP 监测的屏幕截图，图示为来自以下肌肉的记录：口轮匝肌（OO）、指伸肌（ED）、拇短展肌（APB）、胫骨前肌（TA）。c. 在注射利多卡因之前，所有肌肉都有反应。d. 注射利多卡因后 2min 没有发生 mMEP 变化，因此认为激发试验结果阴性，可以进行栓塞。e. 注入栓塞剂，仍然未发生 mMEP 变化，患者醒来时没有新的神经功能缺损。动静脉畸形病灶显著缩小，然后（b）将患者送往放射外科接受伽马刀放射外科治疗

遗症。在这项研究中，引起新发神经功能缺损的最短临时阻塞时间是 6min。在 97 例患者中，有 42 例患者的 SSEP 在临时闭塞期间消失，除 3 例患者外，其余患者的 SSEP 在恢复血液循环后最终恢复到基线水平，并且没有后遗症。一般情况下，SSEP 在闭塞后 8.6min 消失。3 例患者在恢复血液循环后 SSEP 未恢复，因此出现了神经系统后遗症。在 Schick 等 [7] 对 76 例接受动脉瘤手术患者的研究中，SSEP 在确定永久性神经功能缺损方面的灵敏度为 57%，特异度为 88%。SSEP 的恢复程度和 SSEP 变化的持续时间与术后神经功能缺损密切相关。Szelényi 等 [14] 报道，MEP 在临时夹闭时变化得更为频繁，并且 MEP 在出现变化的患者中持续时间更长（11.8min *vs.* 5min）。总体而言，MEP 消失超过 10min 后可能会出现术后运动神经功能缺

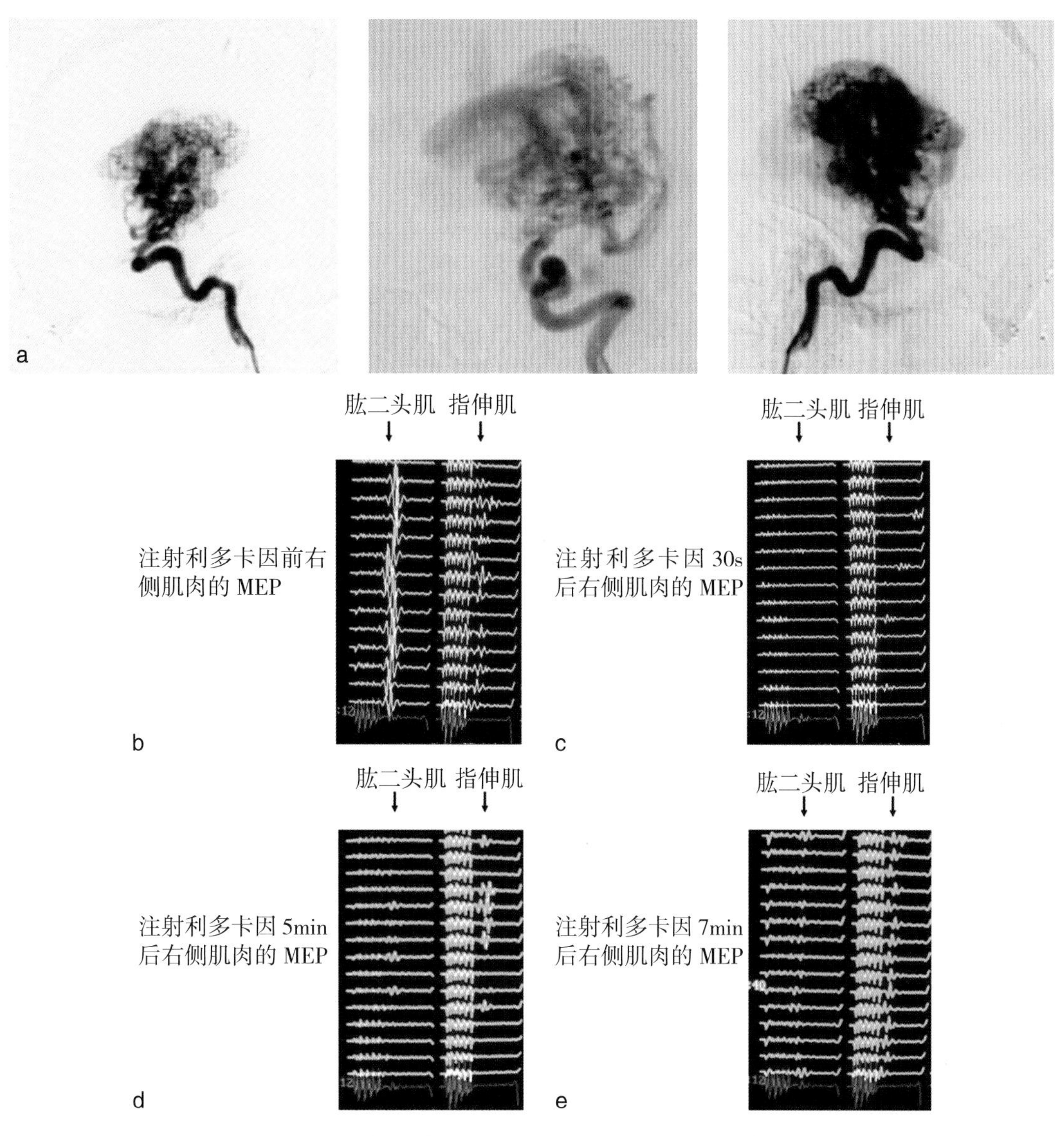

图 10.5　a. 图为一名 30 岁右利手女性患者左基底节动静脉畸形栓塞前的 DSA。b~e. 来自激发试验期间肌肉 MEP 监测的屏幕截图。图示为来自以下肌肉的记录：肱二头肌（Biceps）和指伸肌（ED）。b. 在注射利多卡因之前，全部肌肉均有反应

损。在 Horiuchi 等 [4] 的研究中，可能引起 MEP 变化的手术操作之间的间隔为 20s 至 7min，SSEP 实际变化的时间范围为 2~6min。因此，MEP 变化往往比 SSEP 变化更早发生。

临时夹闭持续时间与神经电生理变化之间的关系，以及 IONM 变化持续时间与结果之间的关系，需要在未来的研究中进一步阐明。这些对于了解在缺血发展为梗死之前可以耐受的 IONM 改变的持续时间至关重要。

10.6 结　论

IONM 是感觉运动皮质、深部及枕部动静脉畸形手术切除过程中的一种有价值的工具。IONM 提供的连续性反馈能够在供血动脉血管内介入栓塞治疗操作和病灶切除分离两个步骤中为外科医生提供帮助。此外，在动静脉畸形位于上述区域的情况下，IONM 有助于判定主要感觉运动皮质的位置。

关于清醒手术在脑动静脉畸形治疗中的作

用存在争议，文献中报道得也很少。事实上，由于其在手术时长及技术方面要求较高，因此往往限制了其在语言皮质区应用的可行性。fMRI、MEG 和纤维束成像技术的应用在此类病变的治疗中可以提供一定的帮助。

动静脉畸形栓塞期间的激发试验是一种可靠的试验方法，其可以对动静脉畸形供血动脉进行实时评估，因此对清醒患者，尤其是年轻患者的血管内介入栓塞治疗有很大的应用价值。

参考文献

[1] Charbel FT, Hoffman WE, Misra M, et al. Ultrasonic perivascular flow probe: technique and application in neuro–surgery. Neurol Res, 1998, 20(5):439–442

[2] Friedman WA, Kaplan BL, Day AL, et al. Evoked potential monitoring during aneurysm operation: observations after fifty cases. Neurosurgery, 1987, 20(5):678–687

[3] Holland NR. Subcortical strokes from intracranial aneurysm surgery: implications for intraoperative neuromonitoring. J Clin Neurophysiol, 1998, 15(5): 439–446

[4] Horiuchi K, Suzuki K, Sasaki T, et al. Intraoperative monitoring of blood flow insufficiency during surgery of middle cerebral artery aneurysms. J Neurosurg, 2005, 103(2):275–283

[5] Lopéz JR, Chang SD, Steinberg GK. The use of electrophysiological monitoring in the intraoperative management of intracranial aneurysms. J Neurol Neurosurg Psychiatry, 1999, 66(2):189–196

[6] Neuloh G, Pechstein U, Cedzich C, et al. Motor evoked potential monitoring with supratentorial surgery. Neurosurgery, 2004, 54(5):1061–1070, discussion 1070–1072

[7] Schick U, Döhnert J, Meyer JJ, et al. Effects of temporary clips on somatosensory evoked potentials in aneurysm surgery. Neurocrit Care, 2005, 2 (2):141–149

[8] Suzuki K, Kodama N, Sasaki T, et al. Intraoperative monitoring of blood flow insufficiency in the anterior choroidal artery during aneurysm surgery. J Neurosurg, 2003, 98(3):507–514

[9] Szelényi A, Kothbauer K, de Camargo AB, et al. Motor evoked potential monitoring during cerebral aneurysm surgery: technical aspects and comparison of transcranial and direct cortical stimulation. Neurosurgery, 2005, 57 (4 Suppl) :331–338, discussion 331–338

[10] Symon L, Wang AD, Costa e Silva IE, et al. Perioperative use of somatosensory evoked responses in aneurysm surgery. J Neurosurg, 1984, 60(2):269–275

[11] Schramm J, Koht A, Schmidt G, et al. Surgical and electrophysiological observations during clipping of 134 aneurysms with evoked potential monitoring. Neurosurgery, 1990, 26(1):61–70

[12] Chang SD, Lopez JR, Steinberg GK. The usefulness of electrophysiological monitoring during resection of central nervous system vascular malformations. J Stroke Cerebrovasc Dis, 1999, 8(6):412–422

[13] Quiñones-Hinojosa A, Alam M, Lyon R, et al. Transcranial motor evoked potentials during basilar artery aneurysm surgery: technique application for 30 consecutive patients. Neurosurgery, 2004, 54(4):916–924, discussion 924

[14] Szelényi A, Langer D, Kothbauer K, et al. Monitoring of muscle motor evoked potentials during cerebral aneurysm surgery: intraoperative changes and postoperative outcome. J Neurosurg, 2006, 105(5):675–681

[15] Penfield W, Boldrey E. Somatic motor and sensory representation in the cerebral cortex of man as studied by electrical stimulation. Brain, 1937, 60: 389–443

[16] Berger MS. Surgery of low-grade gliomas-technical aspects. Clin Neurosurg, 1997, 44:161–180

[17] Berger MS. Techniques for functional brain mapping during glioma surgery.//Berger MS, Wilson CB. The Gliomas. Philadelphia, PA: Saunders, 1999: 421–435

[18] Yingling CD, Ojemann S, Dodson B, et al. Identification of motor pathways during tumor surgery facilitated by multichannel electromyographic recording. J Neurosurg, 1999, 91(6):922–927

[19] Sartorius CJ, Berger MS. Rapid termination of intra–operative stimulation evoked seizures with application of cold Ringer's lactate to the cortex. Technical note. J Neurosurg, 1998, 88(2):349–351

[20] Szelényi A, Joksimovic B, Seifert V. Intraoperative risk of seizures associated with transient direct cortical stimulation in patients with symptomatic epilepsy. J Clin Neurophysiol, 2007, 24(1):39–43

[21] Sala F, Manganotti P, Grossauer S, et al. Intraoperative neurophysiology of the motor system in children: a tailored approach. Childs Nerv Syst, 2010, 26(4):473–490

[22] Taniguchi M, Cedzich C, Schramm J. Modification of cortical stimulation for motor evoked potentials under general anesthesia: technical description. Neurosurgery, 1993, 32(2):219–226

[23] Pechstein U, Cedzich C, Nadstawek J, et al. Transcranial high-frequency repetitive electrical stimulation for recording myogenic motor evoked potentials with the patient under general anesthesia. Neurosurgery, 1996, 39(2): 335–343, discussion 343–344

[24] Pouratian N, Cannestra AF, Bookheimer SY, et al. Variability of intraoperative electrocortical stimulation mapping parameters across and within individuals. J Neurosurg, 2004, 101(3):458–466

[25] Jankowska E, Padel Y, Tanaka R. Projections of pyramidal tract cells to alphamotoneurones innervating hind–limb muscles in the monkey. J Physiol, 1975, 249(3):637–667

[26] Szelényi A, Senft C, Jardan M, et al. Intra-operative subcortical electrical stimulation: a comparison of two methods. Clin Neurophysiol, 2011, 122(7): 1470–1475

[27] Nossek E, Korn A, Shahar T, et al. Intraoperative mapping and monitoring of the corticospinal tracts with neurophysiological assessment and 3-dimensional ultrasonography-based navigation. Clinical article. J Neurosurg, 2011, 114(3):738–746

[28] Ohue S, Kohno S, Inoue A, et al. Accuracy of diffusion tensor magnetic resonance imaging-based tractography for surgery of gliomas near the pyramidal tract: a significant correlation between subcortical electrical stimulation and postoperative tractography. Neurosurgery, 2012, 70(2):283–293, discussion 294

[29] Seidel K, Beck J, Stieglitz L, et al. The warning-sign hierarchy between quantitative subcortical motor mapping

and continuous motor evoked potential monitoring during resection of supratentorial brain tumors. J Neurosurg, 2013, 118(2):287–296
[30] Cedzich C, Taniguchi M, Schäfer S, et al. Somatosensory evoked potential phase reversal and direct motor cortex stimulation during surgery in and around the central region. Neurosurgery, 1996, 38(5):962–970
[31] Romstöck J, Fahlbusch R, Ganslandt O, et al. Localisation of the sensorimotor cortex during surgery for brain tumours: feasibility and waveform patterns of somatosensory evoked potentials. J Neurol Neurosurg Psychiatry, 2002, 72(2): 221–229
[32] Journée HL, Polak HE, de Kleuver M. Influence of electrode impedance on threshold voltage for transcranial electrical stimulation in motor evoked potential monitoring. Med Biol Eng Comput, 2004, 42(4):557–561
[33] Ringel F, Sala F. Intraoperative mapping and monitoring in supratentorial tumor surgery. J Neurosurg Sci, 2015, 59(2): 129–139
[34] Krieg SM, Schäffner M, Shiban E, et al. Reliability of intraoperative neurophysiological monitoring using motor evoked potentials during resection of metastases in motor-eloquent brain regions: clinical article. J Neurosurg, 2013, 118(6):1269–1278
[35] Szelényi A, Hattingen E, Weidauer S, et al. Intraoperative motor evoked potential alteration in intracranial tumor surgery and its relation to signal alteration in postoperative magnetic resonance imaging. Neurosurgery, 2010, 67(2): 302–313
[36] MacDonald DB. Safety of intraoperative transcranial electrical stimulation motor evoked potential monitoring. J Clin Neurophysiol, 2002, 19(5):416–429
[37] Rothwell JC, Thompson PD, Day BL, et al. Stimulation of the human motor cortex through the scalp. Exp Physiol, 1991, 76(2):159–200
[38] Kodama K, Goto T, Sato A, et al. Standard and limitation of intraoperative monitoring of the visual evoked potential. Acta Neurochir(Wien). 2010, 152(4):643–648
[39] Ojemann G, Ojemann J, Lettich E, et al. Cortical language localization in left, dominant hemisphere. An electrical stimulation mapping investigation in 117 patients. 1989. J Neurosurg, 2008, 108(2):411–421
[40] Sala F, Coppola A, Tramontano V, et al. Intraoperative neurophysiological monitoring for the resection of brain tumors in pediatric patients. J Neurosurg Sci, 2015, 59(4): 373–382
[41] Korn ACS. Intraoperative neurophysiological monitoring and mapping in pediatric supratentorial surgery. Childs Nerv Syst, 2010, 26:545
[42] Pietilä TA, Stendel R, Jansons J, et al. The value of intraoperative angiography for surgical treatment of cerebral arteriovenous malformations in eloquent brain areas. Acta Neurochir (Wien), 1998, 140(11):1161–1165
[43] Takagi Y, Kikuta K, Nozaki K, et al. Detection of a residual nidus by surgical microscope-integrated intraoperative near-infrared indocyanine green videoangiography in a child with a cerebral arteriovenous malformation. J Neurosurg, 2007, 107(5 Suppl):416–418
[44] Ichikawa T, Suzuki K, Sasaki T, et al. Utility and the limit of motor evoked potential monitoring for preventing complications in surgery for cerebral arteriovenous malformation. Neurosurgery, 2010, 67(3 Suppl Operative): ons 222–ons228, discussion ons228
[45] Wright JE, Arden G, Jones BR. Continuous monitoring of the visually evoked response during intra-orbital surgery. Trans Ophthalmol Soc U K, 1973, 93(0):311–314
[46] Cedzich C, Schramm J, Fahlbusch R. Are flash-evoked visual potentials useful for intraoperative monitoring of visual pathway function? Neurosurgery, 1987, 21(5):709–715
[47] Wiedemayer H, Fauser BArmbruster W, Gasser T, et al. Visual evoked potentials for intraoperative neurophysiologic monitoring using total intravenous anesthesia. J Neurosurg Anesthesiol, 2003, 15(1):19–24
[48] Wiedemayer H, Fauser B, Sandalcioglu IE, et al. Observations on intraoperative monitoring of visual pathways using steady-state visual evoked potentials. Eur J Anaesthesiol, 2004, 21(6):429–433
[49] Sasaki T, Itakura T, Suzuki K, et al. Intraoperative monitoring of visual evoked potential: introduction of a clinically useful method. J Neurosurg, 2010, 112(2):273–284
[50] San-Juan D, de Dios Del Castillo Calcáneo J, Villegas TG, et al. Visual intraoperative monitoring of occipital arteriovenous malformation surgery. Clin Neurol Neurosurg, 2011, 113(8):680–682
[51] Kombos T, Pietilä T, Kern BC, et al. Demonstration of cerebral plasticity by intra-operative neurophysiological monitoring: report of an uncommon case. Acta Neurochir (Wien), 1999, 141(8):885–889
[52] Gamble AJ, Schaffer SG, Nardi DJ, et al. Awake Craniotomy in Arteriovenous Malformation Surgery: The Usefulness of Cortical and Subcortical Mapping of Language Function in Selected Patients. World Neurosurg, 2015, 84(5):1394–1401
[53] Gabarrós A, Young WL, McDermott MW, et al. Language and motor mapping during resection of brain arteriovenous malformations: indications, feasibility, and utility. Neurosurgery, 2011, 68(3):744–752
[54] Kronenburg A, van Doormaal T, van Eijsden P, et al. Surgery for a giant arteriovenous malformation without motor deterioration: preoperative transcranial magnetic stimulation in a non-cooperative patient. J Neurosurg Pediatr, 2014, 14(1):38–42
[55] Kato N, Schilt S, Schneider H, et al. Functional brain mapping of patients with arteriovenous malformations using navigated transcranial magnetic stimulation: first experience in ten patients. Acta Neurochir (Wien), 2014, 156(5):885–895
[56] Juenger H, Ressel V, Braun C, et al. Misleading functional magnetic resonance imaging mapping of the cortical hand representation in a 4-year-old boy with an arteriovenous malformation of the central region. J Neurosurg Pediatr, 2009, 4(4):333–338
[57] Ozdoba C, Nirkko AC, Remonda L, et al. Whole-brain functional magnetic resonance imaging of cerebral arteriovenous malformations involving the motor pathways. Neuroradiology, 2002, 44(1):1–10
[58] Lehéricy S, Biondi A, Sourour N, et al. Arteriovenous brain malformations: is functional MR imaging reliable for studying language reorganization in patients? Initial observations. Radiology, 2002, 223(3):672–682
[59] Cannestra AF, Pouratian N, Forage J, et al. Functional magnetic resonance imaging and optical imaging for dominanthemisphere perisylvian arteriovenous malformations. Neurosurgery, 2004, 55(4):804–812, discussion 812–814

[60] Kikuta K, Takagi Y, Nozaki K, et al. Introduction to tractographyguided navigation: using 3-tesla magnetic resonance tractography in surgery for cerebral arteriovenous malformations. Acta Neurochir Suppl (Wien), 2008, 103:11–14

[61] Ellis MJ, Rutka JT, Kulkarni AV, et al. Corticospinal tract mapping in children with ruptured arteriovenous malformations using functionally guided diffusion-tensor imaging. J Neurosurg Pediatr, 2012, 9(5): 505–510

[62] Natarajan SK, Ghodke B, Britz GW, et al. Multimodality treatment of brain arteriovenous malformations with microsurgery after embolization with onyx: single-center experience and technical nuances. Neurosurgery, 2008, 62(6):1213–1225, discussion 1225–1226

[63] Pasqualin A, Zampieri P, Nicolato A, et al. Surgery after embolization of cerebral arterio-venous malformation: experience of 123 cases. Acta Neurochir Suppl (Wien), 2014, 119:105–111

[64] Moon K, Levitt MR, Almefty RO, et al. Safety and efficacy of surgical resection of unruptured low-grade arteriovenous malformations from the modern decade. Neurosurgery, 2015, 77(6):948–952, discussion 952–953

[65] Crowley RW, Ducruet AF, Kalani MY, et al. Neurological morbidity and mortality associated with the endovascular treatment of cerebral arteriovenous malformations before and during the Onyx era. J Neurosurg, 2015, 122(6):1492–1497

[66] Rauch RA, Vinuela F, Dion J, et al. Preembolization functional evaluation in brain arteriovenous malformations: the ability of superselective Amytal test to predict neurologic dysfunction before embolization. Am J Neuroradiol, 1992, 13(1):309–314

[67] Rauch RA, Vinuela F, Dion J, et al. Preembolization functional evaluation in brain arteriovenous malformations: the superselective Amytal test. Am J Neuroradiol, 1992, 13(1):303–308

[68] Paiva T, Campos J, Baeta E, et al. EEG monitoring during endovascular embolization of cerebral arteriovenous malformations. Electroencephalogr Clin Neurophysiol, 1995, 95(1):3–13

[69] Paulsen RD, Steinberg GK, Norbash AM, et al. Embolization of rolandic cortex arteriovenous malformations. Neurosurgery, 1999, 44(3):479–484, discussion 484–486

[70] Moo LR, Murphy KJ, Gailloud P, et al. Tailored cognitive testing with provocative amobarbital injection preceding AVM embolization. Am J Neuroradiol, 2002, 23(3): 416–421

[71] Tawk RG, Tummala RP, Memon MZ, et al. Utility of pharmacologic provocative neurological testing before embolization of occipital lobe arteriovenous malformations. World Neurosurg, 2011, 76(3–4):276–281

[72] Tanaka K, Yamasaki M. Blocking of cortical inhibitory synapses by intravenous lidocaine. Nature, 1966, 209 (5019):207–208

[73] Sala FNY. Neurophysiological monitoring during endovascular procedures on the spine and the spinal cord// Deletis VSJ, ed. Neurophysiology in Neurosurgery: A Modern Intraoperative Approach. San Diego: Acedamic Press, 2002:119–151

[74] Sala F, Beltramello A, Gerosa M. Neuroprotective role of neurophysiological monitoring during endovascular procedures in the brain and spinal cord. Neurophysiol Clin, 2007, 37(6):415–421

[75] Li F, Deshaies E, Allott G, et al. Transcranial motor evoked potential changes induced by provocative testing during embolization of cerebral arteriovenous malformations in patients under total intravenous anesthesia. Am J Electroneurodiagn Technol, 2011, 51(4):264–273

[76] Mizoi K, Yoshimoto T. Permissible temporary occlusion time in aneurysm surgery as evaluated by evoked potential monitoring. Neurosurgery, 1993, 33(3):434–440, discussion 440

第十一章 脑动静脉畸形与动静脉瘘手术的重症监护和麻醉管理

Joseph Lockwood, Peter S. Amenta, Ricky Medel, Aimee M. Aysenne

摘要：重症监护和麻醉管理是脑动静脉畸形多学科治疗的重要组成部分。动静脉畸形的临床症状包括出血、癫痫发作、头痛和局灶性神经功能缺损，这些症状是预判动静脉畸形最重要的第一步。出血是动静脉畸形最常见的临床表现，此时需要谨慎而快速地控制血压。手术干预的时机存在争议，无论是早期切除还是破裂出血后延迟治疗都有一定的风险和收益。癫痫发作是未破裂动静脉畸形最常见的临床症状，应给予标准的抗癫痫药物治疗。尽管动静脉畸形是引起头痛的罕见原因之一，但是大多数动静脉畸形患者都有头痛症状，而局灶性神经功能缺损是动静脉畸形最不常见的临床症状。在开颅手术或血管内介入栓塞治疗期间，合理控制血压和颅内压，给予机械通气、吸氧和心电监护对于预防继发性脑损伤至关重要，并且可以辅助外科医生改善患者的预后。由于脉管系统异常，动静脉畸形周围的脑组织经常处于血流灌注不足的状态，这种情况在患者发生低血压时会进一步增加脑缺血的风险。包括吸入药物在内的许多麻醉药都会增高颅内压，应当尽量避免使用，而通过高渗疗法可以有效降低颅内压。术中神经电生理监测可以作为麻醉和手术的辅助手段；在应用神经监测时，应首选短效麻醉剂。有时，采取清醒开颅手术可以有效保留患者的功能区。通过持续且精心地调整手术管理措施，可以实现优质的患者护理。

关键词：重症监护；麻醉；出血；缺血；颅内高压；癫痫发作；神经监测；动静脉畸形破裂

要 点

- 动静脉畸形的常见临床表现包括出血、癫痫发作、头痛和局灶性神经功能缺损。
- 对于神经重症监护室中的动静脉畸形和动静脉瘘的患者，尤其是准备行开颅和（或）血管内介入栓塞治疗的患者发生出血时，多学科协作下的急救处理极为关键。
- 麻醉对于成功实施动静脉畸形和动静脉瘘手术及血管内介入栓塞治疗至关重要。

11.1 引 言

手术和血管内介入栓塞治疗的目标是最大限度地保护神经功能及减少由动静脉畸形引起的残疾和死亡。同时，手术室或介入导管室的内科和麻醉管理也是至关重要的，并且贯穿于整个住院治疗过程。脑动静脉畸形可以呈现几种明显不同的临床表现，这些症状往往发生在手术或血管内介入栓塞治疗之前，并且影响下一步的治疗，因此需要密切关注。动静脉畸形最常见的初始临床表现是出血，超过 50% 的动静脉畸形有破裂和出血症状。另有 30% 的患者表现为癫痫发作 [1]。少部分患者可以出现头痛或局灶性神经功能缺损。由于影像学检查的普及，目前约有 1.2% 的无症状动静脉畸形是影像学检查时偶然发现的 [2]。

最常见的患病年龄为20~39岁，但十几岁或50~60岁的患者亦不罕见[3]。动静脉畸形团的发生部位可影响临床表现。大多数动静脉畸形位于大脑半球的脑叶区，临床发现动静脉畸形在额叶、顶叶、枕叶和颞叶分布均匀[4]。位于大脑深部或幕下的动静脉畸形不常见。在治疗过程中，必须谨慎使用麻醉药物，以防止引起血流量或颅内压（ICP）突然变化。

11.2 资料与方法

本章使用的资料是以“cerebral AVMs”为关键词的PubMed文献检索，并辅以麻醉和内科治疗的文献综述。图片来自笔者曾经治疗的临床病例。

11.3 临床表现

11.3.1 出 血

据报道，每年脑动静脉畸形的总体破裂风险为2%~4%。虽然动静脉畸形的自然史可能差异很大，但治疗的首要目标是预防破裂和出血，同时将其他并发症的风险降至最低。已出血的动静脉畸形病灶发生再出血的风险最高，常常发生在出血后第一年，而且破裂后第一年再出血的发生率为6%~15%，高于以前的研究报道[5]。5cm以上的动静脉畸形病灶更容易破裂，3cm以下的动静脉畸形病灶往往以出血为首发症状。

较小的动静脉畸形在出血前很少引起症状，如癫痫发作、头痛和神经功能缺损[1]。其他引起动静脉畸形破裂的危险因素包括动静脉畸形位置深或位于幕下，单纯深静脉引流以及合并动脉瘤[5]。图11.1来自一个14岁的动静脉畸形病例，该患者表现为急性意识丧失，其头颅CT平扫显示小脑出血。图11.2显示了该患者的脑血管造影情况。

动静脉畸形引起的脑出血（ICH）较自发性脑出血预后好，前者的死亡率仅仅是后者的1/20或以下[6]。这在评估神经功能预后中具有重要作用，即在评估前根据适当的影像学检查结果明确出血的根本原因再进行预后评估。出血类型和患者人口学因素在预后的评估中也很重要，应在详细询问患者及家属的家族史之后再考虑和进一步评估。一些研究表明，脑实质出血具有较低的格拉斯哥昏迷评分（Glasgow Coma Score, GCS）；然而，非脑实质出血，尤其是基底池蛛网膜下腔出血（subarachnoid hemorrhage, SAH）的患者总体预后较差[7]。其他研究发现，脑实质出血患者中高龄及血肿清

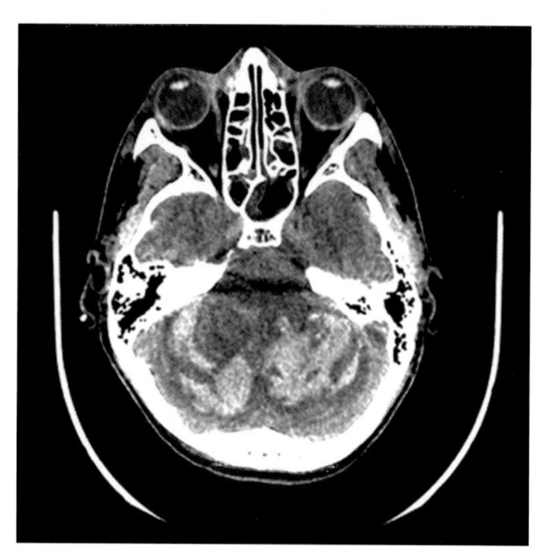

图11.1 头颅CT平扫。患者男性，14岁，小脑动静脉畸形出血后昏迷

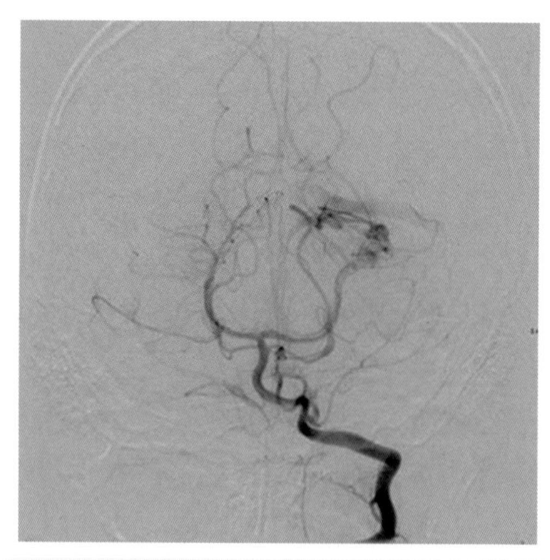

图11.2 脑血管造影。患者男性，14岁，小脑动静脉畸形出血后昏迷

除后的ICH患者往往预后较差[8]。脑出血评分用于评估非创伤性脑内出血患者的神经功能预后和死亡率。其评分内容包括入院时的GCS评分，颅内血肿体积，是否合并脑室出血，出血部位位于幕上还是幕下，以及患者的年龄。该评分可以准确预测由动静脉畸形破裂引起的脑出血患者风险分层的功能结局，但用于预测死亡率的可靠性较低，这是因为由动静脉畸形破裂引起的脑出血比其他类型的自发性脑出血具有更低的死亡风险[9]。

动静脉畸形出血后干预治疗的时机在重症治疗决策中发挥重要作用。最常见的神经外科手术包括显微外科手术、血管内介入栓塞和立体定向放射外科治疗。在保守治疗的破裂动静脉畸形中，有相当多的患者在破裂后的最初几周内再次破裂出血。在破裂出血后2周的影像学随访中发现巢周水肿和血肿周围水肿明显，这表明早期再出血风险较高，应该更积极地进行治疗[10]。据报道，动静脉畸形血管内介入栓塞后的围手术期破裂率为4%~16%[11]，因此，密切监测栓塞后神经功能状态并及时发现影像上的显著变化非常重要。血管内介入栓塞后围手术期出血患者应特别考虑是否合并脑动脉瘤、引流静脉阻塞或在手术过程中出现的其他并发症[11]。

大约25%的脑动静脉畸形患者合并颅内动脉瘤，其中大部分位于动静脉畸形的供血动脉中，部分为畸形团内动脉瘤，部分与动静脉畸形无关[12]。合并动脉瘤（尤其是直径＞5mm的动脉瘤）的动静脉畸形出血风险显著增加[13]。尽管大多数动静脉畸形患者表现为脑出血或脑室出血，但是合并供血动脉动脉瘤的动静脉畸形患者也有较高的蛛网膜下腔出血风险，并有较高的相关并发症风险[12]。

破裂动静脉畸形的管理最好由多学科团队（包括神经外科、神经介入科和神经重症监护室）共同管理。最初的诊断检查应包括一般的医疗检查，如血常规、凝血酶原时间、活化部分凝血活酶时间、影像学检查，以及准确的GCS和脑出血评分[14]。为了保护气道，对昏迷或癫痫发作期间的患者可能需要进行气管插管。最初的影像学诊断评估检查是CT平扫，以初步评估潜在出血的位置和范围。无创性血管检查（如CT血管成像）可以帮助查找潜在的血管畸形（如动静脉畸形、海绵状血管畸形和动脉瘤）或明确有无活动性出血，并以此为依据制订下一步的治疗计划[14]。MRI通常有助于更准确地描绘颅内病变和出血部位。脑血管造影可用于最终确诊，如果患者病情已经稳定且不需要急诊减压手术，则可以进行脑血管造影术。数字减影血管造影是脑血管畸形鉴别和分型的金标准。

由于针对再出血预防的治疗方法只有开颅手术和血管内介入栓塞治疗，因此目前关于动静脉畸形内科治疗的数据非常有限。目前，对动静脉畸形病理生理机制的认识和其治疗主要基于对脑出血患者的研究和急性神经损伤患者的专家共识。与没有基础病变的脑出血患者一样，对已经破裂出血的动静脉畸形患者来说，血压管理至关重要。有证据表明，当收缩压低于140mmHg，尤其是保持在130~139mmHg时，患者的神经功能预后更好[15]。推荐静脉使用短效降压药，从而降低低血压和血压波动的风险[14]。禁用抗凝剂和抗血小板类药物，如果患者近期已服用类似药物，应该立即停药并采取相应措施。由于持续高血糖会导致预后较差，因此应将患者的血糖控制在185g/dL以下[16]。将动静脉畸形患者送入重症监护病房（ICU）后，尤其是伴脑叶和皮质出血者，通常会给予急性抗癫痫治疗，但尚未证实早期抗癫痫治疗能改善预后[16]。持续脑电监测可以帮助发现无症状患者的癫痫发作，包括非惊厥性癫痫持续状态[17]。

动静脉畸形破裂与动脉瘤破裂不尽相同，动脉瘤破裂中大多数并发症由脑积水造成，脑实质内出血形成局部血肿仅为次要因素，但在动静脉畸形破裂的病理学机制中，二者同样重要[18]。由动静脉畸形破裂引起的脑出血可继发病灶周围水肿和血肿体积增大。动静脉畸形破裂出血后周围水肿是由许多复杂因素引起的，包括血浆蛋白外渗、血肿凝固收缩、炎症级联反应和其他因素引起的血管源性水肿[19]。应按照标准方法治疗颅内高压，包括渗透疗法（高渗盐水或甘露醇）和镇静，对于重度颅内高压或保守治疗失败的患者应实施去骨瓣减压术[20]。44%的动静脉畸形破裂患者早期需要进行脑室-外引流，其中18%的患者发展为分流管依赖，此类患者应进行脑室-腹腔分流术[18]。脑室外引流术的指征包括GCS＜9分、脑疝形成、颅内压增高、大量脑室出血或脑积水[21]。脑室出血、低GCS以及合并动脉瘤是放置脑室外引流管和行脑室-腹腔分流术的主要危险因素[18]。

尽管因血肿占位效应引起患者意识障碍急性进行性加重是急诊手术的指征之一，但是目前较普遍的处理方式是在动静脉畸形出血后1~4周再选择性地进行动静脉畸形切除术，这样可以使患者从最初的疾病发作逐渐过渡到水肿期、水肿消退期和血肿液化期。急诊血肿清除手术的指征包括脑出血引起的意识障碍进行性加重，颞叶或颅后窝血肿量＞30mL或大脑半球血肿量＞60mL[17]。除延期手术外，一些神经外科医生最近尝试对一些低级别动静脉畸形进行了早期切除。有研究显示，显微外科手术切除低级别动静脉畸形患者的第一天死亡率为7.4%，而常规延期切除动静脉畸形患者的死亡率为23%~29%[22]。早期切除可以预防动静脉畸形“超早期”再出血，这种再出血往往发生在首次出血后24h内。首次出血后24h是破裂后最危险的时间段[22]。早期切除病灶患者预后的最佳预测因子是入院时病情的严重程度，而与动静脉畸形的部位、血肿大小及动静脉畸形分型相关性较小[23]。这将在其他章节中进一步讨论。

动静脉畸形切除术后，患者的神经功能受术后水肿和术后出血的影响。目前主要有两种解释，其中最早出现的理论被称为正常灌注压突破出血。理论上讲，动静脉畸形周围的脑实质处于慢性低灌注状态，因此，与正常血管相比，动静脉畸形局部血管的自动调节能力下降[24]。当血流量突然增加时，失去自动调节能力的血管可发生破裂。此外，还有一种被称为闭塞性充血的新理论。该理论认为动静脉畸形供血动脉的血流量并不稳定，这可能会导致周围组织的低灌注和缺血；同时，周围实质的静脉流出受阻导致被动性充血[24]。这种进行性缺血和淤血导致了术后水肿和术后出血。真正的原因可能介于两种理论之间，也可能有目前尚未明确的其他因素存在。也有学者认为残留病灶出血可能是术后出血的原因之一。为了减少残留动静脉畸形病灶，大多数外科医生会在术中或术后即刻进行血管造影。总体来说，动静脉畸形切除术后应密切监测是否有进行性水肿和再出血，一旦发现应尽快处理。

动静脉畸形破裂后即使合并蛛网膜下腔出血也很少出现脑血管痉挛。有很多病理报告详细描述了动静脉畸形出血（尤其合并脑室出血）后脑血管痉挛引起的迟发性脑缺血[25-26]。在文献报道的20例因血管痉挛引起的延迟性缺血中，只有56%的患者合并蛛网膜下腔出血，但有趣的是，所有病例都合并脑室内出血[27]。只有6.3%的动静脉畸形引起的SAH患者在血管造影中发现了血管痉挛，而大约70%的动脉瘤性SAH患者的脑血管造影证实发生了脑血管痉挛[27]。动静脉畸形破裂后出现迟发性神经功能缺损的患者应考虑到发生血管痉挛的可能性，特别是合并蛛网膜下腔出血或脑室出血的情况下。在完全切除动静脉畸形（或稳定的合并动脉瘤的动静脉畸形）后继发于血管痉挛引起的迟发性脑缺血的治疗原则与动脉瘤性蛛网膜下腔出血的治疗原则类似，如诱发性高血压、高血容量、血管内介入栓塞治疗等[27]。

11.3.2 癫痫发作

癫痫发作是未破裂动静脉畸形最常见的表现。以癫痫为临床症状的大多数动静脉畸形患者的病灶在大脑皮质。除枕叶动静脉畸形发生率较低外，动静脉畸形在其他脑叶的分布基本均匀。较大的动静脉畸形病灶是预测癫痫发作的有力预测指标[28]。动静脉畸形癫痫发作的病因尚未完全明确，但目前已有学者提出了几种可能的机制，包括神经元破坏和变性，神经胶质结构和生理学变化，以及活性氧形成等[29]。动静脉畸形引起的癫痫发作没有特异性症状，与其他癫痫发作症状相同。图 11.3 显示了大脑皮质动静脉畸形，该患者在液体衰减反转恢复（FLAIR）MRI 序列上表现为癫痫发作。图 11.4 为动静脉畸形患者的脑血管造影图。

服用抗癫痫药物是目前治疗动静脉畸形癫痫发作的主要手段。癫痫发作时，脑实质的代谢增加，随后脑血流量增加，颅内压增高。重症监护对于复发性癫痫和癫痫持续状态的治疗尤为重要，因为颅内压持续升高会增加动静脉畸形破裂的风险。在药理学中，动静脉畸形相关性癫痫与其他病因引起的癫痫的治疗方法比较类似，需要根据患者的个体情况来权衡每种抗癫痫药物的风险和收益。鉴别初始癫痫发作的病因是动静脉畸形占位还是动静脉畸形破裂对于后续患者的管理尤为重要。即使微小的出血也可引起癫痫发作。在耐药性癫痫患者中，视频脑电图和其他新的成像方式在症状性病变的定位中起着重要作用。血管内介入栓塞治疗，包括开放性切除和放射外科治疗等均可降低癫痫患者的癫痫发生率[30-33]。

11.3.3 头　痛

尽管动静脉畸形不是头痛最常见的原因，但未破裂的动静脉畸形患者通常伴有头痛。枕叶动静脉畸形患者发生头痛的概率最高，并可引起视觉障碍[34]。因颅内压增高、窃血现象和皮质扩散性抑制造成三叉神经血管系统激活是引发头痛的常见机制[35]。目前尚无治疗动静脉畸形性头痛的特效药物的研究。对于其他类型的头痛，抗癫痫药（如托吡酯和丙戊酸钠）、β 受体阻滞剂（如普萘洛尔）、抗抑郁药（包括三环类抗抑郁药）和钙通道阻滞剂（如维拉帕米）经常用于这些患者可能发生的慢性头痛。动静脉畸形患者中超过一半具有头痛症状的患者在病变切除术后头痛症状完全消失或显

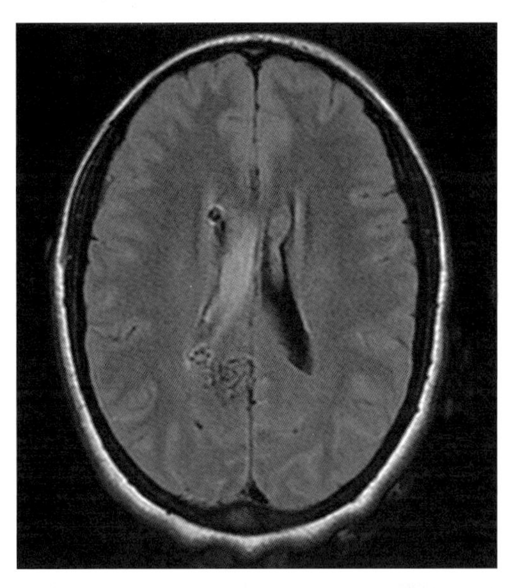

图 11.3　T2 FLAIR MRI。患者男性，17 岁，因皮质动静脉畸形和脑室出血出现癫痫发作和头痛

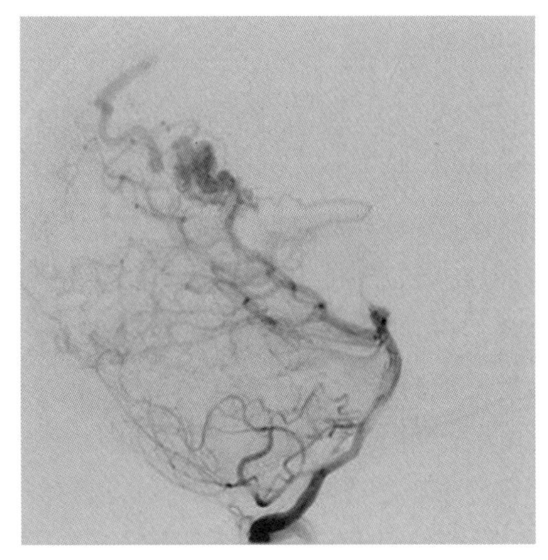

图 11.4　血管造影。患者男性，17 岁，因皮质动静脉畸形和脑室出血出现癫痫发作和头痛

著改善[35]。图 11.5 为一名 34 岁女性的头部增强 CT，患者的主要临床症状为头痛、恶心和呕吐。图 11.6 为图 11.5 中同一患者的血管造影图。

未破裂的脑动静脉畸形并发的脑水肿在影像学上很难发现，在大多数影像研究中阳性率仅为 4%。未破裂动静脉畸形发生脑水肿与静脉充血显著相关。当动静脉畸形患者并发脑水肿（尤其是伴有静脉充血）时，其发生出血或非出血性神经功能缺损的风险升高[36]。因此，对此类患者应考虑积极治疗。

11.3.4 局灶性神经功能缺损

脑动静脉畸形患者中仅不足 8% 表现为非出血性神经缺损症状。最常见的神经功能缺损是偏瘫和偏盲。非出血性神经功能缺损症状更容易出现在女性，动静脉畸形病灶部位较深，大小超过 3cm，引流静脉变异多，以及有 3 条以上供血动脉的患者[37]。前面讨论的关于症状性动静脉畸形的机制大部分适用于神经功能缺损，包括窃血现象、占位效应、动脉低压和静脉高压。图 11.7 为一例 36 岁的男性患者的 T2 FLAIR MRI 影像，患者出现局灶性神经功能缺损，表现为进行性左侧共济失调。图 11.8 为图 11.7 中同一患者的血管造影图，可见病灶较大、静脉曲张和多条供血动脉。

11.4 麻醉管理

麻醉管理对于患者能否成功治疗脑血管畸形至关重要。手术医生需要与包括麻醉医生、神经电生理学家（在使用神经监测时）在内的其他团队成员进行有效沟通。例如，清醒开颅手术中，在进行皮质脑电监测或诱发运动电位时，需要相应调整麻醉方式。麻醉考虑的重要因素包括血压管理、促进脑松弛和颅内压管理。麻醉管理的重点应包括：配合术中正常神经电生理监测、进行术后正常神经系统检查（条件允许时）、输液和输血管理，并成功过渡到术后监护。

11.4.1 血压管理

脑动静脉畸形由于缺乏毛细血管床而具有低阻力的特点。其周围的薄壁血管组织亦长期缺乏正常的血流[17]。血脑屏障因周围毛细血管扩张且缺乏缝隙连接而受到破坏[38]。通常来讲，脑血流量具有自动调节功能，可以维持平均动脉压（MAP）在 50~150mmHg。但在慢性灌注不足的情况下，脑血流量自动调节压力范围的下限将降至正常水平以下，低于下限值压力可

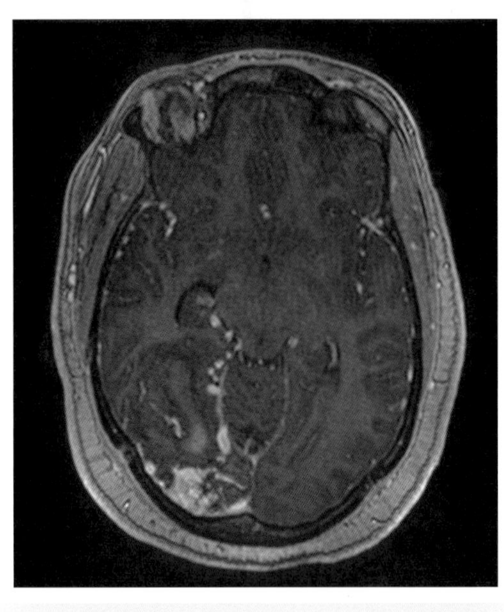

图 11.5 增强 CT。患者女性，34 岁，临床表现为头痛、恶心、呕吐

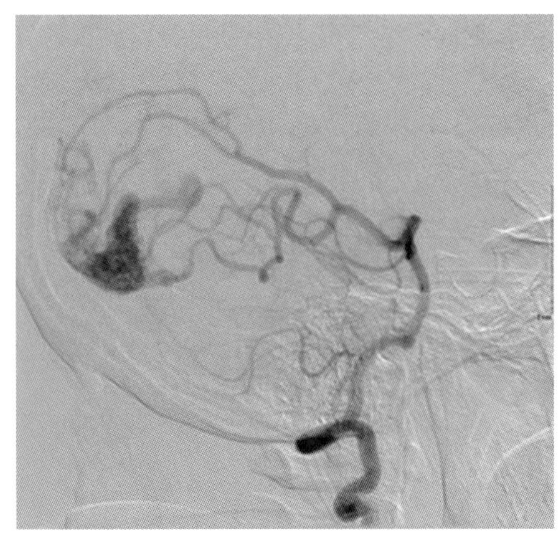

图 11.6 图 11.5 中患者的血管造影

导致缺血，甚至血压小幅下降[39]。而这些均需要从麻醉角度观察。破裂动静脉畸形手术和大多数自发性脑出血开颅手术的麻醉原则基本相同。本节将重点介绍动静脉畸形手术及相关特别注意事项。

虽然有目的地降低血压可用于其他类型的颅内手术以减少失血，但在动静脉畸形切除术中应谨慎使用。动静脉畸形的分流效应导致动静脉畸形周围邻近正常脑组织的血供长期处于低动脉压状态，且动静脉畸形体积越大、供血动脉越多，这种低压状态越严重。在这种长期低血压状态下，脑血流失去了自动调节能力，其血流量自动调节曲线向左偏移，导致平均动脉压维持在较低的范围内[40]。尽管与正常组织相比，动静脉畸形周围区域的脑血流自动调节曲线下限较低，但动脉压进一步下降仍可导致组织缺血[39]。

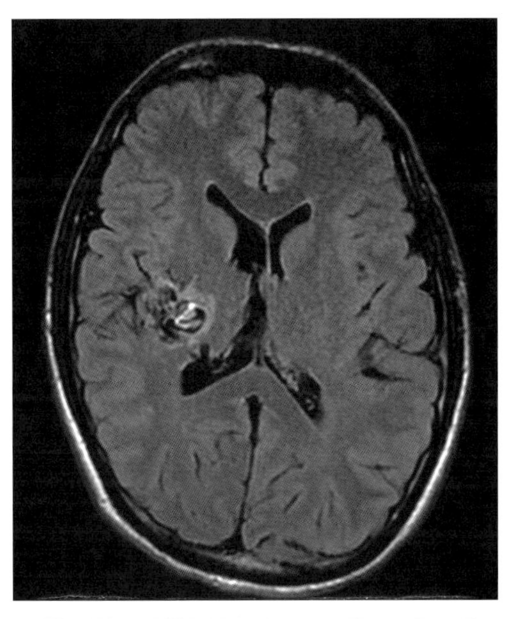

图 11.7　T2 FLAIR MRI。患者男性，36 岁，出现局灶性神经功能缺损症状，表现为进行性左侧共济失调

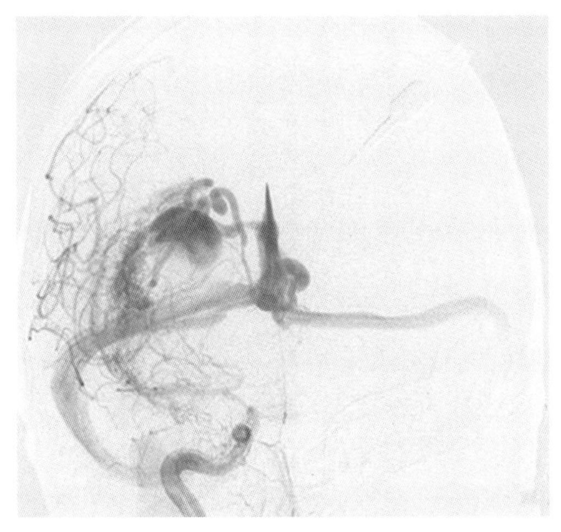

图 11.8　图 11.7 中患者的血管造影，可见病灶较大、静脉曲张和多条供血动脉

对于许多接受手术治疗的动静脉畸形破裂患者，颅内高压可能是最令人担忧的问题。考虑到吸入较高浓度的麻醉剂会增加颅内压和引起脑水肿，静脉麻醉可能比吸入麻醉更适合动静脉畸形患者的麻醉诱导[39]。脑出血后颅内压增高与发病率和死亡率的升高密切相关，因此严格控制急诊脑出血患者的颅内压非常重要[16]。考虑到有些药物会扩张脑血管而导致颅内压增高，在进行动静脉畸形手术时应避免使用这些药物。首选的降压药物包括尼卡地平、拉贝洛尔和艾司洛尔。如果患者需要血管升压药，首选肾上腺素和去甲肾上腺素等 α 受体激动剂，因为此类药物不会增加脑血流量[39]。

由于高血压患病率高，对于合并高血压的动静脉畸形患者，术前和术中血压控制尤为重要。在高血压患者中，脑血流量的自动调节曲线向右偏移。虽然可以通过降低术中血压以减少失血，但当血压降至自动调节水平以下时会引起局部缺血。当然降低平均动脉压也有益处，包括减少手术出血、病灶充血和高灌注综合征的发生[39]。在显微外科动静脉畸形切除术中应避免血压过高或过低。为了保持血压在基线范围内，患者应在手术当天有选择性地服用治疗高血压药物。考虑到断服 β 受体阻滞剂和 α_2 受体激动剂可能引起高血压反弹，应专门在手术当天服用此类降压药物[39]。

通常，患者在麻醉诱导和手术切除期间应保持正常血压状态。最重要的是要避免血压急剧增加，例如在上头架时因麻醉不充分可能出现的血压变化。外科医生在上头架过程中与麻醉医生之间的有效沟通对于避免血压突然飙升非常重要，这种血压骤升可能导致动静脉畸形破裂和颅内压增高。

11.4.2 适当降低颅内压和颅内高压的管理

在动静脉畸形手术期间应注意降低颅内压和控制颅内压增高。通常使用渗透性利尿剂甘露醇（常用剂量为 0.5~1g/kg，静脉内给药）。改变体位以促进静脉回流（如避免颈静脉流出道阻塞），通常将头部抬高到心脏水平以上，采取垂头仰卧位或将床头抬高。此外，在手术的早期阶段，当需要适当降低颅内压时，可以保持轻度的过度通气。如果患者有脑室外引流管或腰椎引流管，麻醉医生在术中应与手术医生沟通，以便在需要时排放脑脊液。总的来说，这些措施都是为了降低颅内压并促进脑松弛，以获得更大的手术空间。

11.4.3 麻醉方案

手术麻醉需要准备和使用标准监测设备，包括脉搏血氧仪、温度探头、Foley 导管（留置尿管）、心电监护仪、氧气传感器、呼气末 CO_2 监测仪和无创血压袖带。还需要动脉血压监测设备来密切监测血压，并将血压控制在所需范围内，记录动脉血数据，包括血气、红细胞计数、血生化和凝血功能。外周静脉通路应用口径大的输液设备，当可能有大量失血（如动静脉畸形病灶较大时）时应建立中心静脉通路。

动静脉畸形切除术中应监测脑组织氧合情况，以最大限度地减少脑损伤及其对术后的临床影响。显微外科手术切除动静脉畸形时可导致其周围组织的脑血流量下降，从而引起相应的临床症状。直接脑组织氧合（$brptiO_2$）监测是监测周围组织血氧状态的方法，而脑组织含氧量与动脉血氧分压（$brptiO_2/PaO_2$）的比值是监测脑组织血氧状态的首选方法[41]。在血管畸形区域，$brptiO_2/PaO_2$=63.6%为脑组织缺氧，而在距畸形更远的同侧区域，$brptiO_2/PaO_2$=43.8%为脑组织缺氧[42]。术后这两个区域的氧合状态一般会明显改善。术中监测氧合状态有助于血流动力学管理，并且通过实时监测可以发现可能发生的或当前已发生的缺氧，从而为外科医生和麻醉管理提供帮助和指导，但是目前这种术中血氧监测尚未成为常规做法。

麻醉诱导的目标包括气道管理、维持血流动力学稳定以及保证充分的通气和氧合。通常情况下，需要在全身静脉麻醉下进行运动诱发电位和（或）皮质诱发电位（在麻醉下诱发 EMG）。应尽量避免使用有升高颅内压作用的吸入性麻醉剂。另外，如果正在监测运动诱发电位，则应避免使用肌松药（或仅在诱导时使用短效药物，其不会干扰硬膜内操作阶段麻醉的监测）。

维持麻醉以保证手术安全进行的同时，应尽量促进大脑松弛，严格控制血压，协助神经电生理学监测和在手术完成时进行快速神经功能评估（当手术团队需要时）。可以使用全静脉麻醉技术（短效阿片类药物加丙泊酚）或使用吸入麻醉剂来维持最小肺泡有效浓度。

功能区动静脉畸形切除有时需要在患者清醒状态下进行。在唤醒患者进行关键脑电监测之前进行颅骨阻滞，应用局部麻醉药浸润硬脑膜，在开颅暴露脑组织期间应给予适当镇静。在绘制脑电图和功能定位之后，需要唤醒患者以保证安全切除病变；如果术中需要，可以对患者进行镇静。我们发现右美托咪定对患者的镇静效果较好，并且很少引起呼吸抑制，有研究发现丙泊酚联合瑞芬太尼也有很好的效果。

术后血压控制至关重要，在离开手术室到进入 ICU 之前通常静脉注射尼卡地平控制血压。麻醉医生与外科医生之间需充分沟通，以明确目标血压，从而可以有效避免包括出血在内的手术相关并发症。

11.4.4 术中输液和血液制品管理

手术室中通常应用生理盐水维持液体量，目的是维持足够的血容量和稳定的血流动力学。需监测电解质，如应用渗透性利尿剂时电解质平衡会受到影响。手术期间通常将血糖维持在正常水平。

血液制品管理是动静脉畸形患者管理的另一个考虑因素。对于动静脉畸形破裂患者，看护团队根据液体出入量进行补液。研究表明，当患者的血红蛋白（Hb）低于 10g/dL 时给予输注红细胞，可以使患者的脑组织氧合程度明显增加，脑缺氧显著改善，尤其是脑组织缺血最严重区域改善更加明显[43]。虽然这项研究仅针对蛛网膜下腔出血患者，但对于明显扩张的动静脉畸形血管周围缺血脑区域来说，通过输血增加氧合的理论同样适用。因此，Hb < 10g/dL 可以作为输血的指征。

在术中如果失血明显，可以输注浓缩红细胞（packed red blood cell，PRBC）以保持手术继续进行；同时可以输注新鲜冷冻血浆（FFP，通常每 4~5 个单位 PRBC 给予 1 个单位 FFP）给予。在急诊手术、使用抗凝血药物或抗血小板药物的情况下也可以输注血小板和新鲜冷冻血浆。此外，大量输血时也可能需要另外输注血小板，尤其当纤维蛋白原水平低于 100mg/dL 时，还需要另外输注冷沉淀。

11.5 结　论

脑血管畸形，包括动静脉畸形和动静脉瘘，通常表现为出血、癫痫发作、头痛或局灶性神经功能缺损，也有患者在无创影像学检查中偶然发现。本章在一定范围内讨论了该类患者的急诊处理措施。在神经重症监护病房中，处理急性患者的颅内高压、控制血压和维持危重症患者的病情稳定至关重要。为了有效避免围手术期并发症，管理好这些因素对于接受手术治疗的动静脉畸形患者同样非常重要。此外，对脑血管畸形患者的治疗，无论是开颅切除还是血管内介入栓塞，成功的麻醉管理都必不可少。

参考文献

[1] Abecassis IJ, Xu DS, Batjer HH, et al. Natural history of brain arteriovenous malformations: a systematic review. Neurosurg Focus, 2014, 37(3):E7

[2] Tong X, Wu J, Lin F, et al. The effect of age, sex, and lesion location on initial presentation in patients with brain arteriovenous malformations. World Neurosurg, 2016, 87: 598–606

[3] Laakso A, Hernesniemi J. Arteriovenous malformations: epidemiology and clinical presentation. Neurosurg Clin N Am, 2012, 23(1):1–6

[4] Santos ML, Demartini Júnior Z, Matos LA, et al. Angioarchitecture and clinical presentation of brain arteriovenous malformations. Arq Neuropsiquiatr, 2009, 67(2A):316–321

[5] Gross BA, Du R. Natural history of cerebral arteriovenous malformations: a meta-analysis. J Neurosurg, 2013, 118(2): 437–443

[6] van Beijnum J, Lovelock CE, Cordonnier C, et al. SIVMS Steering Committee and the Oxford Vascular Study. Outcome after spontaneous and arteriovenous malformation-related intracerebral haemorrhage: population-based studies. Brain, 2009, 132(Pt 2):537–543

[7] Sturiale CL, Puca A, Calandrelli R, et al. Relevance of bleeding pattern on clinical appearance and outcome in patients with hemorrhagic brain arteriovenous malformations. J Neurol Sci, 2013,324(1–2):118–123

[8] Lv X, Liu J, Hu X, et al. Patient age, hemorrhage patterns, and outcomes of arteriovenous malformation.World Neurosurg, 2015, 84(4):1039–1044

[9] Appelboom G, Hwang BY, Bruce SS, et al. Predicting outcome after arteriovenous malformation-associated intracerebral hemorrhage with the original ICH score. World Neurosurg, 2012, 78(6):646–650

[10] Rahme R,Weil AG, Bojanowski MW. Early rerupture of cerebral arteriovenous malformations: beware the progressive hemispheric swelling. Med Hypotheses, 2011, 76(4):570–573

[11] Liu L, Jiang C, He H, et al. Periprocedural bleeding complications of brain AVM embolization with Onyx. Interv Neuroradiol, 2010,16(1): 47–57

[12] Stapf C, Mohr JP, Pile-Spellman J, et al. Concurrent arterial aneurysms in brain arteriovenous malformations with haemorrhagic presentation. J Neurol Neurosurg Psychiatry, 2002, 73(3):294–298

[13] Stein KP, Wanke I, Forsting M, et al. Associated aneurysms in supratentorial arteriovenous malformations: impact of aneurysm size on haemorrhage. Cerebrovasc Dis, 2015, 39(2):122–129

[14] Morawo AO, Gilmore EJ. Critical care management of intracerebral hemorrhage. Semin Neurol, 2016, 36(3):225–232

[15] Lattanzi S, Silvestrini M. Optimal achieved blood pressure

in acute intracerebral hemorrhage: INTERACT2. Neurology, 2015, 85(6):557–558

[16] Aoun SG, Bendok BR, Batjer HH. Acute management of ruptured arteriovenous malformations and dural arteriovenous fistulas. Neurosurg Clin N Am, 2012, 23(1): 87–103

[17] Martinez JL, Macdonald RL. Surgical strategies for acutely ruptured arteriovenous malformations. Front Neurol Neurosci, 2015, 37:166–181

[18] Gross BA, Lai PM, Du R. Hydrocephalus after arteriovenous malformation rupture. Neurosurg Focus, 2013, 34(5):E11

[19] Zheng H, Chen C, Zhang J, et al. Mechanism and therapy of brain edema after intracerebral hemorrhage. Cerebrovasc Dis, 2016,42(3–4):155–169

[20] Freeman WD. Management of intracranial pressure. Continuum (Minneap Minn), 2015, 21(1):1299–323

[21] Hemphill JC, III, Greenberg SM, Anderson CS, et al. American Heart Association Stroke Council, Council on Cardiovascular and Stroke Nursing, Council on Clinical Cardiology. Guidelines for the management of spontaneous intracerebral hemorrhage: a guideline for healthcare professionals from the American Heart Association/ American Stroke Association. Stroke, 2015, 46(7):2032–2060

[22] Pavesi G, Rustemi O, Berlucchi S, et al. Acute surgical removal of low-grade (Spetzler-Martin I–II) bleeding arteriovenous malformations. Surg Neurol, 2009, 72(6): 662–667

[23] Kuhmonen J, Piippo A, Väärt K, et al. Early surgery for ruptured cerebral arteriovenous malformations. Acta Neurochir Suppl (Wien), 2005, 94:111–114

[24] Zacharia BE, Bruce S, Appelboom G,et al. Occlusive hyperemia versus normal perfusion pressure breakthrough after treatment of cranial arteriovenous malformations. Neurosurg Clin N Am, 2012, 23(1):147–151

[25] Tseng WL, Tsai YH. Vasospasm after intraventricular hemorrhage caused by arteriovenous malformation. Asian J Neurosurg, 2015, 10(2): 114–116

[26] Maeda K, Kurita H, Nakamura T, et al. Occurrence of severe vasospasm following intraventricular hemorrhage from an arteriovenous malformation. Report of two cases. J Neurosurg, 1997, 87(3):436–439

[27] Gross BA, Du R. Vasospasm after arteriovenous malformation rupture. World Neurosurg, 2012, 78(3–4):300–305

[28] Ding D, Starke RM, Quigg M, et al. Cerebral arteriovenous malformations and epilepsy, part 1: predictors of seizure presentation. World Neurosurg, 2015, 84(3):645–652

[29] Kraemer DL, Awad IA. Vascular malformations and epilepsy: clinical considerations and basic mechanisms. Epilepsia, 1994, 35 (Suppl 6):S30–S43

[30] Chen CJ, Chivukula S, Ding D, et al. Seizure outcomes following radiosurgery for cerebral arteriovenous malformations. Neurosurg Focus, 2014, 37(3):E17

[31] Englot DJ, Young WL, Han SJ, et al. Seizure predictors and control after microsurgical resection of supratentorial arteriovenous malformations in 440 patients. Neurosurgery, 2012, 71(3):572–580, discussion 580

[32] Przybylowski CJ, Ding D, Starke RM, et al. Seizure and anticonvulsant outcomes following stereotactic radiosurgery for intracranial arteriovenous malformations. J Neurosurg, 2015, 122(6):1299–1305

[33] Rohn B, Hänggi D, Etminan N, et al. Relief of epilepsy and headache and quality of life after microsurgical treatment of unruptured brain AVM-audit of a single-center series and comprehensive review of the literature. Neurosurg Rev, 2017, 40(1):59–65

[34] Dehdashti AR, Thines L, Willinsky RA, et al. Multidisciplinary care of occipital arteriovenous malformations: effect on nonhemorrhagic headache, vision, and outcome in a series of 135 patients. Clinical article. J Neurosurg, 2010, 113(4):742–748

[35] Ellis JA, Mejia Munne JC, Lavine SD, et al. Arteriovenous malformations and headache. J Clin Neurosci, 2016, 23: 38–43

[36] Kim BS, Sarma D, Lee SK, et al. Brain edema associated with unruptured brain arteriovenous malformations. Neuroradiology, 2009, 51(5):327–335

[37] Lv X, Li Y, Yang X, et al. Characteristics of brain arteriovenous malformations in patients presenting with nonhemorrhagic neurologic deficits.World Neurosurg, 2013, 79(3–4):484–488

[38] Tu J, Stoodley MA, Morgan MK, et al. Ultrastructure of perinidal capillaries in cerebral arteriovenous malformations. Neurosurgery, 2006, 58(5): 961–970, discussion 961–970

[39] Miller C, Mirski M. Anesthesia considerations and intraoperative monitoring during surgery for arteriovenous malformations and dural arteriovenous fistulas. Neurosurg Clin N Am, 2012, 23(1):153–164

[40] Rangel-Castilla L, Spetzler RF, Nakaji P. Normal perfusion pressure breakthrough theory: a reappraisal after 35 years. Neurosurg Rev, 2015, 38(3):399–404, discussion 404–405

[41] Badenes R, García-Pérez ML, Bilotta F. Intraoperative monitoring of cerebral oximetry and depth of anaesthesia during neuroanesthesia procedures. Curr Opin Anaesthesiol, 2016, 29(5):576–581

[42] Arikan F, Vilalta J, Noguer M, et al. Intraoperative monitoring of brain tissue oxygenation during arteriovenous malformation resection. J Neurosurg Anesthesiol, 2014, 26(4):328–341

[43] Dhar R, Zazulia AR, Videen TO, et al. Red blood cell transfusion increases cerebral oxygen delivery in anemic patients with subarachnoid hemorrhage. Stroke, 2009, 40(9):3039–3044

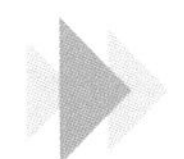

第十二章 脑动静脉畸形和动静脉瘘的分类

Derrick L. Umansky, Ricky Medel, Peter S. Amenta

摘要：脑动静脉畸形和硬脑膜动静脉瘘的正确分类对临床决策和治疗风险评估至关重要。Spetzler-Martin（SM）分级是经过多年验证且最常被引用的分级系统，用来评估动静脉畸形切除后的患者预后。在过去的20年中，我们已经对该分级系统做了很多修订和补充。血管内介入栓塞治疗和放射外科治疗的发展推动了新分类的发展，有利于评估与这些治疗方案相关的预后和风险。硬脑膜动静脉瘘是一组复杂的血管结构病变。目前Borden与Cognard分型系统是硬脑膜动静脉瘘中使用最多的系统。本章回顾分析了目前用于脑动静脉畸形和硬脑膜动静脉瘘分类的系统，讨论了显微外科、血管内介入栓塞治疗和放射外科治疗的分类方案。临床上应用最多的系统是本章讨论的重点，特别是用于动静脉畸形分级的SM系统和用于硬脑膜动静脉瘘分型的Borden与Cognard系统。

关键词：脑动静脉畸形；硬脑膜动静脉瘘；分级系统; Spetzler-Martin; Borden; Cognard; Barrow; Buffalo评分；放射外科评分

要　点

- 脑动静脉畸形的Spetzler-Martin分级系统仍然是评估手术切除风险的标准。
- 目前有多个关于脑动静脉畸形的手术治疗、血管内介入栓塞治疗和放射外科治疗评分系统正在使用。
- 硬脑膜动静脉瘘是一组异质性病变，具有复杂且多变的血管结构。
- Cognard与Borden系统是硬脑膜动静脉瘘最常参考的分型系统。

12.1 引　言

脑动静脉畸形和硬脑膜动静脉瘘是临床上较难处理的疾病，具有高致死率和致残率。这些血管畸形的处理难点在于病变之间存在巨大的异质性。动静脉畸形和硬脑膜动静脉瘘都具有复杂的血管结构，可能累及重要的解剖功能区。其临床表现差异很大，从偶然发现或微小的症状到危及生命的出血均可见到。制订治疗决策时必须针对疾病的自然史权衡干预的风险和获益。治疗计划的实施必须考虑多个变量，包括患者的年龄、症状、脑出血史及畸形血管解剖。目前，有学者已经提出了多种分类系统来评估单个病灶的关键要素，并评估干预风险。这些系统的目标是创建一个可靠、易用、准确的具有临床应用价值的评估方法。这些分级方案的发展最初源于对血管疾病的显微外科手术治疗，因为以前只有通过这种途径才能进行干预。近年来，这些疾病的治疗方法已经发生了转变，传统的显微外科手术治疗现在经常被血管内介入栓塞和放射外科治疗补充甚至替代。因此，必须对原有的系统进行修改和补充，以获取这些新治疗模式所特有的结果、挑战和并发症。本章回顾分析了目前常用的脑动静脉畸形和硬脑膜动静脉瘘分类系统，讨论了显微外科、血管内介入栓塞治疗和放射外科治疗的分类方案，尤其关注了目前引用最多的系统，特别是用于动静脉畸形分级的Spetzler-Martin系统和用于硬脑膜动静脉瘘分型的Borden与Cognard系统。

12.2 资料与方法

本章内容参考了大量资料，包含许多关于脑动静脉畸形和硬脑膜动静脉瘘分级的原始文献。我们对于已建立的评分系统的回顾分析是基于定义其方法和统计学意义的具有里程碑意义的文献。在解释过去 20 年中对这些系统的修订和补充时笔者引用了许多当代资料。文中表格是从原始文献中改编而来的，有助于读者快速寻找需要的参考资料。图片来自杜兰医疗中心神经外科。

12.3 脑动静脉畸形的分类

12.3.1 脑动静脉畸形的分型与显微外科手术

Spetzler-Martin 分级系统

脑动静脉畸形手术切除的主要目的是消除脑出血风险及与其相关的发病率和死亡率。完全切除也可能导致癫痫发作、窃血、头痛和其他虽不太严重但使人衰弱的后遗症。然而，未来破裂的风险只能预测，特别是脑出血，但也可能永远不会发生出血。为了证明手术干预的有效性，临床医生必须同时了解破裂的潜在风险和手术切除的直接致残率和死亡率[1]。1986 年，Spetzler 和 Martin 提出了一种分级系统，用于预测开放手术切除脑动静脉畸形相关的致残率和死亡率[1]（表 12.1）。考虑到这些病变在血管结构和解剖位置上的广泛差异，学者们构建了一个系统，该系统依赖于三个关键特征来简化分级：动静脉畸形大小，静脉引流模式，以及与功能区的关系。

根据血管造影，将病灶的大小分为三型：小型（＜ 3cm）、中型（3 ~6cm）和大型（＞ 6cm），分别为 1 分、2 分和 3 分。由于多种原因，动静脉畸形的大小是决定切除安全性的重要因素之一。较大的畸形团边界更可能累及功能区结构。因此，切除较大病灶有更大的损伤功能区的风险。畸形的大小也反映了动脉供应量和供血动脉数量。随着动静脉畸形直径的增加，病灶包括越来越多的血管区域，从而增加了动静脉畸形的血供。安全切除较大型动静脉畸形所需的外科手术方法必须考虑到来自多个区域的血供，并提供安全入路以进入这些血管[1]。最后，与大多数外科手术一样，较大的病灶需要较长的时间才能清除。畸形团较大的患者会面临麻醉时间延长、出血量增加和长时间脑组织牵拉的风险。

基于血管造影，将静脉引流分为两种不同的类型，即浅表引流和深层引流。只有浅表静脉引流的病灶得分为 0 分。浅表静脉引流是指静脉血通过皮质静脉系统流出。所有深部静脉引流的动静脉畸形都被赋值为 1 分。静脉引流方式与病灶的可及性是对应的，因为深部静脉引流使动脉化的静脉很难接近。这些静脉通常是脑室室管膜下静脉，可能难以控制，增加了出血量、手术时间和脑组织切除的体积。

功能区是有明确功能的大脑结构和区域，如果损伤，将导致神经功能受损（图 12.1；

表 12.1 Spetzler-Martin 分级系统

分级特征	
动静脉畸形尺寸	
小（＜ 3cm）	1
中（3~6cm）	2
大（＞ 6cm）	3
是否位于功能区	
非功能区	0
功能区	1
静脉引流模式	
浅表静脉引流	0
深部引流	1

注：在 Spetzler-Martin 分级系统中，总分 = 大小得分 + 功能区得分 + 静脉引流得分。浅表引流 0 分，深部引流 1 分，动静脉畸形位于功能区 1 分，非功能区 0 分。例如，尺寸＜ 2cm 位于功能区有深部静脉引流的动静脉畸形评分：Ⅰ + Ⅰ + Ⅰ = Ⅲ（经允许引自 Spetzler，Martin[1]）

Spetzler-Martin 功能区）。局限在非功能区的动静脉畸形得分为 0 分，而累及至少 1 个功能区的动静脉畸形得分为 1 分。动静脉畸形团通常将周围组织从其解剖位置推开。因此，功能区是由受累解剖结构的正常位置定义的。显然，在功能区内或邻近位置进行手术切除会使患者术后神经功能缺损风险增大，且切除风险较大。CT 和 MRI 有助于确定畸形团的解剖关系。

单个动静脉畸形的等级由这三个评分的总和计算得出，一共Ⅴ级。Ⅰ级病变小，位于非功能区，为浅表静脉引流，因此切除后的致残率和死亡率较低。Ⅴ级病变体积大，累及功能区，有深部静脉引流，手术难度及风险大。总共有 12 种评分标准的可能组合。为了验证该分级系统的有效性，将评分量表应用于 Spetzler 分级动静脉畸形切除术的 100 例患者，并根据手术并发症进行校正。并发症被细分为微小并发症、严重并发症和死亡。队列中无死亡病例。Ⅰ级和Ⅱ级病变均切除且无严重并发症。严重并发症的百分比随评分升高而递增。在Ⅰ级动静脉畸形切除术中未观察到微小并发症，Ⅱ级和Ⅲ级病变的致残率分别增加到 5% 和 12%，Ⅳ级和Ⅴ级病变的微小并发症发生率最高。SM Ⅱ级动静脉畸形病例见图 12.2 和图 12.3。

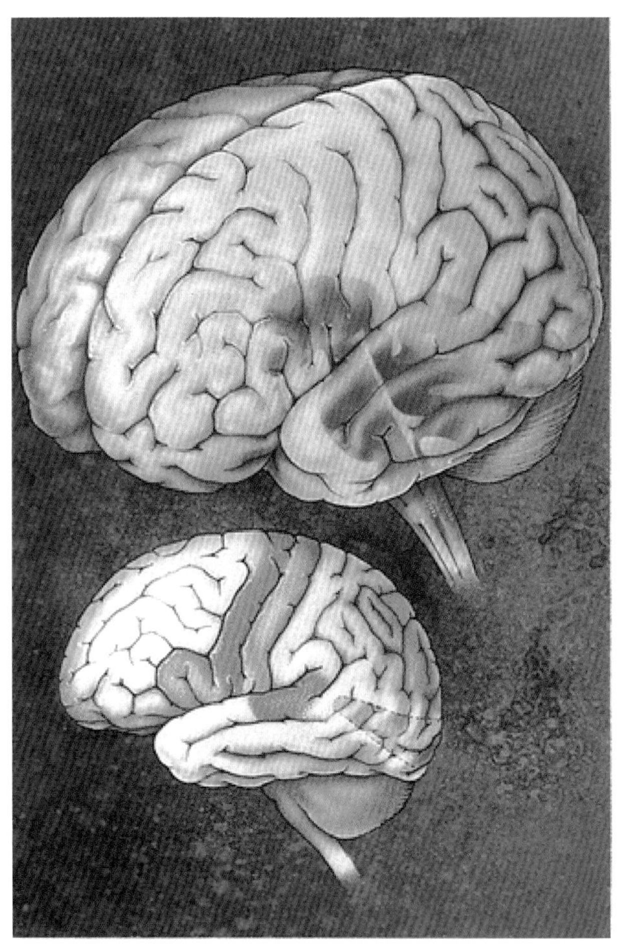

图 12.1　Spetzler-Martin 功能分区。上图所示为深部功能区，包括下丘脑、丘脑、脑干和小脑脚。下图中描述了皮质功能区，包括初级运动区、初级感觉区、语言区和初级视觉区（经允许引自 Spetzler，Martin[1]）

Spetzler-Martin Ⅲ级脑动静脉畸形的进一步分类

由于 Spetzler-Martin 分级系统仅依赖于动静脉畸形的 3 个特征，因此在中间级病变的分类上受到限制。对于由 4 种不同亚型组成的Ⅲ级病变的评分，这种不确定性尤其明显[1]。最初的 Spetzler-Martin 报告显示轻度和重度神经功能缺损的发生率为 16%[1]。在一项随访研究中，Hamilton 和 Spetzler 得到的Ⅲ级动静脉畸形切除后的永久致残率为 2.8%[2]。Heros 等发现Ⅲ级病变切除手术的并发症发生率为 11.4%[3]。De Oliveira 等最初提议将Ⅲ级动静脉畸形重新分类为两个亚组，ⅢA（病灶大）和ⅢB（病灶小但累及功能区），从而将 SM Ⅲ级亚型的数量从 4 个减少到 2 个[4]。在ⅢA 级动静脉畸形患者中，有 95.5% 的患者通过血管内介入栓塞和手术切除获得了良好的预后，而在ⅢB 级患者中，这一比例仅为 70%。总共有 27.8% 的ⅢB 级患者表现出较差的预后，2.1% 的患者死亡，这使得学者们建议对这组患者进行放射外科治疗。

Lawton 和其同事证明了尺寸对Ⅲ级动静脉畸形切除术预后的影响[5]。Ⅲ级病变分为小型（< 3cm）、中型 / 深部（3~6cm）和中型 / 功能区（3~ 6cm）三个组。尽管 SM 分级系统中

有“大型”这一分级，但研究者们并未遇到过大型脑动静脉畸形（＞6cm），因此他们得出结论：大型脑动静脉畸形不存在或非常罕见。这一情况可能是由于直径＞6cm的动静脉畸形几乎总是位于或累及功能区，或至少有一个深引流静脉，从而使它们成为Ⅳ级病变。97.1%的小型Ⅲ级动静脉畸形患者的神经功能保持不变或改善。总共有92.9%的中型/深部Ⅲ级动静脉畸形病变患者的病情没有改变或改善。中型/功能区组的患者情况稍差，只有85.2%的患者保持不变或有所改善。在这个队列中，14.8%的患者在手术后病情恶化或死亡，占该研究中致残率和死亡率的2/3。小型动静脉畸形切除手术的风险为2.9%，中型/深部引流组及中型/功能区病变组分别为7.1%和14.8%。小型Ⅲ级动静脉畸形的致残率和死亡率较低，与SM Ⅱ级病变接近。这一发现与de Oliveira队列研究中较高的并发症发生率形成了鲜明对比，在该队列中，位于功能区的小型动静脉畸形的预后较差[4]。与之相反，在Lawton的队列研究中，中等/功能区组的动静脉畸形切除手术的致残率和死亡率显著高于Ⅳ级动静脉畸形[5]，中等/深部引流病变与Ⅲ级动静脉畸形整体手术风险相似[1,5]。

学者们对SM分级系统进行了改良，更好地定义了Ⅲ级动静脉畸形病变的四个亚型的手术切除风险[5]（表12.2）。这四种亚型被重新标记为“-”（低手术风险）或“+”（高手术风险）。Ⅲ- 动静脉畸形对应于可切除的小型动静脉畸形。Ⅲ+ 动静脉畸形代表中型/功能区组，

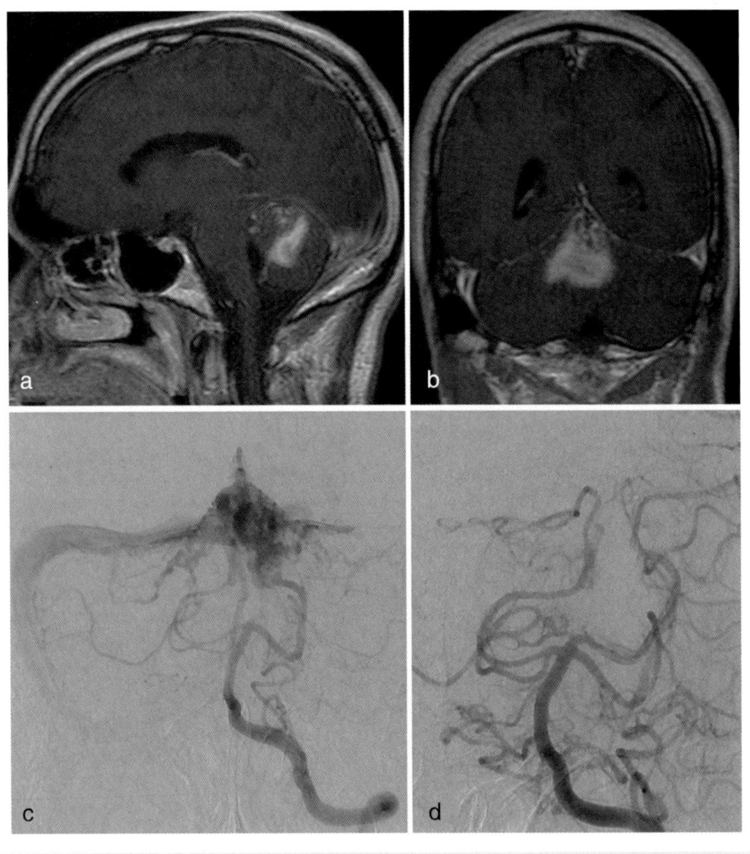

图12.2 Spetzler-Martin Ⅱ 级（S2V0E0）脑动静脉畸形。一名46岁男子表现为严重的头痛、恶心和躯干共济失调。矢状面（a）和冠状面（b）增强MRI提示位于小脑蚓部和左侧小脑幕表面的3.2cm×2cm×2cm动静脉畸形。c.术前DSA对左侧椎动脉前后位造影，可见左侧小脑上动脉（动静脉畸形的供血动脉）增粗，浅表引流至天幕窦。采用小脑-幕下入路切除动静脉畸形。d.术后在左侧椎动脉前后位造影显示动静脉畸形完全切除。患者出院并因持续共济失调送至康复中心

与Ⅳ级和Ⅴ级病变极高的切除风险相似。Ⅲ级动静脉畸形是中型/深部动静脉畸形，并且处于中等风险，学者们认为这仍然是一个难以解决的问题。对这些病灶必须进行针对性处理，治疗必须结合患者的意愿、外科医生的经验和整体临床情况[5]。Ⅲ*级病变为本研究中未遇到的直径＞6cm的动静脉畸形。

Lawton-Young补充分级系统

Lawton和其同事们还提出了一个评分量表来补充Spetzler-Martin分级系统，有助于更清楚地做出临床决策[6]。Lawton-Young补充评分系统提出了三个与手术风险、病变弥散程度、患者年龄、是否出血显著相关的变量。三个类别的得分范围为1~5分（表12.3）。弥散程度与手术风险的增加有关，因为当病灶不集中且不易确定时，手术边界不明确。这些模糊的边界增加了畸形团的出血风险和累及功能区的可能。年龄被认为是儿科患者（＜20岁）接受动静脉畸形切除术后预后更好的原因，由于他们较少合并全身性疾病，且具有巨大的神经康复潜力。年龄超过40岁的患者被认为有更高的全身性疾病发病率，从而限制了他们的手术耐受力和神经损伤恢复能力。最后，学者们将发病症状分为出血性和非出血性，如为非出血性，评分增加1分。出血表现与较低的手术风险有关，因为血肿相关的神经功能缺损不会因手术切除而恶化[7]。另外，血肿的存在可能产生或增强病灶界面或减少部分血供。

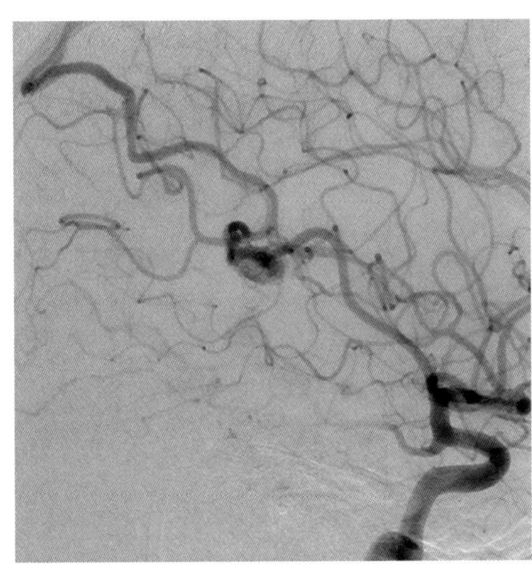

图12.3　Spetzler-Martin Ⅱ级（S1V0E1）脑动静脉畸形。图为一名42岁男性患者的血管造影，就诊时位于左侧颞上回后部的动静脉畸形已破裂。患者自述曾因脑出血导致了严重的混合性失语症，不过治疗后恢复不错，目前各项功能良好。左侧颈内动脉侧位血管造影发现一个局限的1.6cm×1.4cm×0.7cm病灶由大脑中动脉的分支供血。通过单一静脉的浅表引流至上矢状窦。患者选择了放射外科治疗

这个补充系统的预测准确性是通过Spetzler-Martin量表和一个10分制量表进行验证的，这个10分制量表的得分为Spetzler-Martin系统和Lawton-Young补充系统的分数之和（即补充Spetzler-Martin评分）[6]。补充Spetzler-Martin

表12.2　改良Spetzler-Martin分级系统

分级	大小（cm）	评分（分）	
		静脉引流	功能区
Ⅰ	1	0	0
Ⅱ	1	0	1
Ⅱ	1	1	0
Ⅱ	2	0	0
Ⅲ−	1	1	1
Ⅲ	2	1	0
Ⅲ+	2	0	1
Ⅲ*	3	0	0
Ⅳ	2	1	1
Ⅳ	3	1	0
Ⅳ	3	0	1
Ⅴ	3	1	1

注：Ⅲ级脑动静脉畸形极少见，几乎不存在
对原有的Spetzler-Martin分级系统进行了修改，以进一步对Ⅲ级脑动静脉畸形人群进行手术风险分层。与原有计算方法一样，评分是畸形团大小（S）、静脉引流模式（V）和功能区（E）分数的总和。Ⅲ−级脑动静脉畸形（S1V1E1）的手术风险接近低级别脑动静脉畸形；同时，Ⅲ+级脑动静脉畸形（S2V0E1）的手术风险接近高级别脑动静脉畸形（经允许引自Lawton[5]）

评分被认为对手术风险的预测性最佳，而SM评分的预测性最差。Lawton-Young补充评分明显比SM补充评分更准确。学者们得出结论，补充评分可以用来支持SM评分的发现，或在两种评分量表存在分歧时提供一种新的评估方式。

12.3.2 脑动静脉畸形分级和血管内介入栓塞治疗

Spetzler-Martin 分级和血管内介入栓塞

血管内介入栓塞治疗的进展对动静脉畸形的治疗策略有很大影响。液体栓塞剂，特别是Onyx、流动导向和可分离的尖端微导管的出现，以及气囊辅助技术的出现，扩大了医生的器械选择范围。血管内介入栓塞目前用在外科手术切除前，它可以减少经畸形团的血流，克服难以进入深部血供的困难，减少术中出血量。血管内介入栓塞也用于放射外科治疗，用于缓解症状和治愈性闭塞[8-13]。

多位学者将SM系统或其组成部分应用于动静脉畸形的血管内介入栓塞治疗，结果各不相同。Hartmann等报道SM系统或其独立部分与栓塞后并发症发生率无显著相关性[14]。Gobin等发现接受血管内介入栓塞和放射外科治疗患者的栓塞并发症发生率随SM分级的增高而增加[10]。Viñuela等证明血管内介入栓塞相关并发症的发生率随

表 12.3 Lawton-Young 补充分级系统

变量	积分，全模型		Spetzler-Martin 分级系统		补充分级系统	
	定义	权重*	定义	评分	定义	评分
动静脉畸形尺寸	单位（cm）	×1	＜3cm	1分		
			3~6cm	2分		
			＞6cm	3分		
深部静脉引流	否	0	否	0分		
	是	3	是	1分		
功能区	否	0	否	0分		
	是	2	是	1分		
年龄	10岁	×1			＜20岁	1分
					20~40岁	2分
					＞40岁	3分
未破裂	否	0			否	0分
	是	4			是	1分
弥散	否	0			否	0分
	是	2			是	1分
穿支动脉供应	否	0				
	是	0				
评分		总分（1~10分）		总分（1~5分）		总分（1~5分）

*连续变量权重 ×1= 实际值 ×1

注：表格右侧的Lawton-Young补充分级系统考虑了3个额外变量（患者年龄、出血量和弥漫性）作为动静脉畸形显微外科切除术后神经预后的预测因子。深部动脉供给量最初被证明与手术风险增加有关，但这种风险的增加在辅助分级系统的开发中未得到支持。结合表左侧的综合评分，动静脉畸形显微外科手术切除后神经功能预后的预测准确率最高（经允许引自Lawton等[6]）

着 SM 分级的增高而增加[15]。Haw 等报道称，并发症的发生与病灶位置是否位于功能区显著相关[16]。Kim 等将 SM 系统应用于一系列接受血管内介入栓塞治疗的患者，作为这些患者的治愈性方法或多模式治疗方案的一部分[17]。并发症发生率与分级的关系不显著，但随着病灶分级的增高，并发症呈明显增多的趋势。

Buffalo 评分

动静脉畸形的血管内介入栓塞使患者面临许多与开放手术切除相同的风险，但是这些并发症的发生方式却截然不同。缺血性并发症的原因包括栓塞正常血管，供血动脉内栓塞剂反流，或者由于长时间置管引起血栓栓塞。栓塞材料在畸形团完全闭塞前进入静脉流出道，导致流出道梗阻和之后可能的破裂风险。动脉导管超选择性置管有穿孔和脑出血的危险。为了解释这些独特的并发症，Dumont 等提出了一种评分系统——Buffalo 评分，以评估血管内介入栓塞治疗特定病变的风险[18]。

分级系统依赖于三个特征：供血动脉的数量，供血动脉的直径，以及是否毗邻大脑功能区[18]。基于血管造影，供血动脉的数量分为 1~2 支、3~4 支、≥ 5 支。每条供血动脉的栓塞是分开进行的，因此供血动脉越多则医源性损伤的可能性越大[17-18]。血管造影时，测量离病灶 1cm 以内的供血动脉直径，分为大（直径＞ 1mm）和小（直径＜ 1mm）两组。供血动脉越细操作越具有挑战性，更容易出现金属丝穿孔引起出血。此外，当注入小直径供血动脉时，液体栓塞剂可能更容易回流到正常的主干血管（parent vessels）。与畸形团相邻的功能区是第三个危险因素。当栓塞剂注射到功能区时，因栓塞造成神经功能缺损的风险更大。单个病灶的累积评分由三个特征的评分总和计算得出，见表 12.4。

检塞后并发症风险最低的动静脉畸形是Ⅰ级病变，具有直径＞ 1mm 的单支供血动脉且位于非功能区。Ⅴ级动静脉畸形栓塞风险最高，位于功能区组织中，有≥ 5 条供血动脉，其中大多数直径＜ 1mm。对连续 50 例接受动静脉畸形栓塞的患者进行分级，并发症发生率分别为：1 级和 2 级为 0；3 级为 14%，4 级为 50%，5 级为 75%。有趣的是，血管内治疗的并发症发生率也符合 SM 分级；而 Buffalo 评分与血管内并发症发生率的相关性更强。图 12.4 为左侧颞中回动静脉畸形，用 Onyx 栓塞后行立体定向放射外科治疗。

表 12.4　Buffalo 评分

评分特征	得分
供血动脉数量	
1 或 2	1 分
3 或 4	2 分
≥ 5	3 分
供血动脉直径	
大部分＞ 1mm	0 分
大部分≤ 1mm	1 分
畸形团位置	
功能区	0 分
非功能区	1 分

注：在计算 Buffalo 得分时，动静脉畸形分级是指动脉血供、供血动脉直径和畸形团位置各项评分之和

（经允许引自 Dumont，等[18]）

12.3.3 脑动静脉畸形分级与放射外科治疗

放射外科在中小型动静脉畸形的治疗中发挥了更大的作用。成功的放射外科干预的定义是完全消除动静脉畸形，而不发生神经功能缺损或恶化[19]。畸形团完全闭塞率为 65%~90%，通常发生在 1~3 年后，在此期间出血的风险持续存在[20-27]。畸形团退化也可能伴随显著的水肿和功能区放射性改变，导致神经功能缺损。Spetzler-Martin 分级系统没有考虑影响放射外科治疗预后的动静脉畸形特征[24,28]。

Pollock 和 Flickinger 提出了一种使用伽马刀治疗动静脉畸形的放射外科治疗的分级量表[19]。

通过对两个临床中心接受立体定向放射外科治疗的动静脉畸形患者进行分析，得出结论：三个因素对畸形团闭塞率和神经功能缺损发生率的预测作用最大，分别是患者年龄、动静脉畸形体积和病灶位置。用于计算分数的统计方法超出了本章的范围，但这三个变量被合并到一个计算动静脉畸形总分的公式中（表 12.5）。在对患者队列进行测试时，计算出的动静脉畸形评分与临床结果有显著相关性，而 SM 评分与临床结果则无相关性。所有得分≤ 1 分的患者均具有很好的临床疗效（动静脉畸形闭塞，无新发或神经功能缺损恶化），而得分≥ 2 分的患者中只有 39% 获得了良好的效果。动静脉畸形放射外科评分的有效性已在其他研究中得到验证。Andrade-Souza 和其同事们对 11 年间接受放射外科治疗的 136 例脑动静脉畸形患者的病例资料进行了回顾分析[29]，结果显示，评分< 1 分的动静脉畸形患者预后良好率为 91.7%，接受放射外科治疗的动静脉畸形评分> 2 分的患者只有 33.3% 获得了良好预后。尽管放射外科评分与结果之间的相关性在统计学上更强，但是 De Oliveira 等发现改良 SM 评分与良好预后之间存在显著相关性[4,29]。Andrade-Souza 等对基底节区、内囊、丘脑动静脉畸形放射外科评分的准确性进行了检验[30]。动静脉畸形放射外科治疗得分低于 1.5 分的患者，闭塞率为 75%，并发症发生率为 10%。放射外科治疗得分> 1.5 分的动静脉畸形患者有 50% 的闭塞率和 27.3% 的并发症发生率。评分< 1.5 分的患者总

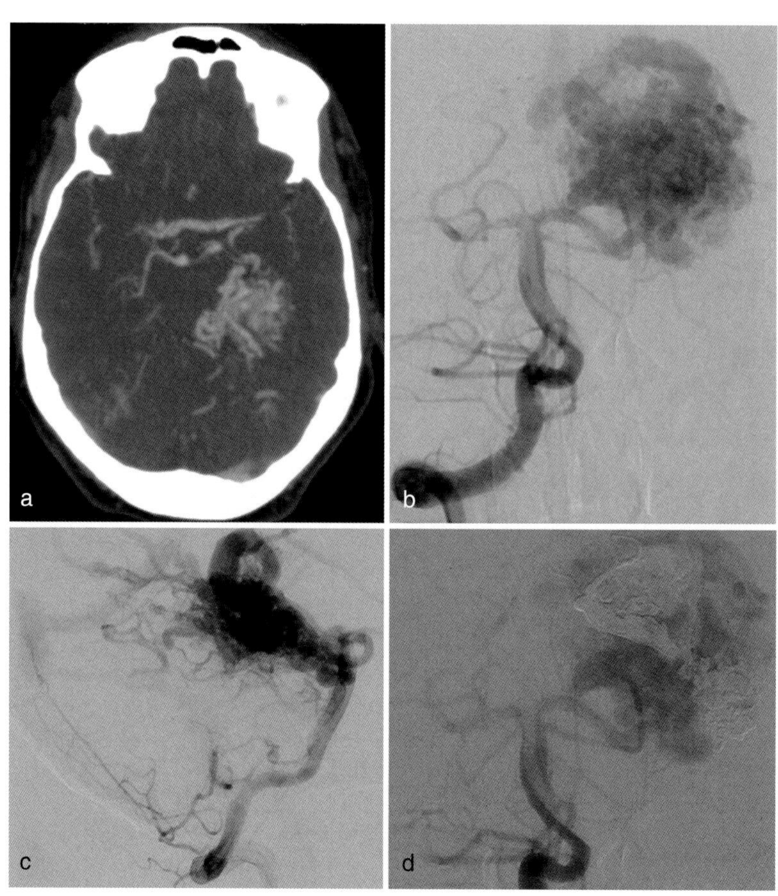

图 12.4 Spetzler-Martin Ⅳ级（S2V1E1）脑动静脉畸形。患者女性，63 岁，因剧烈头痛行影像学检查发现。CTA（a）显示了一个 4cm × 3.2cm × 2.6cm 的左内侧颞叶动静脉畸形。右侧椎动脉注射的前后位（b）和外侧（c）造影显示左侧大脑后动脉远端向畸形团供血。左脉络膜前动脉中也观察到多条小供血动脉。引流主要位于迂曲和扩张的左基底静脉。在放射外科治疗（d）残留的畸形团之前，先对患者进行了多处 Onyx 栓塞

表 12.5　脑动静脉畸形放射外科治疗分级量表

特征	系数
动静脉畸形体积（cm^3）	0.1
患者年龄（岁）	0.02
动静脉畸形位置[a]	0.3
额叶或颞叶 =0	
顶叶、枕叶、脑室内、胼胝体、小脑 =1	
基底节、丘脑或脑干 =2	

注：动静脉畸形评分 =0.1 ×（动静脉畸形体积）+ 0.02 ×（患者年龄）+0.3 ×（动静脉畸形位置）

a 当动静脉畸形累及多个区域时，根据区域的多少分别进行评分（2 个区域按 0.5 算，3 个区域按 0.33 算）

（经允许引自 Pollock, Flickinger[19]）

体预后良好率为 70%，> 1.5 分的患者总体预后良好率为 40.9%，放射外科治疗得分与动静脉畸形治疗预后总体呈现相关趋势。已经证明动静脉畸形放射外科评分对于基于直线加速器的放射外科同样可靠，并且通过将畸形团的位置划分为两层系统（基底神经节、丘脑和脑干 *vs.* 其他）进行了简化[29–33]。

12.4 硬脑膜动静脉瘘的分型

12.4.1 背　景

Djindjian 进行了大量的工作，对颈外动脉分支进行超选择性血管造影[34]，他的发现有助于增强我们对颅底硬脑膜血管的理解及促进肿瘤病理学的发展。1977 年，基于这些研究，学者们第一次对硬脑膜动静脉瘘静脉引流模式进行了分型[35]：Ⅰ型动静脉瘘表现为直接引流进入静脉窦或脑膜静脉；Ⅱ型动静脉瘘引流入静脉窦，并伴有皮质静脉反流；Ⅲ型动静脉瘘显示静脉直接引流到皮质静脉，而不是引流进入静脉窦；Ⅳ型动静脉瘘引流进入皮质静脉，其中至少有一个伴有巨大静脉球[35]。Ⅰ型动静脉瘘通常表现为良性病程，侵袭性症状随着分型的升高而增加。该分级方案是对颅内硬脑膜动静脉瘘认识发展的一个重要里程碑，但由于该分型系统较为简单，未能涉及随后出现的 Cognard 系统中的一些关键因素。

12.4.2 Borden 分型系统

1995 年，在 Djindjian 系统的基础上提出了硬脑膜动静脉瘘的 Borden 分型系统[36]。学者们将脊髓动静脉瘘纳入分型系统中，并将各类动静脉瘘分为三种与临床治疗相关的类型。静脉引流模式仍然是确定动静脉瘘类型的决定性特征。瘘管逆行引流至浅皮质静脉，称为蛛网膜下腔静脉引流。学者们引入了硬脑膜“动静脉瘘畸形（AVFM）”一词，以涵盖由多个瘘管连接组成的病变。Borden 分型系统还描述了两个亚型，a 亚型和 b 亚型，它们被用作对三种主要类型的修饰。a 亚型瘘也称为单纯瘘，定义为由单个脑膜动脉和引流静脉或窦之间连接的单一瘘管。b 亚型瘘是由多条硬脑膜动脉组成的多发瘘（复杂瘘）。

在这种分类方案下，Ⅰ型硬脑膜动静脉瘘仍是指直接引流入硬脑膜静脉窦或脑膜静脉的动静脉瘘。这些畸形包括脑膜动脉和硬脑膜静脉窦或脑膜静脉之间的单个或多个瘘管连接。关键组成部分缺乏蛛网膜下腔静脉引流，无法维持正常顺行方向的静脉流出。这些病变的临床过程是相对良性的，症状表现通常与搏动性耳鸣和脑神经功能缺损有关[37–39]。颈动脉 – 海绵窦瘘（CCF）和脊髓硬脑膜动静脉瘘也属于这种类型。Ⅱ型硬脑膜动静脉瘘畸形引流入静脉窦，然后回流到皮质静脉，可能有 1 个或多个瘘管连接，直接流入静脉窦，之后迫使窦内的动脉血逆行从窦进入皮质静脉。患者表现为颅内高压或出血症状。引流入硬膜外静脉丛和髓周静脉的脊髓瘘也属于此型。学者们认为脊髓硬膜外静脉丛类似于颅内硬膜内窦，髓周静脉类似于皮质静脉[40–41]。

与 Djindjian 系统一样，Borden Ⅲ型硬脑膜动静脉瘘畸形可以直接流入皮质静脉，而无需介入硬脑膜静脉窦，同样可以由单个或多个瘘管组成。正常情况下顺行引流到静脉窦的皮质静脉根本不流入静脉窦；相反，流入静脉的静脉血是逆行的。学者们描述了许多可能存在此类瘘管的情况。第一种是存在一个特殊窦，此时动脉化的静脉在瘘管处不与硬脑膜窦相通，如果脑膜动脉与皮质静脉直接相通，就会发生这种情况。也可能存在另一种情况，即静脉窦的一个特殊部分被血栓完全阻塞在两侧。来自脑膜动脉的动脉血液与静脉窦的特殊节段发生瘘管连接，只能通过皮质静脉进行逆行引流[36]。第三种可能性是在脑膜供血动脉和硬脑膜窦自然隔离出的静脉结构（如静脉湖）之间形成瘘口连接。

这些病变的临床病程主要是恶性的，患者常伴有脑出血或颅内高压症状。幕下Ⅲ型硬脑膜动静脉瘘畸形流入脊髓周围静脉，导致脊髓静脉充血和脊髓病[42-45]。相反，经髓周静脉引流至颅内的硬脊膜动静脉瘘畸形也表现为Ⅲ型病变[46-47]。

12.4.3 Cognard 分型系统

Cognard 分型系统于 1995 年首次提出，是对同一机构 205 例连续硬脑膜动静脉瘘患者的回顾性分析得出[48]。学者们记录了患者的临床表现和瘘管的血管造影特征。根据是否存在侵袭性神经系统症状将患者分为两组，定义见表 12.6。根据静脉引流模式和是否存在静脉扩张，将其分为五种不同的类型。将瘘管逆行引流至皮质表面的静脉被称为“皮质静脉引流”。

Ⅰ型动静脉瘘顺行引流进入硬脑膜静脉窦。在最初的研究中，84 例患者被诊断为Ⅰ型静脉引流。在这些患者中，83 例有非侵袭性神经症状，其中 47 例平均随访 40 个月。一例具有侵袭性神经症状的患者是在脑血管母细胞瘤切除术后发生的医源性术后硬脑膜动静脉瘘。高流量瘘呈Ⅰ型静脉引流，进入优势横窦。然而，缺乏明显的对侧横窦导致单引流窦发生静脉高压。

Ⅱ型动静脉瘘可以根据其血管造影表现进一步细分为三种亚型。这些瘘显示顺行静脉引流进入硬膜静脉窦，然而，因其为不完全引流，导致反流。顺行静脉引流入窦可能继发于多种情况。极高流量瘘可能超出了一个通畅硬脑膜窦的最大静脉引流能力，从而导致反流。此外，在出现静脉流出道梗阻或狭窄时，较低流量的病灶仍可能出现反流。Ⅱa 型动静脉瘘逆行流入继发性窦道，Ⅱb 型动静脉瘘经皮质静脉逆行引流。在 27 例Ⅱa 型引流的瘘管中，67% 表现为非侵袭性神经症状。在那些具有侵袭性神经表现的患者中，绝大多数继发于颅内压增高。侵袭性神经症状包括头痛、视觉障碍、视盘水肿和小脑扁桃体疝，但是这些瘘管均未出现出血。仅发现 10 例Ⅱb 型静脉引流患者，其中 3 例表现为侵袭性症状（2 例出血，1 例颅内高压）。Ⅱa+b 型动静脉瘘是指逆行静脉引流至继发性硬脑膜窦和皮质静脉的瘘管。Cognard 将 18 例动静脉瘘患者按这种引流方式分类，其中 12 例表现为侵袭性临床病程，1 例发生出血。

Ⅲ型动静脉瘘直接引流入皮质静脉。在 25 例表现为这种静脉引流模式的硬脑膜动静脉瘘

表 12.6 侵袭性与非侵袭性硬脑膜动静脉瘘（DAVF）的症状对比

侵袭性 DAVF	非侵袭性 DAVF
· 颅内高压（头痛、呕吐、视觉障碍、视盘水肿） · 脑出血 · 局灶性神经功能缺损 · 癫痫 · 意识状态改变 · 上升性脊髓病 · 头晕[a]	· 孤立性头痛 · 颅内杂音 · 与颅内高压无关的眼部症状 · 头晕[a]

注：在硬脑膜动静脉瘘的 Cognard 分型系统发展过程中，学者们根据有无侵袭性神经症状将患者分为两组。然后使用血管造影根据静脉引流模式及是否存在静脉扩张来描述 5 种不同的类型。分析表明，硬脑膜动静脉瘘的侵袭性表现与皮质静脉引流有关

a Cognard 的团队认为眩晕症状明显时病变具有侵袭性，眩晕弥散、轻微时无侵袭性

经允许引自 Cognard 等[48]

中，19 例（7%）有侵袭性神经症状。在这 19 例患者中，10 例（40%）出现脑出血。因此，Ⅲ型引流患者的出血发生率高于Ⅱb 和Ⅱa+b 型患者（11%）。这是一个很重要的区别，因为直接反流到皮质静脉与间接反流到皮质静脉相比，直接反流到皮质静脉的出血风险显著增加。

Ⅳ型动静脉瘘直接引流入皮质静脉，后者中至少有一支表现为静脉扩张。静脉扩张的直径必须＞5mm，直径是引流静脉发出处的 3 倍。在 29 例Ⅳ型动静脉瘘患者中，28 例（97%）表现为侵袭性神经症状，19 例（66%）发生脑出血。Ⅴ型动静脉瘘通过髓周静脉引流。共有 12 例患者表现为Ⅴ型动静脉瘘，所有患者均有侵袭性神经症状。6 例患者发展为进行性脊髓病，5 例出现蛛网膜下腔出血，1 例患者出现局灶神经功能缺损症状。

学者们发现了更多重要的临床数据，这些数据为我们了解这些病变做出了相当大的贡献。动静脉瘘的解剖位置与侵袭性神经症状的出现或消失有显著相关性。动静脉瘘引流至海绵窦的患者均未出现侵袭性症状，侵袭性症状出现在位于横窦（27%）、窦汇（100%）、上矢状窦（65%）、小脑幕（92%）和前颅底（88%）的动静脉瘘。重要的是，所有累及前颅底及小脑幕的动静脉瘘都显示出皮质静脉引流，这说明了它们具有侵袭性自然病程。研究的所有动静脉瘘中 95% 仅由脑膜分支供血，而 5% 由脑膜和皮质动脉供血。皮质动脉供血的存在与否并不影响神经系统症状。男性（56.5%）明显比女性（29%）更容易出现侵袭性症状，这一发现在很大程度上是由于两性之间解剖位置和静脉引流模式的差异。研究者发现在女性中 85% 的硬脑膜动静脉瘘经海绵窦引流，58% 经横窦引流（这两个部位的侵袭性症状发生率最低）。此外，50% 的女性病例表现为Ⅰ型静脉引流，而仅有 29% 的男性病例出现了这种引流方式。共有 57.5% 的男性动静脉瘘患者发生皮质静脉引流（Ⅱb~Ⅴ型），而只有 36% 的女性患者发生皮质反流。26% 的患者可能存在潜在的动静脉瘘形成原因。最近的颅脑外伤、脑血栓性静脉炎和神经外科手术被认为是最常见的诱因。1 周内新发的耳和鼻窦感染也可能与动静脉瘘发生有关。可能的病因与侵袭性症状之间未发现明显相关性。

12.4.4 Borden 与 Corgnard 分型系统的临床应用

Davies 等报道了一项在某临床中心进行的为期 11 年的硬脑膜动静脉瘘队列研究，共包含 98 例患者，102 处硬脑膜动静脉瘘病变 [49]。两名神经放射专家根据 Borden 与 Corgnard 分型系统对所有病变进行了分类，检验了 Borden 系统对硬脑膜动静脉瘘临床表现的预测价值。Davies 等对 Cognard 系统的可重复性进行了评估，并评估了更详细分类的其他临床效用。学者们将侵袭性临床症状定义为死亡、脑出血或非脑出血性神经功能缺损（不包括与 CCF 相关的脑神经病变），发现 Borden 与 Corgnard 分型与脑出血或非出血性神经功能缺损的表现有极显著的相关性。虽然 Borden 分型简单、易用，可以用于预测疾病预后，但 Corgnard 分型提供了更详细的血管结构信息。

12.4.5 病变位置和出血风险

作为影响破裂风险的一个潜在因素，硬脑膜动静脉瘘的解剖位置引起了学者们的兴趣 [48,50]。Aminoff 最初将硬脑膜动静脉瘘分为前下组和后上组，后上组硬脑膜动静脉瘘更具侵袭性 [51]。Davies 等报道了 79% 的小脑幕硬脑膜动静脉瘘，75% 的颅前窝硬脑膜动静脉瘘和 50% 的上矢状窦硬脑膜动静脉瘘的侵袭性临床过程 [49]。Awad 等发现侵袭性神经病程多与小脑幕切迹病变有关 [50]。Cognard 等证实解剖位置与症状侵袭性之间显著相关 [48]。侵袭性临床病程与累及窦汇（100%）、小脑幕（92%）和前颅底（88%）

的病变有关[48]。海绵窦瘘患者没有出现侵袭性神经症状，而27%的横窦硬脑膜动静脉瘘患者存在侵袭性临床病程。在试图预测临床病程时，基于解剖位置的病灶分类可能具有误导性，因为在所有可能的解剖位置都曾观察到侵袭性病变[49-50]。某些部位的硬脑膜动静脉瘘比其他部位表现得更具侵袭性，可能是区域静脉解剖学方面的原因。颅前窝和小脑幕的病变局限于静脉流出通路，特别是在进入硬脑膜静脉窦时。因此，静脉引流通常是“被迫”反流到皮质静脉系统[49,52]。针对这一现象，Cognard在其研究中进行过清晰的描述，其中所有小脑幕和颅前窝的硬脑膜动静脉瘘均表现为皮质静脉引流（Ⅲ型、Ⅳ型或Ⅴ型）[48]；相反，28%的横窦和12%的海绵窦瘘表现为皮质静脉引流。

12.5 硬脑膜动静脉瘘的特殊解剖位置分型

12.5.1 颈动脉－海绵窦瘘（CCF）分型

先前讨论的硬脑膜动静脉瘘分类方案包含了CCF，并提供了足够的标准对这些病变进行分类。然而，由于其独特的位置以及与眼眶静脉引流的关系，CCF可能表现出独特的症状。由于这些动静脉瘘有可能从颈内动脉或颈外动脉获得动脉供应，因此这些病变往往临床表现独特且复杂。1985年Barrow等对收治的14例患者的情况发表了文章，形成了最全面且临床实用性最强的CCF分类系统[53]。Barrow分类系统是实践中应用最广泛的系统，根据病灶的血管结构对CCF进行分类。该系统考虑了所有其他变量，可以通过这些变量细分病变，包括自发性与创伤性，高流量与低流量，直接与间接血管造影。

A型动静脉瘘是颈内动脉海绵窦段窦壁缺损与海绵窦之间的直接瘘管连接。这种缺损可能是由海绵状颈动脉瘤（自发）破裂引起的，更常见的原因是钝性或穿透性头部损伤继发的动脉壁创伤性撕裂引起。由于动脉和海绵窦直接相连，这些瘘管是所有分类中唯一的高流量高压病变。其他所有瘘管都是低流量的，继发于它们与内部和外部分支的间接瘘管连接。B型CCF是颈内动脉脑膜支和海绵窦之间的间接瘘。C型CCF是颈外动脉脑膜支和海绵窦间的动静脉瘘。D型瘘管存在于颈内外动脉分支和海绵窦之间。

A型CCF很少自发消退，因为瘘管连接具有高流量和高压力的特性，如果不及时治疗，大多数患者会出现渐进性失明和侵袭性神经症状。低流量CCF常常自发消退，文献中报道的自发消退率为10%~ 60%[54-58]。Barrow等在文章中称36%的低流量CCF会自发消退[53]。因此，在没有明显的神经症状和视力恶化的情况下，对这些病变最初可以保守处理。血管造影特征（如皮质静脉反流）是治疗指征，因为其代表脑出血的可能性增加。

12.5.2 舌下神经管硬脑膜动静脉瘘

舌下神经管硬脑膜动静脉瘘（hypoglossal canal DAVF, HCDAVF）涉及前髁静脉汇合（anterior condylar venous, ACC）和（或）前髁静脉（anterior condylar vein, ACV），通常由咽升动脉的神经脑膜分支供血[59]。这些病变约占硬脑膜动静脉瘘的3.6%~ 4.2%，并且表现出复杂的静脉引流模式[60-61]。ACC和ACV与眼眶静脉引流、颅后窝鼻窦和椎静脉丛的沟通导致与这些病变相关的多种症状。根据静脉引流模式，Spittau及其同事建立了临床上最有用的分类方法[59]。Ⅰ型动静脉瘘主要引流至颈内静脉和（或）椎静脉丛，伴或不伴反流至乙状窦、横窦、岩下窦或海绵窦。Ⅱ型动静脉瘘主要逆行引流至海绵窦和（或）眶静脉，伴或不伴顺行引流至颈内静脉和（或）椎静脉丛或皮质静脉反流。小脑皮质或髓周静脉（皮质静脉引流）

是Ⅲ型动静脉瘘独有的引流方式[59]。共有75%的舌下神经管硬脑膜动静脉瘘表现为搏动性耳鸣，这通常是Ⅰ型病变的唯一症状。有30.8%的舌下神经管硬脑膜动静脉瘘表现为眼眶症状，可反流至海绵窦。舌下神经麻痹仅发生于Ⅰ型动静脉瘘。仅有5%的舌下神经管硬脑膜动静脉瘘出现脑出血，且均为Ⅲ型病灶。脊髓型颈椎病最常见于Ⅲ型动静脉瘘。

12.6 结　论

用于描述脑动静脉畸形和硬脑膜动静脉瘘的分类系统的数量和复杂性也反映了这些病变的治疗难度。病灶的解剖位置、单个病灶的血管结构和症状表现使得病灶的准确分类成为制订治疗计划的重要步骤。本文讨论的分类系统通过选择最可能影响特定干预方式的关键特征来简化这些病变。

参考文献

[1] Speizler RF, Martin NA. A proposed grading system for arteriovenous malformations. 1986. J Neurosurg, 2008, 108(1):186–193
[2] Hamilton MG, Spetzler RF. The prospective application of a grading system for arteriovenous malformations. Neurosurgery, 1994, 34(1):2–6, discussion 6–7
[3] Heros RC, Korosue K, Diebold PM. Surgical excision of cerebral arteriovenous malformations: late results. Neurosurgery, 1990, 26(4):570–577, discussion 577–578
[4] de Oliveira E, Tedeschi H, Raso J. Comprehensive management of arteriovenous malformations. Neurol Res, 1998, 20(8):673–683
[5] Lawton MT, Project UBAMS, UCSF Brain Arteriovenous Malformation Study Project. Spetzler-Martin Grade III arteriovenous malformations: surgical results and a modification of the grading scale. Neurosurgery, 2003, 52(4): 740–748, discussion 748–749
[6] Lawton MT, Kim H, McCulloch CE, et al. A supplementary grading scale for selecting patients with brain arteriovenous malformations for surgery. Neurosurgery, 2010, 66(4):702–713, discussion 713
[7] Lawton MT, Du R, Tran MN, et al. Effect of presenting hemorrhage on outcome after microsurgical resection of brain arteriovenous malformations. Neurosurgery, 2005, 56(3):485–493, discussion 485–493
[8] Dawson RC 3rd, Tarr RW, Hecht ST, et al. Treatment of arteriovenous malformations of the brain with combined embolization and stereotactic radiosurgery: results after 1 and 2 years. Am J Neuroradiol, 1990, 11(5):857–864
[9] Mathis JA, Barr JD, Horton JA, et al. The efficacy of particulate embolization combined with stereotactic radiosurgery for treatment of large arteriovenous malfor-mations of the brain. Am J Neuroradiol, 1995, 16(2): 299–306
[10] Gobin YP, Laurent A, Merienne L, et al. Treatment of brain arteriovenous malformations by embolization and radiosurgery. J Neurosurg, 1996, 85(1): 19–28
[11] Debrun GM, Aletich V, Ausman JI, et al. Embolization of the nidus of brain arteriovenous malformations with nbutyl cyanoacrylate. Neurosurgery, 1997, 40(1):112–120, discussion 120–121
[12] Han PP, Ponce FA, Spetzler RF. Intention-to-treat analysis of Spetzler-Martin grades IV and V arteriovenous malformations: natural history and treatment paradigm. J Neurosurg, 2003, 98(1):3–7
[13] van Beijnum J, van der Worp HB, Buis DR, et al. Treatment of brain arteriove nous malformations: a systematic review and meta-analysis. JAMA, 2011, 306(18): 2011–2019
[14] Hartmann A, Pile-Spellman J, Stapf C, et al. Risk of endovascular treatment of brain arteriovenous malformations. Stroke, 2002, 33(7):1816–1820
[15] Viñuela F, Dion JE, Duckwiler G, et al. Combined endovascular embolization and surgery in the management of cerebral arteriovenous malformations: experience with 101 cases. J Neurosurg, 1991, 75(6):856–864
[16] Haw CS, terBrugge K, Willinsky R, et al. Complications of embolization of arteriovenous malformations of the brain. J Neurosurg, 2006, 104(2): 226–232
[17] Kim LJ, Albuquerque FC, Spetzler RF, et al. Postembolization neurological deficits in cerebral arteriovenous malformations: stratification by arteriovenous malformation grade. Neurosurgery, 2006, 59(1):53–59, discussion 53–59
[18] Dumont TM, Kan P, Snyder KV, et al. A proposed grading system for endovascular treatment of cerebral arteriovenous malformations: Buffalo score. Surg Neurol Int, 2015, 6:3
[19] Pollock BE, Flickinger JC. A proposed radiosurgery-based grading system for arteriovenous malformations. J Neurosurg, 2002, 96(1):79–85
[20] Colombo F, Pozza F, Chierego G, et al. Linear accelerator radiosurgery of cerebral arteriovenous malformations: an update. Neurosurgery, 1994, 34(1):14–20, discussion 20–21
[21] Friedman WA, Bova FJ, Mendenhall WM. Linear acce-lerator radiosurgery for arteriovenous malformations: the relationship of size to outcome. J Neurosurg, 1995, 82(2): 180–189
[22] Lunsford LD, Kondziolka D, Flickinger JC, et al. Stereotactic radiosurgery for arteriovenous malformations of the brain. J Neurosurg, 1991, 75(4):512–524
[23] Miyawaki L, Dowd C, Wara W, et al. Five year results of LINAC radiosurgery for arteriovenous malformations: outcome for large AVM. Int J Radiat Oncol Biol Phys, 1999, 44(5):1089–1106
[24] Pollock BE, Flickinger JC, Lunsford LD, et al. Factors associated with successful arteriovenous malformation radiosurgery. Neurosurgery, 1998, 42(6):1239–1244, discussion 1244–1247
[25] Schlienger M, Atlan D, Lefkopoulos D, et al. Linac radiosurgery for cerebral arteriovenous malformations: results in 169 patients. Int J Radiat Oncol Biol Phys, 2000, 46(5):1135–1142
[26] Steiner L, Lindquist C, Adler JR, et al. Clinical out come of radiosurgery for cerebral arteriovenous malformations. J

Neurosurg, 1992, 77(1):1–8

[27] Yamamoto Y, Coffey RJ, Nichols DA, et al. Interim report on the radiosurgical treatment of cerebral arteriovenous malformations. The influence of size, dose, time, and technical factors on obliteration rate. J Neurosurg, 1995, 83(5):832–837

[28] Meder JF, Oppenheim C, Blustajn J, et al. Cerebral arteriovenous malformations: the value of radiologic parameters in predicting response to radiosurgery. Am J Neuroradiol, 1997, 18(8):1473–1483

[29] Andrade-Souza YM, Zadeh G, Ramani M, et al.Testing the radiosurgery-based arteriovenous malformation score and the modified Spetzler-Martin grading system to predict radiosurgical outcome. J Neurosurg, 2005, 103(4):642–648

[30] Andrade-Souza YM, Zadeh G, Scora D, et al. Radiosurgery for basal ganglia, internal capsule, and thalamus arteriovenous malformation: clinical outcome. Neurosurgery, 2005, 56(1):56–63, discussion 63–64

[31] Zabel-du Bois A, Milker-Zabel S, Huber P, et al. Stereotactic linac-based radiosurgery in the treatment of cerebral arteriovenous malformations located deep, involving corpus callosum, motor cortex, or brainstem. Int J Radiat Oncol Biol Phys, 2006, 64(4):1044–1048

[32] Zabel-du Bois A, Milker-Zabel S, Huber P, et al. Pediatric cerebral arteriovenous malformations: the role of stereotactic linac-based radiosurgery. Int J Radiat Oncol Biol Phys, 2006, 65(4):1206–1211

[33] Pollock BE, Flickinger JC. Modification of the radiosurgery-based arteriovenous malformation grading system. Neurosurgery, 2008, 63(2):239–243, discussion 243

[34] Djindjian R. Super-selective arteriography of branches of the external carotid artery. Surg Neurol, 1976, 5(3):133–142

[35] Djindjian R, Merland, JJ. Superselective arteriography of the external carotid artery. New York: Springer-Verlag, 1977: 606–628

[36] Borden JA, Wu JK, Shucart WA. A proposed classification for spinal and cranial dural arteriovenous fistulous malformations and implications for treatment. J Neurosurg, 1995, 82(2):166–179

[37] Lalwani AK, Dowd CF, Halbach VV. Grading venous restrictive disease in patients with dural arteriovenous fistulas of the transverse/sigmoid sinus. J Neurosurg, 1993, 79(1):11–15

[38] Viñuela F, Fox AJ, Debrun GM, et al. Spontaneous carotid-cavernous fistulas: clinical, radiological, and therapeutic considerations. Experience with 20 cases. J Neurosurg, 1984, 60(5):976–984

[39] Viñuela F, Fox AJ, Pelz DM, et al. Unusual clinical manifestations of dural arteriovenous malformations. J Neurosurg, 1986, 64(4):554–558

[40] Cahan LD, Higashida RT, Halbach VV, et al. Variants of radiculomeningeal vascular malformations of the spine. J Neurosurg, 1987, 66(3):333–337

[41] Pia HW, Djindjian R. Spinal Angiomas. Advances in Diagnosis and Therapy.1st ed. Berlin: Springer-Verlag, 1978

[42] Gobin YP, Rogopoulos A, Aymard A, et al. Endovascular treatment of intracranial dural arteriovenous fistulas with spinal perimedullary venous drainage. J Neurosurg, 1992, 77(5):718–723

[43] Partington MD, Rüfenacht DA, Marsh WR, et al. Cranial and sacral dural arteriovenous fistulas as a cause of myelopathy. J Neurosurg, 1992, 76(4):615–622

[44] Pierot L, Chiras J, Meder JF, et al. Dural arteriovenous fistulas of the posterior fossa draining into subarachnoid veins. Am J Neuroradiol, 1992, 13(1):315–323

[45] Wrobel CJ, Oldfield EH, Di Chiro G, et al. Myelopathy due to intracranial dural arteriovenous fistulas draining intrathecally into spinal medullary veins. Report of three cases. J Neurosurg, 1988, 69(6):934–939

[46] Di Chiro G, Doppman JL. Endocranial drainage of spinal cord veins. Radiology, 1970, 95(3):555–560

[47] Djindjian R, Hurth M, Thurel C. Cervico-cranial phlebography of angiomas of the spinal cord. Neuroradiology, 1970, 1(1):42–46

[48] Cognard C, Gobin YP, Pierot L, et al. Cerebral dural arteriovenous fistulas: clinical and angiographic correlation with a revised classification of venous drainage. Radiology, 1995, 194(3):671–680

[49] Davies MA, TerBrugge K, Willinsky R, et al. The validity of classification for the clinical presentation of intracranial dural arteriovenous fistulas. J Neurosurg, 1996, 85(5):830–837

[50] Awad IA, Little JR, Akarawi WP, et al. Intracranial dural arteriovenous malfor mations: factors predisposing to an aggressive neurological course. J Neurosurg, 1990, 72(6): 839–850

[51] Aminoff MJ. Vascular anomalies in the intracranial dura mater. Brain, 1973, 96(3):601–612

[52] Malik GM, Pearce JE, Ausman JI, et al. Dural arteriovenous malformations and intracranial hemorrhage. Neurosurgery, 1984, 15(3):332–339

[53] Barrow DL, Spector RH, Braun IF, et al. Classification and treatment of spontaneous carotid-cavernous sinus fistulas. J Neurosurg, 1985, 62(2):248–256

[54] Bitoh S, Hasegawa H, Fujiwara M, et al. Spontaneous carotid cavernous fistulas. Neurol Med Chir (Tokyo), 1981, 21(7):757–764

[55] Shields CB, Tutt HP. Spontaneous obliteration of carotid-cavernous fistulas. South Med J, 1981, 74(5):617–620

[56] Peeters FL, Kröger R. Dural and direct cavernous sinus fistulas. AJR Am J Roentgenol, 1979, 132(4):599–606

[57] Slusher MM, Lennington BR, Weaver RG, et al. Ophthalmic findings in dural arteriovenous shunts. Ophthalmology, 1979, 86(5):720–731

[58] Voigt K, Sauer M, Dichgans J. Spontaneous occlusion of a bilateral caroticocavernous fistula studied by serial angiography. Neuroradiology, 1971, 2(4): 207–211

[59] Spittau B, Millán DS, El–Sherifi S, et al. Dural arteriovenous fistulas of the hypoglossal canal: systematic review on imaging anatomy, clinical findings, and endovascular management. J Neurosurg, 2015, 122(4):883–903

[60] Choi JW, Kim BM, Kim DJ, et al. Hypoglossal canal dural arteriovenous fistula: incidence and the relationship between symptoms and drainage pattern. J Neurosurg, 2013, 119(4):955–960

[61] Manabe S, Satoh K, Matsubara S, et al. Characteristics, diagnosis and treatment of hypoglossal canal dural arteriovenous fistula: report of nine cases. Neuroradiology, 2008, 50(8):715–721

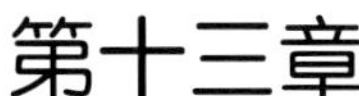

第十三章 脑动静脉畸形的显微外科手术治疗

Benjamin K. Hendricks, Aaron Cohen-Gadol

摘要：脑动静脉畸形高致病率的特点对神经外科来说是一个巨大的挑战。脑动静脉畸形有单一治疗和复合治疗的方式，包括显微外科手术切除、立体定向放射外科治疗和血管内介入栓塞治疗等。在这些治疗手段中显微外科手术切除的疗效最确定，但手术治疗要求术者具有精湛的手术技术和极大的耐心。脑动静脉畸形手术治疗需要外科医生对颅内的血管走形、构成等有充分的了解，这为术前制订手术计划和确定适当的血管内干预提供了基础。之后的基本步骤包括合理手术入路的选择和对术中并发症的处理。供血动脉必须从病灶依次进行解剖、阻断和切除。在确认和辨别环形断开供血动脉的同时要保护好主要的引流静脉。在环形切断并栓塞供血动脉后，切断主要的引流静脉，完成病灶的切除。这些操作对于术者来说是一个巨大的挑战，要求术者具有丰富的经验，以便确定更好的手术策略。本章主要介绍显微外科手术成功治疗脑动静脉畸形的基本步骤、手术细节和细微差异。

关键词：显微外科；解剖；血管构筑；病灶；环切术；效率；基础；开颅手术

要　点

- 在尝试切除前应详细了解动静脉畸形独特的三维解剖分布。
- 拟通过广泛的蛛网膜切开和重力收缩形成一个便于操作的合适手术角度。
- 供血动脉必须定位准确，并可通过微夹、双极电凝或两者同时使用的方式适当切断。
- 脑动静脉畸形病灶的暴露应以环切方式进行，直到顶端可见，术中可以通过导航来保证正确的软脑膜切口和皮质切开轨迹。
- 术者必须保护好主要引流静脉，直到供血动脉被全部切断；如果供血动脉切断之前静脉受损，术者必须控制静脉出血而不是栓塞静脉，并集中处理供血动脉。
- 尽快切除动静脉畸形是控制出血的最好方法。

13.1 引　言

脑动静脉畸形是一种先天性局部脑血管发生上的变异。在病变部位脑动脉和脑静脉之间缺乏毛细血管，导致动脉与静脉直接相通，动静脉之间形成短路，导致一系列脑血流动力学紊乱。动静脉畸形是神经外科患者死亡的重要原因之一，最常见的表现为脑出血，较少发生难治性癫痫、慢性头痛或局灶性神经功能缺损[1]。动静脉畸形破裂的年平均风险已经从2.2% 增加到 4.5%[2]。随着颅内动脉瘤和深部实质性动静脉畸形的诊断越来越多，这种风险也在不断上升，而且随着颅脑 MR 的应用增多，动静脉畸形的偶然诊断也在不断增加。因此，神经外科医生非常有必要掌握脑动静脉畸形的治疗适应证，以及合适治疗方法的选择。

脑动静脉畸形的治疗方法包括显微外科手术切除、血管内介入栓塞与立体定向放射外科治疗，以及复合治疗方式[3–7]。脑动静脉畸形治疗有效的目标为预防出血（再出血），避免出现进行性神经功能损害，并有效控制癫痫。对大型和（或）复杂的动静脉畸形的治疗最好是先观察[8-9]，但是大的畸形可以通过术前血管内介入栓塞来改善放射外科治疗或显微外科手术切除的效果。临床上可以采用 Spetzler-Martin 分级系统对脑动静脉畸形进行分级，根据病灶的大小、是否位于功能区和静脉引流模式预测患者的预后，并指导动静脉畸形的手术治疗。根据动静脉畸形的发病率预测特性，分级系统可用于优化显微外科手术治疗[10-11]。

在有关使用放射外科治疗的决定中，Pollock-Flickinger 评分可用于预测患者的结局和预后[12]。血管内介入栓塞作为一种治疗方式很少使用，并且通常用于小的单个动静脉畸形，随着血管内器械的发展和 Onyx 栓塞材料的使用，目前正在研究将这种方式应用于更复杂的病变，以扩大其未来的适用性[13-15]。血管内介入栓塞更常用于断流很难通过手术进入的支线，然后再进行明确的显微外科手术切除。

13.2 资料与方法

采用显微外科手术治疗动静脉畸形是基于文献综述回顾和基础书籍的总结，本节将讨论动静脉畸形的手术治疗原则，结合一些重要的临床研究结论，描述最近的发展趋势，以及个人的手术经验。

13.3 结　果

脑动静脉畸形的成功切除需要细致的围手术期规划和诊断评估。术前应该进行完整的病史采集和神经系统查体，同时完善影像学检查，包括 CT、MRI 和血管造影（图 13.1）。在这些检查中，血管造影提供了关于病灶血流动力学和血管构筑最有价值的信息。特殊的动静脉畸形应根据导言中讨论的评分标准进行评分，以选择最佳的治疗方式。本文后半部分将讨论动静脉畸形显微外科手术的技术原理。

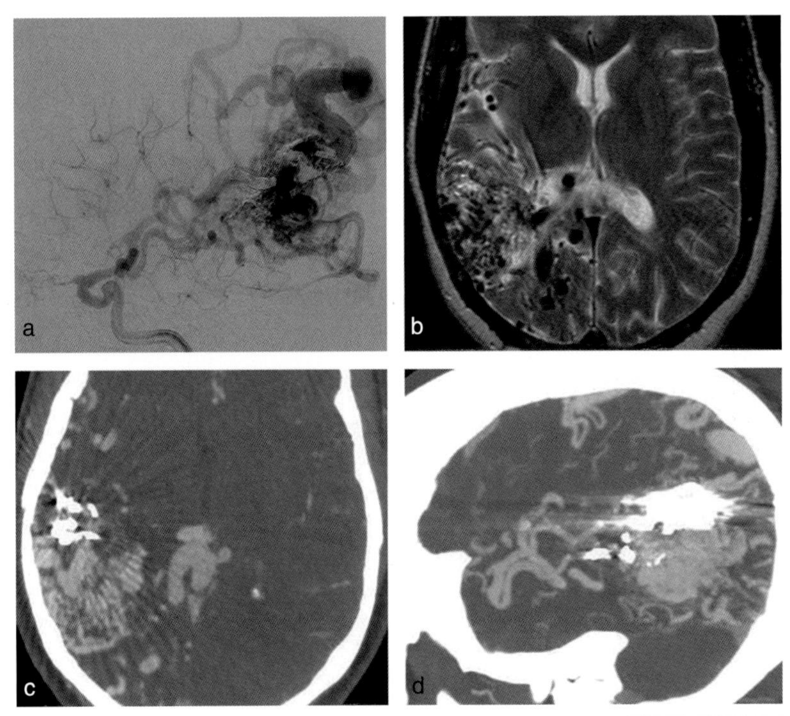

图 13.1　图中展示了一例右侧颞顶叶巨大的凸面动静脉畸形。a. 颈内动脉造影侧位像，显示供血动脉来源于大脑中动脉分支，并沿血管巢的前极走行。主引流静脉位于血管巢的后上方。血管巢的上界和后界可见栓塞材料。b. MRI 图像，显示血管巢与毗邻脑室和脑皮质的关系，以及侧脑室三角区实质的供血情况。c、d. CTA 图像，显示了强化的血管与周围实质和骨窗的相对解剖关系

根据手术医生的偏好，术前可常规对供血动脉进行血管内介入栓塞。我们认为通常采用的血管内靶向过度皮质栓塞可能导致脑实质内血流增加或白质穿孔（图 13.2），原因可能是大脑动静脉畸形持续并促进动静脉分流，因为动静脉畸形的血流是向阻力最小的路径流动。在断流过程中血流增加的脑实质深部的血管将会增加出血风险，而且这些血管常常难以栓塞。因此，在显微外科手术前期，可以对相对难以接近的供血动脉进行选择性栓塞。因此，显微外科医生和介入手术医生在血管内介入栓塞前进行术前讨论非常有必要。

13.3.1 患者体位

选择患者体位时首先应该注意头部位置，术者需要考虑的内容包括颅内静脉回流和预期的手术入路。患者的头部应高于心脏水平，颈部轻微伸展，避免颈部严重单侧旋转，这些措施可以防止颅内静脉高压。设计患者体位时，需要考虑手术入路和合适的工作角度，并最大限度地暴露供血动脉及减少对主引流静脉的损伤。对于术中出血的高风险因素和脑动静脉畸形手术独特的操作技术，需要设计一个合适的手术入路，该入路可以提供合适的、多角度的工作视角，以便有效地进行皮质下止血。

选择患者的手术体位时最容易遇到的问题包括暴露病灶时未能最大限度地利用重力回缩作用和忘记使用自然腔隙。未能最大限度地利用大脑的重力回缩增加了皮质损伤的风险和潜在并发症的发生率。

13.3.2 开颅手术

患者体位选定合适后，可以在神经导航辅助下进行开颅术。神经导航是基于头颅 MRI 和 CTA 数据。开颅术的目标是获得一个较好的对于动静脉畸形病灶、供血动脉、引流静脉和病灶周围小区域正常组织的暴露（图 13.3）。然而，动静脉畸形的颅骨切除术应广泛进行，不应遵循微创手术的原则。大的开颅手术可以对意外出血进行及时、最佳的处理。

为了便于在病灶和脑实质间操作，首先释放脑脊液，打开脑脊液池，以获得更好的暴露。如果无法开颅释放脑脊液，也可以行腰椎穿刺术释放脑脊液。

在开颅钻孔过程中最重要的是保护好硬脑膜，避免穿透硬脑膜。因此尽可能多钻几个骨孔，同时开颅器械应保证短路径使用，这些都可以减少损伤底部引流静脉的风险。

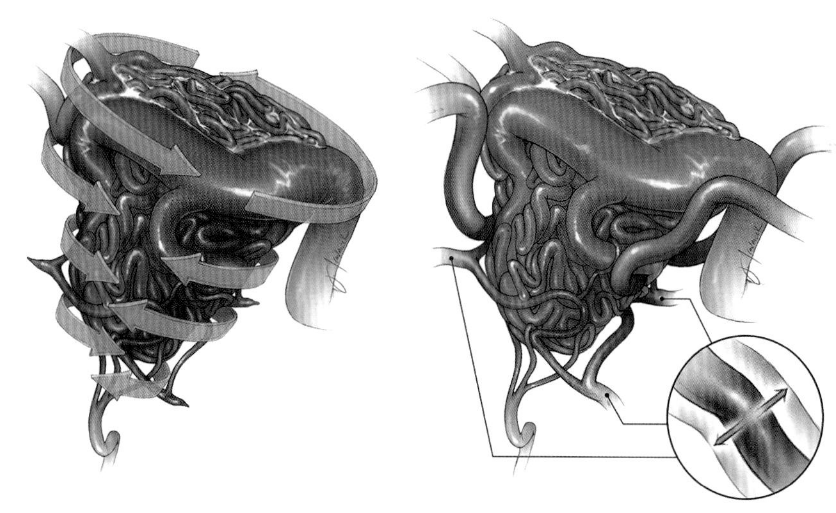

图 13.2 外科医生常选择术前行动脉蒂栓塞。栓塞主要供血动脉蒂，将使巢内穿支血管流速增加，而这也是将血流动力学影响降至最低的方法。这些血管内增强的血流将增加出血风险，是外科手术面临的极大挑战

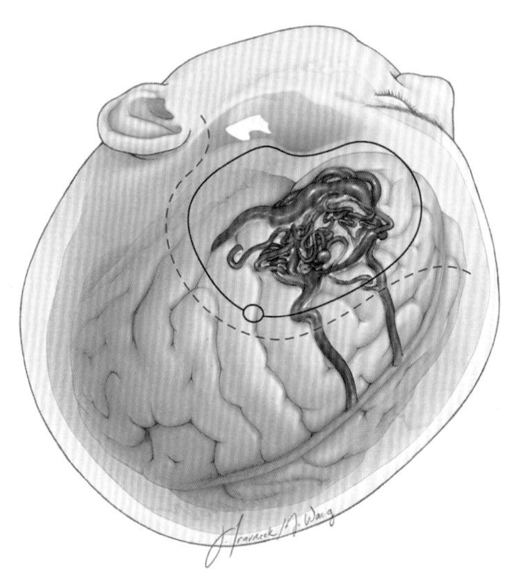

图 13.3 左侧额叶动静脉畸形的最佳手术头位、切口与颅骨切开术。这是一种相对自由的开颅方法，要充分打开硬脑膜并暴露周围正常的脑组织。颅骨切开也要求尽可能扩大骨窗以避免钻孔时误伤血管巢。在此阶段，如果损伤了主要的引流静脉，后果则是灾难性的，因为没有完全阻断静脉将无法控制出血

13.3.3 脑动静脉畸形切除术的常规步骤和细微差异

对于脑动静脉畸形病灶切除应坚持显微外科手术的原则，若违反这些原则会增加不良反应或并发症的风险。

第 1 步：对畸形的三维理解

术前应该对每一个序列的 MRI、CTA 和血管造影进行仔细分析，并规划设计一个经过深思熟虑的手术入路。如果患者术前有出血，MRI 尤其有助于定位功能皮质及其与病灶和血肿的解剖关系。对于供血动脉动脉瘤与病灶动脉瘤的鉴别，需要在术中进行。CTA 由于能够提供高分辨率的血管解剖位置，并能清晰地显示血管与相邻大脑皮质标志的关系，因此广泛用于术中导航。对于复杂动静脉畸形，血管造影中主要引流静脉和栓塞材料可用作浅表标志，并可将此用于手术中。

手术医生充分理解和“记忆”血管的位置、形态和走形至关重要。供血动脉可通过体表标志、大引流静脉和栓塞材料来识别。主要边缘供血动脉的位置应作为初始解剖和切断的目标。这些大的供血动脉可以呈鸟巢状在脑沟内走形，并包绕动静脉畸形，这就要求极其小心地在蛛网膜下腔解剖并暴露血管。术前确认并明确这些血管可以提高手术切除的效率（图 13.4）。大的深层白质供血动脉也应在病灶解剖之前使用 CTA 进行鉴别，以便计划适当的止血操作。在动静脉畸形表层的供血动脉缺乏韧性，术中操作可能增加其血管脆性，从而增加出血风险[8]。

如果术前动静脉畸形已经破裂，则动静脉畸形的边界已经被破坏，此时首要的目标是清除血肿、减压，避免大脑受到过度压迫。在切除大部分动静脉畸形后，应最后处理靠近功能区的病灶，目的是最大限度地降低对周围皮质的影响。应该在脑海中勾勒出动静脉畸形的这些关键区域，并在开始手术前设计一个切断的顺序。

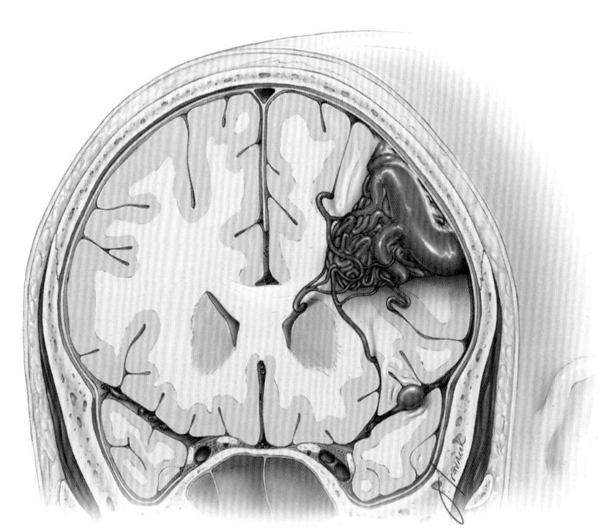

图 13.4 图中显示了浅表凸面脑动静脉畸形血管巢构筑的一般深度。周围的沟裂中隐藏着供血动脉。该血管巢也显示了主引流静脉与其他深部脑血管组织如动脉瘤之间的复杂关系。在手术解剖时要动作轻柔，以避免损伤重要的结构。图中也显示了深部组织的供血动脉，并且强调了由于解剖的复杂性及潜在出血风险可能面临的挑战

第 2 步：充分暴露和切开

在介绍患者体位时曾提及暴露术野的原则，即术者可以获得灵活、合适的工作角度。重力收缩作用可以通过适当的患者体位来优化动静脉畸形的暴露范围。当最初确定患者的手术体位时，必须考虑到这个目标，一旦手术开始，就应避免调整患者的头部位置。

手术过程中应遵循导言中讨论的开颅原则，为每个供血动脉和所有引流静脉提供良好的暴露。不能仅仅根据动静脉畸形的血管造影病灶大小来规划开颅范围，而是要根据病灶周围的大小来确定开颅范围，从而使暴露最大化。应广泛开放硬脑膜，目的是暴露动静脉畸形周围的正常脑组织。如果之前动静脉畸形曾破裂出血，硬脑膜和下方的软脑膜血管瘢痕会粘连，就必须仔细小心地翻转硬脑膜。由于在手术切除早期止血时存在阻塞静脉的风险，因此必须避免主要的引流静脉早期撕裂。

术者必须提前考虑到具有挑战性的解剖切除平面，其中深层白质可以发生难以控制的大出血。在这些位置建议提供足够的空间和工作角度来处理深层白质供血动脉的切断。

第 3 步：处理供血动脉

在充分暴露硬膜后，需要在动静脉畸形相邻的脑沟脑裂间进行解剖并辨认供血动脉。供血动脉的暴露操作需要非常小心谨慎，尤其是在动静脉畸形上方，因为此处的蛛网膜增厚，操作难度也增大。对于这项繁琐的操作，可以使用镊子抓住蛛网膜带的边缘，撕开或去除增厚的蛛网膜层，以暴露供血动脉（图 13.5）。在这一步骤中，必须保护引流静脉，避免将其破坏，因为在手术早期处理来自这些血管的出血比较困难。早期可进行供血动脉或引流静脉的临时闭塞试验，以此来早期识别或确认静脉或动脉的作用，这对于解剖和切除病灶来说是必须的。这种操作被称为暂时性闭塞试验，是

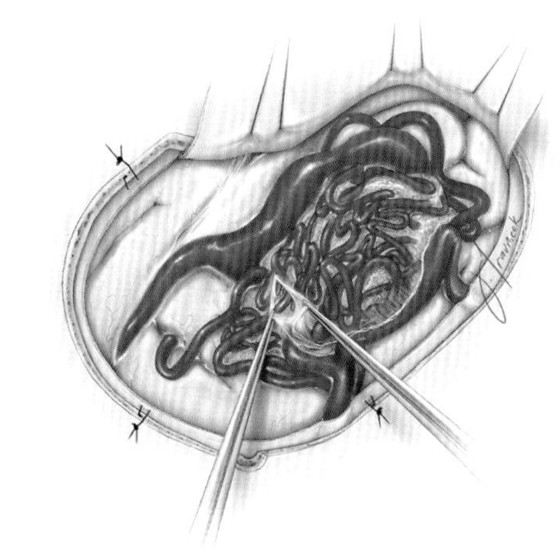

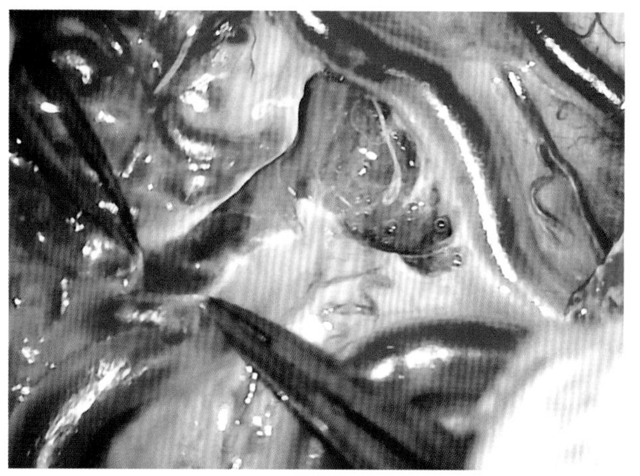

图 13.5 解剖蛛网膜并且暴露滋养血管是对术者的耐力与耐心的考验。致密的蛛网膜常常与动静脉畸形粘连紧密，需要精巧的显微分离技术，以防止撕裂下方的血管组织。图中还展示了显微尖镊的使用。供血动脉与引流静脉的分辨可以尝试通过染色来实现，但由于大量动静脉分流，明确分辨也极具挑战性

通过使用一对血管钳或暂时性动脉瘤夹轻轻闭塞血管来进行的。如果暂时性闭塞导致动静脉畸形病灶充血，被闭塞的血管就被预估为重要的引流静脉，并且应该保持其完整性，直到动静脉畸形切除结束。如果血管暂时闭塞导致动静脉畸形病灶的蓝色调增加，血管就被预估为供血动脉，尽管这种情况通常仅在所有供血动脉被闭塞或断开时才能观察到。

术中荧光血管造影（FLOW800，Zeiss Meditech，Oberkochen，Germany）也可以有效显示血液流

动的时间和速度，这有助于区分血管是否对动静脉畸形有作用，以及它是供血动脉还是引流静脉。由于分流静脉的高流量动脉化，可能存在使动脉与静脉之间的分化复杂化的血管结构段。血管分化在动静脉畸形断开和切除的最后阶段变得更加明显，因为通过动脉化静脉的分流减少，导致血管蓝色恢复，从而显示其特性。

位于皮质下深部的供血动脉由于缺乏直接的可视化条件，手术更具挑战性。表面的引流静脉可能预示着没有任何表面表现的深部病变。其他皮质下动静脉畸形可能需要使用微妙的表面线索进行定位，如皮质浅动脉化静脉或轻度扩张的供血动脉等。这些血管可以被追踪到脑沟内，最终进入动静脉畸形的病灶位置。

动静脉畸形的手术初始断流应该包括小的、中等的皮质动脉和软脑膜供血动脉，这些动脉可以改良凝血。这些血管壁较厚的血管不存在由皮质下深层白质穿孔证实的不可控制的出血风险。因此，应该从病灶周围有效地切除这些血管壁增厚的血管（图 13.6）。对于特别大的供血动脉，首先应用显微夹夹闭血管腔，然后相对于夹子在血管的近端段和远端段使用双极电凝，最后切断。在沿皮质和软脑膜表面进行分离时，外科医生应警惕穿通血管的存在（图 13.7）。这些血管的分化往往由于结构的不同而表现明显。供血动脉通常为浆液性和扩张性，而穿通动脉作为正常的浅层皮质血管出现（图 13.8）。术中应该保留这些穿通血管，以避免术后缺血性神经功能缺损。

对于深部的白质穿支供血动脉的切除应该采用完全不同的策略。这些血管的中膜薄，平滑肌层和弹性层有限，当暴露于双极电凝时，管腔收缩无力[8]。因此，尽管应用了看似足够的凝固电流，这些血管也可能继续大量出血并退回到实质中，潜在地导致隐匿性脑出血[8]。切断深层脑实质供血动脉的最佳策略是切除紧

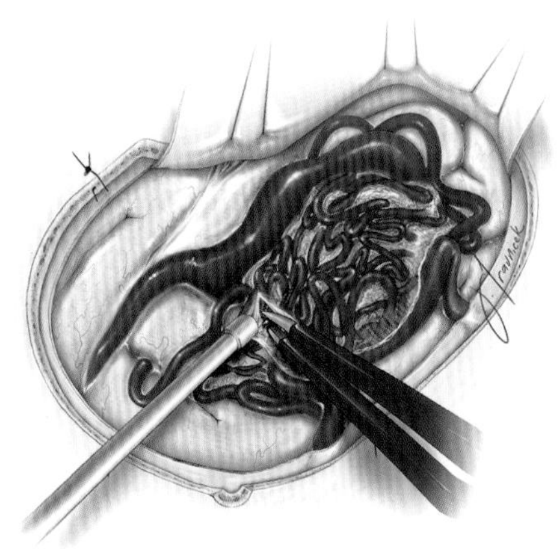

图 13.6 双极电凝烧灼小型或中型软脑膜和皮质供血动脉使其固化是一种行之有效的方法。与深层组织穿支血管薄弱的连接相比，那些具有坚固中膜结构的血管可以与供血动脉快速离断。尽管双极电凝切断软脑膜或皮质的供血动脉相对容易，术者也必须保持警惕，注意保护沿皮质表面的过路血管

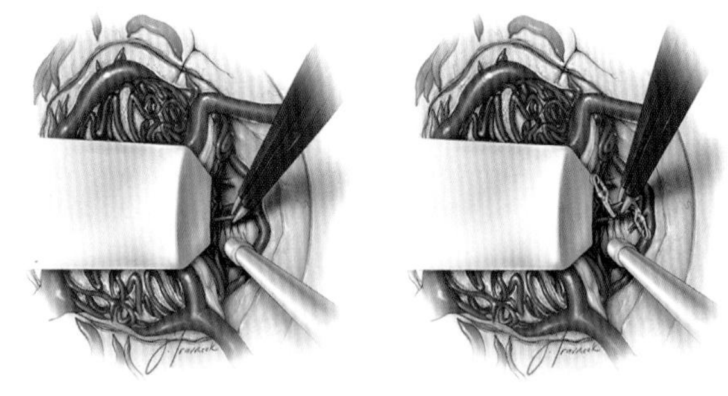

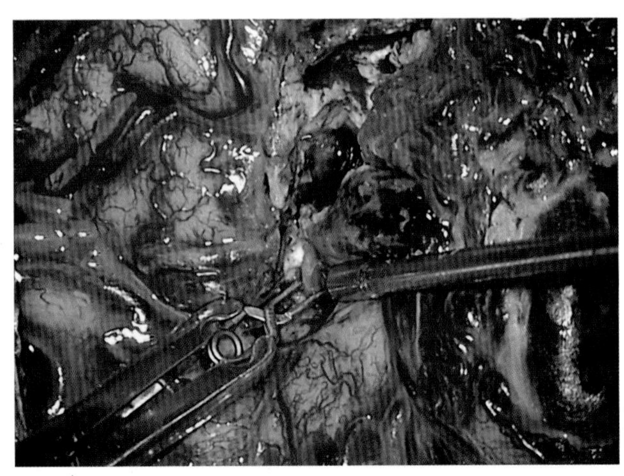

图 13.7 较大的皮质或软脑膜供血动脉更适于使用显微阻断夹阻断供血，然后在远近端用双极电凝，最后锐性切除。对于直径更大的动脉，单用双极电凝不能有效阻断血管并形成血栓

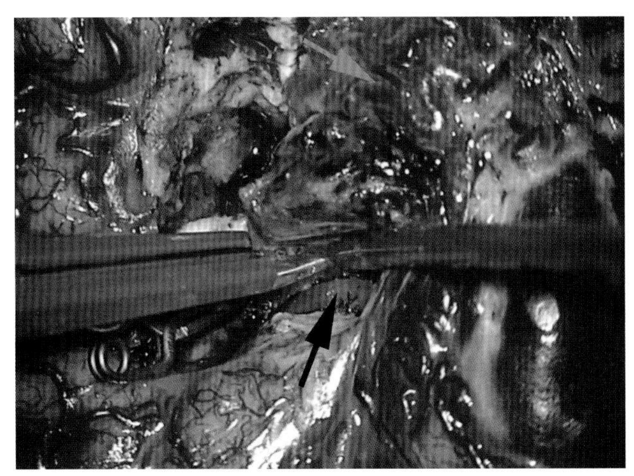

图 13.8　过路血管的识别富有挑战性，术者要保持高度警惕。正常皮质血管的特征可以通过过路血管表现出来，与供血动脉不同的是，其表现为蛇形走形的血管扩张

邻供血动脉的少量白质，以暴露具有相对正常壁的血管较近端。然后手术医生可以电凝或夹闭具有正常特征的血管（图 13.9）。穿支血管一旦暴露不足，进行电凝时就有可能引起再出血，这要求术者快速选择止血材料，并在出血部位填塞止血。这种填塞止血会给术者带来一种安全、可靠的止血错觉，但是有可能出现脑出血并引起继发性脑疝。

血管构筑可以显著改变术前放射外科学的设置，使精细的脑实质穿支血管转变为容易凝固的血管。暴露于放射线下的脑实质将出现神经胶质增生，可以为增厚的穿支血管定位提供指导，从而可以更有效地切断脑实质穿支血管。

第 4 步：策略性环形切除

每个动静脉畸形都有其独特的血管构筑和边缘分布。显微外科手术切除有 5 个关键步骤：

（1）蛛网膜下腔或软脑膜剥离术。

（2）脑实质解剖。

（3）室管膜剥离术。

（4）完整的病灶切除。

（5）切除主要引流静脉以完全切除动静脉畸形。

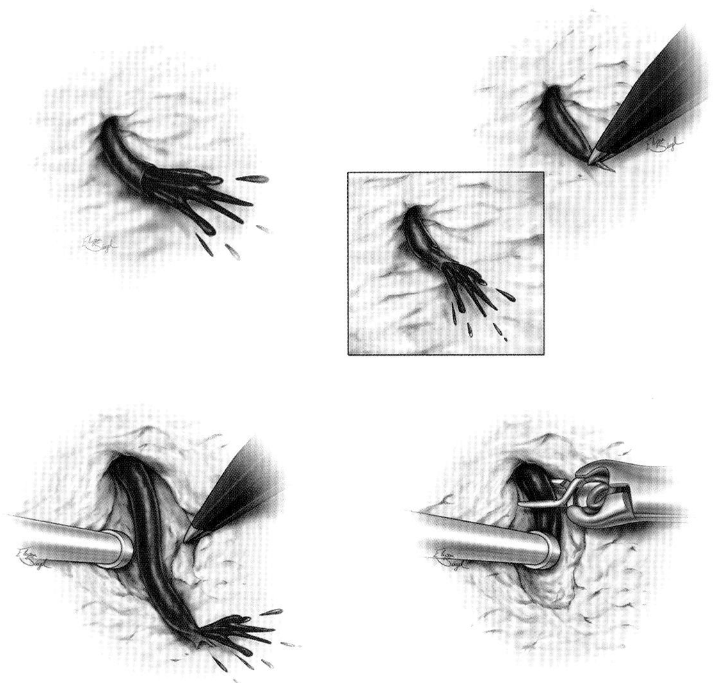

图 13.9　图中显示了电凝脑实质穿支血管的挑战。与表面的皮质供血动脉相比，这些穿支血管管径更小，管壁中膜更加薄弱。这种组织学的差异导致用双极电凝难以完全电凝血管，接下来就可能出现血管缩进脑实质内并且持续出血。左下图展示的是处理脑实质穿支血管的正确方法，首先应该吸除血管周围一小部分脑实质。血管的近端更接近于正常结构，在此部位使用双极电凝或阻断夹夹闭均是阻断血流的有效方法

在最初的皮质供血动脉被切断后，按照以病灶为中心向四周延伸的解剖方式，从病灶的顶部逐渐深入，直到病灶暴露，此时病灶通常靠近室管膜周围（图 13.10）。在环形切除病灶时术者应该尝试利用自然的脑沟和脑裂，以便将对皮质脑回的损伤降至最低。在从底端到顶点切除病灶过程中，术者应始终确保一个较为广阔的手术视野。如果在深部切除过程中遇到暴露不佳的手术视野发生出血，那么成功止血是非常具有挑战性的。术中使用基于 CTA 的神经导航可以帮助医生正确确定浅层软脑膜切口，确保深部实质解剖的正确轨迹，特别是在病灶边缘不明显的情况下。病灶应该定位准确，切除平面应该保持在病灶边缘之外。在向下切除达到顶点的过程中应该严格避免损伤病灶。考虑到出血的风险，应避免在完全切除病灶之前对病灶进行电凝。如果在深层切除时由于脑实质过于靠近病灶小叶而导致病灶壁破裂，术者可以在病灶的缺陷处放一小块纤丝。轻轻按压纤丝一般会使裂口填塞止血。由于腔内血流动力学的改变可导致病灶破裂和继发性脑水肿，因此应避免在破裂时对病灶进一步凝血。对于包裹在病灶深层的引流静脉也应予以保护。

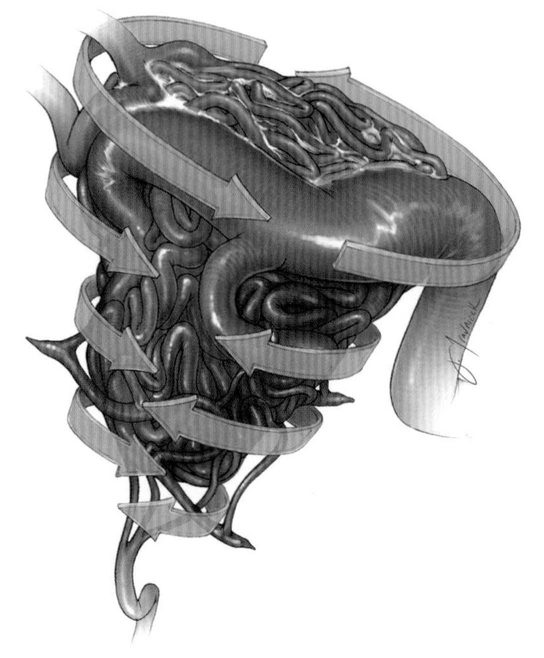

图 13.10　畸形巢的切除，应该从软脑膜表面开始环切，直到畸形顶端或侧脑室旁结束。尽量沿着脑表面的沟裂操作易于解剖病变，但应尽可能避免侵入脑实质内

第 5 步：保护主要的引流静脉

在完全切除病灶之前断开主要引流静脉是切除前的最后一步。这些静脉应该受到保护，直到所有的供血动脉与病灶断开，此时静脉颜色变暗。术者在断开引流静脉之前应该可以观察到这种变化。如果术者不能确定引流静脉的颜色变化，可以在引流静脉上进行临时夹闭试验，如果观察到病灶扩大，表示存在残留的供血动脉（图 13.11）。残留的供血动脉常常位于引流静脉的附近。当寻找残留的供血动脉时，如果需要扩大暴露，主要的引流静脉可以通过变换位置来暴露其下端的供血动脉并进行操作。

在动静脉畸形的血管构筑中，有主静脉和次级静脉。这些静脉在术前可通过血管造影根据静脉直径和流速进行鉴别。主静脉具有最大的直径，因此具有最大的流量。如果准确区分了主静脉和次级静脉，并且大部分供血动脉在环切术中已经被切断，那么可以在完全切除动静脉畸形之前先切断次级静脉。选择该步骤通常允许病灶流动性增强，也是寻找隐匿供血动脉的必要步骤。动静脉畸形手术中的一个主要隐患是在分离和切断大的供血动脉之前对主要引流静脉不经意的损伤。在这种情况下，尽管有出血的风险，但是不应该阻塞静脉，因为阻塞静脉会导致颅内压急剧上升，从而可能导致动静脉畸形破裂和急性脑水肿 [16]。此时最好的方法是在静脉出血的同时有效定位和断开供血动脉。在这种环境下，“突击”手术是必要的，同时术者必须保持冷静，果断处理，并具有控制能力。

第 6 步：有效切除动静脉畸形

切除大型动静脉畸形的最后一步是处理残

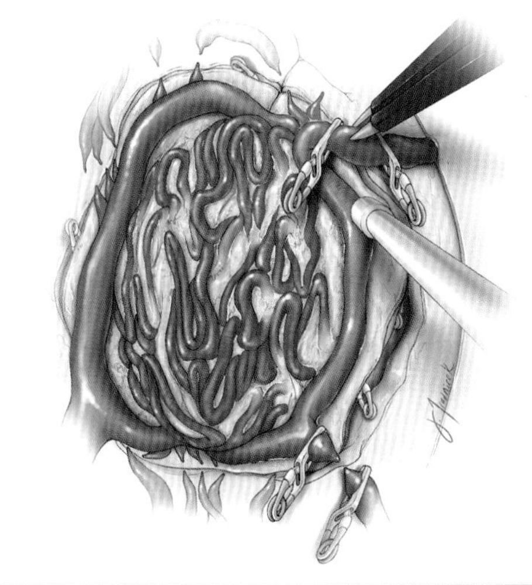

a

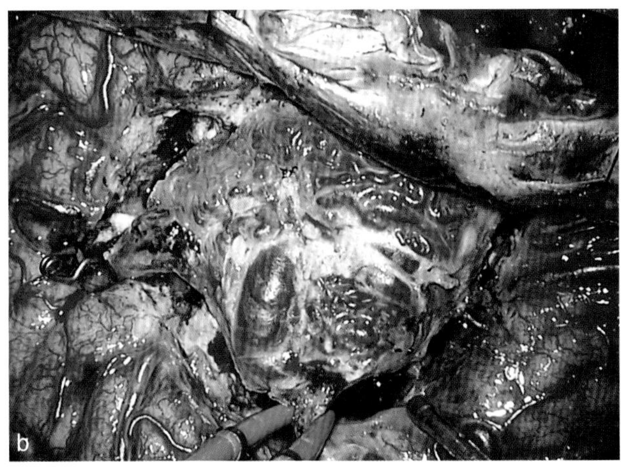

b

图 13.11　在切断主静脉或副静脉之前，术者应当行血管临时阻断术。如果阻断了感兴趣的血管后动静脉畸形体积增大，在处理静脉之前，术者必须阻断额外的供血动脉

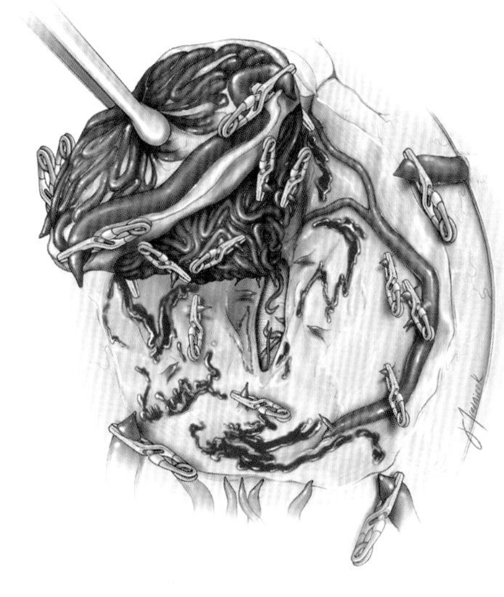

图 13.12　临时阻断术后，用显微夹夹闭或双极设备电凝主引流静脉，同时将其快速切除。为避免复发，要检查畸形床是否残留任何畸形巢的成分，并且要充分止血。图中可以看到沿着畸形床右侧边界的一支过路血管得到保护

腔和病灶出血，操作过程中术者必须保持控制并专注于有效切除动静脉畸形。在这一阶段，及时切除病灶是控制出血的最好方法。在暂时夹闭主要引流静脉和病灶未出现肿大之后，可以用微夹、双极电凝和横断的方法处理（图 13.12）。在这个过程中可能会遇到以下几个问题。

动静脉畸形的顶端通常延伸到室管膜，并可与室管膜和脉络丛血管混合，甚至在血管造影阴性的情况下也是如此。因此，为了防止室管膜周围的动静脉畸形复发，可以把切除范围扩大到脑室水平。在这个深度，病灶可以与室管膜和脉络丛血管解剖分离。通常使用双极电凝切断脉络膜动脉或室管膜血管。但是深部实质血管的有效暴露和切断具有一定难度，此时可以应用微夹在其凝固之前断开血管。术者在尝试凝血时必须警惕脉络膜或室管膜供血动脉的回缩，原因是如果这些血管没有充分电凝，就可能导致隐匿性脑室内出血和脑疝。因此，该步骤中意外发生的脑疝提醒术者必须检查脑室内能否抽出血液，并仔细处理室管膜供血动脉出血。这一步骤对于儿童患者尤其重要，因为对儿童患者操作时可能易导致室管膜或脉络丛形成病灶，并且增加了复发风险[17-18]。

当在病灶顶端附近断开“静脉”时，术者可能无意截断动静脉畸形病灶的深段，这可能导致主要并发症，包括动静脉畸形破裂[16]。彻底检查脑室壁可避免这些错误和出血，以及动静脉畸形复发的风险。在动静脉畸形切除的后续步骤中，常见的问题是邻近主要引流静脉存在主要供血动脉。为了保持引流静脉的完整性，供血动脉可能被忽视，并防止静脉蓝色变的基本迹象。术者可能会遇到这个问题，除了主引流静脉外，整个动静脉畸形断开，静脉仍然是

红色，此时术者应该尝试在静脉附近定位和断开隐匿供血动脉。

病灶切除后，可通过术中血管造影证实脑血管内动静脉分流完全闭塞。从病灶切除残腔向四周过度灌注的区域可以代表小动静脉分流。并不要求必须切断这些微妙的分流，相反，术者应该定期随访观察，特别是对于容易复发的儿童患者，还需要随访监测[17-18]。

之后的血管造影可以证实动静脉畸形被完全切除，且止血完全。患者的平均动脉压应升高到高于基线水平 15~20mmHg，并保持 10~15min。任何残留的动静脉畸形都可能发展为术后颅内血肿。因此去除残留动静脉畸形是完全止血的唯一方法。

在动静脉畸形切除术后应尽量寻求动态平衡，并尽量减少对易碎白质的电凝。在切除腔中使用电凝常常导致出血增加。相反，术者可采用不断冲洗的方法，仔细观察止血。这个步骤可能难度较大，但应保持耐心，以实现完全止血（图 13.13、图 13.14）。

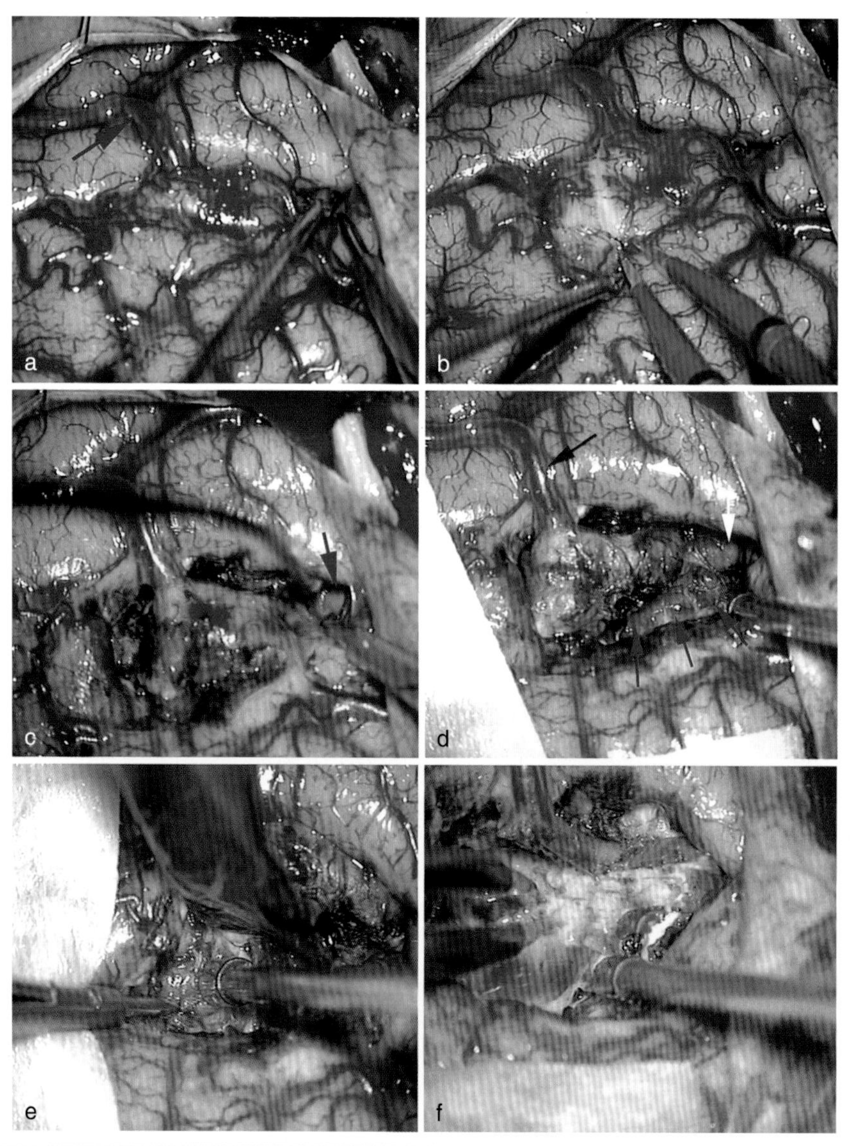

图 13.13　图中展示了切除动静脉畸形的基本步骤。a. 皮质下动静脉畸形在皮质表面并不明显，仅有一根大血管来预示其存在。b. 蛛网膜下腔及软脑膜切除。c. 进一步解剖显露出一条过路动脉（红箭头）。d. 解剖深部脑实质发现畸形巢的边界。e. 无法辨别的可见皮质血管（蓝箭头）不能被切断；发现一支被栓塞的血管。f. 在完全切除动静脉畸形后，最初可见的皮质血管确认是一条过路动脉，成功保护

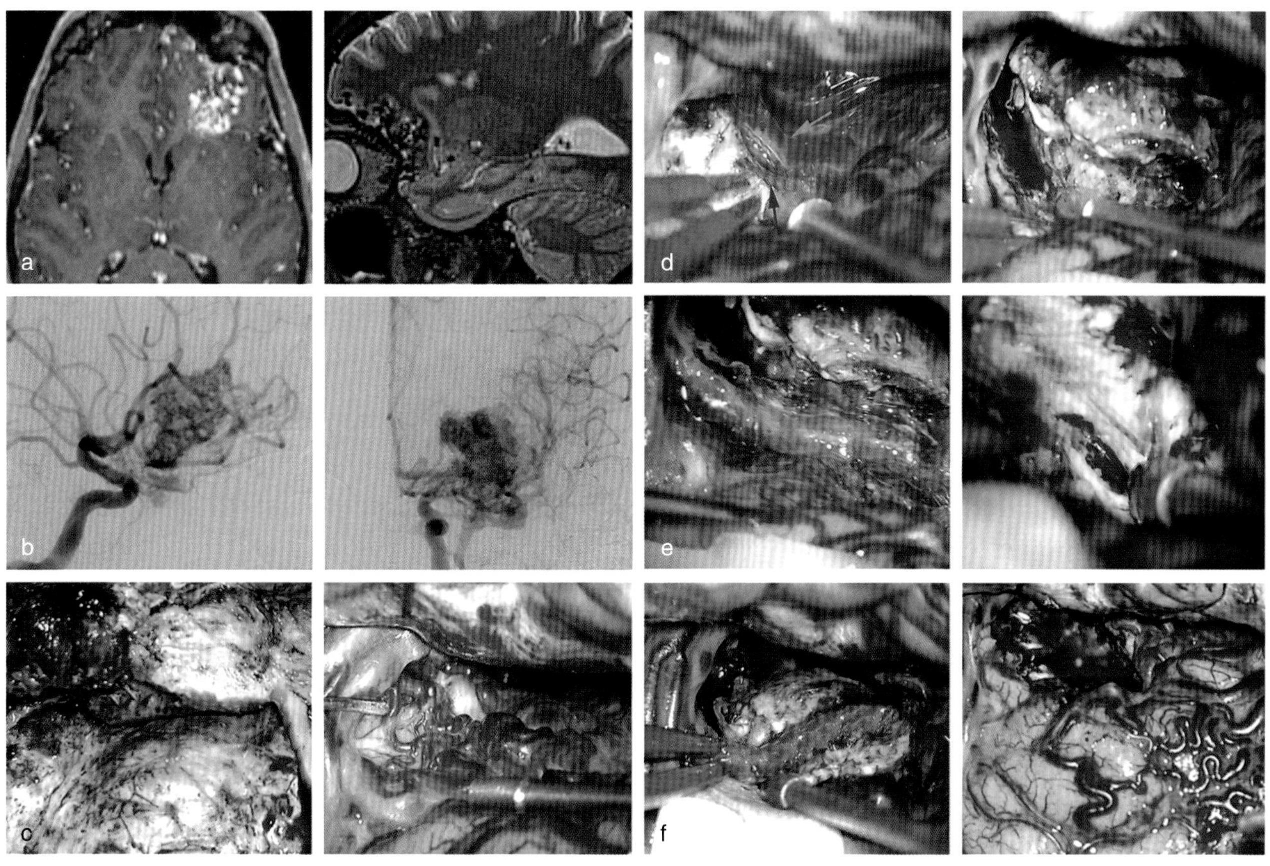

图 13.14　a、b. 完善动静脉畸形的影像学检查。c. 切除眼窝上的眶顶骨板，获得理想的手术入路。d. 显露畸形巢后，一条关键的供血动脉（红色箭头）与主引流静脉（紫色箭头）相毗邻。d. 将主引流静脉从周围组织中游离出来，创造手术空间便于进一步进入畸形巢。辨别深部脑实质的供血动脉并选择性切断。e. 临时阻断主引流静脉未发现畸形巢增大，说明动静脉畸形被完全阻断。f. 切除动静脉畸形后，残留的皮质静脉充盈呈蓝色，表明动静脉沟通消失

13.4 讨　论

本文所讨论的动静脉畸形显微外科手术切除的基本步骤是适用于所有脑动静脉畸形的标准方法。这种方法最终是结合神经外科权威专家[8–9,19–20]和作者的专业技术[17]设计出来的，其结合了先进的放射治疗技术，以便读者在操作前从三维角度理解病灶和手术入路。

未来动静脉畸形显微外科手术面临的主要变化包括未破裂脑动静脉畸形随机试验（ARUBA）中出现的充满争议的问题[21]。尽管在短期随访数据面前，该研究的效用仍然存在不确定性，但是该研究的结果可能影响患者的选择和神经外科医生对动静脉畸形治疗方式的选择。多中心随机试验的结果（如 ARUBA）将对显微外科治疗动静脉畸形的未来产生重大影响[21]。在特定的病变，尤其是有破裂史的患者中，显微外科手术的作用是毋庸置疑的。微侵袭性治疗方式的不断增多，如立体定向放射外科治疗和血管内介入栓塞，也将使显微外科手术适用病例扩大。

13.5 结　论

动静脉畸形的显微外科手术仍是动静脉畸形闭塞最可靠的方法[22]。本文所讨论的显微外科手术步骤为这些病变的外科手术治疗提供了基础。将这些原则应用于术者遇到的每例动静脉畸形，确保术者能够获得用于不同位置病变的新技术的基本方法。一个完整的显微外科动

静脉畸形切除术考验的是术者的技术、毅力和效率。一个成熟的脑动静脉畸形外科医生的特点是对术中动静脉畸形的三维解剖结构有深入的了解，在拥有超高技术的同时能毫不犹豫地做出手术决定的能力，以及在发生大出血时保持良好的心理控制能力和领导能力。

尽管动静脉畸形显微外科手术的并发症发病率较高，但手术结果可以通过适当的患者选择，严格遵守动静脉畸形手术切除原则，以及术者学习以前治疗复杂病例的经验得到优化。

参考文献

[1] Laakso A, Hernesniemi J. Arteriovenous malformations: epidemiology and clinical presentation. Neurosurg Clin N Am, 2012, 23(1):1–6

[2] Gross BA, Du R. Natural history of cerebral arteriovenous malformations: a meta-analysis. J Neurosurg, 2013, 118(2): 437–443

[3] Pabaney AH, Reinard KA, Massie LW, et al. Management of perisylvian arteriovenous malformations: a retrospective institutional case series and review of the literature. Neurosurg Focus, 2014, 37(3):E13

[4] Natarajan SK, Ghodke B, Britz GW, et al. Multimodality treatment of brain arteriovenous malformations with microsurgery after embolization with onyx: single-center experience and technical nuances. Neurosurgery, 2008, 62(6):1213–1225, discussion 1225–1226

[5] See AP, Raza S, Tamargo RJ, et al. Stereotactic radiosurgery of cranial arteriovenous malformations and dural arteriovenous fistulas. Neurosurg Clin N Am, 2012, 23(1): 133–146

[6] Colby GP, Coon AL, Huang J, et al. Historical perspective of treatments of cranial arteriovenous malformations and dural arteriovenous fistulas. Neurosurg Clin N Am, 2012, 23(1):15–25

[7] Spetzler RF, Ponce FA. A 3-tier classification of cerebral arteriovenous malformations. Clinical article. J Neurosurg, 2011, 114(3):842–849

[8] Lawton MT, Probst KX. Seven AVMs Tenets and Techniques for Resection. 1st. New York: Thieme, 2014

[9] Spetzler RF, Kondziolka DS, Higashida RT, et al. Comprehensive Management of Arteriovenous Malformations of the Brain and Spine. Cambridge: Cambridge University Press, 2015

[10] Spetzler RF, Martin NA. A proposed grading system for arteriovenous malformations. J Neurosurg, 1986, 65(4): 476–483

[11] Theofanis T, Chalouhi N, Dalyai R, et al. Microsurgery for cerebral arteriovenous malformations: postoperative outcomes and predictors of complications in 264 cases. Neurosurg Focus, 2014, 37(3):E10

[12] Pollock BE, Flickinger JC. A proposed radiosurgery-based grading system for arteriovenous malformations. J Neurosurg, 2002, 96(1):79–85

[13] Lopes DK, Moftakhar R, Straus D, et al. Arteriovenous malformation embocure score: AVMES. J Neurointerv Surg, 2016, 8 (7):685–691

[14] Yu SC, Chan MS, Lam JM, et al. Complete obliteration of intracranial arteriovenous malformation with endovascular cyanoacrylate embolization: initial success and rate of permanent cure. Am J Neuroradiol, 2004, 25(7): 1139–1143

[15] van Rooij WJ, Jacobs S, Sluzewski M, et al. Curative embolization of brain arteriovenous malformations with onyx: patient selection, embolization technique, and results. Am J Neuroradiol, 2012, 33(7):1299–1304

[16] Torné R, Rodríguez-Hernández A, Lawton MT. Intraoperative arteriovenous malformation rupture: causes, management techniques, outcomes, and the effect of neurosurgeon experience. Neurosurg Focus, 2014, 37(3): E12

[17] Conger A, Kulwin C, Lawton MT, et al. Endovascular and microsurgical treatment of cerebral arteriovenous malformations: Current recommendations. Surg Neurol Int, 2015, 6:39

[18] Gross BA, Storey A, Orbach DB, et al. Microsurgical treatment of arteriovenous malformations in pediatric patients: the Boston Children's Hospital experience. J Neurosurg Pediatr, 2015, 15(1):71–77

[19] Yasargil MG. Microneurosurgery, Volume IIIB: AVM of the Brain, Clinical Considerations, General and Special Operative Techniques, Surgical Results. 1st. New York: Thieme Medical Publishers, Inc, 1988

[20] Yasargil MG. Microneurosurgery, Volume IIIA: AVM of the Brain, History, Embryology, Pathological Considerations, Hemodynamics, Diagnostic Studies, Microsurgical Anatomy. 1st. New York: Thieme Medical Publi-shers, Inc, 1987

[21] Mohr JP, Parides MK, Stapf C, et al. International ARUBA investigators. Medical management with or without interventional therapy for unruptured brain arteriovenous malformations (ARUBA): a multicentre, non-blinded, randomised trial. Lancet, 2014, 383(9917):614–621

[22] Pradilla G, Coon AL, Huang J, et al. Surgical treatment of cranial arteriovenous malformations and dural arteriovenous fistulas. Neurosurg Clin N Am, 2012, 23(1): 105–122

第十四章 脑叶动静脉畸形的手术入路与差异

Cameron G. McDougall, Jonathan White, H. Hunt Batjer

摘要：额叶、颞叶、顶叶和枕叶的动静脉畸形占脑动静脉畸形的绝大部分，其中大部分动静脉畸形好发于脑内易于显露的功能哑区，一般可以手术切除，其治疗风险低于未经治疗的动静脉畸形自然病程发展过程中可能出现的风险。获得良好预后的第一要素是选择合适的患者，另外获取详尽的病史，审慎地阅片，以及术者对自我能力的客观评价均至关重要。确定行术前血管内介入栓塞时，要衡量好栓塞的风险与潜在收益之间的关系，包括减少出血量、缩短手术时间及栓塞后能清晰显示动静脉畸形的结构。一定要合理摆放患者的手术体位，以利于动静脉畸形的充分暴露。放置显微镜后以暴露的动静脉畸形表面为中心，环切脑软脑膜面，围绕病变均匀地向深部进行探查。每一处操作时都要做好止血，以避免动静脉畸形出现广泛性的出血而使术者处于被动状态。手术结束后应当复查全脑血管造影，以明确早期静脉回流是否完全消失。术后还需要对患者进行进一步的观察护理，术后前几天的重症监护与良好的预后紧密相关。

关键词：脑动静脉畸形；手术技巧；并发症防治；显微外科手术；血管内介入栓塞

要　点

- 通过合适的患者选择和良好的显微外科手术，可以治疗绝大部分的脑叶动静脉畸形。脑叶动静脉畸形的治疗风险远低于未经治疗的动静脉畸形自然病程发展过程中可能出现的风险。
- 全面的术前准备，应包括详细的神经系统查体，详细的解剖和功能成像，准确把握术前栓塞的适应证，这些对于获得满意的疗效至关重要。
- 合理摆放体位，选择恰当的手术入路，术中细致的操作能最大限度地提高手术成功率。
- 关颅不代表治疗结束，积极耐心的术后ICU护理以及出院后的随访非常必要。

14.1 引　言

额叶、颞叶、顶叶、枕叶的动静脉畸形占脑动静脉畸形的绝大部分，其中大部分动静脉畸形好发于颅内易于显露的功能哑区。正因为如此，如果手术顺利，切除动静脉畸形的风险将低于未经治疗的动静脉畸形自然病程发展过程中可能出现的风险。本章我们将讨论合适的患者选择，合适的体位摆放，以及病变区域的暴露与显微操作技术之间的细微差异，并评价如何进行患者的围手术期和术中管理。

14.2 患者选择

正确选择患者是治疗一切动静脉畸形的基础，其重要性不言而喻。关于如何有效处理动静脉畸形的争论从未停止过。一项针对未破裂脑动静脉畸形的随机研究（ARUBA）指出，未破裂的脑动静脉畸形不应治疗，在接受药物治疗的患者中，未破裂脑动静脉畸形的死亡和新发卒中的年发生率为2.2%，而接受医学干预的患者达到 30.7%[1]。由于纳入研究的患者并未被随机分组，该研究饱受争议。此外，许多作者认为 ARUBA 研究中治疗组的事件发生率被夸大了[2]。如果没有其他因素，研究还建议未破裂的脑动静脉畸形治疗的前提是并发症的发生风险一定要很低。

实现这一目标的关键是仔细地选择患者（尤其是未破裂的脑动静脉畸形患者），可以将这一过程分为三步：①评价患者的一般情况，如年龄、合并症、心理预期与焦虑点（比如对于出血的焦虑）；②详细的病史采集，例如出血史，与动静脉畸形相关的癫痫发作史，以及现有的神经功能缺损均是确定能否治疗的影响因素；③脑动静脉畸形的特点，例如解剖学位置，所具有的高风险特征（血管畸形巢内与血流相关的动脉瘤），以及动静脉畸形本身的构造（如血管畸形巢的密度），均需要仔细考量。

目前最常用的脑动静脉畸形患者评价量表是改良 Spetzler-Martin 分级量表（表 14.1）。它依据不同的因素计算出一个分值，用于评估接受手术干预患者的预后。分值越高提示预后不良的可能性也升高。评分大于 6 分的患者，其接受手术治疗的预后不良或死亡的概率达到 55%[3]。需要注意的是，该量表仅仅是一种评估工具，以何种方式治疗哪些类型的患者，个体化治疗仍是基础思想。对于特殊类型的脑动静脉畸形，更需要充分地考虑其相对应的自然史。

对于年轻健康、动静脉畸形位于脑皮质表面易于显露，且处于相对的脑功能哑区的患者适于手术切除。而年老体衰、病情较重、位置较深，且处于脑功能区的患者则适于观察或选择放射外科治疗。

表 14.1 Spetzler–Martin 补充分级系统

分类	评分
动静脉畸形（AVM）大小	
＜ 3cm	1
3~6cm	2
＞ 6cm	3
静脉引流方式	
浅表静脉引流	0
深部静脉引流	1
功能区	
否	0
是	1
年龄	
0~20 岁	1
21~40 岁	2
＞ 40 岁	3
病灶	
致密	0
分散	1
出血	
是	0
否	1

14.3 患者体位

14.3.1 概　述

在神经外科显微外科手术尤其是脑动静脉畸形的显微外科手术中，手术体位的合理摆放至关重要。如果手术时间很长，就存在大量失血的潜在风险，并且与颅脑肿瘤手术不同的是，开颅后如果不能完全暴露整个病变，动静脉畸形的切除将会变得极其困难。因此术前准备中对患者体位的摆放时，要综合考虑各种因素。首先，去除骨瓣后，最理想的情况是将病变暴露在视野中心。其次，要容易接近相邻的供血动脉且能够充分暴露引流静脉；不能轻易损伤引流静脉，除非绝大部分或全部的供血动脉被阻断，并切除了大部分的血管畸形巢，这是体位摆放时最基本的要求。最后，患者的体位摆放应便于术者的手术操作，如果术者在术中长时间姿势扭曲，这一天都将是痛苦难熬的，很容易出现焦躁情绪或注意力下降。

14.3.2 额叶动静脉畸形

显然，动静脉畸形的位置决定了患者的体位摆放。在额叶表面，尤其在额上回、额中回和额下回，供血动脉主要来自大脑前动脉和大脑中动脉的末梢血管。选择何种体位通常由固定头位后能将病变暴露于最高点决定。眶面的病变如果远离中线，一般要充分暴露侧方，保证额下侧方视野暴露清晰。对于靠近中线的眶面病变，前颅底入路为最佳选择，头位居中即可拥有良好的空间延展性。

额叶病变位于大脑纵裂间时，体位的摆放就有了多种选择。一种是头位居中的半球间入路，轻轻牵拉同侧额叶即可由内到外显露病变。尤其是当畸形病变位于大脑半球纵裂间的表面时，该入路是最佳的选择。另一种合理的入路为患者侧卧位，使病变位置朝向地面。患侧的大脑半球受重力的作用向下拉，颅腔内能够自然腾出部分空间。这种体位的另一个优点是，出血不会流入大脑纵裂中积聚成血肿，从而避免影响术者的视野。

14.3.3 颞叶动静脉畸形

类似于额叶动静脉畸形，颞叶动静脉畸形的供血动脉也主要来自大脑中动脉远端分支血管。根据畸形的生长位置，向前或是居中，颞前动脉和脉络膜前动脉也参与病变的供血。对靠后生长的血管畸形，供血动脉还包括大脑后动脉。牢记这些供血动脉至关重要，因为它决定了手术时如何选择体位的摆放。

位于前颞叶的动静脉畸形，病变的位置不论居中还是位于侧方，都能够通过翼点入路或其各种改良术式得到很好的暴露。选择侧卧位或仰卧位并以一定的角度转头均可以达到良好的显露效果。然而，当病变位于后颞叶时，侧方脑皮质的暴露则需要更加靠后。

14.3.4 顶叶动静脉畸形

顶叶动静脉畸形可以向前延伸到后颞叶或向后延伸到枕叶，这个细节决定了患者如何摆放体位。朝向前的病变可以选择仰卧位同时转动头部。对于朝向后的畸形，适于选择半坐位或俯卧位。而在后顶叶和前枕叶之间有一片“无人区”，选择何种方式达到最理想的显露效果则是一个难题。

14.3.5 枕叶动静脉畸形

就像额叶和颞叶动静脉畸形一样，枕叶动静脉畸形也常位于脑皮质表面的中部或后方，或者大脑纵裂间。暴露侧后方的动静脉畸形一般可选择侧位、仰卧位伴转头、坐位、半坐位或俯卧位。每一种手术体位都有各自的优点及不足。坐位或半坐位时的手术优点是，术中的出血因重力作用能自行引流，从而使术者拥有良好的视野，还能将双极电凝的效果发挥到极致。其不足之处在于耗费较长时间来正确摆放手术体位，并且术中低血压或发生空气栓塞的风险会有所增加。根据动静脉畸形的位置，俯卧位则成为一种折中的办法，选择此入路的术者要给患者大脑的背面做手术，还要越过患者已被固定的胳膊进行操作，听起来似乎有些不可思议。

14.4 暴露病变

14.4.1 概　述

最大限度地暴露病变并创造出一个安全的手术通道往往是容易被忽略的一个重要细节。一般来说，当开颅完成后，最好能完整地暴露动静脉畸形，对于脑表面出现的引流静脉，也应当处于暴露范围以内。在骨缘下操作，一旦出现术中出血将无法控制，从而导致严重的后果。暴露病变时还应考虑到动静脉畸形的供血动脉。当在血管畸形巢附近操作时，如果出血汹涌，难以控制，阻断畸形的供血动脉即能将问题由难化简。条件允许的情况下，暴露出一定范围的动静脉畸形周边的正常脑组织会更好。

这些畸形周边正常的脑组织很容易受到损伤，尤其是在切除动静脉畸形时供血动脉会回缩至脑组织中，或者由于突破了正常的脑灌注压而造成出血。在众多动静脉畸形中，精准划分手术的边界很难，而扩大手术边界的范围则不失为一种明智的选择。

切开皮肤和肌肉，然后抬起骨瓣。由于颈外动脉及参与动静脉畸形供血的分支动脉也供应肌肉，切皮或去除骨瓣就可能发生出血。在颅骨上打孔时，板障中导静脉动脉性出血则成为出血的主要原因。

去除骨瓣后的下一步是切开硬脑膜。千万不能低估此步骤的重要性，建议最好在显微镜下进行操作。切开硬脑膜时，一定要小心，避免损伤引流静脉。硬脑膜暴露的范围一定要与骨窗的范围相对应。过度缩小切开硬脑膜的范围将失去扩大开颅的优势，必要时行放射状剪开能够最大限度地开放硬脑膜。在静脉窦附近，一般都有一条粗大的动脉化的静脉进入硬脑膜，并且经硬脑膜潜行进入静脉窦内。切开该静脉两侧的硬脑膜，留一条硬膜瓣在静脉上，在不干扰静脉回流的情况下暴露动静脉畸形。在术程最后，如果静脉已动脉化，可以牺牲那条有硬膜瓣保护的静脉。但只要条件允许，都应该妥善保护非动脉化的静脉。

14.4.2 额叶动静脉畸形

额叶动静脉畸形的暴露一般依据其所处的位置选择方案。凸面的病变可以选择翼点入路或其各种演变形式进行处理。大部分位置靠后的病变，暴露时应以病变为中心做马蹄瓣切口。位于大脑纵裂间的病变，则选择双侧冠状开颅入路。满意的暴露需要周密的计划。首先，使用头颅固定装置（如 Mayfield 头架）时要格外注意。头钉固定位置不合适会影响术野暴露，若偏离头部重心太远又可能导致头部移位。即使术中头架出现了轻微的移动，也会导致缝皮困难。特殊情况下，有些人不得不趴在被血污染的治疗巾下拆除固定的头架，再更换成马蹄形头托来完成缝合。

在双侧半球纵裂间进行操作时，一定要暴露出上矢状窦。虽然有多种暴露方法可选，但最安全的方法是在窦的两边多打几个孔，从颅骨内板上剥离窦的硬膜，用铣刀快速、安全地通过窦区并游离骨瓣。幸运的话，窦上的硬膜很厚，不易造成窦的破裂；反之，动脉性的静脉窦出血将难以控制。

14.4.3 颞叶动静脉畸形

颞叶动静脉畸形可位于颞叶皮质的外侧或正对中脑或小脑幕的颞叶内侧面上，也可能朝向下方对着颅中窝底。病变位于颞前回、颞上回和颞中回时，都可以通过标准翼点入路暴露。如果病变位于颞下回，选择筋膜下入路将有利于暴露颅中窝底。扩大暴露范围对颅中窝底的病变是必须的，开放颞下视野很有必要。

经翼点入路或其各种变化术式均能够暴露颞叶内侧的动静脉畸形。如果病变位置靠前，例如位于钩回，轻轻牵拉额叶或颞叶就能够显露病变。如果病变比较靠后，在外侧裂下方或环绕外侧裂，则需要打开侧裂以暴露病变。此区域的动静脉畸形血供可能来源于供应正常脑组织的大脑中动脉主干的旁路动脉，因此，保护大脑中动脉至关重要，在暴露病变时，需要充分扩大暴露范围来明确分辨重要的血管。

一般选择马蹄形切口暴露颞叶后部的病变，动静脉畸形的位置最好能处于切口正中。而颞叶深部病变较为复杂，不在本章中进行讨论。

14.4.4 顶叶和枕叶动静脉畸形

如果顶叶和枕叶动静脉畸形相对较小，则可以选择直切口入路；对于较大的病变，则选择马蹄形切口来处理。位于枕部纵裂的病变，注意事项与额部纵裂间动静脉畸形相似。要小心游离上矢状窦上的骨瓣，最安全、有效的方法是在窦的两侧多打几个骨孔。与之类似，虽然动脉化或非动脉化的关键静脉比额部略少，但是其均通行于硬脑膜间并终止于上矢状窦，所以切开硬脑膜时一定要格外谨慎。

因为视路和视皮质的存在，处理枕叶尤其是近中线位置时要非常小心。不仅在手术操作时要注意避免损伤周围的脑组织，而且使用牵开器时也要防止过度牵拉。位于中线处的枕叶由中部向外侧牵拉时间过长，常常会导致视觉功能受损，而且有些是不可逆的。为了尽可能减少牵拉损伤，也可以选择患者侧卧位或病变朝向下的手术体位。

14.5 神经导航

合理地选用各种外科辅助设备能帮助术者在术中切除脑动静脉畸形。神经导航是处理深部动静脉畸形并保证手术安全进行的重要工具。一般来说，脑叶动静脉畸形多位于大脑皮质表面，无须常规使用术中导航。然而，在规划最安全有效的手术入路以避免额外的手术风险时，导航是很有帮助的。导航能辅助制订开颅计划，不仅能考虑到血管畸形巢的位置，而且还能兼顾病变表面的回流静脉及静脉窦。导航配备的软件能够将 DSA 或 MRA 图像与 MRI 图像相融合，这样就使术中识别动静脉畸形的组成结构及特殊部分变得容易[4–5]。有些显微镜能将焦点作为测量标具，确保能深入室管膜下环切动静脉畸形，但也要考虑到由于术中脑脊液的不断释放及脑组织漂移，可导致导航的精确性下降。

颅骨标记点是不可靠的。ARUBA 研究最重要的启示是：如果仍然将手术作为一种有效的治疗手段，那么必须将手术治疗的潜在风险降至最低。作为其他治疗方式之一的立体定向放射外科治疗的普及（包括更加小众的血管内介入栓塞治疗），迫使神经外科医生不断提高自身技术以保持其优势，所有的努力都是用来控制或最小化，甚至在某一天彻底消除围手术期潜在的风险。导航的缺点不多，只是设置参数的时间有点儿长（特别是当系统的某部分程序运行出现错误时）。在设置患者参数的过程中，如果定位发生错误，操作平台则无法继续运行。尽管存在这些不足，我们仍强烈建议在任何的开颅切除脑动静脉畸形手术时使用神经导航装置。

14.6 血管内介入栓塞治疗

术前血管内介入栓塞治疗已开展了一段时期，是重要的辅助治疗手段之一，但应注意，必须处理好栓塞治疗风险与潜在获益间的平衡关系。栓塞治疗的风险并非无关紧要，我们的机构得出的数据证实行术前栓塞的 339 例患者中，不良事件的发生率达到了 7.7%（包括 2% 的死亡率）[6]。最近流行使用 Onyx 栓塞治疗动静脉畸形，已大规模地替代了 n-BCA 和 PVA 栓塞技术，但似乎并未减低栓塞治疗的整体风险[7]。

术前血管内介入栓塞治疗一定要慎之又慎。低级别并伴行表面供血动脉的脑叶动静脉畸形无须行术前栓塞，这样就会减少很多风险。个体化的栓塞治疗有助于降低手术风险并确保患者能从栓塞治疗中获益。通过术前放射外科治疗或单纯血管内介入栓塞治疗治愈高风险动静脉畸形与术前辅助栓塞治疗还是有不同之处。

手术开始前要明确血管内介入栓塞治疗的目的。血管内介入栓塞治疗小组应当在术前讨论如何栓塞特殊供血动脉的血管蒂以及了解动静脉畸形的特点，这样才能保证术前栓塞对动静脉畸形中那些可能导致手术难度增加的部分有治疗意义。

对于脑叶动静脉畸形，畸形深部的供血动脉被栓塞后，手术过程中就能避免很多麻烦。术前栓塞治疗还能够处理手术中不易处理的血流相关性动脉瘤。而栓塞治疗后血管内 Onyx 的灌注也能起到术中定位的作用，并帮助术者在显微镜下切除病变。

对于较大的病变，为了防止血流动力学突

变而突破正常脑灌注压，栓塞后我们习惯于等两天或更长的时间，目的是适应局部脑循环血流量的增加。大型动静脉畸形阶段性栓塞能有效缓解显微外科手术时血流动力学变化导致的潜在治疗风险，从而降低治疗过程中的整体风险。

行血管内介入栓塞治疗后的患者必须进入神经重症病房进行监护，并强调需要严格控制血压。另外，当采用各种方法来尽量避免并发症的发生后，就不得不承担预期风险了。合理应用术前血管内介入栓塞技术不仅能够降低显微外科手术切除动静脉畸形的难度，并且能够减少术中出血。为了减少显微外科手术的风险而承担了术前血管内介入栓塞治疗的风险，这种平衡之后的选择能够使患者得到良好的预后。对于小型病变，就需要衡量显微外科手术中较低的手术风险和栓塞治疗的风险了。所以对于大型或有手术难度的病变，行术前血管内介入栓塞治疗将收获意想不到的结果。

14.7 监测与映射

在脑叶动静脉畸形手术中应用神经电生理学监测是否起作用还不确定。在神经外科手术中最常使用的监测参数是体感诱发电位（SSEP）与运动诱发电位（MEP）。对需要暴露运动性语言中枢的脑叶动静脉畸形手术无法实施 SSEP 和 MEP 监测。双极电流直接刺激皮质能够帮助精确定位运动和感觉皮质区域，只是在术中不能得到持续反馈[8]。脑白质中锥体束的定位可以通过单极刺激以相同的方式体现，但这样的监控方式同样存在局限性。术中唤醒通过对话来映射功能区皮质定位也有描述[9]，在动静脉畸形切除术中，当影响到运动或感觉中枢区域或与它们相联络的白质纤维通路，由于各种原因导致监测失效时，此技术是有效的。

一般来说，术中监测增加了那些时间长并具有挑战性手术的复杂程度。此外，不像低级别胶质瘤或痫灶切除术那样，动静脉畸形的切除范围是早已规划好并且不会轻易改变的。当病变与脑功能区紧密连接时，一旦不慎进入脑功能区操作将产生灾难性的后果，因此决不可掉以轻心。当伴有弥漫性畸形血管巢的病变侵犯了功能区皮质，患者与医生均对可能发生的术后功能障碍没有完全考虑清楚时，不宜进行显微外科手术治疗。

代替直接的脑皮质映射，一些作者更依赖术前的影像学技术如功能磁共振（fMRI）和弥散张量成像（DTI），可以用来尝试识别感兴趣的功能区域和病变之间的关系[10]。这些功能定位技术在决定手术安全以及规划手术入路时很有帮助，但关于动静脉畸形的 fMRI 检查是否可靠则存在争论，因为它依赖于运动、语言及感觉等功能区活动时能够侦测到活动区域存在的能量代谢。问题是，靠近动静脉畸形的周边区域组织内血流异常，分析该区域可能会导致 fMRI 对目标功能区的侦测能力降低。目前，评价 fMRI 对动静脉畸形手术有效性的一项前瞻性、随机研究正在进行[11]。

14.8 显微外科手术与术中细微差异

14.8.1 概　述

到目前为止，前面所述的所有准备均是为显微外科手术这一环节做准备。本节我们将探讨手术成功所需要的设备，详述动静脉畸形切除手术的解剖步骤以及手术操作中的一些细节。

14.8.2 设　备

每一位术者都习惯使用最趁手的手术器械来完成手术。在动静脉畸形手术中，双极电凝是最重要的工具之一，其关键是镊尖要尺寸合适。镊尖过大时很难夹闭小血管，而镊尖过小，电凝责任血管时又会出现有效电流不足导致电灼困难。如果脑组织和动静脉畸形的交界面出血，电凝操作时往往会出现镊尖粘连。解决这个问题最简单的方法是使用滴水双极，或者主刀医生在手术操作过程中由助手帮助打水。近来已开始流行使用一种能提高工作效率的不粘双极电凝。动静脉畸形切除术中的另一个问题是畸形底面的微小血管。这种血管的壁薄，无肌层支撑，不易被烧灼。术中使用动静脉畸形夹能有效解决这个问题。

优质的手术显微镜对切除动静脉畸形也是至关重要的,术中能够提供照明并且放大视野，但也存在景深方面的局限性。当在高倍镜下工作时，显微镜的景深变得很短，表现为在整个手术范围中很小的一部分视野下进行长时间的显微操作。当进行到病变底部时，要注意不能有效观察到的周边组织。显微镜的声控调焦开关能让术者不操作其他设备的同时进行调焦，这有益于校正焦距时保持持续的注意力。通过脚踏板进行自动调焦是另一种方法。目前一直在对摄像装置与其他显像设备进行技术改进，这将会大幅改善景深的问题。

动静脉畸形切除术中另一个重要的环节是牵开器的使用。为了能够清晰显露出动静脉畸形，应选择使用牵开器，例如当动静脉畸形位于双侧半球纵裂之间或前、中颅底的底部时。在环切畸形血管巢时也要用到牵开器，轻轻牵开已经暴露出的畸形血管巢让术者能够继续暴露深层的动静脉畸形。目前有多种牵开系统可供选择，但是要注意，没有一种牵开器是完美无缺的。首先要设定好牵开的位置，牵拉动作要轻柔，不要频繁更换牵开器的位置。

能持续工作的优质吸引器也是手术过程中至关重要的设备之一。要使用能控制流量的吸引器，术者可用单手的手指来操控吸引器上的吸口进行微调。选用大小和规格适宜的吸引器同样很重要。小一点的吸引器在到达病变底面时，更容易通过底部的血管网来进行操作。但当清除术野内的血液和碎渣时则需要大型的吸引器来吸除。手术进行过程中尤其是大出血时，吸引器极容易发生堵塞。所以至少准备 2 把，甚至 3 把优质的吸引器绝对是明智之举。

如显微镜和吸引器一样，外科医生在动静脉畸形手术中还喜欢使用不同数量和类型的显微解剖刀、显微剪刀和其他手术器械。一些手术医生会在不同手术步骤中使用不同的器械，当然也有人在整个手术过程中只使用简单的一件或两件手术器械来完成手术。

14.8.3 术中解剖注意事项

应将脑动静脉畸形在显微镜下所呈现的特点与术前影像学表现进行分析对比，还需要明确供血动脉的位置与流向以及术中最先切除的畸形团范围，判断清楚各条引流静脉及其到达静脉窦的解剖路径。如果存在多条静脉，并且有的静脉可能与动静脉畸形关系密切，为了能均等地切除血管畸形巢，必要时可在术中牺牲缠绕住畸形团的静脉。吲哚菁绿荧光剂在确认表面供血动脉及引流静脉时是有辅助作用的，直到最后一步切开软脑膜，最佳选择是先环形阻断动静脉畸形的血供。在进行动静脉畸形的深部操作时要分外小心，因为其面积要比表面呈现出来的宽得多。广泛开放沟裂处的蛛网膜很重要，其目的是以较小的损伤暴露出埋藏在皮质表面下方的动静脉畸形病变。

一旦打开软脑膜，伴随手术的进程将越来越深入白质部分。切口设计应当足够靠近动静脉畸形，以最大限度地减小对邻近脑组织的干扰，但又要保持一定的距离，以避免无意冲入动静脉畸形。当出血汹涌时，极有可能是进入了血管畸形团。最好的处理方法是先停止此刻的操作，充分止血后，在更加宽泛的边界外重新开始手术。随着操作边界逐渐深入，更多的供血血管出现在视野中。先前用 Onyx 栓塞的血管此时就能够起到提供手术行进路线的作用。电灼并切除进入畸形血管巢的小血管，而对于大的血管，先夹闭靠近脑组织这一面的血管端，然后电灼靠近动静脉畸形这一面的血管端，最后进行分离。

动静脉畸形最深的部分最难处理。如有可能，合理的方法是先请助手解决掉早期、容易切除的部分，这样主刀医生就有足够的精力面对最后的“战斗”了。通常动静脉畸形的底面与脑室的表面相邻，大量原始的血管在这个平面进进出出。这些血管很难处理，因为它们位置深，并且浸泡在血液和脑脊液中，限制了双极电凝的操作。操作时要有耐心，防止多处血管破裂出血。小的动静脉畸形夹位置放置良好时是一大幸事，但是过多的、位置放置不当的夹子会遮挡视野，还会造成双极电凝时短路。

如果操作位置出血汹涌，最好先压迫止血并从另一个位置开始手术。随后在距离畸形血管巢更远的位置重新进入出血部位进行手术。如果出血威胁到生命，应立即移开显微镜，更换最粗的吸引器清除术野，快速扩大创口并尽力夹闭最近的供血动脉。出现此种情况将会导致术后严重的神经功能缺损，但是能够避免患者术中死亡。不过幸运的是，由于术前辅助栓塞技术的出现，目前很少会出现这种情况了。当切除完动静脉畸形后，明智的做法是进一步止血。等待 15~20min 观察周围脑组织的情况，并可轻微升高患者的血压以确认手术创面没有渗血。

14.9 术后管理和预后

14.9.1 患者管理

对动静脉畸形手术以及其他神经外科手术，缝皮结束不代表患者治疗的结束。恰恰相反，尤其是动静脉畸形手术，缝皮结束是另一个阶段的开始。对于复杂的病例，手术结束后行脑血管造影检查绝对是明智之举。如果你足够幸运，在一个实力强劲的神经外科中心，在关颅前就应当完成脑血管造影检查。当然，也可以在患者麻醉状态下转移到导管室完成检查。因为即使是一个很小的畸形团残留，都可能导致患者术后出血。

将患者转至重症监护室后，应当严格控制血压，有时甚至可将血压控制在略低于正常水平，以把术区出血或周围脑组织出血的概率降到最低。如果术后监护时间长，一定要处理好体液平衡、呼吸状况、凝血机制紊乱等情况。术后即刻或者术后 12h 的 CT 扫描能帮助鉴别无法预料的神经功能缺损的原因，以及在术区或脑组织周围是否存在引起了症状或体征的出血。如果因术后出血需要行二次手术，术中可能面对的是残留的动静脉畸形，而不单单是血肿清除术。动静脉畸形周边的脑组织，即使是与畸形无关的动脉，都可能在手术一开始就发生大出血。

14.9.2 术后结局

动静脉畸形术后各式各样的结局取决于不同的因素，重点取决于患者的选择，而依靠大型的单个医疗中心（通常是单个外科医生）来推断术后结局一般是不可靠的，需要持续不断地跟踪观察结局。最初的 Spetzler-Martin 分级系统建立在 100 个病例的回顾性分析研究基础上，用于预测术后结局。然而，越来越多的高级别动静脉畸形使得手术并发症发生风险升高，低级别病变则伴随着低风险 [12]。这个结果在随后的一项包含 120 例患者的前瞻性研究中得以证实，随着评分分数的增加，患者术后出现神经功能缺损的可能性也增加 [13]。

改良 Spetzler-Martin 分级系统则更加精准。在一项包含 300 例患者的研究中，没有一例 1~3 分的患者术后出现临床结局恶化或死亡。5% 的 4 分患者手术后症状加重或死亡。5~6 分的患者的临床预后不佳率为 19%，7 分的患者则上升到 24%。几乎没有 > 7 分的患者能耐受手术 [3]。将这个评分系统应用于一项包含来自 4 个大型医疗中心的 1 009 例脑动静脉畸形患者，他们接受了显微外科手术，结局在低级别患者中是类似的，但中级别患者是增加的。4

分的患者有 21% 出现结局不良，5 分和 6 分的患者的结局不良概率则分别为 54% 和 56%[14]。

ARUBA 研究反对采用血管内介入栓塞治疗未破裂的动静脉畸形的原因是在血管内介入栓塞治疗组发生卒中或死亡的风险达到了 30.7%。这个异质组涵盖了所有的治疗方式，而与手术相关的明确预后未知。此外，在血管内介入栓塞治疗组中几乎没有患者手术，期望接受血管内介入栓塞治疗的患者数量更多。因此该项研究的外部有效性存在争议。

因为病变侵犯了皮质，脑叶动静脉畸形通常会诱发癫痫。在手术治疗的 103 例动静脉畸形患者中，只关注癫痫的预后，Von der Brelie 等发现，癫痫的预后与术前发生癫痫的严重程度相关。总的来讲，76.7% 合并术前癫痫患者的术后癫痫消失。然而那些依靠抗癫痫药物来控制的患者中，只有 52% 症状会消失[15]。美国加州大学旧金山分校评价了 130 例术前合并癫痫的患者，得到了更为喜人的结果，有 96% 的患者癫痫治愈或术后只出现过一次发作[16]。

14.10 结　论

ARUBA 的数据显示动静脉畸形每年有 2.2% 的破裂风险，其他研究也显示脑动静脉畸形患者可能会早期死亡。因此合理的理念应当是：如果脑动静脉畸形患者治疗并发症发生率低的话，为了延长生存期，应给予积极治疗，这一章中所讨论的多数脑动静脉畸形属于此类型。动静脉畸形位于大脑非功能区，大小适宜且术中能良好暴露时，其围手术期并发症发生率和死亡率的风险＜ 5%[12]。

为了达到这一概率，临床经验与注重细节缺一不可。而且对患者的筛选一定要严格。术前血管内介入栓塞可以减少术中出血，并且有助于动静脉畸形的逐步闭塞。术前功能影像以及导航工具的应用都能够帮助手术获得成功。此外，还需要精确定位病变。

在手术过程中，按照既定的手术计划分步骤执行很重要。首先在暴露过程中要分辨清楚供血动脉并且小心处理引流静脉。其次，暴露出的病变范围要划定清晰，软脑膜也要分离好。需要保持警惕的是，要均等地环切病变，避免过分深入动静脉畸形的某一部分。到达创面底部时往往会接触到室管膜表面，如果此时形成了一个圆锥体而不是金字塔形状，结扎残余深部的血管操作空间会受限。完成上述损伤后，就可以切除引流静脉系统了。

手术一结束就庆祝胜利为时尚早。术后需要行脑血管造影以确认畸形是否被完全切除。还必须密切关注围手术期的血压控制、体液平衡、凝血状态和电解质平衡情况。当病变周围发生脑组织出血，无论是否合并症状，应当迅速、积极地处理。最后，为了达到真正理想的预后，患者必须彻底康复且最后的影像学表现良好才能被允许出院。因此，注重每一个细节才能够使动静脉畸形的最终疗效优于其自然史。

参考文献

[1] Mohr JP, Parides MK, Stapf C, et al. International ARUBA Investigators. Medical management with or without interventional therapy for unruptured brain arteriovenous malformations (ARUBA): a multicentre, non-blinded, randomised trial. Lancet, 2014,383(9917):614–621

[2] Rutledge WC, Abla AA, Nelson J, et al. Treatment and outcomes of ARUBA-eligible patients with unruptured brain arteriovenous malformations at a single institution. Neurosurg Focus, 2014, 37(3):E8

[3] Lawton MT, Kim H, McCulloch CE, et al. A supplementary grading scale for selecting patients with brain arteriovenous malformations for surgery. Neurosurgery, 2010,66(4):702–713, discussion 713

[4] Bekelis K, Missios S, Desai A, et al. Magnetic resonance imaging/magnetic resonance angiography fusion technique for intraoperative navigation during microsurgical resection of cerebral arteriovenous malformations. Neurosurg Focus, 2012, 32(5):E7

[5] Gonzalez LF, Albuquerque FC, Boom S, et al. Image-guided resection of embolized cerebral arteriovenous malformations based on catheter-based angiography. Neurosurgery, 2010, 67(2):471–475

[6] Taylor CL, Dutton K, Rappard G, et al. Complications

of preoperative embolization of cerebral arteriovenous malformations. J Neurosurg, 2004, 100(5): 810–812

[7] Crowley RW, Ducruet AF, Kalani MY, et al. Neurological morbidity and mortality associated with the endovascular treatment of cerebral arteriovenous malformations before and during the Onyx era. J Neurosurg, 2015,122(6):1492–1497

[8] Burchiel KJ, Clarke H, Ojemann GA, et al. Use of stimulation mapping and corticography in the excision of arteriovenous malformations in sensorimotor and language related neocortex. Neurosurgery, 1989, 24(3): 322–327

[9] Gabarrós A, Young WL, McDermott MW, et al. Language and motor mapping during resection of brain arteriovenous malformations: indications, feasibility, and utility. Neurosurgery, 2011, 68(3):744–752

[10] Ellis MJ, Rutka JT, Kulkarni AV, et al. Corticospinal tract mapping in children with ruptured arteriovenous malformations using functionally guided diffusion-tensor imaging. J Neurosurg Pediatr, 2012, 9(5):505–510

[11] Zhao B, Cao Y, Zhao Y, et al. Functional MRI–guided microsurgery of intracranial arteriovenous malformations: study protocol for a randomised controlled trial. BMJ Open, 2014,4(10):e006618

[12] Spetzler RF, Martin NA. A proposed grading system for arteriovenous malformations. J Neurosurg, 1986, 65(4): 476–483

[13] Hamilton MG, Spetzler RF. The prospective application of a grading system for arteriovenous malformations. Neurosurgery, 1994, 34(1):2–6, discussion 6–7

[14] Kim H, Abla AA, Nelson J, et al. Validation of the supplemented Spetzler-Martin grading system for brain arteriovenous malformations in a multicenter cohort of 1009 surgical patients. Neurosurgery, 2015, 76(1):25–31, discussion 31–32, quiz 32–33

[15] von der Brelie C, Simon M, Esche J, et al. Seizure Outcomes in Patients With Surgically Treated Cerebral Arteriovenous Malformations. Neurosurgery, 2015, 77(5): 762–768

[16] Englot DJ, Young WL, Han SJ, et al. Seizure predictors and control after microsurgical resection of supratentorial arteriovenous malformations in 440 patients. Neurosurgery, 2012, 71(3):572–580, discussion 580

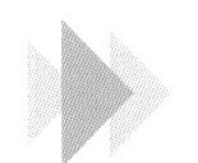

第十五章 小脑动静脉畸形的显微外科手术治疗

João Paulo Almeida, Vitor Yamaki, Mateus Reghin Neto, Feres Chaddad Neto, Albert Rhoton Jr., Evandro de Oliveira

摘要：小脑动静脉畸形大约占脑动静脉畸形的10%，虽然比较少见，但是其出血率、残死率高于幕上动静脉畸形。本章我们将评估小脑与小脑动静脉畸形的解剖特征，并且根据该区域的显微外科解剖特征，使用新的小脑动静脉畸形分级。与大脑半球相比，小脑较小，缺少穿通支和深部引流静脉，属于非功能区，这些特征是制订小脑动静脉畸形手术和治疗方案时的重要依据。因此，我们建议使用小脑动静脉畸形新的解剖分级方法：根据畸形团大小（＜ 2cm 为Ⅰ级；2~4cm 为Ⅱ级；＞ 4cm 为Ⅲ级），位置（表浅：A；深部：B；混合：C），以及是否累及齿状核和小脑上脚进行分级。小脑动静脉畸形的解剖分级可用于指导该部位不同类型动静脉畸形的显微外科手术治疗。

关键词：脑动静脉畸形；小脑；手术；分级；解剖

要 点

- 小脑动静脉畸形有其特殊的自然史、临床表现及解剖特征。
- 小脑动静脉畸形出血后有较高的残死率，说明其适当治疗的重要性。
- 显微外科手术切除是治疗小脑动静脉畸形的金标准。
- 大小、位置以及是否累及齿状核和小脑上脚在制订小脑动静脉畸形外科手术计划中起重要作用。

15.1 引 言

颅后窝动静脉畸形大约占颅内动静脉畸形的 7%~15%[1-4]，并且大部分是小脑动静脉畸形，占颅后窝动静脉畸形的 75%~81.2%[3-4]。尽管小脑动静脉畸形仅占所有脑动静脉畸形的很少一部分，但是具有较高的致残率和致死率[2]。

与幕上畸形不同，小脑动静脉畸形更容易发生出血[2]。颅后窝动静脉畸形破裂的死亡率高达 66.7%[5]。Hernesniemi 等回顾性分析了 238 例脑动静脉畸形患者，平均随访时间为 13.5 年[6]。研究发现，位于“幕下”是动静脉畸形破裂出血最重要的危险因素。单因素分析提示幕下动静脉畸形患者入院后前 5 年的年破裂率为 11.6%，前 5 年的累积破裂率为 45%；而幕上动静脉畸形前 5 年的年破裂率为 4.3%，前 5 年的累积破裂率为 19%。

显微外科手术切除仍是治疗小脑动静脉畸形的金标准。必须根据每一例患者的特征进行诊疗选择，治疗目标为完全切除病灶。由专业的显微外科医生进行手术通常预后良好[4,7-9]，其报道的完全切除率为 92%~100%，而致残率和致死率范围分别为 9%~17% 和 4%~8%[4-5,7-11]。

本章的目的是讨论小脑动静脉畸形的显微外科结构以及切除病灶的外科手术方法。

15.2 资料与方法

本章我们根据美国佛罗里达大学显微外科实验室和墨西哥圣保罗医院神经科学研究所显

微外科实验室的研究结果回顾小脑的解剖结构。

基于小脑和颅后窝的显微外科解剖知识，评估我们团队治疗的病例，讨论小脑动静脉畸形的治疗理念。

15.3 结　果

15.3.1 显微外科解剖

颅后窝的复杂性要求外科医生应对该区域的显微外科解剖学有全面的了解，从而可以指导他们选择最佳的方法[7,12]，才能根据术前DSA、MRI和CT图像来充分评估动静脉畸形的空间位置［即其在小脑和（或）脑干内与颅后窝脑神经和动静脉之间的关系］[13]。

在解剖结构上，小脑可分为三个面，即小脑幕面、岩骨面和枕骨面[14]。每一个面都与小脑裂、小脑动脉和特殊的引流静脉相关。如Yasargil所述[15]，了解这一解剖结构至关重要，因为动静脉畸形的供血动脉和引流静脉与正常脑组织动静脉通常是伴行的，这给外科医生进行病灶切除提供了指导。

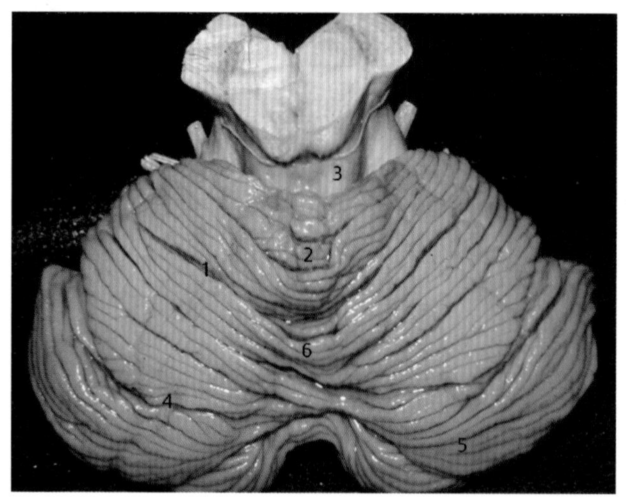

图 15.1　小脑幕面。1：原裂；2：山顶；3：小脑中脑裂；4：山坡后裂；5：上半月小叶；6：山坡（图片为 Evandro de Oliveira 博士的私人收藏，来自佛罗里达大学微创外科实验室的 Albert Rhoton Jr 博士）

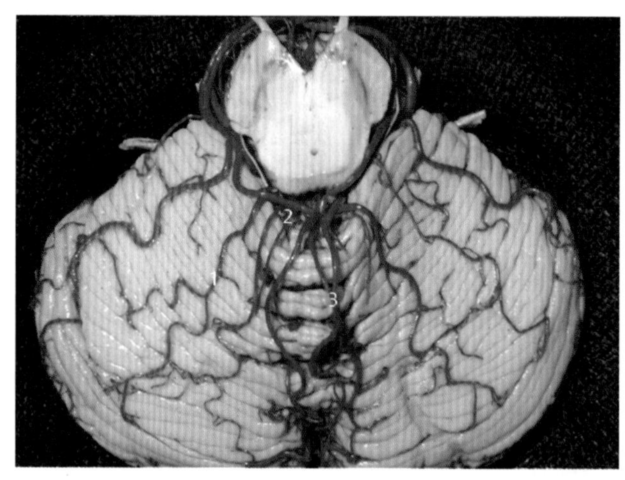

图 15.2　小脑上动脉的小脑中脑段和皮质段。1：半球分支；2：小脑蚓部分支；3：前小脑分支（图片为 Evandro de Oliveira 博士的私人收藏，来自佛罗里达大学微创外科实验室的 Albert Rhoton Jr 博士）

小脑的小脑幕面紧邻小脑幕[14]（图15.1），该表面前内侧及顶端由前蚓部构成，是小脑的最高点。这个面由前内侧面向后外侧面逐渐倾斜向下。与枕下表面不同，在小脑幕面小脑蚓部到小脑半球之间没有深的纵裂，转化很平顺，难以作为解剖学标记。小脑中脑裂及中央前裂位于中脑后部与小脑幕之间，与第四脑室顶紧密相邻。该区域的血供主要来自小脑上动脉[16]（图15.2）。小脑上动脉是基底动脉（BA）分叉至大脑后动脉前发出的终支。基底动脉沿着中脑前面上升，在脑桥中脑联合处，在动眼神经下方转向脑干后表面（发出小脑上动脉）。小脑上动脉穿过滑车神经下方，三叉神经上方，包绕中脑，最终到达小脑中脑裂，分支至小脑前部的动脉。在此区域，小脑上动脉皮质支供应小脑半球小脑幕面和小脑蚓部。小脑幕区域的静脉引流主要通过半球上静脉和蚓部静脉，最终由大脑大静脉至窦汇入横窦（图15.3）。

小脑的岩骨面（或称前表面）毗邻岩骨、脑干和第四脑室（图15.4）。岩骨面的半球部分（或称侧部）紧靠岩骨，牵拉后可暴露桥小脑角。岩骨面的小脑蚓部（或称内侧部）有一条很深的纵沟－小脑前切迹，包绕脑干和第四脑室的后面。因为小脑上、下蚓部之间由第四脑室所隔断，左右两侧岩骨面并没有像枕骨下面和小脑幕面一样，从一侧至另一侧由小脑蚓部连接。小脑脑桥沟是由脑桥和小脑中脚侧面的小脑半球折叠而成，其上肢在小脑中脚中间顶部与岩骨面之间，下肢在小脑中脚中间尾部与岩骨面之间，小脑中脚即夹在两肢之间。小脑前下动脉是小脑脑桥切迹和小脑岩骨面的主要供血动脉[16]（图 15.5）。它起源于脑桥前面，沿后外侧方前行，与桥小脑角内的面神经、听神经关系密切；经过绒球小结叶后到达小脑脑桥裂，随后发出皮质支供应小脑的岩骨面。半球前静脉和岩上窦是这一区域的主要引流静脉。

小脑的枕下表面位于乙状窦和横窦之间，在小脑三个表面中最复杂[14]（图 15.6）。枕下表面有一个深纵裂，即小脑后切迹。小脑蚓折叠进入小脑后切迹，形成此切迹的皮质面。切迹的侧面由小脑半球的内侧面组成。在枕下表面，小脑蚓在第四脑室后、第四脑室正中孔的上方。该小脑蚓的上部呈锥形，因此被称为蚓锥体。切迹的下面是悬雍垂，朝下在小脑扁桃体之间，类似于口咽部的悬雍垂形态。小脑扁桃体的内侧面紧邻悬雍垂的侧壁，悬雍垂深部的小结与

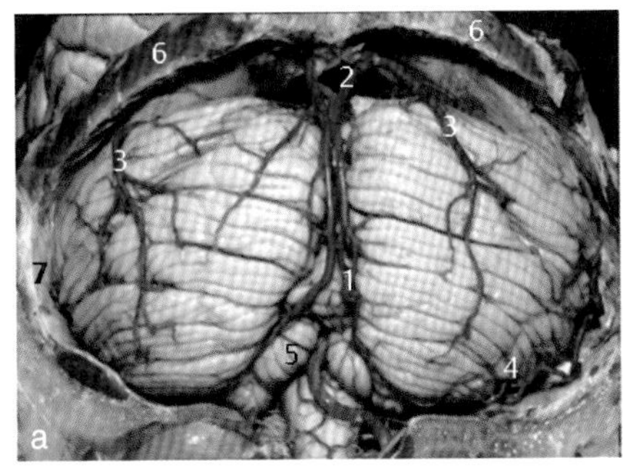

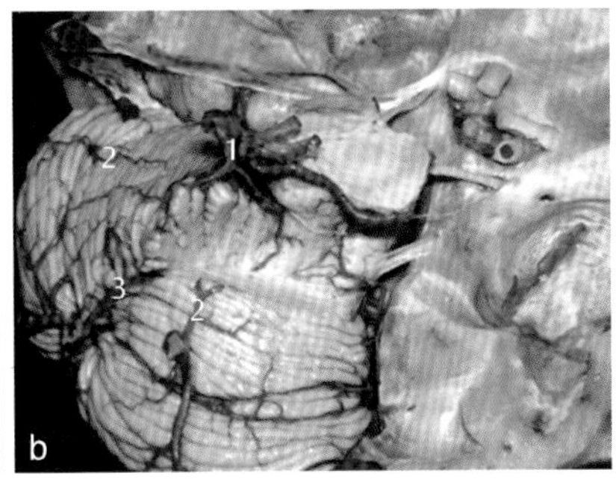

图 15.3 a、b. 小脑的静脉引流。小脑半球上部和小脑蚓部静脉引流至小脑幕面，而半球前部静脉主要负责引流小脑岩骨面、小脑下蚓部和枕下面半球的静脉（图片为 Evandro de Oliveira 博士的私人收藏，来自佛罗里达大学微创外科实验室的 Albert Rhoton Jr 博士）

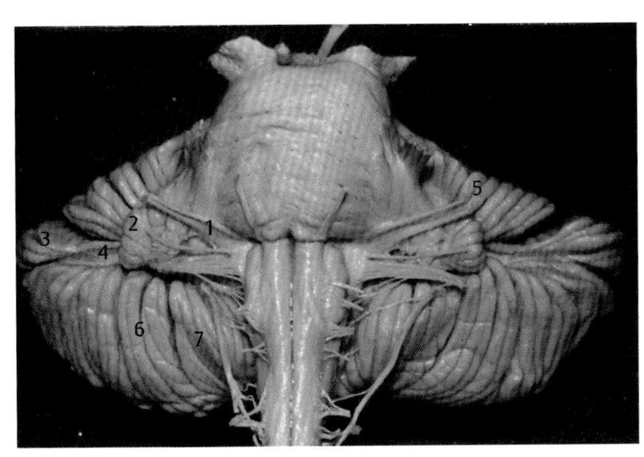

图 15.4 小脑岩骨面。1：面神经和前庭神经；2：绒球；3：上半月小叶；4：岩裂；5：方形小叶；6：下半月小叶；7：二腹小叶（图片为 Evandro de Oliveira 博士的私人收藏，来自佛罗里达大学微创外科实验室的 Albert Rhoton Jr 博士）

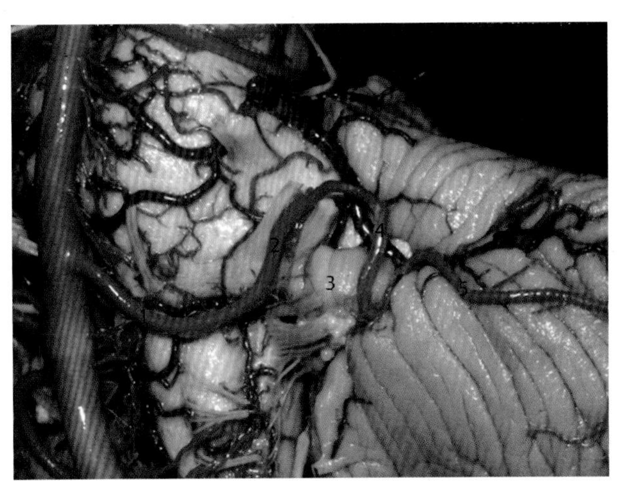

图 15.5 小脑岩骨面的灌注。1：小脑前下动脉前脑桥段；2：小脑前下动脉脑桥外侧段；3：绒球；4：小脑前下动脉绒球小脑脚段；5：小脑前下动脉皮质段（图片为 Evandro de Oliveira 博士的私人收藏，来自佛罗里达大学微创外科实验室的 Albert Rhoton Jr 博士）

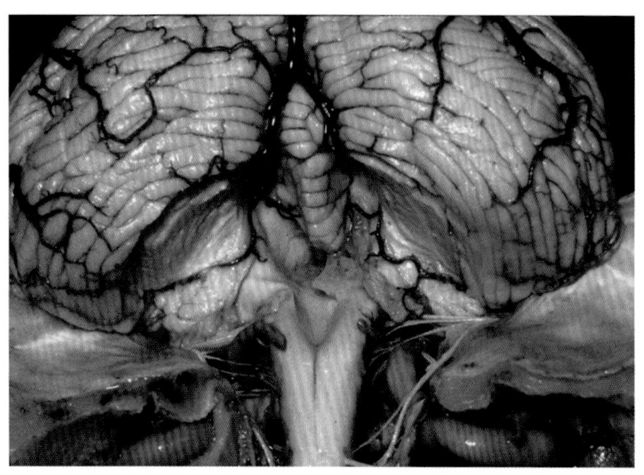

图 15.6 去除小脑扁桃体及二腹小叶后的小脑枕下面及其静脉。小脑下半球和小脑蚓部静脉主要负责该面的引流（图片为 Evandro de Oliveira 博士的私人收藏，来自佛罗里达大学微创外科实验室的 Albert Rhoton Jr 博士）

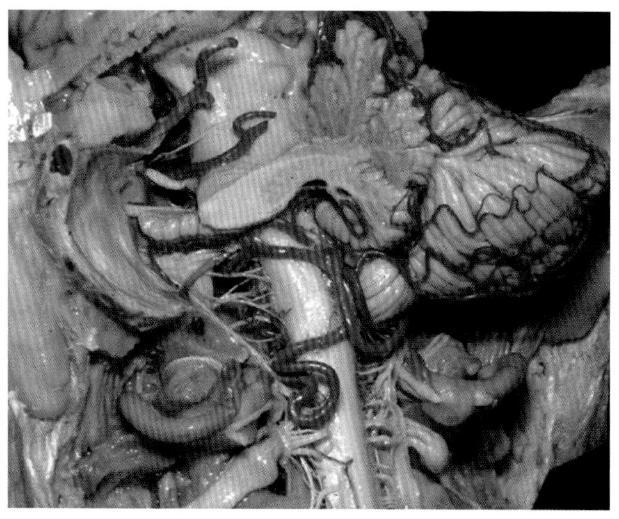

图 15.7 右侧小脑半球的内侧面小脑后下动脉起源于颅内椎动脉的远端部分，环绕脑干的下部，靠近第Ⅻ、Ⅸ、Ⅹ和Ⅺ对脑神经，通常由小脑扁桃体向小脑髓裂内侧形成一个尾状的颅内环。一旦超出此裂隙，小脑后下动脉则发出皮质分支至小脑枕下面（图片为 Evandro de Oliveira 博士的私人收藏，来自佛罗里达大学微创外科实验室的 Albert Rhoton Jr 博士）

第四脑室顶的后半部分相邻，小脑后切迹中最宽的部分是蚓锥体 – 悬雍垂结合部。下方，切迹延续为小脑谷，构成小脑扁桃体之间的凹陷，与第四脑室正中孔沟通。小脑延髓裂是人脑中最复杂的沟裂之一，位于小脑和延髓的枕下面；其腹侧壁由髓帆的下面、延髓后面及脉络丛构成；后壁由悬雍垂、小脑扁桃体和双侧小叶构成。小脑延髓裂向上延伸至侧隐窝，环绕小脑扁桃体上级与枕大池沟通，通过正中孔与第四脑室沟通，通过侧孔与小脑脑桥裂沟通；小脑后下动脉是枕下区域的主要供血动脉[16]（图 15.7），其起源于椎动脉颅内段的末端、延髓的前面。小脑后下动脉环绕延髓的下部，紧邻舌下神经向上，依次经过舌咽神经（Ⅸ）、迷走神经（Ⅹ）和副神经（Ⅺ）。通常在小脑扁桃体附近形成头侧袢和尾侧袢，最终到达小脑延髓裂，与第四脑室顶部的下部毗邻。在刚出小脑延髓裂的位置，小脑后下动脉发出皮质支到小脑蚓部、小脑扁桃体和小脑枕下面。这一区域的静脉引流主要是半球下静脉和蚓上静脉，引流至横窦和（或）小脑幕静脉窦及窦汇。

15.3.2 大脑和小脑动静脉畸形的特征

小脑因具有独特的解剖特征（如大小、小脑区域、供血动脉、引流静脉和功能区等），所以我们需要将小脑动静脉畸形与幕上畸形区别对待。

尺 寸

先前的研究我们通过测量 40 个小脑半球来评估小脑的尺寸。研究显示，小脑前后轴是最长径（5.24 ± 0.30cm，范围为 4.48~ 5.8cm），明显大于头尾轴（$P < 0.05$；5.09 ± 0.28cm，范围为 4.7~5.79cm）和水平轴（5.13 ± 0.26cm，范围为 4.63~5.59cm），但是后者差异不显著。目前为止，小脑半球均未出现大于 6cm 的轴。

小脑部位

根据位置，小脑动静脉畸形可分为 4 组：小脑幕组、岩骨组、枕下组和蚓部组。甚至可以根据在小脑实质中的位置进一步分类，如表浅组、深部组和混合组。表浅动静脉畸形组的病灶仅局限于小脑皮质，深部动静脉畸形组不累及小脑皮质，而混合动静脉畸形累及小脑的深部和皮质（图 15.8~15.10）。

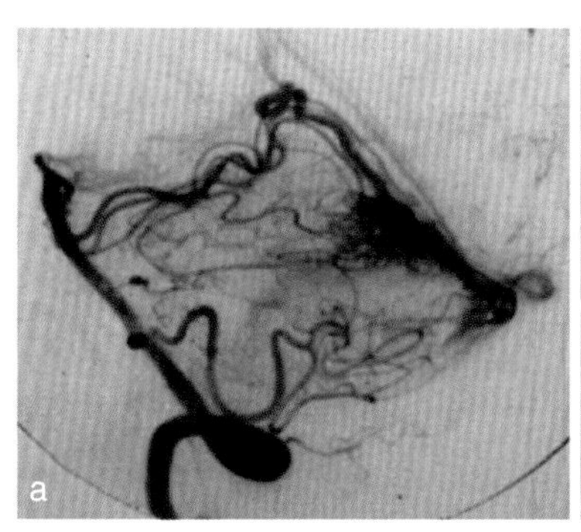

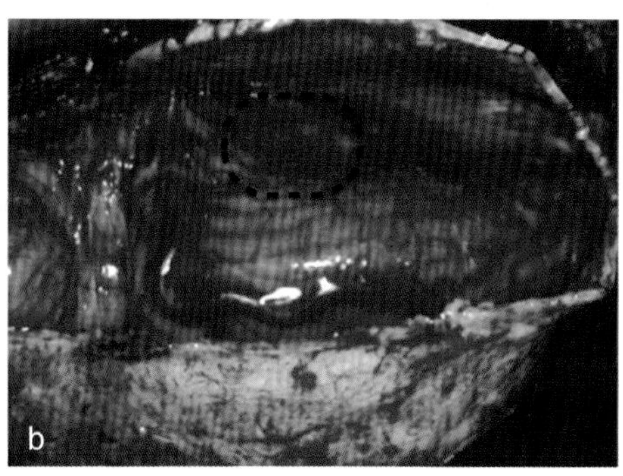

图 15.8　小脑幕面动静脉畸形。a. DSA 显示动静脉畸形病灶位于小脑幕面的表面，由小脑上动脉的皮质支供血，引流则由小脑上球静脉完成。b. 手术经枕下入路后暴露病变，虚线标示出了动静脉畸形的位置（图片为 Evandro de Oliveira 博士的私人收藏）

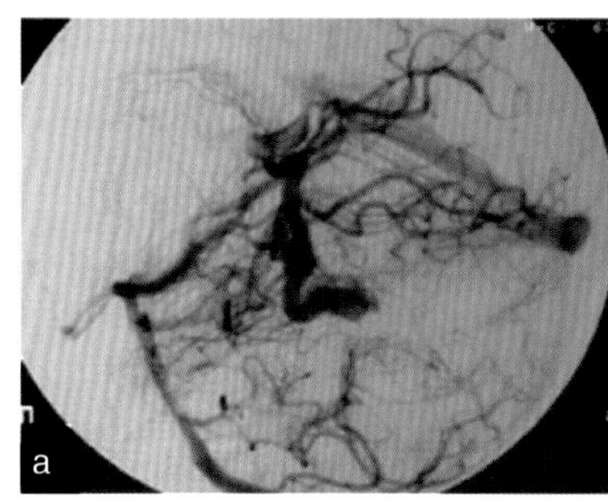

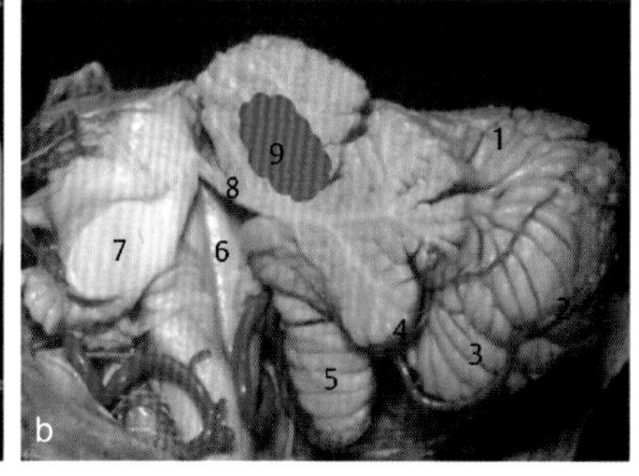

图 15.9　小脑蚓部深部动静脉畸形。a. DSA 显示动静脉畸形病灶位于小脑蚓部白质深部，且与第四脑室顶关系密切，但病灶未到达小脑皮质。b. 显微外科手术解剖展示了右小脑半球内侧的矢状面。1：小脑幕表面；2：小脑后下动脉 – 半球皮质支；3：枕下面；4：小脑后下动脉 – 小脑蚓部皮质支；5：扁桃体；6：第四脑室底部；7：小脑中脚；8：第四脑室顶部上部和小脑上脚纤维；9：小脑蚓部深部动静脉畸形（图片为 Evandro de Oliveira 博士的私人收藏）

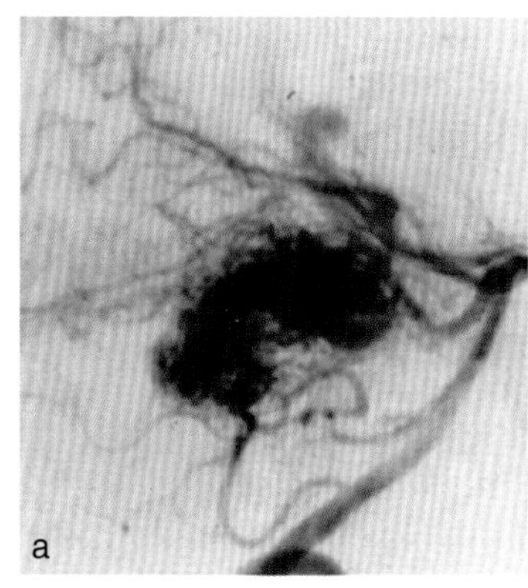

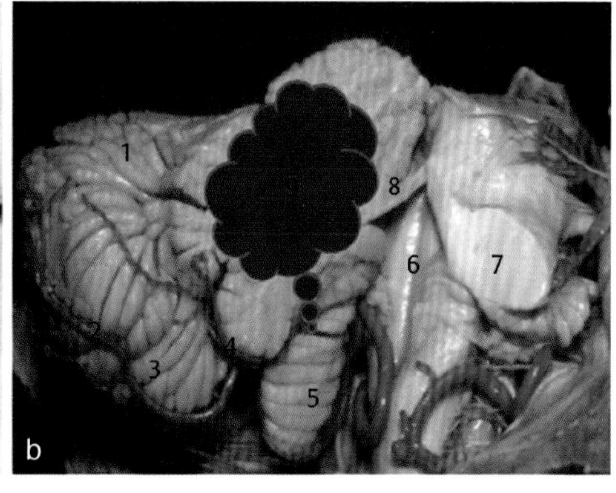

图 15.10　小脑蚓部混合动静脉畸形。a. DSA 显示了一个从小脑皮质延伸至小脑白质深处和第四脑室顶部的巨大病灶。在这个病例中，动静脉畸形的供血动脉是小脑上动脉（SCA）、小脑前下动脉（AICA）和小脑后下动脉（PICA）。b. 显微外科解剖展示了右侧小脑半球内侧的矢状面。1：小脑幕面；2：小脑后下动脉 – 半球皮质支；3：枕下面；4：小脑后下动脉 – 小脑蚓部皮质支；5：扁桃体；6：第四脑室底部；7：小脑中脚；8：第四脑室顶部上部和小脑上脚纤维；9：小脑蚓部深部动静脉畸形（图片为 Evandro de Oliveira 博士的私人收藏）

供血动脉

小脑上动脉、小脑前下动脉和小脑后下动脉是椎基底动脉的分支，是小脑的血供来源，小脑的血供划分如图 15.1 所示。但是这些血供区域经常重叠，例如枕下动静脉畸形通常由小脑上动脉和小脑后下动脉供血。

与幕上动静脉畸形相比，小脑动静脉畸形很少有穿支动脉供血。幕上、幕下神经解剖结构的一个重大区别是，幕上存在深部核团及脑岛等大的灰质团块。幕上功能区主要位于大脑半球深部的白质，与大脑半球皮质不同，主要由豆纹动脉和丘脑穿支动脉供血。而在颅后窝，穿支动脉主要供应脑干。因此，小脑的动静脉畸形主要由后循环的浅表动脉分支供血。

引流静脉

在幕上，深部核团静脉回流依赖于深静脉引流系统。深部核团主要由脑底静脉环（Rosenthal 基底静脉）和大脑大静脉引流，这是深静脉引流系统结构的最重要部分。小脑实质内没有大的灰质团块，因此小脑的引流缺乏相应的深静脉引流系统。根据 Spetzler-Martin 分级，仅将直接引流至直窦或横窦的静脉视为表浅引流静脉。而按照这种分类方式，可能会导致对小脑动静脉畸形的错误评估。这种情况下，表浅静脉（如蚓上静脉）因其引流至大脑大静脉，可被认为是深静脉引流系统的一部分。然而，从解剖结构上看，这些静脉位于小脑的浅表，不应该归为深静脉。因此，小脑仅靠表浅静脉引流。

功能区

小脑的深部核团是功能区 [1]。在所有深部核团中，齿状核是与功能结构最相关的功能区，参与设计、运动调控和认知功能 [12]。齿状核通过小脑中脚和小脑下脚接受小脑橄榄束、网状小脑束、小脑顶盖束和脊髓小脑束的传入信号，经小脑上脚包括小脑红核束、齿状丘脑束和脊髓网状束 [1] 传出。齿状核位于小脑下蚓部旁 5mm，小脑中脚的后下方，小脑下脚的侧下方。在小脑的枕下区外科医生可以通过分离二腹裂，切除二腹小叶和扁桃体，暴露齿状核。

15.3.3 解剖分级

尽管 Spetzler-Martin 分级系统 [17] 在评估和预测幕上动静脉畸形预后上有很大帮助，但由于小脑独特的解剖学特征，我们需要另外的评价体系来预估小脑动静脉畸形。考虑到小脑独特的解剖特点，我们根据病灶位置、小脑实质内深度、尺寸以及是否累及齿状核对小脑动静脉畸形进行分类。根据位置不同，我们将小脑动静脉畸形分为四类：小脑幕、岩部、枕下面和小脑蚓部。一旦病灶的位置明确，动静脉畸形可根据表 15.1 的标准进行分级（* 表示病灶累及齿状核）。详见图 15.11~ 图 15.14。

15.4 讨　论

15.4.1 小脑动静脉畸形的治疗理念

动静脉畸形的手术治疗非常复杂。尽管在大多数情况下可以直接手术切除病灶，但随着神经影像技术的发展，神经介入治疗和放射外科治疗也提供了巨大的帮助。随着显微外科技

表 15.1　基于解剖学的小脑动静脉畸形分级量表

大小	分级
< 2cm	Ⅰ
2~4cm	Ⅱ
> 4cm	Ⅲ
深度	
浅表	A
深部	B
混合	C
运动功能	
涉及齿状核	是 *
	否

* 更多信息见齿状核部分

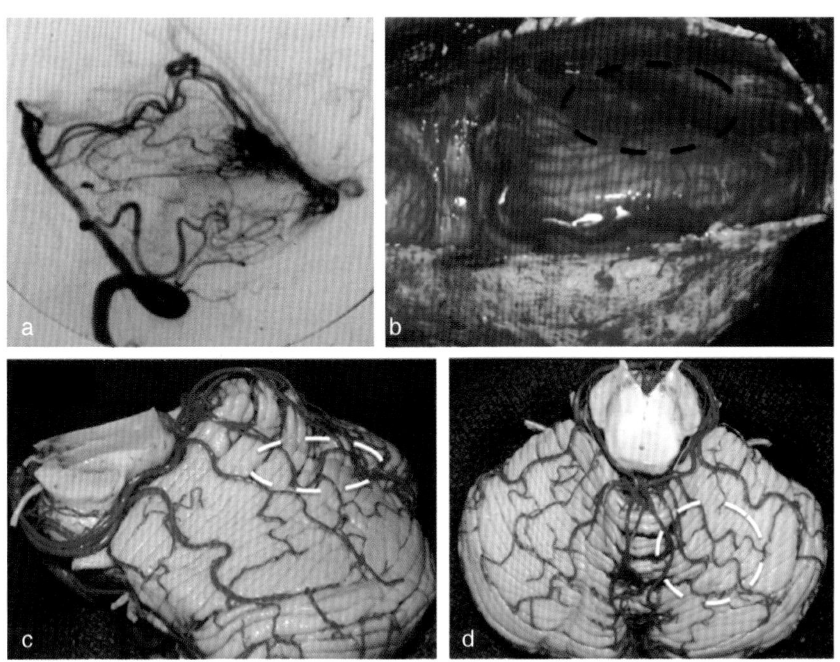

图 15.11　小脑幕动静脉畸形（ⅠA 级）。a. 脑部血管造影显示小脑幕动静脉畸形，体积小（＜2cm），位置表浅，不涉及齿状核。b. 枕下手术入路暴露动静脉畸形。c、d. 小脑血供：侧面（c）和上面（d）观，该动静脉畸形由小脑上动脉供血，引流由小脑半球上部和小脑蚓部静脉完成（图片为 Evandro de Oliveira 博士的私人收藏）

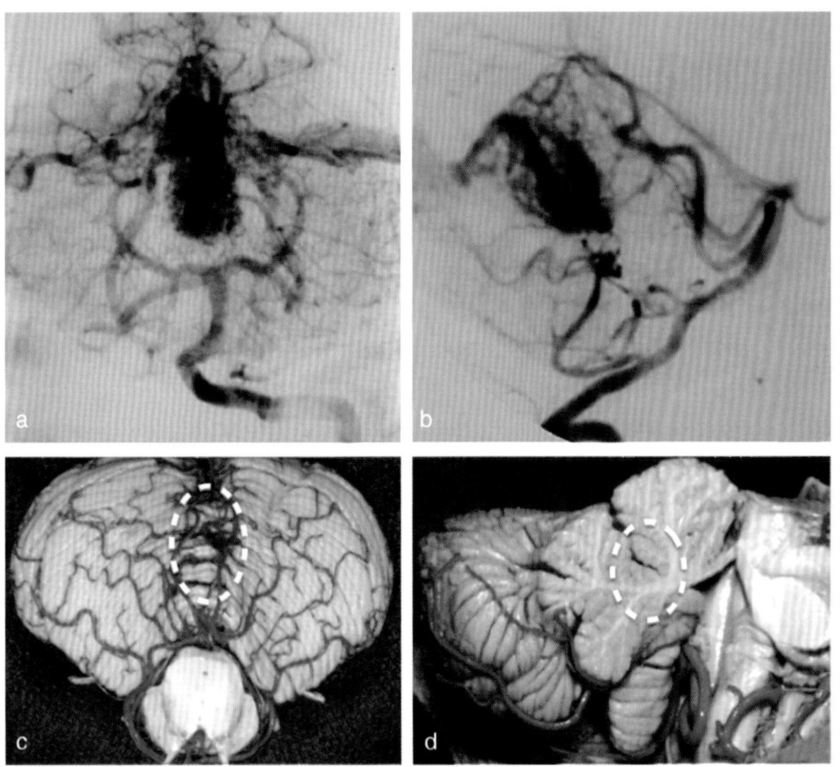

图 15.12　小脑蚓部动静脉畸形（ⅡB 级），大小为Ⅱ级，位于小脑实质深部（b），未涉及齿状核。a、b. DSA 显示动静脉畸形的主要血供来自小脑上动脉和小脑后下动脉。c. 小脑上面观展示了小脑上动脉的灌注区域。d. 小脑的内侧面展示了小脑后下动脉路径和由 PICA 供血的区域（图片为 Evandro de Oliveira 博士的私人收藏）

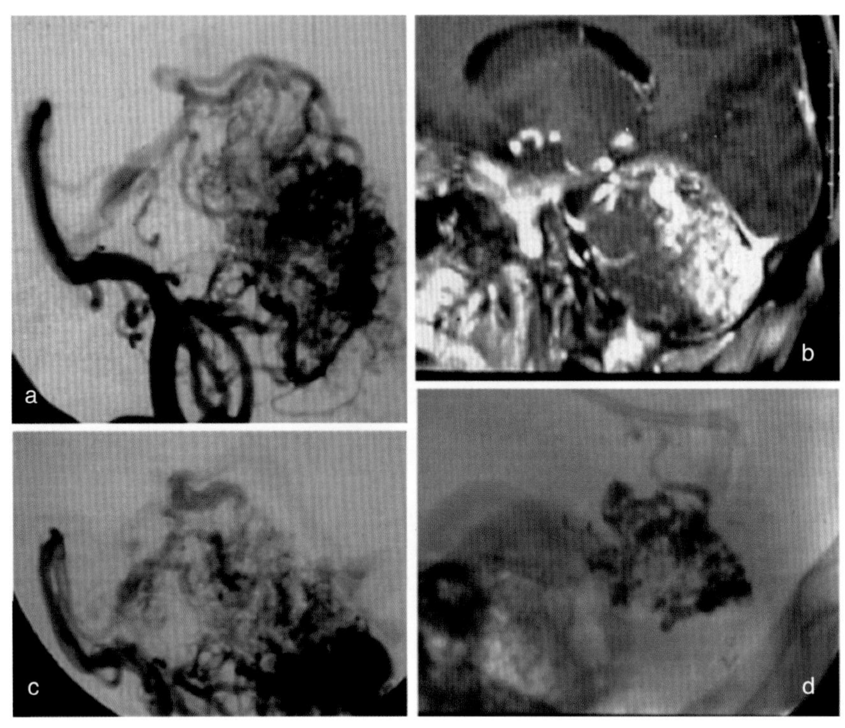

图 15.13 枕下小脑动静脉畸形（ⅢC*）。a. DSA 显示动静脉畸形的血供源于小脑上动脉、小脑前下动脉和小脑后下动脉。b. 矢状位 T1 增强 MRI 显示枕下巨大动静脉畸形（c、d）。术前通过血管内介入栓塞治疗来缩小动静脉畸形病灶体积（图片为 Evandro de Oliveira 博士的私人收藏）

术的进步，以及麻醉和术中监测技术的发展，极大地改善了该手术的预后。

为了更好地规划手术策略，外科医生应该全面掌握大脑的三维解剖结构，对动静脉畸形的自然史有透彻的理解。手术指征应根据每例动静脉畸形患者的解剖特点达到个体化。同时，外科医生还应该将自己的手术效果与保守观察的动静脉畸形长期风险进行比较[7]。

尽管病例千差万别，但应坚持遵循手术计划的基本原则。每例患者最佳的治疗决策应该由神经外科主导的多学科专家团队共同讨论完成。由神经外科医生来决定每种辅助治疗方法在最终计划中发挥什么作用。显微外科手术时外科医生应处于最佳的工作状态，开颅工作可以由团队其他成员协作完成。显微镜下分离并切除动静脉畸形的主刀医生不参与开颅过程。当骨瓣打开，动静脉畸形完全暴露后，主刀医生才开始参与手术[7,12]。

制订小脑动静脉畸形的手术治疗方案时，如上文所述，我们是使用自己团队近期提出的动静脉畸形分级系统。虽然方法很简单，但是它提醒外科医生们在计划小脑动静脉畸形手术时必须考虑的解剖学信息。若无临床禁忌，我们推荐所有小脑动静脉畸形患者尽量行手术治疗。临床禁忌包括：高龄未破裂动静脉畸形患者，以及动静脉畸形累及齿状核而患者无法接受术后神经功能缺损者。小至中等大小的动静脉畸形（Ⅰ级和Ⅱ级）无需术前栓塞，可直接行外科手术切除；我们推荐所有大型动静脉畸形（Ⅲ级）手术切除之前行血管内介入栓塞治疗。尽管放射外科治疗对部分病例有效，但也有其缺点，即可能使出血患者一段时间内暴露于未保护状态。放射外科治疗主要适用于寿命有限的老年患者、不接受手术的无明显神经功能缺损的患者以及病灶很小的患者。

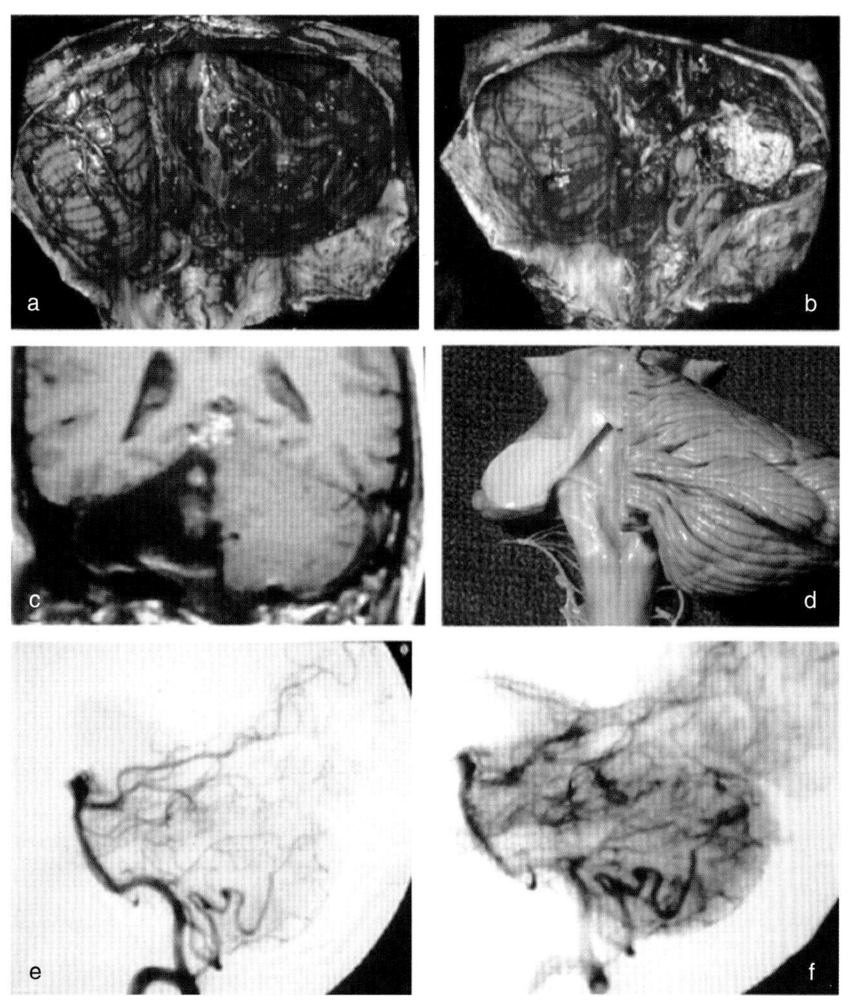

图 15.14　枕下小脑动静脉畸形（ⅢC*）——手术切除图 15.13 中的动静脉畸形。a. 动静脉畸形的手术暴露。b. 保留小脑脚的动静脉畸形切除的手术视野。c. 冠状位 T1 加权对比增强 MRI 显示动静脉畸形完全切除。d. 解剖证明切除小脑半球时保留了小脑脚。e、f. 动静脉畸形完全切除后的 DSA（图片为 Evandro de Oliveira 博士的私人收藏）

15.4.2 小脑动静脉畸形切除的手术技术

颅后窝动静脉畸形通常不位于脑干，因此与幕上动静脉畸形相比手术并不困难。

这些部位的动静脉畸形通常由小脑上动脉、小脑后下动脉和小脑前下动脉的分支供血，手术过程中比较容易切断其血供。所有与小脑半球和小脑蚓部相关的皮质及皮质下病灶，通常位于绒球小结的后方，不累及脑干，因此手术致残率较低。

小脑动静脉畸形的手术治疗与幕上动静脉畸形的治疗原则基本一致。骨瓣必须足够大以暴露整个动静脉畸形以及周围水肿的脑组织。小骨窗在手术治疗动静脉畸形中不适用。对于大多数小脑动静脉畸形，我们推荐采用半坐位经枕下入路开颅，但小脑岩部动静脉畸形例外，其更适合侧卧位经枕下入路，以暴露横窦和乙状窦交汇处。

优质的显微外科手术需要遵从的基本原则是：干净的术野（少量出血或不出血），打开脑池和脑沟，减少牵拉，不损伤正常血管或正常脑组织。

找到并保护好蛛网膜界面至关重要。如果外科医生破坏了蛛网膜界面，其在充分暴露病灶前很可能直接进入畸形团；这种操作可能会导致大出血及损伤正常脑组织。动静脉畸形手术一定会导致大出血的认知是错误的，通过坚韧不拔的耐心，精心细致的操作，出血是可以通过电凝控制的，从而保持术野干净。

外科医生要牢记正常的解剖结构，从而能够在近端控制动静脉畸形的供血动脉。理想情况下，外科医生必须游离动静脉畸形周围的所有血管,并仅在非常靠近病灶的位置切除血管，从而避免切除所谓的“过路血管”。这些血管尽管路过动静脉畸形，但其实际上为正常脑组织供血。只有当术者确定特定的血管属于动静脉畸形病灶时才使用双极电凝。操作难度最大的是电凝深部的供血动脉。这些血管通常管径小，流量大，血管壁脆，很难清除。当电凝了所有的供血动脉后，动静脉分流被中断，动静脉畸形就“死”了。最后一步是切除病灶并烧灼引流静脉。

尽管双极电凝仍不够理想，但它仍是动静脉畸形外科手术切除最重要的工具。电凝血管前使用迷你阻断夹可能有一定帮助。我们很少会用永久动脉瘤夹或其他金属夹来夹闭止血。

位置不同，小脑动静脉畸形通常会有不同的细节特征，外科手术时需要认真考虑。

枕下小脑动静脉畸形

枕下小脑动静脉畸形主要由小脑上动脉的皮质支供血，引流静脉包括半球下静脉和蚓静脉。位于枕下区域的Ⅱ/ⅢB或C级的动静脉畸形通常累及齿状核。暴露扁桃体附近的动静脉畸形时需要解剖枕大池、髓帆和延髓侧池。仔细识别小脑后下动脉分支，小脑扁桃体的上侧和内侧，以及后组脑神经（Ⅸ、Ⅹ、Ⅺ、Ⅻ）对于避免神经血管损伤至关重要。

岩部动静脉畸形

我们推荐采用半坐位，从外侧枕下入路开颅来暴露岩部动静脉畸形。建议解剖小脑延髓池和桥小脑角释放脑脊液、松解小脑以改善岩骨面的暴露。尽管属于非功能区，但是第Ⅶ、Ⅷ脑神经，小脑中脚及脑桥都在病灶周围。岩部动静脉畸形的供血动脉主要来自小脑前下动脉的分支，引流静脉主要为桥小脑静脉和小脑半球上静脉。解剖岩部动静脉畸形的后部通常需要切开部分小脑皮质。

小脑幕动静脉畸形

解剖直接引流至横窦的动静脉畸形时要注意保护好引流静脉。供血动脉主要来自小脑上动脉皮质支，手术时首先暴露并电凝。解剖畸形团的目的是将动静脉畸形推向小脑幕。当阻断畸形团周围供血动脉后，再阻断半球静脉和蚓部上静脉，切除动静脉畸形。

小脑蚓部动静脉畸形

小脑蚓部的小脑上动脉和小脑后下动脉分支是该部位病变的供血动脉。在小脑中脑裂中可找到小脑上动脉的供血源；小脑后下动脉供血源则可在髓帆或枕下表面观察到，该部位的小脑后下动脉内侧支也可以为动静脉畸形供血。明确并阻断供血动脉之后，环形解剖畸形团周围组织，此时可能要切除部分小脑蚓部来维持解剖界面，避免畸形团大出血。然后电凝主要的引流静脉，主要为蚓上静脉和蚓下静脉。最后完全切除动静脉畸形。小脑下蚓部动静脉畸形与齿状核联系密切，因此手术时，只要条件允许，应仔细确定畸形团的边界，并在病变外侧进行精细解剖操作，尽量将潜在的损害最小化。

15.5 结　论

小脑动静脉畸形是一种具有挑战性的神经外科疾病，需要医生对该病的自然史、临床表现和放射影像学做出综合评估后再进行综合处理，需要神经外科医生、血管介入科医生和放射外科医生的多学科协作。与大脑半球相比，小脑较小，缺少穿通支和深部引流静脉，属于非功能区，这些是计划小脑动静脉畸形手术和治疗方案时的重要特征。我们认为正因为存在这些特征，大部分的小脑动静脉畸形可行手术治疗。

最后，小脑动静脉畸形的手术治疗遵循显微外科手术治疗的基本原则，即需要外科医生全面掌握脑部解剖知识和精细的显微外科手术技术。我们认为，显微外科实验室训练对于开发恰当处理此类病例的外科手术方法是必不可少的。

参考文献

[1] Al-Shahi R, Warlow C. A systematic review of the frequency and prognosis of arteriovenous malformations of the brain in adults. Brain, 2001, 124(Pt 10): 1900–1926

[2] Arnaout OM, Gross BA, Eddleman CS, et al. Posterior fossa arteriovenous malformations. Neurosurg Focus, 2009, 26 (5): E12

[3] Batjer H, Samson D. Arteriovenous malformations of the posterior fossa. Clin ical presentation, diagnostic evaluation, and surgical treatment. J Neurosurg, 1986, 64(6):849–856

[4] Drake CG, Friedman AH, Peerless SJ. Posterior fossa arteriovenous malforma tions. J Neurosurg, 1986, 64(1):1–10

[5] Symon L, Tacconi L, Mendoza N, et al. Arteriovenous malformations of the posterior fossa: a report on 28 cases and review of the literature. Br J Neurosurg, 1995, 9(6): 721–732

[6] Hernesniemi JA, Dashti R, Juvela S, et al. Natural his tory of brain arteriovenous malformations: a long-term follow-up study of risk of hemorrhage in 238 patients. Neurosurgery, 2008, 63(5):823–829, discussion 829–831

[7] de Oliveira E, Tedeschi H, Raso J. Multidisciplinary approach to arteriovenous malformations. Neurol Med Chir (Tokyo). 1998, 38 Suppl:177–185

[8] O'Shaughnessy BA, Getch CC, Bendok BR, et al. Microsurgical resection of infratentorial arteriovenous malformations. Neurosurg Focus, 2005, 19(2): E5

[9] Sinclair J, Kelly ME, Steinberg GK. Surgical management of posterior fossa ar teriovenous malformations. Neurosurgery, 2006, 58(4) Suppl 2:ONS–189–ONS–201, discussion ONS–201

[10] Kelly ME, Guzman R, Sinclair J, et al. Multimodality treatment of posterior fossa arteriovenous malformations. J Neurosurg, 2008, 108(6):1152–1161

[11] Rodríguez-Hernández A, Kim H, Pourmohamad T, et al. Cerebellar arteriovenous malformations: anatomic subtypes, surgical results, and increased predictive accuracy of the supplementary grading sys tem. Neurosurgery, 2012, 71(6):1111–1124

[12] de Oliveira E, Tedeschi H, Raso J. Comprehensive management of arteriove nous malformations. Neurol Res, 1998, 20(8):673–683

[13] Almeida JP, Medina R, Tamargo RJ. Management of posterior fossa arteriove nous malformations. Surg Neurol Int, 2015; 6:31

[14] Rhoton AL Jr. Cerebellum and fourth ventricle. Neurosurgery, 2000, 47(3) Suppl:S7–S27

[15] Yasargil MG. Microneurosurgery. Stuttgart: Thieme Stratton, 1984

[16] Rhoton AL Jr. The cerebellar arteries. Neurosurgery, 2000, 47(3) Suppl:S29–S68

[17] Spetzler RF, Martin NA. A proposed grading system for arteriovenous malfor mations. J Neurosurg, 1986, 65(4): 476–483

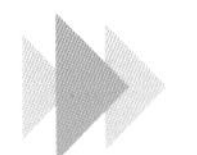

第十六章 硬脑膜动静脉瘘的手术治疗

Federico Cagnazzo, Thomas J. Sorenson, Giuseppe Lanzino

摘要： 硬脑膜动静脉瘘（DAVF）是指硬脑膜动脉与硬脑膜静脉窦、硬脑膜静脉或脑膜静脉之间的病理性血管连接，其瘘口通常位于硬脑膜小叶内。静脉引流类型是其临床表现及治疗方式选择最重要的预测指标。如今，绝大多数硬脑膜动静脉瘘可通过血管内介入栓塞治疗获得理想的效果，外科手术已成为相对次要的治疗手段。对于已有临床症状，需要紧急处理的患者、血管内介入栓塞治疗微导管不能接近瘘口以完成有效栓塞及易误栓分支血管的患者，外科手术依然是有效的治疗方式。因此，某些特定解剖部位，如前筛窦、颅颈交界区及小脑幕区的硬脑膜动静脉瘘，仍以手术治疗为主。手术离断引流静脉是一种有效的策略，可以闭塞瘘管或降低硬脑膜动静脉瘘的侵袭性。手术治疗也适用于血管内介入栓塞治疗失败后或与血管内介入栓塞治疗相结合的联合手术的情况。

关键词： 硬脑膜动静脉瘘；手术治疗；血管内介入栓塞治疗；静脉引流

要　点

- 虽然硬脑膜动静脉瘘比较罕见，但可因静脉淤血导致脑出血或引起神经功能缺损。
- 随着血管内介入栓塞治疗技术的发展，血管内介入栓塞已经成为处理大多数此类疾病安全、有效的方式。
- 尽管血管内介入栓塞治疗技术飞速发展，手术对于需要紧急干预或难以安全、有效栓塞的患者仍然是有效的治疗方法。
- 由于局部解剖结构以及供血动脉的特性，前筛窦区、颅颈交界区和小脑幕区硬脑膜动静脉瘘依然需要手术治疗。
- 静脉引流类型影响其临床（侵袭性等）行为，手术离断引流静脉是一种可行的策略，可以闭塞瘘管或降低硬脑膜动静脉瘘的侵袭性。

16.1 引　言

硬脑膜动静脉瘘是指硬脑膜动脉与硬脑膜静脉窦、硬脑膜静脉或脑膜静脉之间的病理性血管连接，其瘘口通常位于硬脑膜小叶内。静脉引流类型是临床行为、自然史、出血风险及治疗方式选择最重要的预测因素[1]。Borden 和 Cognard 等强调了皮质静脉反流和临床侵袭性之间的相关性[2-3]。血管构筑、静脉引流类型及硬脑膜动静脉瘘部位对治疗方式的选择同样至关重要。目前硬脑膜动静脉瘘的治疗包括随访观察、血管内介入栓塞（经动脉或静脉途径）、外科手术和放射外科治疗[4]。

随着血管内介入栓塞治疗技术的进步，尤其是 Onyx 的问世，血管内介入栓塞已成为硬脑膜动静脉瘘治疗的首选，大多数硬脑膜动静脉瘘都可通过血管内介入栓塞达到满意的疗效，手术治疗通常仅适用于某些特定类型的硬脑膜动静脉瘘。对于已有临床症状、需要紧急干预的患者，或是血管内介入栓塞中微导管不能超选入瘘口以完成有效栓塞、易误栓塞分支血管的患者，外科手术依然是非常有效的治疗方式。外科手术也适用于血管内介入栓塞失败后或与血管内介入栓塞治疗相结合的杂交手术。

16.2 资料与方法

通过查阅文献，我们回顾了目前硬脑膜动静脉瘘手术治疗或手术联合血管内介入栓塞治疗的疗效。本章的目的是描述硬脑膜动静脉瘘的手术治疗策略，分析不同的解剖位置、血管构筑特征对制订手术治疗策略的影响。

16.3 结果与讨论

一般原则

硬脑膜动静脉瘘的手术治疗方式包括：①闭塞受累的静脉窦；②离断独有的皮质引流静脉近端；③不以完全闭塞瘘口为目的，仅离断危险的皮质静脉引流，使“危险”血管构筑的瘘转变为良性瘘。

一般来说，有临床症状的或进展性硬脑膜动静脉瘘需要积极干预。Borden Ⅰ型硬脑膜动静脉瘘的出血性或非出血性神经功能缺损风险均较低，治疗上以随访观察或以减轻症状为目的的部分栓塞为主。然而，很多 Borden Ⅱ ~ Ⅲ型硬脑膜动静脉瘘患者的临床症状进行性加重，通常需要干预治疗。在对 377 例硬脑膜动静脉瘘的经典荟萃分析中，Awad 等指出，皮质静脉引流通常与进行性神经功能缺损、颅内高压、高出血风险相关[5]。1983 年 Sundt 和 Piepgras 曾在《神经外科学杂志》（*Journal Neurosurgery*）中描述了历史上的开创性做法，在血管内介入栓塞治疗及现代显微外科技术发展以前，通过切除受累硬脑膜窦来治疗硬脑膜动静脉瘘。作者描述了 27 例患者在横窦和乙状窦连接处结扎并切断横窦的手术结果，其中 22 例治愈，1 例患者结果良好，2 例死亡，2 例预后不佳[6]。随着血管内介入栓塞治疗的发展，绝大多数通过大静脉窦或皮质静脉逆行引流的硬脑膜动静脉瘘可行血管内介入栓塞治疗。仅有少数情况需要外科手术干预，手术技术包括离断动脉化静脉窦，以及离断动脉化的引流静脉，从而轮廓化静脉窦并对其压迫止血（图 16.1、图 16.2）。

对于仅有软脑膜静脉引流而没有累及静脉窦的硬脑膜动静脉瘘，单纯离断引流静脉近端是简单、有效的治疗方式（图 16.3）。Collice 等将硬脑膜动静脉瘘分为两种类型：静脉窦腔直接参与引流的“窦瘘”和仅静脉窦壁参与引流而不与静脉窦母腔相通的“非窦瘘”[7]，Collice 等在“非窦瘘”硬脑膜动静脉瘘中介绍了“单纯离断”引流静脉的概念。对单纯软脑

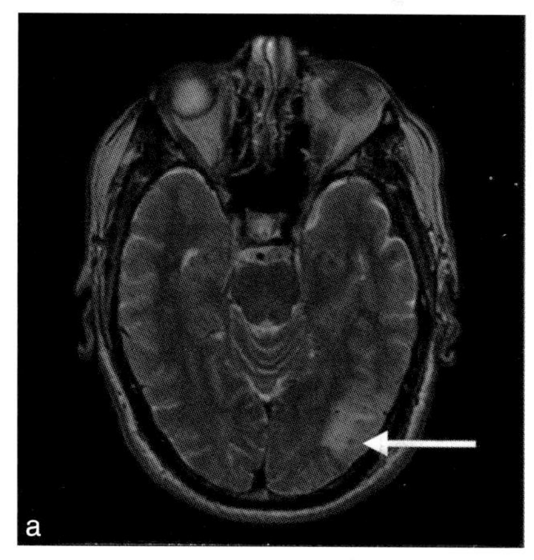

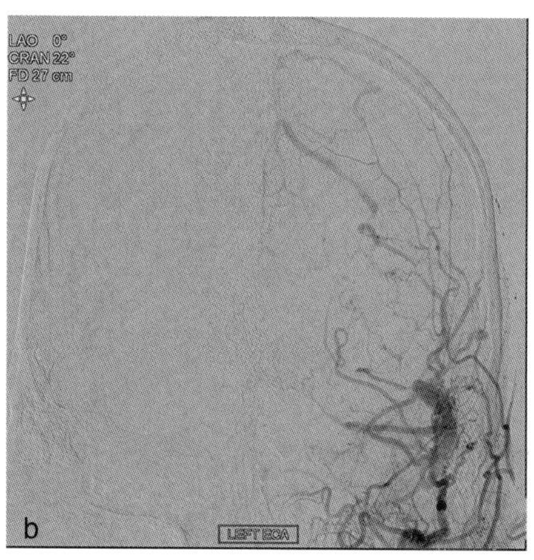

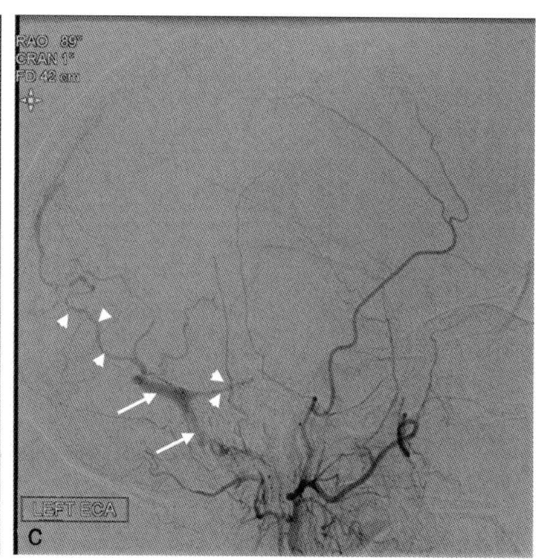

图 16.1　患者男性，63 岁，视觉症状进行性加重。a. T2 MRI 提示左侧顶枕叶异常信号区（长箭头），同时在该部位可见异常血管影，左侧颈外动脉前后位（AP；b）和侧位（c）造影显示横窦 - 乙状窦交界区的单个瘘（长箭头所示）以及多根逆行皮质引流静脉（短箭头所示）

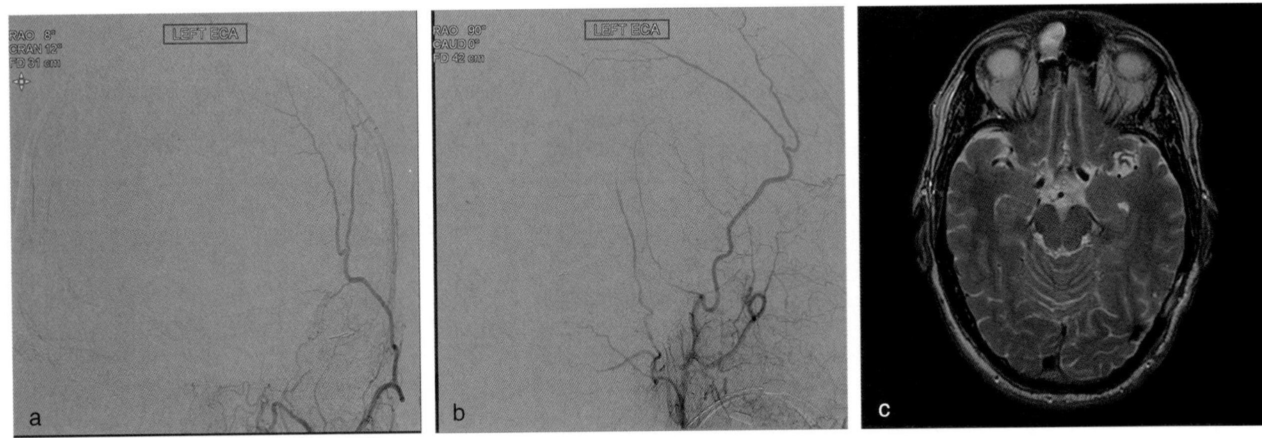

图 16.2　图 16.1 的同一患者。左侧顶枕部开颅，暴露左侧横窦－乙状窦交界区的孤立瘘并予以离断。术后左侧颈外动脉前后位（a）和侧位（b）造影显示瘘管完全闭塞。c.MRI 轴位 T2 序列随访显示左侧顶枕叶异常信号灶完全消失

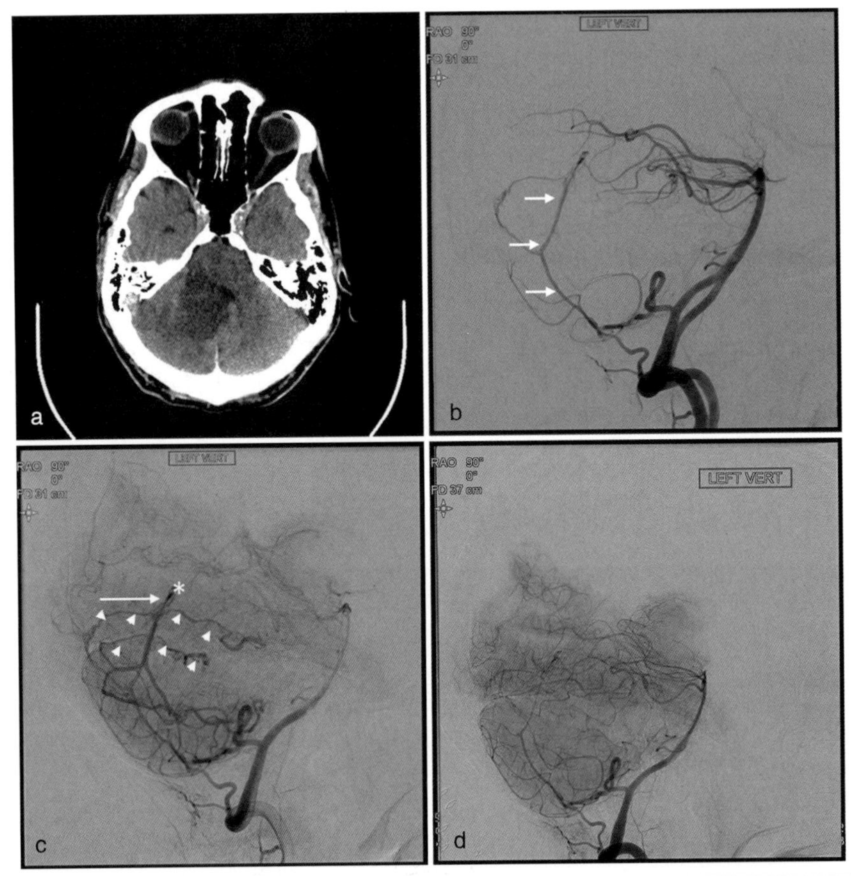

图 16.3　对于仅有软脑膜静脉引流的患者，单纯离断动脉化静脉出硬脑膜处的近端部分即可完全消除瘘。a. 患者 54 岁，近几周来持续存在难以忍受的恶心、头痛及认知功能下降，头部 CT 提示右侧小脑半球水肿，第四脑室受压。b. 右侧椎动脉侧位造影提示扩张的脑膜后动脉向小脑幕后缘的瘘口供血。c. 动脉晚期图片提示起源于小脑幕缘下表面（*）的动脉化静脉（长箭头），伴有皮质静脉逆行引流（短箭头）。由于微导管无法到达远端供血动脉，我们通过开颅手术使用动脉瘤夹夹闭自小脑幕缘处发出的动脉化静脉。d. 血管造影证实瘘口完全闭塞

膜静脉引流的 20 例硬脑膜动静脉瘘患者（9 例行直接手术治疗，11 例于术前行动脉栓塞）“离断”引流静脉，95% 的患者得到了放射解剖学治愈，术后复发率及死亡率均很低。

Thompson 等报道通过类似的方式（在硬脑膜和蛛网膜下腔之间离断引流静脉）治疗 4 例软脑膜静脉引流的硬脑膜动静脉瘘患者，包括 2 例岩骨小脑幕区硬脑膜动静脉瘘、1 例颅中窝硬脑膜动静脉瘘、1 例颅后窝硬脑膜动静脉瘘，所有患者的神经功能症状均得到改善且瘘口完全闭塞 [8]。虽然该操作简单、有效，但由于液体栓塞剂的广泛应用，这种类型的硬脑膜动静脉瘘已经越来越少使用外科手术离断引流静脉。

对同时存在大的静脉窦和逆行软脑膜静脉引流的硬脑膜动静脉瘘，若无法安全闭塞所有瘘口，可仅离断软脑膜逆行引流静脉，此方法可降低硬脑膜动静脉瘘的侵袭性，使之成为更良性的血管病变。多伦多大学脑血管畸形研究小组的 Davies 等评估了 102 例侵袭性硬脑膜动静脉瘘，对于同时存在硬脑膜静脉窦引流和皮质静脉反流的患者，作者仅离断皮质引流静脉而保持静脉窦壁的完整性。23 例患者实施了选择性皮质反流静脉离断术，其神经功能预后及影像学表现与完全闭塞瘘口组相比无明显统计学差异 [9]。

16.4 不同部位硬脑膜动静脉瘘的手术治疗

16.4.1 颅前窝（筛窦区硬脑膜动静脉瘘）

筛窦区硬脑膜动静脉瘘发生率较其他部位更低，占所有硬脑膜动静脉瘘的不足 10%[10]，其症状包括头痛、视觉症状、癫痫发作或鼻出血，偶尔也可因脑出血导致更严重的临床症状 [11-12]。

筛窦区硬脑膜动静脉瘘的血供主要来源于眼动脉（图 16.4、图 16.5），同时颈外动脉也参与了供血，前额叶软脑膜静脉常向上矢状窦引流，有时也向后引流至海绵窦或蝶顶窦 [10,13]。出血风险的增加主要与引流至上矢状窦脆弱的软脑膜静脉压力不断升高有关，静脉扩张或假性动脉瘤也会增加出血风险。

血管内介入栓塞治疗是目前大多数硬脑膜动静脉瘘的最佳治疗选择，但筛窦区硬脑膜动静脉瘘的血管内介入栓塞存在许多局限性。由于眼动脉和筛动脉的血管管径细小、血管迂曲，硬脑膜动静脉瘘栓塞时微导管超选到位技术难度非常大；此外，栓塞剂也可能反流至眼动脉（尤其是视网膜中央动脉）甚至颈内动脉床突上段 [11,14]。

鉴于上述原因，手术已成为处理这一部位动静脉瘘安全、有效的方法。经单侧或必要时经双侧额部开颅闭塞瘘口 [15]，手术的关键在于夹闭或电凝离断靠近筛板的颅底硬脑膜处的引流静脉近端（图 16.5），额底操作和额叶牵拉尽量轻柔以避免撕裂引流静脉。此部位常存在回流静脉局部扩张，导致脑出血或术中静脉破

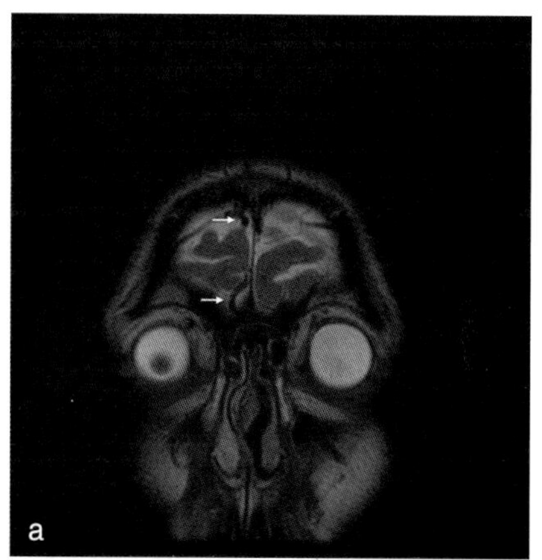

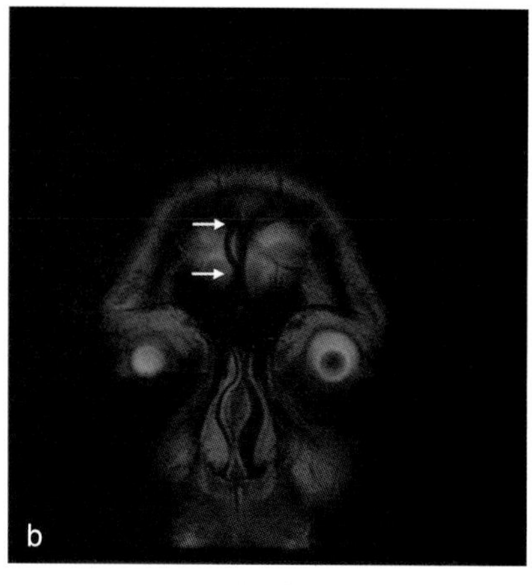

图 16.4 患者女性，45 岁，因新发头痛行 MRI 检查。MRI 冠状位 T2 序列（a、b）显示前额部区域存在异常扩张的血管（箭头）

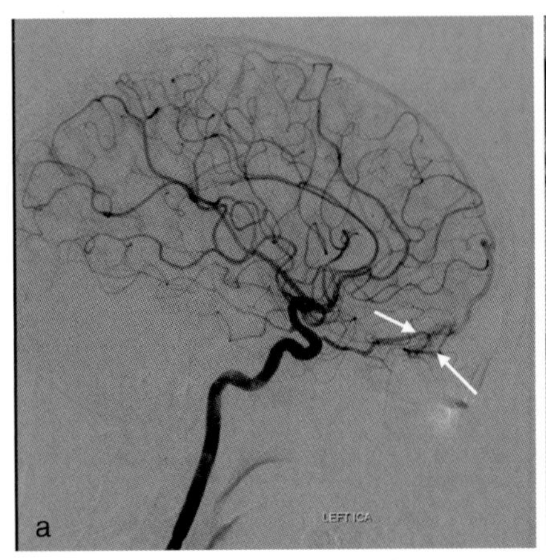

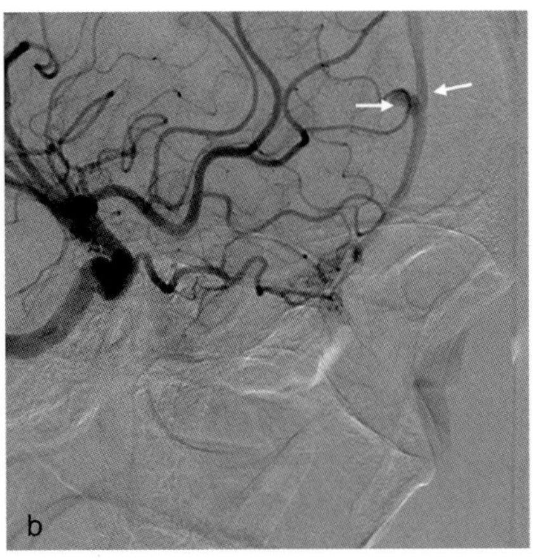

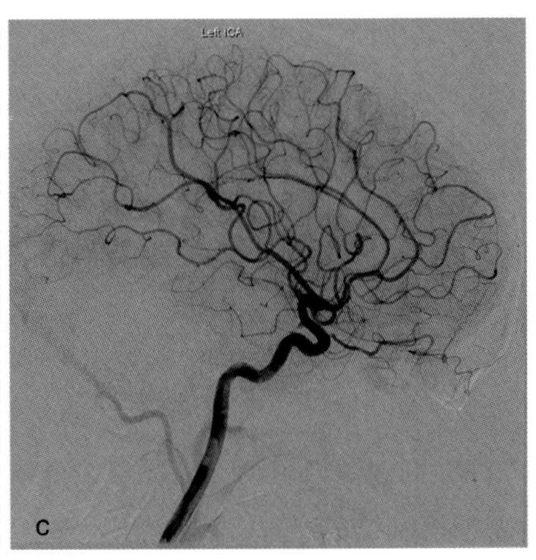

图 16.5 a. 选择性右侧颈内侧位造影显示颈内动脉眼动脉分支供血的颅前窝底动静脉瘘（箭头）。b. 放大的斜位图显示瘘的血管巢组成，MRI 显示扩张的皮质引流静脉。静脉扩张（箭头）提示静脉流出道部分受阻。该患者经右额部开颅离断前颅底硬脑膜处发出的引流静脉近端。c. 术后脑血管造影证实瘘管完全闭塞

裂出血，离断硬脑膜和软脑膜之间的静脉连接即可解决上述问题，而不需要闭塞或切除这些扩张的静脉[10]。术中吲哚菁绿荧光造影可清晰显示硬脑膜动静脉瘘的闭塞情况[15-16]。术前脑血管造影时必须仔细评估静脉引流情况，因为某些筛窦区硬脑膜动静脉瘘的静脉引流是双侧的，每侧半球有单独的静脉引流系统。

筛窦区硬脑膜动静脉瘘外科手术的高成功率及相对较低的并发症已有多篇报道，Lawton 等报道了 16 例患者通过外科手术均完全闭塞瘘口，93% 的患者预后良好。Cannizzaro 等报道了 11 例患者通过手术治疗后，54% 获得了良好的预后[17]。总的来说，即使处于血管内介入栓塞治疗的新时代，手术仍是筛窦区硬脑膜动静脉瘘安全、有效的治疗选择。此外，当存在颅内血肿时，手术可快速有效地清除血肿。

16.4.2 海绵窦区硬脑膜动静脉瘘

直接颈内动脉海绵窦瘘（CCF）是指颈内动脉与海绵窦的直接沟通，通常是由创伤或海绵窦段颈内动脉动脉瘤破裂出血引起；间接颈内动脉海绵窦瘘是海绵窦区硬脑膜动静脉瘘的一种，其静脉引流至鞍旁静脉而非直接与海绵窦沟通[18]。和其他部位硬脑膜动静脉瘘一样，海绵窦硬脑膜动静脉瘘治疗主要采用血管内介入栓塞或放射外科治疗。海绵窦位置深在，外科手术不易到达该区域，因此仅极少数经过严格筛选评估后的患者选择手术治疗[19]。手术方式包括缝合、夹闭或封闭瘘口，包裹海绵窦或夹闭颈内动脉[20]。外科干预治疗 CCF 的总体成功率为 31%~79%[21-23]。

目前的观点认为，手术仅适用于无法行血管内介入栓塞或栓塞失败后的病例。Tu 等报道了 19 例血管内介入栓塞失败后行手术治疗的病例，94% 的 CCF 完全闭塞[24]；Day 和 Fukushima 报道了 9 例 D 型 CCF 血管内介入栓塞失败的病例，经外科手术干预后均完全治愈，但患者均存在短暂的复视和三叉神经痛，1 例存在暂时性偏瘫，1 例存在永久性偏瘫[23]。随着血管内介入栓塞治疗的发展，外科手术仅适用于特定情况，如经静脉入路无法到达海绵窦区时，外科手术可提供到达岩静脉或眼上静脉的通路，便于微导管逆行栓塞动静脉瘘[25-26]。

16.4.3 小脑幕区硬脑膜动静脉瘘

由于存在持续的逆行软脑膜静脉回流，小脑幕区硬脑膜动静脉瘘的临床症状呈进行性加重[27]。大量研究表明小脑幕区硬脑膜动静脉瘘

的出血率为 58%~74%，进行性神经功能缺损发生率为 79%~92%[5,28-30]，对于有症状的小脑幕区硬脑膜动静脉瘘应尽早治疗。很多年前，小脑幕区硬脑膜动静脉瘘的治疗首选外科手术，随着液体栓塞材料的出现，目前大多数硬脑膜动静脉瘘能通过 Onyx 或类似的栓塞剂进行安全、有效的栓塞治疗[31]，外科手术仅作为血管内介入栓塞治疗失败后、栓塞风险太大或无法栓塞患者的替代治疗方案（图 16.3）。

Lawton 等将 31 例经手术治疗的小脑幕区硬脑膜动静脉瘘分为 6 种亚型，不同亚型采取不同的手术治疗方法。所有硬脑膜动静脉瘘术前均经动脉途径行血管内介入栓塞，不同亚型采用不同的手术入路。通过离断引流静脉，所有患者中 94% 的硬脑膜动静脉瘘完全闭塞且并发症发生率较低[32]。其他文献也报道了离断引流静脉在治疗小脑幕区硬脑膜动静脉瘘时的有效性，Tomak 等报道了 1988—2000 年治疗的 22 例 Borden Ⅲ型小脑幕区硬脑膜动静脉瘘，7 例（32%）选择性离断引流静脉后得到治愈[27]。

硬脑膜动静脉瘘全切除通常和术中大出血及更高的手术并发症相关，而小脑幕区硬脑膜动静脉瘘能通过选择性离断引流静脉得到治愈，或使侵袭性硬脑膜动静脉瘘向良性转归。此外，术前使用 Onyx 经动脉或静脉途径栓塞引流静脉的复合手术有利于安全、有效地切除瘘管。

16.4.4 横窦 – 乙状窦区硬脑膜动静脉瘘

横窦 – 乙状窦区是硬脑膜动静脉瘘的好发部位，Awad 等对 377 例硬脑膜动静脉瘘的系统性回顾分析发现，62.9% 的硬脑膜动静脉瘘发生在横窦 – 乙状窦区[5]，约 50% 的患者的临床表现为与脉搏同步的颅内杂音或头痛，约 27% 的患者出现了一些更严重的症状，如颅内高压、出血或继发性脊髓损伤等[3]。对于有皮质静脉引流或非出血性神经功能缺损的患者建议积极干预，经动脉或静脉途径的血管内介入栓塞治疗有更高的瘘口闭塞率。本中心对非侵袭性横窦 – 乙状窦区硬脑膜动静脉瘘的治疗策略主要是部分栓塞联合放射外科治疗[33-34]。Sundt 和 Piepgras 报道了通过外科手术切除受累的静脉窦，这一激进的治疗方式由于严重的并发症已经被弃用[6]，但对于血管内介入栓塞治疗未能完全闭塞的硬脑膜动静脉瘘，仍可通过外科手术闭塞受累的静脉窦（图 16.1、图 16.2）或离断动脉化的静脉。Kakarla 等报道了两种不同类型的共 20 例横窦 – 乙状窦区硬脑膜动静脉瘘，针对不同类型硬脑膜动静脉瘘采用不同的手术方式，9 例患者的静脉窦全程受累，给予轮廓化静脉窦，11 例患者发现单一的软脑膜静脉引流并予以离断。95% 的患者预后良好，3 例硬脑膜动静脉瘘残留患者术后行血管内介入栓塞治疗[35]。

16.4.5 上矢状窦区硬脑膜动静脉瘘

与其他部位相比，上矢状窦（SSS）硬脑膜动静脉瘘仅占硬脑膜动静脉瘘的很少一部分，约占硬脑膜动静脉瘘的 8%[3]。其瘘口最常涉及上矢状窦中段，也可位于凸面硬脑膜层，这些瘘通常由双侧脑膜中动脉或颈外动脉的其他分支动脉供血，上矢状窦瘘通常存在向矢状窦旁皮质静脉的逆行引流。随着现代影像技术的发展，我们通常能看到瘘通过与主窦平行的静脉壶回流到主窦。

可通过多种显微外科手术方式治疗上矢状窦硬脑膜动静脉瘘，如轮廓化上矢状窦，离断所有动脉化的静脉，以及联合血管内介入栓塞治疗。Van Dijk 等报道了 4 例直接皮质静脉反流的硬脑膜动静脉瘘及 5 例引流至上矢状窦的硬脑膜动静脉瘘，单纯电凝闭塞引流静脉即可达到良好的影像学结果及临床预后[36]。

16.4.6 颅颈交界区硬脑膜动静脉瘘

颅颈交界区硬脑膜动静脉瘘比较少见，临床表现主要包括急性蛛网膜下腔出血和脊髓损伤。蛛网膜下腔出血常见于静脉向脑干方向引流的硬脑膜动静脉瘘，而脊髓损伤常见于静脉向脊髓方向引流的硬脑膜动静脉瘘。少见的临床症状包括脑干功能紊乱、神经根性疼痛、脑神经麻痹及枕部疼痛 [37-39]。

动脉血供通常来自椎动脉脑膜支或颈外动脉的枕动脉及咽升动脉。颅颈交界区硬脑膜动静脉瘘存在多种不同的静脉引流类型，进而导致不同的临床症状。髓周静脉通常通过软脑膜冠状静脉丛向脊髓引流动脉化的静脉，导致静脉淤血及脊髓损伤。有时，静脉向上引流至颅内静脉系统，持续的静脉高压导致静脉曲张，最终导致蛛网膜下腔出血 [40]。

颅颈交界区硬脑膜动静脉瘘是一种罕见的血管异常，因其常以复杂的深部血管解剖为特征，所以影像学及临床诊断均具有挑战性。在所有硬脑膜动静脉瘘中，颅颈交界区硬脑膜动静脉瘘是最适合手术治疗的。颅颈交界区硬脑膜动静脉瘘的供血动脉起源于椎动脉，通常细小且迂曲，血管内介入栓塞治疗时微导管难以到位，血管内介入栓塞的并发症发生率将大大增加。由于引流静脉直径细小，经静脉入路亦不可行。一旦定位了瘘口，手术离断硬脑膜来源的引流静脉即可消除瘘口。Zhao 等对文献进行了系统性回顾，报道了 56 例颅颈交界区硬脑膜动静脉瘘，34 例（61%）直接手术结扎供血动脉或离断引流静脉，31 例（55%）患者首选手术治疗，3 例患者栓塞不完全后再次行手术治疗，影像学随访显示所有患者的硬脑膜动静脉瘘均消失 [40]。

16.5 结　论

血管内介入栓塞是大多数硬脑膜动静脉瘘的首选治疗方式，外科手术仅是某些特定类型硬脑膜动静脉瘘的首选方式，如筛窦动静脉瘘，小脑幕区动静脉瘘，颅颈交界区动静脉瘘，某些复杂的动静脉血管构筑，初次血管内介入栓塞治疗失败者，以及微导管不能到达供血动脉或引流静脉的情况。

参考文献

[1] Liu JK, Dogan A, Ellegala DB, et al. The role of surgery for high-grade intracranial dural arteriovenous fistulas: importance of obliteration of venous outflow. J Neurosurg, 2009, 110(5):913–920

[2] Borden JA,Wu JK, Shucart WA. A proposed classification for spinal and cranial dural arteriovenous fistulous malformations and implications for treatment. J Neurosurg, 1995, 82(2):166–179

[3] Cognard C, Casasco A, Toevi M, et al. Dural arteriovenous fistulas as a cause of intracranial hypertension due to impairment of cranial venous outflow. J Neurol Neurosurg Psychiatry, 1998, 65(3):308–316

[4] Natarajan SK, Ghodke B, Kim LJ, et al. Multimodality treatment of intracranial dural arteriovenous fistulas in the Onyx era: a single center experience.World Neurosurg, 2010, 73(4):365–379

[5] Awad IA, Little JR, Akarawi WP, et al. Intracranial dural arteriovenous malformations: factors predisposing to an aggressive neurological course. J Neurosurg, 1990, 72(6): 839–850

[6] Sundt TM Jr, Piepgras DG. The surgical approach to arteriovenous malformations of the lateral and sigmoid dural sinuses. J Neurosurg, 1983, 59(1):32–39

[7] Collice M, D'Aliberti G, Arena O, et al. Surgical treatment of intracranial dural arteriovenous fistulae: role of venous drainage. Neurosurgery, 2000, 47(1):56–66, discussion 66–67

[8] Thompson BG, Doppman JL, Oldfield EH. Treatment of cranial dural arteriovenous fistulae by interruption of leptomeningeal venous drainage. J Neurosurg, 1994, 80(4): 617–623

[9] Davies MA, Ter Brugge K, Willinsky R, et al. The natural history and management of intracranial dural arteriovenous fistulae. Part 2: aggressive lesions. Interv Neuroradiol, 1997, 3(4):303–311

[10] Im SH, Oh CW, Han DH. Surgical management of an unruptured dural arteriovenous fistula of the anterior cranial fossa: natural history for 7 years. Surg Neurol, 2004, 62(1):72–75, discussion 75

[11] Lawton MT, Chun J, Wilson CB, et al. Ethmoidal dural arteriovenous fistulae: an assessment of surgical and endovascular management. Neurosurgery, 1999, 45(4): 805–810, discussion 810–811

[12] Halbach VV, Higashida RT, Hieshima GB, et al. Dural arteriovenous fistulas supplied by ethmoidal arteries. Neurosurgery, 1990, 26(5):816–823

[13] Gliemroth J, Nowak G, Arnold H. Dural arteriovenous malformation in the anterior cranial fossa. Clin Neurol Neurosurg, 1999, 101(1):37–43

[14] Lefkowitz M, Giannotta SL, Hieshima G, et al. Embolization of neurosurgical lesions involving the ophthalmic artery. Neurosurgery, 1998, 43(6):1298–1303

[15] Schuette AJ, Cawley CM, Barrow DL. Indocyanine green videoangiography in the management of dural arterio-

venous fistulae. Neurosurgery, 2010, 67(3): 658–662, discussion 662

[16] Youssef PP, Schuette AJ, Cawley CM, et al. Advances in surgical approaches to dural fistulas. Neurosurgery, 2014, 74 Suppl 1:S32–S41

[17] Cannizzaro D, Peschillo S, Cenzato M, et al. Endovascular and surgical approaches of ethmoidal dural fistulas: a multicenter experience and a literature review. Neurosurg Rev, 2016, DOI: 10.1007/s10143–016–0764–1

[18] Lanfzino G, Meyer FB. Carotid-cavernous fistulas. In: Winn HR, ed. Youmans Neurological Surgery. 6th ed. Philadelphia, PA: Elsevier/Saunders, 2011: 3991–3999

[19] Wachter D, Hans F, Psychogios MN, et al. Microsurgery can cure most intracranial dural arteriovenous fistulae of the sinus and non-sinus type. Neurosurg Rev, 2011, 34(3): 337–345, discussion 345

[20] Ellis JA, Goldstein H, Connolly ES, et al. Carotid-cavernous fistulas. Neurosurg Focus, 2012, 32(5):E9

[21] Ringer AJ, Salud L, Tomsick TA. Carotid cavernous fistulas: anatomy, classification, and treatment. Neurosurg Clin N Am, 2005, 16(2):279–295, viii

[22] Gemmete JJ, Chaudhary N, Pandey A, et al. Treatment of carotid cavernous fistulas. Curr Treat Options Neurol, 2010, 12(1):43–53

[23] Day JD, Fukushima T. Direct microsurgery of dural arteriovenous malformation type carotid-cavernous sinus fistulas: indications, technique, and results. Neurosurgery, 1997, 41(5):1119–1124, discussion 1124–1126

[24] Tu YK, Liu HM, Hu SC. Direct surgery of carotid cavernous fistulae and dural arteriovenous malformations of the cavernous sinus. Neurosurgery, 1997, 41 (4):798–805, discussion 805–806

[25] Hara T, Hamada J, Kai Y, et al. Surgical transvenous embolization of a carotid-cavernous dural fistula with cortical drainage via a petrosal vein: two technical case reports. Neurosurgery, 2002, 50(6):1380–1383, discussion 1383–1384

[26] Yu SC, Cheng HK, Wong GK, et al. Transvenous embolization of dural carotid-cavernous fistulae with transfacial catheterization through the superior ophthalmic vein. Neurosurgery, 2007, 60(6):1032–1037, discussion 1037–1038

[27] Tomak PR, Cloft HJ, Kaga A, et al. Evolution of the management of tentorial dural arteriovenous malformations. Neurosurgery, 2003, 52(4):750–760, discussion 760–762

[28] Picard L, Bracard S, Islak C, et al. Dural fistulae of the tentorium cerebelli. Radioanatomical, clinical and therapeutic considerations. J Neuroradiol, 1990, 17(3): 161–181

[29] Davies MA, TerBrugge K, Willinsky R, et al. The validity of classification for the clinical presentation of intracranial dural arteriovenous fistulas. J Neurosurg, 1996, 85(5):830–837

[30] Cannizzaro D, Brinjikji W, Rammos S, et al. Changing Clinical and Therapeutic Trends in Tentorial Dural Arteriovenous Fistulas: A Systematic Review. Am J Neuroradiol, 2015, 36(10): 1905–1911

[31] Puffer RC, Daniels DJ, Kallmes DF, et al. Curative Onyx embolization of tentorial dural arteriovenous fistulas. Neurosurg Focus, 2012, 32(5):E4

[32] Lawton MT, Sanchez-Mejia RO, Pham D, et al. Tentorial dural arteriovenous fistulae: operative strategies and microsurgical results for six types. Neurosurgery, 2008, 62(3) Suppl 1:110–124, discussion 124–125

[33] Loumiotis I, Lanzino G, Daniels D, et al. Radiosurgery for intracranial dural arteriovenous fistulas (DAVF): a review. Neurosurg Rev, 2011, 34(3):305–315, discussion 315

[34] Link MJ, Coffey RJ, Nichols DA, et al. The role of radiosurgery and particulate embolization in the treatment of dural arteriovenous fistulas. J Neurosurg, 1996, 84(5): 804–809

[35] Kakarla UK, Deshmukh VR, Zabramski JM, et al. Surgical treatment of high–risk intracranial dural arteriovenous fistulae: clinical outcomes and avoidance of complications. Neurosurgery, 2007, 61(3):447–457, discussion 457–459

[36] van Dijk JM, TerBrugge KG, Willinsky RA, et al. Selective disconnection of cortical venous reflux as treatment for cranial dural arteriovenous fistulas. J Neurosurg, 2004, 101(1):31–35

[37] Zhou LF, Chen L, Song DL, et al. Tentorial dural arteriovenous fistulas. Surg Neurol, 2007, 67(5):472–481, discussion 481–482

[38] Llácer JL, Suay G, Piquer J, et al. Dural arteriovenous fistula at the foramen magnum: Report of a case and clinical–anatomical review. Neurocirugia (Astur), 2016, 27(4):199–203

[39] Niwa J, Matsumura S, Maeda Y, et al. Transcondylar approach for dural arteriovenous fistulas of the cervicomedullary junction. Surg Neurol, 1997, 48(6):627–631

[40] Zhao J, Xu F, Ren J, et al. Dural arteriovenous fistulas at the craniocervical junction: a systematic review. J Neurointerv Surg, 2016, 8 (6):648–653

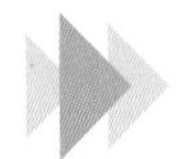

第十七章 基底节、丘脑与脑干动静脉畸形的手术治疗

Venkatesh S. Madhugiri, Mario Teo, Gary K. Steinberg

摘要：对神经外科医生而言，累及基底节、丘脑和脑干的动静脉畸形手术难度大、风险高、挑战性极强。这些深部动静脉畸形约占全部脑动静脉畸形的2%~12%，并且它们比浅表病灶有更高的出血风险。目前，多模式的综合治疗是该疾病的主要治疗手段。一般来说，血管内介入栓塞治疗优先于手术治疗，对于血管内介入栓塞和（或）手术治疗后残留的病灶可采用放射外科治疗。最佳手术入路应根据病灶位置及其与室管膜或皮质的距离来确定。基底节和丘脑的动静脉畸形有6种主要的手术入路：①经额纵裂胼胝体入路；②经顶纵裂胼胝体入路；③经枕部小脑幕胼胝体压部下入路；④经幕下小脑上入路；⑤经侧裂入路；⑥经皮质入路。对于脑干动静脉畸形手术入路选择的基本原则是：最易接近病灶，从病灶距离脑干表面最薄处切开且尽量避免损伤重要的脑干结构。软脑膜动静脉畸形可通过手术安全切除，然而脑干实质内动静脉畸形的最佳治疗方案是用非外科手术方式。此外，一些术中辅助措施，包括神经导航、亚低温疗法、电生理监测、吲哚菁绿或数字减影血管造影以及严格控制平均动脉压（包括术后），有助于安全切除这些深部病灶。

关键词：脑干动静脉畸形；基底节；丘脑；血管内介入栓塞；出血；显微外科手术；放射外科治疗

要　点

- 深部动静脉畸形通常比浅表病灶出血的风险高。
- 无论采用传统手术切除，还是血管内介入栓塞及放射外科治疗，要想彻底根除病灶仍十分困难。在血管内介入栓塞前提下，可辅以手术和（或）放射外科治疗。对于血管内介入栓塞治疗和（或）手术治疗后残留病灶可采用放射外科治疗。
- 一些术中辅助措施，包括神经导航、亚低温疗法、电生理监测、吲哚菁绿或数字减影血管造影以及严格控制平均动脉压（包括术后），有助于安全切除这些深部病灶。
- 手术入路应根据病灶位置及其与室管膜或软脑膜的距离来确定。
- 软脑膜动静脉畸形可通过手术安全切除，然而，脑干实质内动静脉畸形的最佳治疗方案为非外科手术方式。

17.1 引　言

对神经外科医生而言，累及基底节、丘脑和脑干的动静脉畸形手术难度大、风险高、挑战性极强。目前对于这些相对少见的病灶多采用综合治疗策略[1]。位于基底节、丘脑的动静脉畸形约占全部脑动静脉畸形的2%~12%，而脑干动静脉畸形更加罕见，只占脑动静脉畸形的2%~6%[2-3]。据文献报道，脑动静脉畸形首次出血的死亡率约为13%，而再次出血的死亡率则上升至13%~20%[4]。动静脉畸形的年出血率为2%~3%，在出血后第1年，再出血的可能性约为6%。一些研究表明，位于深部与核心区的动静脉畸形（基底节、丘脑和脑干）相比于表浅的动静脉畸形有更糟糕的临床病程[1]。一项大型临床研究发现，71.9% 的此类动静脉畸形患者表现为出血症状，并且在随后为期 6.6 年的随访中，每年的再出血风险为 11.4%[5]。在对包含 96 例基底节与丘脑动静脉畸形患者的 Stanford 系列研究中，69% 的患者表现为出血症状，在接受任何治疗前，再出血率为每年 9.6%。大脑深部动静脉畸形的出血是灾难性的，不仅会导致运动和感觉障碍，还可引起认知和记忆功能异常[6]。然而，无论有无出血，约有 4/5（79.1%）的基底节或丘脑部位动静脉畸形患者的早期症状为神经功能损害[7]。脑干动静脉畸形同样有较高的出血率——文献报道有高达 88.5% 的脑干动静脉畸形患者首发症状为出血。脑干动静脉畸形出血可引发极其严重的后果，包括高达 40% 的患者出现立即死亡或深昏迷[8-9]。这些病灶的出血极易进入脑室并影响脑脊液（CSF）循环通路。相应的脑积水并发症使原发病灶本身的处理显得更为复杂。确实，动静脉畸形破裂患者出现脑积水预示着更差的预后[10]。

在对这些患者的处理过程中，需要考虑以下几个问题：①要提高对无出血症状患者临床表现的识别能力，以实现未破裂动静脉畸形的早期诊断与治疗。大量临床研究表明，70%~88% 的脑动静脉畸形患者会有出血症状[1,7]，其他临床症状包括头痛（27.1%），神经功能损害［包括轻度偏瘫（61.5%）、视野缺损（12.5%）、语言障碍（14.6%）、癫痫（13.5%）］[7]。②制订有效的多模式综合治疗策略。与其他部位的动静脉畸形相比，这些患者不仅表现出更为严重的神经功能损害，而且其手术治疗效果也不尽如人意[11]。血管内介入栓塞治疗和放射外科治疗为治愈部分深部脑动静脉畸形患者提供了可能。然而，单独使用其中一种治疗手段通常无法达到治愈疾病的目的[1]。在我们的病例研究中，超过 16% 的患者在治疗过程中采用了 3 种治疗方式[2]。在 Stanford 的病例研究中，124 例基底节及丘脑动静脉畸形患者中只有 4 例（3.2%）未行手术而被完全治愈，1 例通过血管内介入栓塞治疗和 3 例通过血管内介入栓塞联合放射外科治疗[2]。

血管内介入栓塞通常在手术前进行，以阻断畸形团的深部供血动脉。丘脑基底节区动静脉畸形的供血动脉几乎均来自豆纹动脉、丘脑穿通动脉以及脉络膜前、后动脉的小分支，由于这些供血动脉管径细小，且呈直角发出，致使微导管很难到位，造成栓塞困难。因此，单用血管内介入栓塞很难使动静脉畸形达到治愈性栓塞[12]。有研究报道，只有 41% 的畸形团能在术前完成有效的栓塞。另一组研究发现，单纯血管内介入栓塞治疗的畸形团完全闭塞率只有 14.5%~20%[13-14]。

对于基底节及丘脑区动静脉畸形，特别是对于未出血的患者，放射外科治疗也是一种可行的选择。有报道称，在单次放射外科治疗后，多达 61.9% 的患者可治愈。另一项研究报道，放射外科治疗后第 1 年的出血率为 9.5%，次年出血率为 4.7%，随后为 0[15]。只有畸形团完全消除，患者的出血风险才能完全避免。在一项大型的放射外科治疗病例系列研究中，88% 的患者表现为出血，经放射外科治疗后，14.3% 的患者在随访中出现了出血症状，且死亡率高达 50%。因此，放射外科治疗的时机选择是需要考量的重要因素。对于脑干动静脉畸形，放射外科治疗也是一个很好的选择，治疗效果似乎并未因这些病灶位于颅后窝而有所衰减[16]。

尽管这些位于基底节、丘脑、脑干的病灶位置较深，但是仍有一些适合显微外科手术治疗的指征，如血肿引起的脑疝。经多次放射外科治疗与血管内介入栓塞治疗后，如果有病灶残留，也是手术的适应证。与脑室壁毗邻的病灶相对于那些完全在脑实质内的病灶在行显微外科手术时更易企及。本章节重点讨论这类动静脉畸形的手术治疗。

17.2 患者选择

如上文所述，基底节和丘脑动静脉畸形的出血风险显著高于其他部位动静脉畸形。在一项回顾性研究中，对超过 500 例未经治疗的动静脉畸形患者进行多年随访发现（由斯坦福大学诊断），其年破裂率为 9.6%。在大宗脑动静脉畸形的自然史研究中，一项来自芬兰的研究发现，位于脑室周围和存在深静脉引流是动静脉畸形出血的独立危险因素 [17]。对于丘脑和基底节动静脉畸形，既往出血史与再次出血风险相关 [7,17–18]。基底节或丘脑动静脉畸形出血能导致患者出现严重的功能障碍，其中超过 85% 的患者表现为轻度偏瘫或偏瘫。因此，在决定是否治疗基底节及丘脑动静脉畸形前，高出血风险及其引起的严重并发症应被纳入手术决策的考虑因素。考虑到高出血率及由此引起的致命性后果，保守治疗并非合理的选择。

脑干动静脉畸形年出血率同样高达 15%~17.5%，因此保守治疗和随访不是合理的治疗策略 [19–20]。脑干动静脉畸形出血史与患者的不良预后密切相关，接受治疗的患者有 1/3 死亡，未接受治疗的患者有 2/3 死亡 [21–22]。Lawton-Young 动静脉畸形分级评分包括患者年龄（< 20 岁，20~40 岁，> 40 岁），出血情况（破裂或未破裂），以及病灶的致密性（致密或分散），其对 Spetzler-Martin 分级进行了补充 [23]。这一评分系统可辅助制订策略，因其对于既往出血患者的评分会更高，而这些患者需要的正是立即治疗而非观察。

不适合手术的指征包括存在严重合并症、高龄及重度神经功能缺损的患者。由于存在永久性神经功能缺损的风险，对于病灶位于内囊后肢的患者建议采用非显微外科手术治疗。对于那些无症状的动静脉畸形患者，应权衡外科手术并发症与病灶的自然史以及患者的自身因素。目前，学者们普遍认为出血患者的自然史差并伴有更高的再出血风险。因此，以消除动静脉畸形为目标，谨慎制订的低风险治疗方案可降低患者再次出血及相关并发症的发生风险。

17.3 影像学与血管内介入栓塞

术前高质量的 MRI 与 DSA 对于明确动静脉畸形的血管构筑及其在颅内的位置至关重要。任何相关的动脉瘤、高流量分流、静脉曲张都应该引起注意。在一些病例中，术前的 MR 纤维束成像对交叉纤维束的定位、理解其与病灶的相对位置、协助选择手术入路、辅助术中神经导航都有极大的帮助。我们强烈推荐在术前应用 MRI 和 MRA 的融合导航技术，以此来引导和切除颅内深部的动静脉畸形。3D-CISS 或 FIESTA 成像序列同样也可用于定位供血动脉与引流静脉。丘脑与基底节动静脉畸形通常由豆纹动脉内外侧支、Heubner 回返动脉、丘脑膝状体动脉、脉络膜前动脉和脉络膜后动脉供血。几乎所有位于基底节与丘脑的动静脉畸形都存在深静脉引流。对于较易栓塞的动静脉畸形，我们推荐使用分阶段的栓塞治疗，其间隔至少为 1 周。由于激进的栓塞会引发脑水肿和出血，我们在任何阶段从未试图栓塞超过 30% 的动静脉畸形。切记：血管内介入栓塞治疗即使作为术前辅助也不是毫无危险的。在一项对接受部分或全部血管内介入栓塞治疗的小脑幕上动静脉畸形病例的研究中，6.9% 的患者在栓塞后出现永久性神经功能缺损。栓塞后病情恶化的危险因素包括病灶位于脑功能区以及存在特异的深静脉引流 [24]。

17.4 麻醉与神经电生理监测

通常在患者全身麻醉后进行手术。也有一

些外科医生报道在术中唤醒下行脑动静脉畸形切除术，该技术利用术中电刺激，对定位皮质和皮质下语言区有很大帮助[25-26]。这种在患者唤醒情况下行动静脉畸形切除术的安全性取决于麻醉和血流动力学监测间的平衡。在麻醉诱导和外科手术中，患者的平均动脉压（MAP）应控制在70~80mmHg。在动静脉畸形切除过程中，患者由麻醉到苏醒时，MAP应该进一步降低至60~70mmHg。我们同时建议使用降温毯和（或）通过股静脉穿刺置管输入冷生理盐水，使中心温度达到33℃~34℃，以实现亚低温状态。动物实验及一些临床研究表明亚低温状态可防止脑缺血损伤[27]。电生理监测是动静脉畸形切除手术中的重要工具。连续体感诱发电位（SSEP）、运动诱发电位（MEP）以及皮质和皮质下映射对降低手术与血管内介入栓塞治疗引起的相关并发症有重大意义。在采用显微外科手术切除脑深部动静脉畸形时，我们常规对所有患者进行电生理监测。

17.5 手术技术

充分地暴露对于切除脑深部动静脉畸形至关重要。虚拟现实（VR）软件对术前手术策略的制订有极大作用。在设计方案时，识别供血动脉是至关重要的[28-29]，可通过术前DSA与MRI检查判断供血动脉的位置，也可术中应用神经导航对其进行定位。显微外科手术中切除需要高倍显微镜、精良的双极电凝钳或Spetzler-Malis非黏性双极电凝钳，使用低能量电凝可防止电流扩散到周围脑组织[30]。手术的重点是术中止血。在显微镜下手术时，要严格按照畸形团与正常脑组织之间的一层黄色的胶质层分离，避免进入畸形团内。先处理供血动脉，在确认进入血管团的供血动脉后，首先将供血动脉分离出几毫米，电灼血管壁，待血管壁挛缩，颜色逐渐变黄至发白后，切断靠近血管团处，再电灼断端1~2次。术中最常见却最难控制的出血常发生在畸形团深部，主要来自豆纹动脉或脉络膜动脉穿支[32]。由于这些穿支动脉管壁薄，管径细，相对电灼反应收缩不佳，此时可使用小功率长时间电灼，同时要不断地在电镊尖端滴水，减少血管粘连，避免血管撕脱和出血[31]。对经上述处理仍收缩不良的血管，可考虑采用银夹或迷你动脉瘤夹夹闭。同时动脉化引流静脉不应被认为是供血动脉，一定要确保在切断供血动脉后最后进行处理，以免引起灾难性的血管团肿胀和出血。术中吲哚菁绿视频血管造影与Charbel Transonic血流探测器的使用可显示血流方向，帮助区分动脉与动脉化的静脉[29]。在这些复杂病灶的手术过程中，术中血管造影通常对确认病灶的切除有极大的帮助[33]。在一项病例系列研究中，术中血管造影发现22.22%的患者存在残留病灶，需进一步切除[34]。一些病例系列研究也报道使用吲哚菁绿视频血管造影来确认病灶切除，但因为无法显示深部的动静脉畸形染色，我们认为它仍无法与DSA相比[29]。

术中必须谨慎地止血，并在缝合硬膜前通过缓慢升高MAP至正常并做Valsalva动作来确认止血效果。术区应铺盖速即纱（Ethicon，Inc.，Somerville，NJ）以减少小血管的出血。如果术中开放脑室，那么需要预防性地放置脑室引流管。原位或借助人工材料缝合硬脑膜。我们使用4-0编织尼龙线缝合硬脑膜。使用钛板和钛钉重新固定骨瓣，使用2-0可吸收线缝合帽状腱膜，使用钉皮器缝合皮肤。

17.5.1 基底节与丘脑动静脉畸形的手术治疗

对于基底节和丘脑的动静脉畸形，根据病灶的位置，有6种单独或组合使用的重要手术入路：①经额纵裂胼胝体入路；②经顶纵裂胼胝体入路；③枕部经小脑幕胼胝体压部下入路；④幕下小脑上入路；⑤经侧裂入路；⑥经皮质

（额叶皮质或顶部皮质）入路。根据病灶靠近脑室或软脑膜表面的最近点，或血肿靠近表面的最近点决定手术入路。在摆放体位之前，我们可能会使用脑室外引流术或腰椎引流术降低颅内压。然而，如果采用经脑室入路，则不必事先进行脑脊液引流，因为脑脊液可通过打开的脑室直接被释放。进一步降低颅内压的方法包括过度通气、利尿或两者结合。应对腹股沟区进行术前准备，以备术中血管造影。

经胼胝体入路（额纵裂或顶纵裂）

位于脑室附近的动静脉畸形通过经胼胝体入路暴露最好（图 17.1）。尾状核内侧面的病灶最好采用经胼胝体前部入路，而丘脑后内侧和丘脑枕部的病灶则最好采用经胼胝体后部入路。对于经额入路，患者需仰卧，头略高于心脏并弯曲 20°~30°；或者，病变同侧朝下，采取侧卧位，这样可在重力的影响下使额叶远离大脑镰。在动静脉畸形患侧做一个旁正中切口。通常 2/3 的骨瓣在冠状缝前，1/3 的骨瓣在冠状缝后。对于顶部入路，患者应呈公园长椅位（侧俯卧位），且骨瓣的前缘应位于中央后回之后。在设计骨瓣前，应回顾冠状位和矢状位 MRI 序列以确定引流静脉汇入矢状窦的位置。骨瓣应该在前、后方向足够大以保护皮质引流静脉。骨瓣通常会跨越中线，并暴露上矢状窦。硬脑膜根据窦的位置被切开并悬吊，以提供更大的空间进入大脑纵裂。当一侧大的皮质引流静脉影响病灶暴露时，可在另一侧行硬脑膜切开并

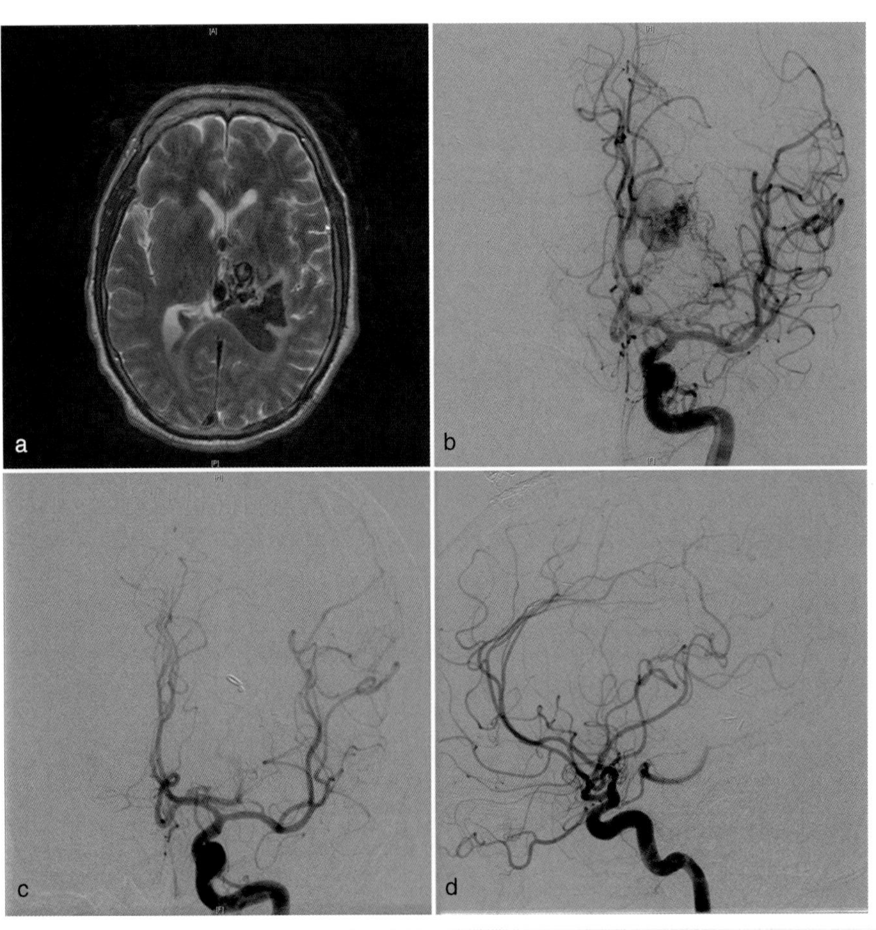

图 17.1　一例经综合治疗的 Spetzler-Martin Ⅲ 级丘脑动静脉畸形。患者脑室内大量出血。术前对该患者血管内介入栓塞部分大脑后动脉分支，然后采用显微外科手术切除部分病灶，最后用射波刀处理残留病灶。a. 轴位 T2 加权 MRI 显示，位于左侧丘脑的动静脉畸形出血扩散到侧脑室。b. 血管造影前后位像显示，病灶主要由大脑后动脉供血，引流入大脑大静脉。c、d. 治疗后血管造影成像。正位（c）和侧位（d）造影显示病灶无残留

确定手术入路。尽管单支皮质引流静脉的损伤被认为不会导致严重后果，但这并非亘古不变的真理。被切断的静脉大小和引流区域、外侧裂引流、系统的发育和侧支引流都决定了是否会发生静脉梗死[35]。

一旦大脑纵裂的入口被打开，就应使用牵开器暴露胼胝体，随后手术显微镜的视野应集中在此区域。必须小心操作，避免过度牵拉额叶内侧造成下肢无力和（或）静脉梗死。识别胼胝体动脉和胼周动脉，胼周动脉应在中线部位予以分开，然后切开胼胝体并进入侧脑室。根据动静脉畸形在尾状核或丘脑的部位，应用影像导航技术决定胼胝体和脑皮质切开的位置。如果动静脉畸形并不在丘脑表面，那么可采用经丘脑枕（丘脑后部）入路到达丘脑。随后应用本节开头部分描述的显微外科方法切除动静脉畸形。

经侧裂入路

位于壳核并延伸到岛叶皮质的动静脉畸形可通过经侧裂入路进行切除。采用传统额颞开颅术，暴露大脑外侧裂。应用神经导航确认最靠近外侧裂表面的动静脉畸形位置，并打开外侧裂。这一手术入路中最重要的一步便是辨别来自大脑中动脉穿支的动静脉畸形供血动脉。典型的手术操作是，应仔细分离大脑中动脉，判断每一根动脉的解剖位置，防止损伤正常穿支。

经皮质入路（额叶皮质或顶叶皮质）

位于基底节外侧或丘脑且未扩散到岛叶皮质或室管膜表面的病灶，可通过经皮质造瘘切除（图 17.2、图 17.3）。使用导航对确定最近的皮质进入区域以到达病灶（图 17.2）有重要意义。血肿到达皮质表面的距离在此入路方式中有极大意义。在该手术入路中，导航结合实时超声比传统导航技术更具使用价值[29]。显微外科手术的技术标准如前文所述，有时需要多种治疗模式和手术入路相结合。分阶段治疗能有效控制并发症的发生（图 17.3，视频 17.1）。

枕部经小脑幕下入路

该手术入路对治疗丘脑枕、中脑顶盖、小脑上蚓部和小脑部位的动静脉畸形十分有效[36–38]。为减少枕叶的牵拉，需采用侧卧位或 3/4 侧俯卧位以使枕叶在重力作用下远离大脑镰。骨瓣应暴露上矢状窦，并以窦部为基底切开硬脑膜。通常情况下，这个部位没有桥静脉，可轻易地牵开枕叶。在直窦外侧切开小脑幕，若有需要可从小脑幕游离端边缘处切开至横窦，提供到达环池与四叠体池的空间。

幕下小脑上入路

对于丘脑枕、中脑后部和顶盖部位的动静脉畸形可采用幕下小脑上入路[39]。采用改良俯卧位从患者下方操作，通常轻度牵拉上蚓部和（或）小脑半球。也可采用坐位或半坐位，头位于心脏以上，下颏微缩，但是此体位可能导致空气栓塞。从枕外隆突到第 2 颈椎（C2）水平沿中线切开皮肤，也在中线处切开颈部肌肉。将枕下骨瓣暴露到枕骨大孔，并辨别第 1 颈椎（C1）椎弓根。影像导航确定窦汇的位置。枕下开颅术的骨瓣上缘超过横窦上 1cm，方便对小脑幕进行牵拉，有利于打开小脑上的空间。以“V”形剪开硬脑膜并悬吊，向头部牵拉横窦。一旦打开蛛网膜，释放脑脊液，小脑半球通常就会远离小脑幕。上蚓部和小脑的静脉于中线处汇合，引流进入直窦，在小脑半球侧上方汇入小脑幕静脉窦。轻度牵拉中线部位静脉，在靠近小脑表面处电凝并切断，从而到达四叠体池和松果体区。大脑内静脉、Rosenthal 基底静脉、小脑中脑裂静脉汇合形成大脑大静脉。这些静脉需要轻柔地分离以到达丘脑枕。相比枕部经小脑幕入路，幕下小脑上入路的缺点是需要分离静脉复合体。尽管后者有可暴露大脑大静脉上方的优点，但它只能到达中线和同侧的小脑中脑裂。使用导航确认到达动静脉畸形的最短路径，然后通过前文提到的显微外科手术技术切除动静脉畸形。

17.5.2 脑干动静脉畸形的手术治疗

对于神经外科医生而言，脑干动静脉畸形手术是一个巨大的挑战。脑干是人体的生命中枢。脑干手术时，任何微小操作都能使患者遗留永久性功能障碍。因此，对于此病灶的手术经验是极有限的[40-45]。脑干动静脉畸形被分为两种类型：一种是位于脑干实质内，另一种是位于软脑膜表面。对位于脑干实质内的动静脉

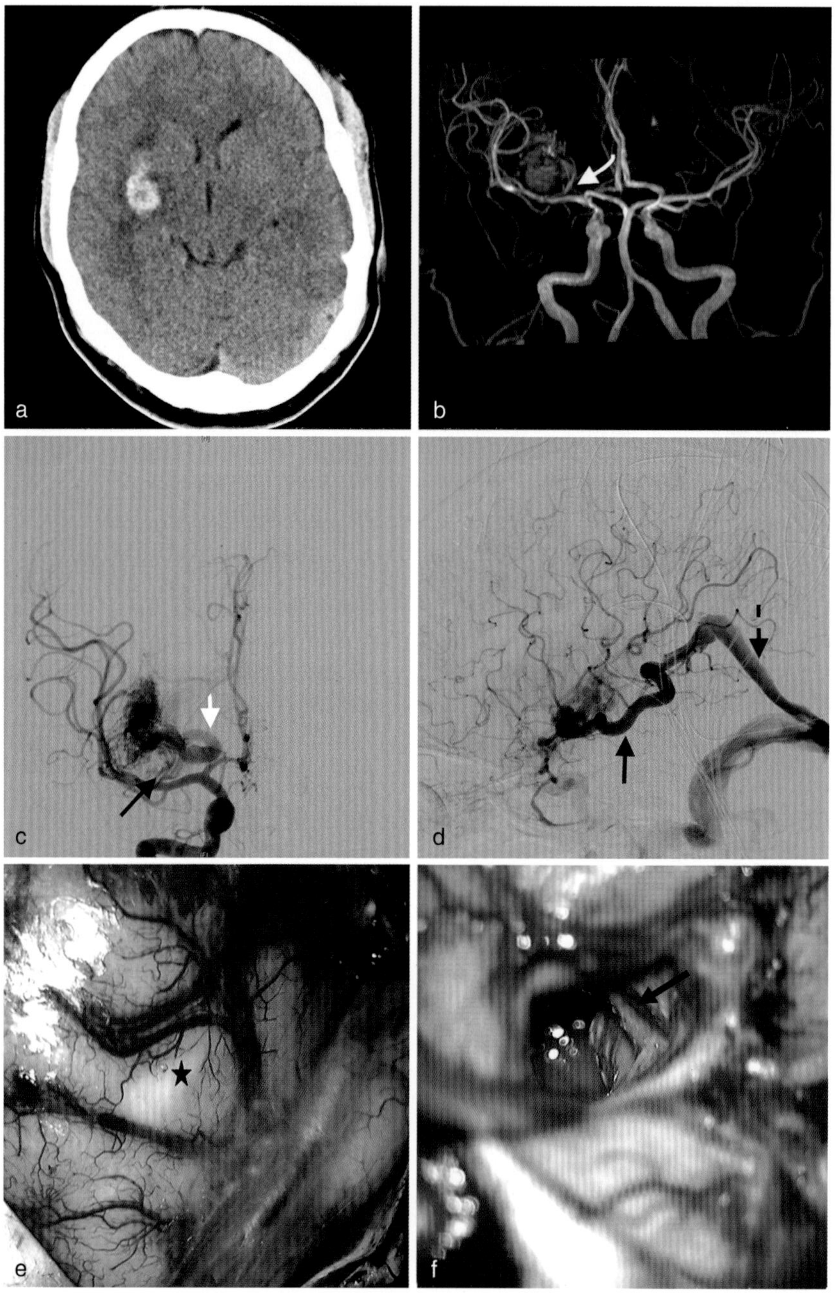

图 17.2 经右侧翼点入路治疗一例 Spetzler-Martin Ⅲ级基底节动静脉畸形。患者突发意识障碍。a. 急诊 轴位 CT 见右侧基底节出血。在诊断过程中进行了 MRI 检查。b. MRA 显示一个动静脉畸形病灶位于右侧的大脑中动脉 M1 段上方。白色箭头指向一段已扩张的豆纹动脉。c. 正位 DSA 显示病灶大小为 2cm × 1.5cm，由豆纹动脉穿支（黑色箭头）供血。可见病灶的内侧面有一条早期引流静脉（白色箭头）。d. 动静脉畸形病灶的侧位造影。该静脉引流入 Rosenthal 基底静脉（实柄箭头）并最终汇入直窦（虚柄箭头）。e、f. 翼点开颅术的术中影像。e. 经额下回进行皮质造瘘，与大脑外侧裂（★）相邻。通过该入路最易到达血肿和病灶的供血动脉。f. 清除血肿，在血肿腔壁上可见第一支豆纹动脉（黑色箭头）

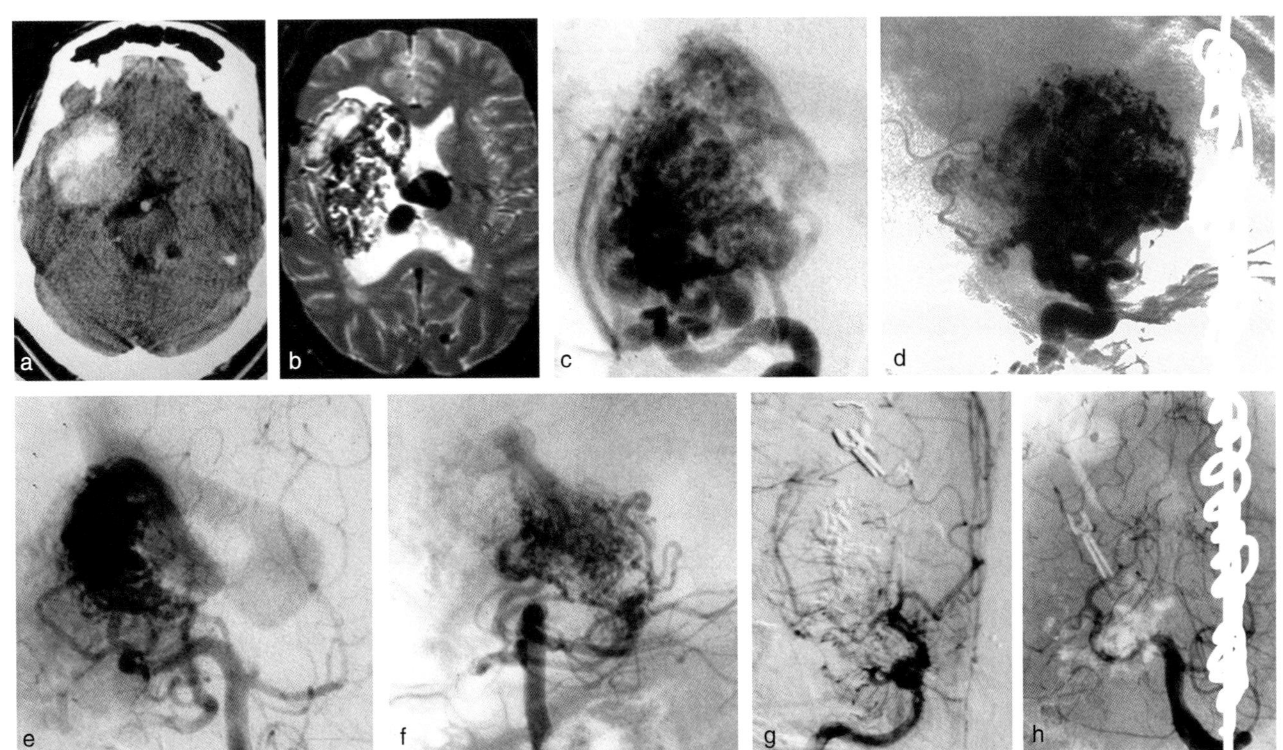

图 17.3　患者男性，28 岁，首发症状为出血，丘脑和基底节区巨型 V 级动静脉畸形。质子束放射外科治疗后发生 3 次出血，致左上肢无力。a. 患者第 4 次出血时的轴位 CT 图像。b. 动静脉畸形的轴位 MRI 图像。放射外科治疗 9 年后，血管造影显示病灶并未改变，右侧颈内动脉前后位像（c）和侧位像（d），椎基底动脉前后位像（e）和侧位像（f）。随后患者进行 4 次血管内介入栓塞治疗及 3 次显微外科手术切除术。术后颈内动脉前后位像（g）及椎基底动脉前后位像（h）。除象限盲外，患者未出现新的神经功能缺损

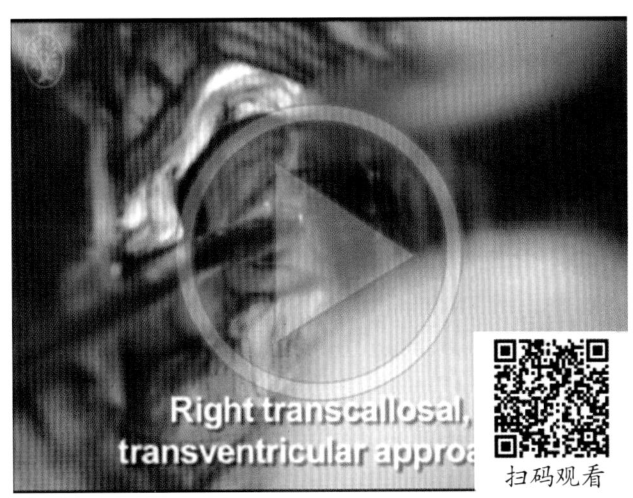

视频 17.1　该视频展示了一例额顶部巨型 V 级动静脉畸形（图 17.3 中的患者）的切除过程。在放射外科治疗和血管内介入栓塞治疗后患者出现脑室扩张。患者在接受 4 次血管内介入栓塞治疗后又经历经胼胝体脑室入路、经额纵裂胼胝体入路和经顶纵裂胼胝体入路 3 种入路方式的显微外科手术

https://www.thieme.de/de/q.htm?p=opn/tp/293510101/ 9781626237308_c017_v001&t=video

畸形，显微外科手术切除通常不是最佳选择——通常选择放射外科治疗。手术切除脑干实质内的动静脉畸形很困难[46–48]。软脑膜表面动静脉畸形的手术方式目前采用原位闭塞技术，因为供血动脉和病灶（可能部分埋入或附着于脑干）的剥离可导致术后神经功能缺损[3,49–50]。因此，不需要从软脑膜上切除供血动脉，只需要将其电凝并阻断，并用吲哚菁绿视频血管造影术确认静脉已被分离。一旦供血动脉被完全阻断，引流静脉随后被电凝、剪除或依次阻断，这时已将病灶从供血动脉和引流静脉中孤立出来，不需要试图切除病灶，留于原位即可。

根据解剖位置的不同，脑干软脑膜动静脉畸形可被分为6种[3]：①在大脑脚间并与第Ⅲ对脑神经相关的中脑前部病灶；②位于顶盖部位的中脑后部病灶；③在基底沟和侧部三叉神经根间以及在桥延沟下的脑桥前部病灶；④在第Ⅴ对脑神经根部中间和桥小脑外侧裂间的脑桥侧部病灶；⑤在前外侧沟和第Ⅻ对脑神经根前的延髓前侧病灶；⑥在橄榄前沟外侧和舌下神经根处的延髓外侧病灶，在小脑后下动脉的P2段处[3]。在菱形窝处的动静脉畸形病灶虽极罕见，但可通过枕下中线入路到达。手术治疗这些病灶的入路取决于其位置和供血动脉的来源。对中脑前部的动静脉畸形的手术入路可采取前文描述的经侧裂入路，若需要可增加眶颧截骨术。对中脑后部动静脉畸形病灶可采用幕下小脑上入路和枕部经小脑幕入路（见上文）。脑桥前部动静脉畸形通常是单边的，因此，对脑桥前部和外侧的动静脉畸形病灶均可采用乙状窦后入路[3]。对于中脑或脑桥中脑部位的动静脉畸形，如果病灶在这些结构[30]（图17.4）的外侧或前部，可采用颞下入路或颞下经岩骨入路。对延髓前部或外侧的动静脉畸形可通过远外侧入路进行切除。

经乙状窦后入路治疗脑干动静脉畸形

经乙状窦后入路可用于治疗位于脑桥前部或外侧的动静脉畸形。行乙状窦后入路手术时患者可取坐位、半坐位、侧卧或仰卧位；将头最大限度地旋转到对侧。在侧卧或侧俯卧位时必须垫起腋下[51]，该姿势的目的是使乳突处于术野的最高点，并使岩骨垂直于地面。该入路也可以采用半坐位[52]。需监测所有相关脑神经——对于脑桥动静脉畸形，我们要监测第Ⅴ、Ⅶ和Ⅷ对脑神经。如果病灶或供血动脉向上或向下延伸，则需要监测其他更多的脑神经。常规对四肢进行SSEP和MEP监测。通常做“S”形皮肤切口，从横窦外侧的上方沿曲线到达枕骨大孔附近的中线，并在中线处向下延伸到上颈部。一旦肌肉从它们附着的枕骨上分离，即可行经乙状窦后入路开颅术并暴露横窦和乙状窦边缘。硬脑膜以窦部为基底“K”形剪开，在小脑延髓池外侧释放脑脊液以获取更大的手术视野，进一步的手术过程如上文所述。基于术前MRA导航可帮助识别供血动脉和进一步实施原位电凝。

远外侧入路治疗延髓软脑膜动静脉畸形

患者采用改良公园长椅位，头部屈曲至下颌距离胸骨1cm，向病变对侧旋转，向对侧肩膀外侧屈曲30°以增大寰椎和枕骨髁的角度。马蹄形头皮切口从乳突沟后（内侧面）延伸至中线（图17.5、图17.6，视频17.2），或者也可使用“S”形头皮切口，由耳后区垂直向下经枕外隆突和乳突之间的中点，并在其下部转至颈部中线处[53]。颈部肌肉从枕骨处分离，单层反折，以暴露从乳突到中线和从横窦上部到第1颈椎下部的枕骨。同侧半的第1颈椎后弓通过骨膜下剥离而暴露。椎动脉需要与第1颈椎椎弓分离。切除第1颈椎椎板，行乙状窦后入路开颅术以暴露乙状窦。钻孔去除枕骨大孔外侧缘，并向外侧钻孔至髁窝与髁突的中1/3处。在椎动脉入硬脑膜处内侧“C”形剪开硬膜（图17.6）。这种暴露方式避免了对小脑、脑干或脊髓不必要的牵拉[54]（视频17.2）。

17.6 术后管理和预后

患者术后需在 ICU 观察 24~48h。术后护理中最重要的环节为严格控制血压。如果在手术结束时止血良好，可将目标 MAP 设定为 65~75mmHg。但若出现止血困难或脑组织水肿，就需要把目标 MAP 设定为 60~65mmHg。术后第 2 天，把目标 MAP 放宽至 75~90mmHg。若第 3 天患者情况稳定，可控制其血压升至正常水平并允许下床。关于行动静脉畸形切除术的患者出现术后脑水肿与出血症状的原因，现有

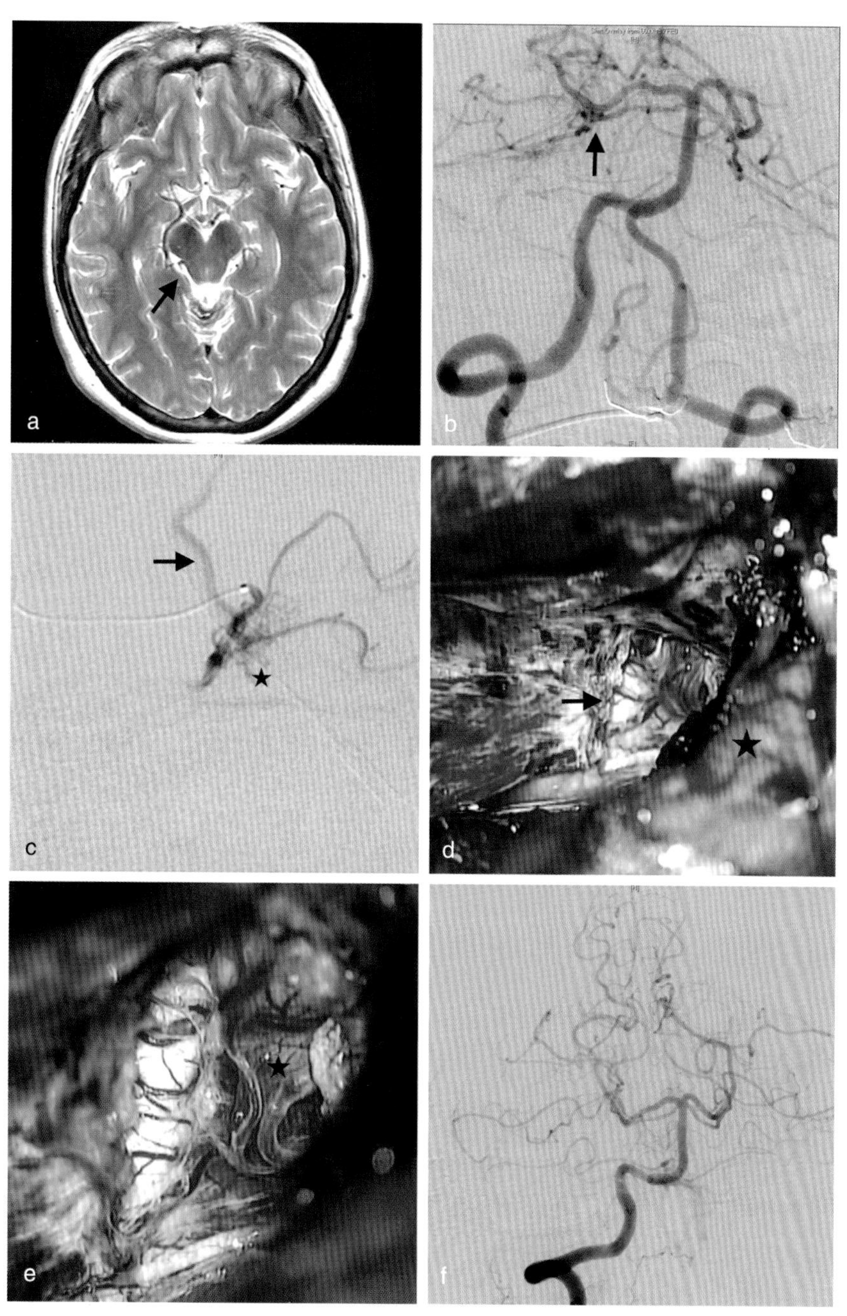

图 17.4　一例表现为出血症状的脑干（中脑）动静脉畸形，为 Spetzler-Martin Ⅲ级动静脉畸形。a. 轴位 T2 加权 MRI 成像显示上蚓部有含铁血黄素沉积，中脑左侧后外侧软脑膜表面有异常血管（箭头）。b. 前后位造影显示病灶（箭头）由右侧小脑上动脉供血。c. 右侧小脑上动脉远端超选择性造影显示病灶（★）和汇入直窦的引流静脉（箭头）。d. 术中影像。采用颞下入路，在保护滑车神经（Ⅳ）过程中，牵拉颞叶（★）并电凝及切断小脑幕（箭头）。e. 放大手术视野后显示软脑膜动静脉畸形（★）。f. 术后前后位血管造影显示病灶无残留

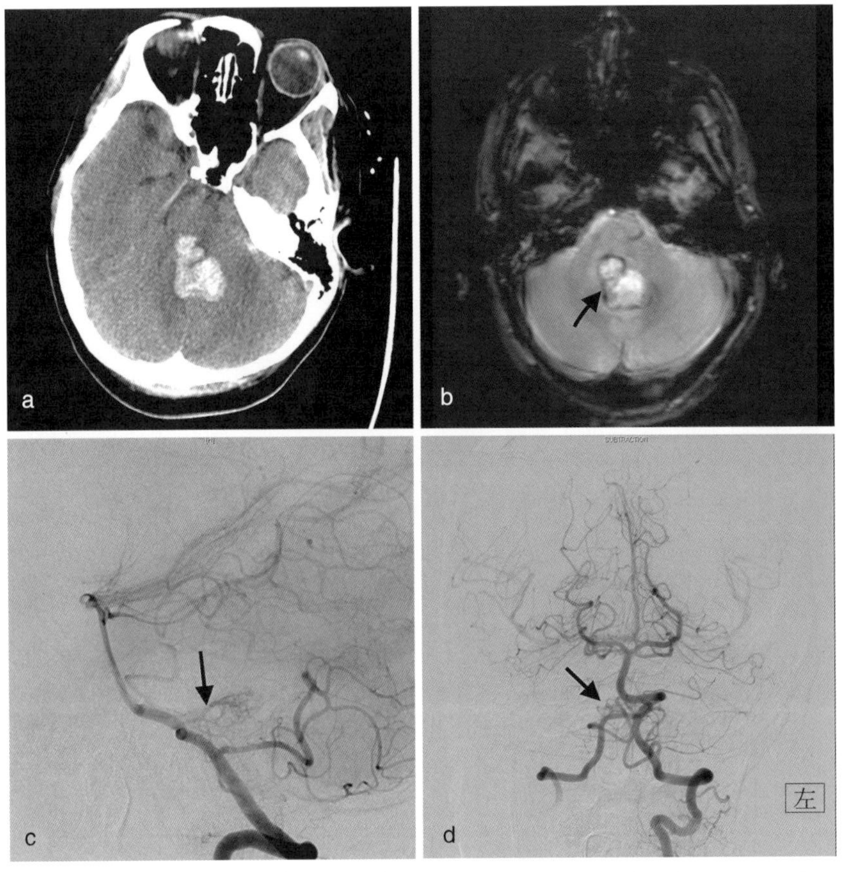

图 17.5 脑干动静脉畸形术前影像。a. 轴位 CT 成像显示脑桥背外侧部大量出血，蔓延至中小脑脚。b. 轴位 T2 加权 MRI 显示脑干旁血流间隙（箭头）。左椎血管侧位（c）和前后位（d）造影显示右侧脑桥延髓连接处附近的病灶（箭头），由右椎动脉 V4 段分支供血

两种理论。经典的正常灌注压突破理论认为是血管对二氧化碳的反应和自动调节能力消失所致[55]。因此，需要最大限度扩张血管以维持充足的血液流向正常脑组织。当畸形团被切除后，这些缓慢扩张的低阻力血管缺乏自动调节能力，在短时间流经高流量的血液时容易造成毛细血管出血，形成脑实质出血。另一种理论是闭塞性充血理论，认为是动静脉畸形供血动脉血流停滞导致水肿和出血。此外，切除的病灶周围脑组织的引流静脉阻塞导致了进一步充血、再充血及进一步的动脉阻滞[56]。过度通气、高压氧和一氧化氮的使用可预防这种致命的并发症[57]。我们建议，无论是否在术前行栓塞治疗，在进行脑部动静脉畸形切除术后，都要维持到正常血压低值。

对术前发生过癫痫的患者建议术后行抗癫痫治疗。除非手术在杂交手术室完成，我们常规在术后住院期间复查脑血管造影。

随访时发现一些因素影响患者的术后神经功能状态。这些危险因素包括治疗方式的选择（手术治疗预后最好，而立体定向放射外科治疗其次，单纯血管内介入栓塞疗效最差），治疗前对 122 例患者行 mRS 评分和 Spetzler-Martin 评分[58]。在我们进行综合治疗的 122 例基底节和丘脑动静脉畸形病例中，32% 的病例预后佳（mRS = 0 分或 1 分），49% 的病例预后良好（mRS = 2 分或 3 分），而 6.6% 的病例预后不良（mRS = 4 分或 5 分）。9 例患者死亡，死亡率为 8.2%，其中 4 例在非手术治疗期间因发生再出血而死亡。也有相关研究报道，通过显微外科手术治疗的基底节或丘脑动静脉畸形患者中有 93.4% 预后良好。80% 的接受手术治疗的运

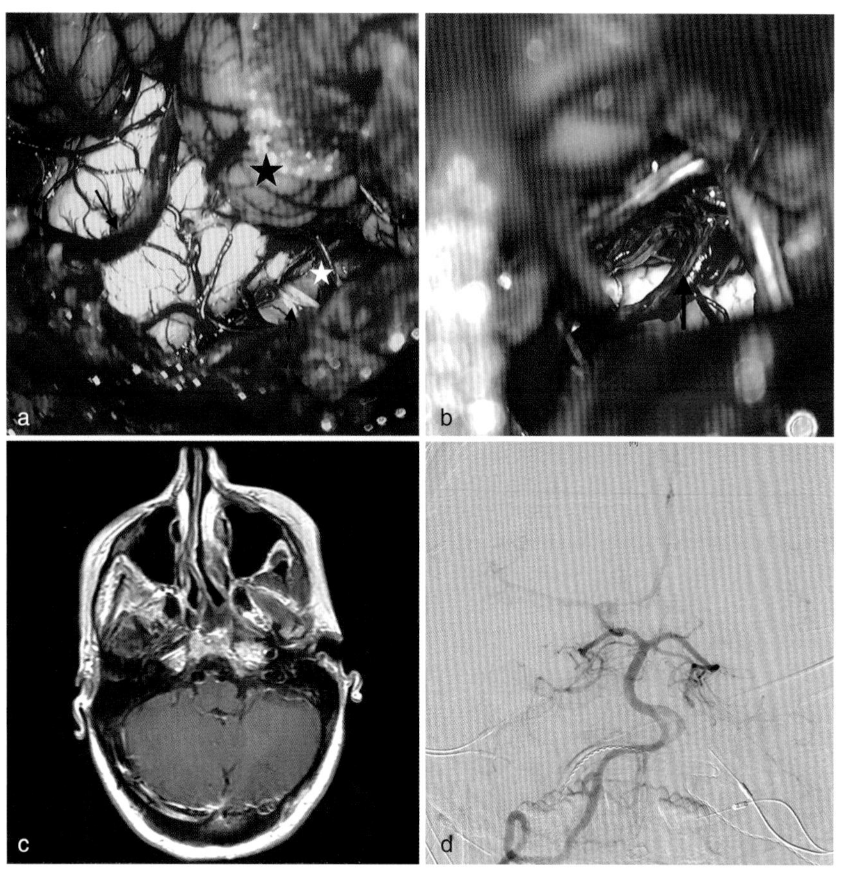

图 17.6 图 17.5 中患者的术中及术后动静脉畸形影像。对此患者通过远外侧入路进行手术。a. 打开硬脑膜和牵拉小脑（★）后的初始视图，可见右侧小脑后下动脉（实柄箭头）、椎动脉（☆） 和一些脑神经根部（虚柄箭头）。b. 软脑膜动静脉畸形和供血动脉（箭头）的放大图像。c. 术后 T1 加权增强 MRI 显示术后改变，无异常血管。d. 术后血管造影前后位显示无病灶残留

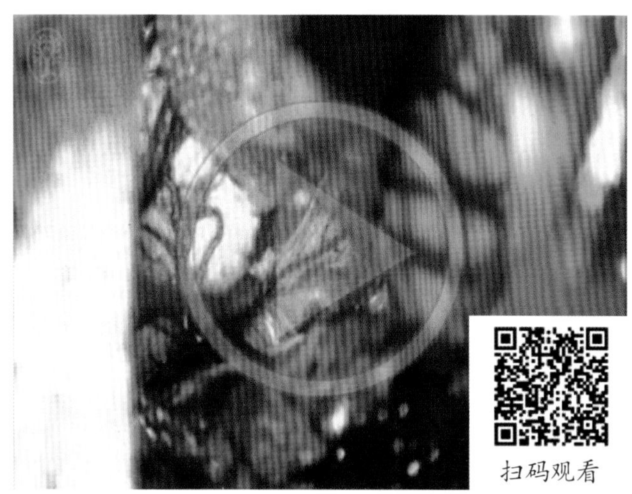

视频 17.2 脑桥背外侧动静脉畸形经远外侧入路切除术，为图 17.5 和图 17.6 所描述的动静脉畸形的部分切除手术和电凝过程。患者采用俯卧位，采取枕下开颅术进行手术。在枕髁处打孔以到达脑干的侧面。牵拉小脑扁桃体和小脑半球进行手术操作。病灶被部分切除，在原位电凝附着在脑干软脑膜表面的血管。图 17d 显示病灶完全闭塞

动功能有所改善或保持不变[5]。因此，该部位畸形团术前必须经过包含神经外科、神经介入科及放射治疗科医生的多学科仔细评估，依据患者的临床状况、血管构筑、畸形团位置，采用个体化的治疗方案，以达到切除病灶的目的。

参考文献

[1] Lawton MT, Hamilton MG, Spetzler RF. Multimodality treatment of deep arteriovenous malformations: thalamus, basal ganglia, and brain stem. Neurosurgery, 1995, 37(1): 29–35, discussion 35–36

[2] Paulsen RD, Steinberg GK, Norbash AM, et al. Embolization of basal ganglia and thalamic arteriovenous malformations. Neurosurgery, 1999, 44(5):991–996, discussion 996–997

[3] Han SJ, Englot DJ, Kim H, et al. Brainstem arteriovenous malformations: anatomical subtypes, assessment of " occlusion in situ " technique, and micro-surgical results. J Neurosurg, 2015, 122(1):107–117

[4] Wilkins RH. Natural history of intracranial vascular malformations: a review. Neurosurgery, 1985, 16(3):421–430

[5] Sasaki T, Kurita H, Saito I, et al. Arteriovenous malformations in the basal ganglia and thalamus: management and results in 101 cases. J Neurosurg, 1998, 88(2):285–292

[6] Mahalick DM, Ruff RM, Heary RF, et al. Preoperative versus postoperative neuropsychological sequelae of arteriovenous malformations. Neurosurgery, 1993, 33(4): 563–570, discussion 570–571

[7] Fleetwood IG, Marcellus ML, Levy RP, et al. Deep arteriovenous malformations of the basal ganglia and thalamus: natural history. J Neurosurg, 2003, 98(4):747–750

[8] Han SJ, Englot DJ, Kim H, et al. Brainstem arteriovenous malformations: anatomical subtypes, assess-ment of " occlusion in situ " technique, and micro-surgical results. J Neurosurg, 2015, 122(1):107–117

[9] Torné R, Rodríguez-Hernández A, Arikan F, et al. Posterior fossa arteriovenous malformations: significance of higher incidence of bleeding and hydrocephalus. Clin Neurol Neurosurg, 2015, 134:37– 43

[10] Aboukaïs R, Marinho P, Baroncini M, et al. Ruptured cerebral arteriovenous malformations: outcomes analysis after microsurgery. Clin Neurol Neurosurg, 2015, 138:137–142

[11] Shi YQ, Chen XC. Surgical treatment of arteriovenous malformations of the striatothalamocapsular region. J Neurosurg, 1987, 66(3):352–356

[12] Potts MB, Young WL, Lawton MT, et al. Deep arteriovenous malformations in the basal ganglia, thalamus, and insula: microsurgical management, techniques, and results. Neurosurgery, 2013, 73(3): 417– 429

[13] Hurst RW, Berenstein A, Kupersmith MJ, et al. Deep central arteriovenous malformations of the brain: the role of endovascular treatment. J Neurosurg, 1995, 82(2):190–195

[14] Richling B, Bavinzski G. Arterio-venous malformations of the basal ganglia. Surgical versus endovascular treatment. Acta Neurochir Suppl (Wien), 1991, 53:50–59

[15] Andrade-Souza YM, Zadeh G, Scora D, et al. Radiosurgery for basal ganglia, internal capsule, and thalamus arteriovenous malformation: clinical outcome. Neurosurgery, 2005, 56(1):56–63, discussion 63–64

[16] Ding D, Starke RM, Yen C-P, et al. Radiosurgery for cerebellar arteriovenous malformations: does infratentorial location affect outcome? World Neurosurg, 2014, 82(1–2):e209–e217

[17] Hernesniemi JA, Dashti R, Juvela S, et al. Natural history of brain arteriovenous malformations: a long-term follow-up study of risk of hemorrhage in 238 patients. Neurosurgery, 2008, 63(5):823–829, discussion 829–831

[18] Gross BA, Du R. Natural history of cerebral arteriovenous malformations: a meta-analysis. J Neurosurg, 2013, 118(2): 437–443

[19] Koga T, Shin M, Terahara A, et al. Outcomes of radiosurgery for brainstem arteriovenous malformations. Neurosurgery, 2011, 69(1):45–51, discussion 51–52

[20] Nozaki K, Hashimoto N, Kikuta K, et al. Surgical applications to arteriovenous malformations involving the brainstem. Neurosurgery, 2006, 58(4) Suppl 2:ONS–270–ONS–278, discussion ONS–278–ONS–279

[21] Drake CG, Friedman AH, Peerless SJ. Posterior fossa arteriovenous malformations. J Neurosurg, 1986, 64(1):1–10

[22] Fults D, Kelly DL Jr. Natural history of arteriovenous malformations of the brain: a clinical study. Neurosurgery, 1984, 15(5):658–662

[23] Lawton MT, Kim H, McCulloch CE, et al. A supplementary grading scale for selecting patients with brain arteriovenous malformations for surgery. Neurosurgery, 2010, 66(4):702–713, discussion 713

[24] Pan J, He H, Feng L, et al. Angioar-chitectural characteristics associated with complications of embolization in supratentorial brain arteriovenous malformation. Am J Neuroradiol, 2014, 35(2):354–359

[25] Gamble AJ, Schaffer SG, Nardi DJ, et al. Awake craniotomy in arteriovenous malformation surgery: the usefulness of cortical and subcortical mapping of language function in selected patients. World Neurosurg, 2015, 84(5):1394–1401

[26] Abdulrauf SI. Awake craniotomies for aneurysms, arteriovenous malformations, skull base tumors, high flow bypass, and brain stem lesions. J Craniovertebr Junction Spine, 2015, 6(1):8–9

[27] Iwama T, Hashimoto N, Todaka T, et al. Resection of a large, high-flow arteriovenous malformation during hypotension and hypothermia induced by a percutaneous cardiopulmonary support system. Case report. J Neurosurg, 1997, 87(3):440–444

[28] Ng I, Hwang PY, Kumar D, et al. Surgical planning for microsurgical excision of cerebral arterio-venous malformations using virtual reality technology. Acta Neurochir (Wien), 2009, 151(5):453–463, discussion 463

[29] Wang H, Ye ZP, Huang ZC, et al. Intraoperative ultrasono-

graphy combined with indocyanine green video-angiography in patients with cerebral arteriovenous malformations. J Neuroimaging, 2015, 25(6):916–921

[30] Steinberg GK, Chang SD, Gewirtz RJ, et al. Microsurgical resection of brainstem, thalamic, and basal ganglia angiographically occult vascular malformations. Neurosurgery, 2000, 46(2):260–270, discussion 270–271

[31] Hernesniemi J, Romani R, Lehecka M, et al. Present state of microneurosurgery of cerebral arteriovenous malformations. Acta Neurochir Suppl (Wien), 2010, 107:71–76

[32] Yamada S, Iacono RP, Mandybur GT, et al. Endoscopic procedures for resection of arteriovenous malformations. Surg Neurol, 1999, 51(6):641–649

[33] Hashimoto H, lida J, Hironaka Y, et al. Surgical management of cerebral arteriovenous malformations with intraoperative digital subtraction angiography. J Clin Neurosci, 2000, 7 Suppl 1:33–35

[34] Ellis MJ, Kulkarni AV, Drake JM, et al. Intraoperative angiography during microsurgical removal of arteriovenous malformations in children. J Neurosurg Pediatr, 2010, 6(5): 435–443

[35] Park J, Hamm IS. Anterior interhemispheric approach for distal anterior cerebral artery aneurysm surgery: preoperative analysis of the venous anatomy can help to avoid venous infarction. Acta Neurochir (Wien), 2004, 146(9): 973–977, discussion 977

[36] Sato T, Sasaki T, Matsumoto M, et al. Thalamic arterio–venous malformation with an unusual draining system–case report. Neurol Med Chir (Tokyo), 2004, 44(6):298–301

[37] Santi L, Tomita T. The occipital transtentorial approach for cerebellar arteriovenous malformation in a child. Childs Nerv Syst, 2000, 16(3):129–133

[38] Salcman M, Nudelman RW, Bellis EH. Arteriovenous malformations of the superior cerebellar artery: excision via an occipital transtentorial approach. Neurosurgery, 1985, 17(5):749–756

[39] Sanai N, Mirzadeh Z, Lawton MT. Supracerebellar-supratrochlear and infratentorial-infratrochlear approaches: gravity-dependent variations of the lateral approach over the cerebellum. Neurosurgery, 2010, 66(6) Suppl Operative:264–274, discussion 274

[40] Arnaout OM, Gross BA, Eddleman CS, et al. Posterior fossa arteriovenous malformations. Neurosurg Focus, 2009, 26(5):E12

[41] Batjer H, Samson D. Arteriovenous malformations of the posterior fossa. Clinical presentation, diagnostic evaluation, and surgical treatment. J Neurosurg, 1986, 64(6):849–856

[42] Chyatte D. Vascular malformations of the brain stem. J Neurosurg, 1989, 70 (6):847–852

[43] Hosoda K, Fujita S, Kawaguchi T, et al. A transcondylar approach to the arteriovenous malformation at the ventral cervicomedullary junction: report of three cases. Neurosurgery, 1994, 34(4):748–752, discussion –752–753

[44] Solomon RA, Stein BM. Management of arteriovenous malformations of the brain stem. J Neurosurg, 1986, 64(6): 857–864

[45] Sugiura K, Baba M. Total removal of an arteriovenous malformation embedded in the brain stem. Surg Neurol, 1990, 34(5):327–330

[46] Yagmurlu K, Rhoton AL Jr, Tanriover N, et al. Three-dimensional microsurgical anatomy and the safe entry zones of the brainstem. Neurosurgery, 2014, 10 Suppl 4:602–619, discussion 619–620

[47] Recalde RJ, Figueiredo EG, de Oliveira E. Microsurgical anatomy of the safe entry zones on the anterolateral brainstem related to surgical approaches to cavernous malformations. Neurosurgery, 2008, 62(3) Suppl 1:9–15, discussion 15–17

[48] Kyoshima K, Kobayashi S, Gibo H, et al. A study of safe entry zones via the floor of the fourth ventricle for brain-stem lesions. Report of three cases. J Neurosurg, 1993, 78(6): 987–993

[49] Steiger HJ, Hänggi D. Retrograde venonidal microsurgical obliteration of brain stem AVM: a clinical feasibility study. Acta Neurochir (Wien), 2009, 151(12): 1617–1622

[50] Velat GJ, Chang SW, Abla AA, et al. Microsurgical management of glomus spinal arteriovenous malformations: pial resection technique: clinical article. J Neurosurg Spine, 2012, 16(6):523–531

[51] Tatagiba MS, Roser F, Hirt B, et al. The retrosigmoid endoscopic approach for cerebellopontine-angle tumors and microvascular decompression. World Neurosurg, 2014, 82(6) Suppl:S171–S176

[52] Samii M, Metwali H, Samii A, et al. Retrosigmoid intradural inframeatal approach: indications and technique. Neurosurgery, 2013, 73(1) Suppl Operative:ons53–ons59, discussion ons60

[53] Moscovici S, Umansky F, Spektor S. "Lazy" far-lateral approach to the anterior foramen magnum and lower clivus. Neurosurg Focus, 2015, 38(4):E14

[54] Ito M, Yamamoto T, Mishina H, et al. Arteriovenous malformation of the medulla oblongata supplied by the anterior spinal artery in a child: treatment by microsurgical obliteration of the feeding artery. Pediatr Neurosurg, 2000, 33(6):293–297

[55] Spetzler RF, Wilson CB, Weinstein P, et al. Normal perfusion pressure breakthrough theory. Clin Neurosurg, 1978, 25: 651–672

[56] al-Rodhan NR, Sundt TM Jr, Piepgras DG, et al. Occlusive hyperemia: a theory for the hemodynamic complications following resection of intracerebral arteriovenous malformations. J Neurosurg, 1993, 78(2):167–175

[57] Rangel-Castilla L, Spetzler RF, Nakaji P. Normal perfusion pressure breakthrough theory: a reappraisal after 35 years. Neurosurg Rev, 2015, 38(3): 399–404, discussion 404–405

[58] Potts MB, Jahangiri A, Jen M, et al. UCSF Brain AVM Study Project. Deep arteriovenous malformations in the basal ganglia, thalamus, and insula: multimodality management, patient selection, and results. World Neurosurg, 2014, 82(3–4):386–394

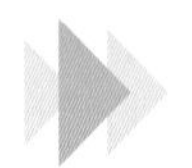

第十八章 脑动静脉畸形出血及其管理

Ross Puffer, Giuseppe Lanzino

摘要：4% 的原发性脑出血由脑动静脉畸形导致，在基于普通人群的研究中，就诊时的动静脉畸形脑出血率为 50%~65%。我们搜起脑动静脉畸形相关文献，明确其出血率和预后，并采取美国心脏协会（AHA）/ 美国卒中协会（ASA）指南和原发性脑出血后血压控制指南（如 ADAPT 和 INTERACT）中的建议，在治疗动静脉畸形脑出血时遵循原发性脑出血的指南。虽然我们根据目前的各种指南采取了最佳药物治疗——将收缩压控制在< 140mmHg、降低颅内压和保持血糖正常，但是患者还是会出现癫痫、血管痉挛及深静脉血栓形成等并发症。即便如此，但总体来说，脑动静脉畸形出血的神经功能预后较原发性脑出血更好。

关键词：脑动静脉畸形；并发症；出血；管理

要 点

- 50%~65% 的脑动静脉畸形表现为脑出血。
- 如果症状随着时间逐渐恶化或者延续到多血管供应区，都提示应该考虑动静脉畸形脑出血的可能。
- 治疗原则和原发性脑出血一致：收缩压< 140mmHg，降低颅内压，保持血糖正常。
- 动静脉畸形破裂后的并发症包括癫痫、血管痉挛（罕见）或深静脉血栓形成。
- 与原发性脑出血相比，动静脉畸形脑出血的神经功能预后较好。

18.1 引 言

动静脉畸形占所有原发性脑出血的 4%，基于人口调查显示，脑动静脉畸形的出血率为 50%~ 65%[1-3]。脑动静脉畸形破裂出血多发生在脑实质内，但至少有 34% 的患者单独表现为脑室出血或脑室出血伴其他部位脑出血，同时有 24% 的患者可能有蛛网膜下腔出血[2-4]。93% 的病例的脑出血是由于动静脉畸形团破裂所致，但脑出血也可能与动静脉畸形伴动脉瘤有关（大约 7%）[3]。脑动静脉畸形患者可能表现为轻微出血，临床上没有明显症状但影像学检查提示出血[5]。脑动静脉畸形破裂出血的神经功能预后比原发性脑出血好。近期有研究指出，脑动静脉畸形出血患者 30d 后 NIHSS 评分明显优于非脑动静脉畸形导致的自发性脑出血［平均（3.9 ± 6.2）*vs.*（13.6 ± 9.5）］[6]。通常脑动静脉畸形患者的年龄更轻，入院时血压更低，GCS 评分也高于自发性脑出血患者[7]。尽管与自发性脑出血比较其预后相对更好，但是脑动静脉畸形破裂出血患者 1 个月内死亡率为 11%，2 年内死亡率上升至 13%。脑动静脉畸形破裂后 1 年，40% 的患者死亡或无法独立生活（mRS ≥ 3 分）[7]。

随着无创影像技术的发展，越来越多的所谓未破裂脑动静脉畸形实际上可找到先前出血的影像学证据，例如动静脉畸形周围脑实质出现磁共振 T2 和 FLAIR 序列上的信号改变，有些病例可见空泡囊肿形成，大概率是由既往亚临床出血造成。脑动静脉畸形切除术后直接观察或组织病理分析也证实了上述观点[5]。这部分患者通常经历过亚临床出血，出血时没有或仅有轻微的症状。能否通过这些发现推演出脑动静脉畸形的自然病程，目前尚不清楚。但是，这些发现却强调了一点：并非所有的未破裂脑动静脉畸形都是相同的，因为有些患者可能会出现无临床症状的出血[5]。

18.2 资料与方法

我们搜集了目前关于脑动静脉畸形的文献，明确脑动静脉畸形的出血率及其预后，并从 AHA/ASA 指南和原发性脑出血血压控制指南（如 ADAPT 和 INTERACT）中获得建议，提出脑出血的最佳药物治疗方式[8-10]。

18.3 结果与讨论

18.3.1 脑动静脉畸形出血的初步治疗

如前所述，50%~65% 脑动静脉畸形患者初诊时表现为脑出血，首发症状主要与出血位置及程度相关[2-3]。局灶性小出血或轻微的蛛网膜下腔出血可能表现为头痛或伴有与出血程度及位置相关的局灶症状。靠近皮质的出血可能导致临床可见的癫痫发作（累及超过 33% 的患者）。事实上，由于癫痫可能提示有脑出血，即使没有出现头痛症状，当脑动静脉畸形表现为临床可见的癫痫发作时，应该仔细评估。深部以及紧邻功能区的病灶可能会表现出运动、感觉、语言或视觉症状[11]。脑动静脉畸形相关的出血可能累及多个血管供血区域，这可成为线索，引导临床医生怀疑该病例为脑动静脉畸形破裂出血而不是原发性脑出血。这些症状会随着血肿形成、局部脑组织受压和颅内压增高在数分钟至数小时内恶化，这与脑动脉瘤破裂蛛网膜下腔出血不同。脑动静脉畸形破裂出血通常是在数分钟至数小时内进展，而脑动脉瘤破裂出血引起的头痛是突然急性发作至最大程度。脑实质内大出血和（或）脑室内出血可导致意识水平下降，最终发展至昏迷。

脑动静脉畸形的初步治疗大体上遵从原发性脑出血的指南，心肺支持以及转运到专门的医疗机构是初步治疗的关键。患者的生命体征平稳后，需进行神经影像检查来确定出血的位置、大小以及出血的来源。首先应该进行颅脑 CT 检查（Ⅰ级，A 类证据）[9]，根据出血的位置、临床因素以及患者的年龄考虑为脑动静脉畸形出血时可进行颅脑 CTA。这些检查方法可快速识别可能需要紧急减压手术的脑动静脉畸形患者，并可发现伴发的脑动脉瘤。尽管现代 CTA 技术已经取得了明显的进步，但经导管的 DSA 检查仍然是金标准。如果考虑出血来源于脑动静脉畸形，应该进一步行 DSA 检查（Ⅱa 级，B 类证据）[9]。如果患者无须紧急行减压手术，应尽可能在 24h 内行 DSA 检查，这可以明确是否伴发脑动脉瘤，同时明确可能的出血来源（图 18.1）[12]。

完成初步评估后，需将患者转到重症监护室（ICU），由专职的神经内外科重症团队管理。专业神经重症护士和护工的护理可明显降低原发性脑出血患者的死亡率（Ⅰ级，B 类证据）[9,13]。

18.3.2 重症监护和内科治疗

ICU 中对脑动静脉畸形出血患者有多项治疗注意事项。血压管理指南来自原发性脑出血的相关研究，研究表明收缩压持续≥ 140mmHg 可能与血肿扩大及预后不良有关[14]。尽管以往一直担心快速降低收缩压会导致血肿周围脑组织的血流减少，但近期多中心临床研究（包括 ADAPT、INTERACT）已经证明，快速降低收缩压并不会影响血肿周围脑组织的血流，因此是安全的，甚至可以改善预后[8,10]。即使这些研究是针对原发性脑出血患者进行的，但是建议在动静脉畸形出血时，也应将收缩压控制在 140mmHg 以下，以避免血肿扩大。

如果血肿足够大或脑室出血继发脑积水，脑动静脉畸形出血可导致颅内压增高。对于血肿局限或轻微脑室出血的病例，则不需要进行颅内压监测。如果影像学检查发现脑积水征象或根据临床症状不能可靠地判断颅内压情况（GCS＜8分），则可以考虑通过脑室外引流或植入颅内压监测仪来进行颅内压监测。作者建议，对于影像学表现为脑积水的患者均应行脑室外引流术，因为这既可以用作颅内压监测，也可以治疗颅内高压。当使用颅内压监测时，脑灌注压应该维持在50~70mmHg（Ⅱb级，C类证据）。在进行任何有创性操作或植入脑室外引流装置之前，应该确定动静脉畸形的位置及引流静脉的类型，从而避免动静脉畸形的机械性创伤。

在ICU中应常规监测血糖，曾有研究指出，高血糖可能导致脑出血患者预后不佳[15-17]。有些学者建议采用强化血糖控制方案，从静脉通路使用胰岛素，维持血糖在80~110mg/dL。但是最近有证据表明强化血糖控制反而有害，因为其可能导致低血糖进而造成预后不良[18-21]。目前指南建议ICU应该监测血糖，保持血糖处于正常水平（Ⅰ级，C类证据）[9]。

18.3.3 并发症

脑动静脉畸形出血后可能再出血。根据作者的经验，再出血后患者通常出现更严重甚至是致命性并发症。这些患者的血管影像往往能见到静脉淤滞和静脉曲张等流出道梗阻的证据。

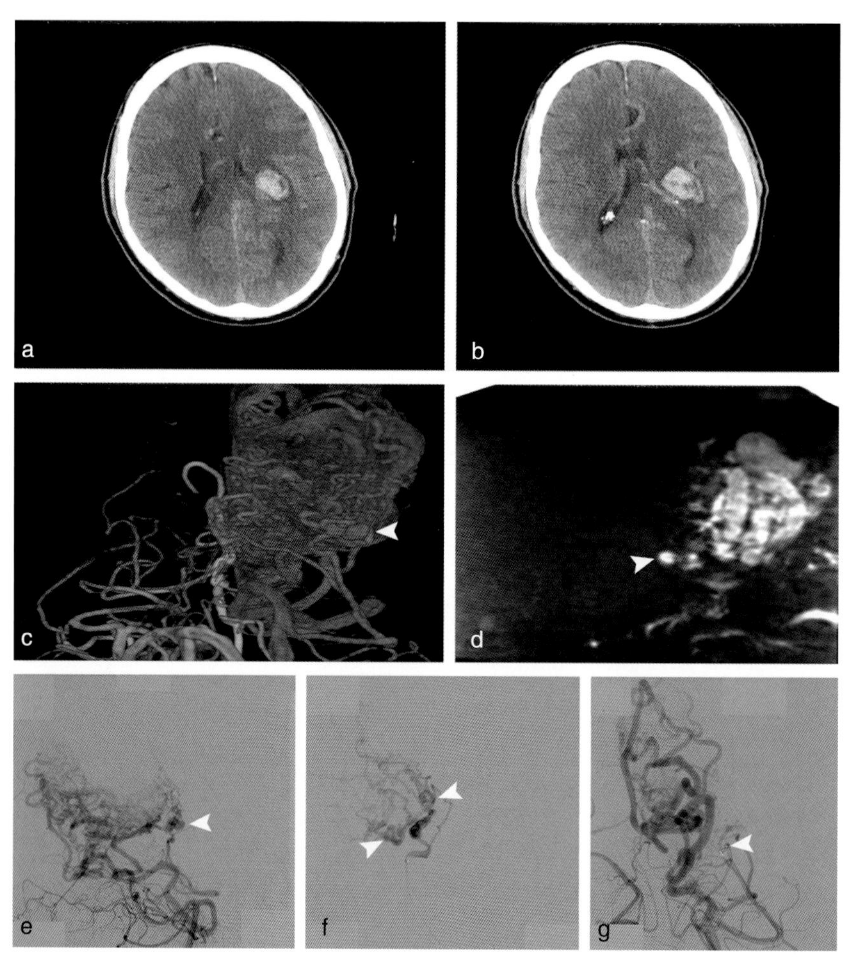

图 18.1 选择性阻断破裂脑动静脉畸形的出血点。63岁的男性患者，2007年因癫痫发作诊断为脑动静脉畸形，由于是未破裂动静脉畸形且手术风险较大，所以当时不推荐治疗。9年后，患者突发头痛伴左侧肢体无力。a、b.颅脑CT提示大脑深部出血。c.左侧椎动脉造影提示弥散动静脉畸形伴周围型动脉瘤（箭头）。d.3D血管成像显示动静脉畸形团块和周围型动脉瘤（箭头）。e.动态CT提示周围型动脉瘤与出血相连且在出血正中位置（箭头）。因此，这些动脉瘤是出血最可能的原因。f.将导管超选进入供血血管，更清晰地观察周围型动脉瘤的异常结构（箭头）。g.用可拆卸弹簧圈阻断动脉瘤的供血动脉（箭头）降低出血风险

在某些病例中，动静脉畸形引流通道可能出现不同程度的血栓形成，导致破裂过程已经启动，而周边引流静脉遭受的压力亦随之异常升高，从而增加了早期再出血的风险。血肿压迫静脉流出道会进一步导致动静脉畸形自身血流动力学变化，这可能导致进一步出血。在另一些情况下，动静脉畸形供血动脉沿途的穿支血管上伴有假性动脉瘤，这也可能是脑出血的来源（图18.1）。鉴于这些假性动脉瘤可能会恶化（进一步增长或破裂）或消退（自发性血栓形成），务必进行严密的动态性影像学随访。如果临床影像学证据表明脑出血和动脉瘤相关，则应该按照动脉瘤破裂蛛网膜下腔出血来处理此类动静脉畸形伴发的动脉瘤。然而，除了上述的特殊情况以外，脑动静脉畸形早期再出血并不常见。脑动静脉畸形相关出血很少出现迟发性血管痉挛，近期的一项研究显示，基于导管造影术发现的无症状性脑血管痉挛发生率仅为6.3%[22]，明显低于动脉瘤性蛛网膜下腔出血的无症状性血管痉挛率，发生率高达70%[23-25]。尽管目前仍然没有专门的研究进一步探究脑动静脉畸形出血后迟发性血管痉挛发生率低的原因，但有学者认为，血液外溢的血流动力学差异以及脑动静脉畸形内静脉曲张破裂引起氧和血红蛋白浓度降低，可能是动脉痉挛发生率低的原因。

脑动静脉畸形出血后可能会继发癫痫，目前指南建议，临床上存在癫痫时应该服用抗癫痫药治疗（Ⅰ级，A类证据）[9]。患者出现精神状态改变，特别是出现血肿无法解释的神经系统症状和体征时，脑电图可用于诊断潜在的癫痫电活动（Ⅱa级，B类证据）[9]。此外，有癫痫样脑电活动的患者也应该接受抗癫痫治疗（Ⅰ级，C类证据）。临床上无癫痫发作或无脑电癫痫活动的患者无须进行抗癫痫治疗。有研究发现，对于无癫痫发作的脑出血患者，预防性使用苯妥英钠抗癫痫后，90d内预后会更差[26-27]。因此，不建议脑动静脉畸形出血的患者预防性使用抗癫痫药（Ⅲ级，B类证据）[9]。对于皮质受累的脑动静脉畸形，手术前可预防性使用抗癫痫药。

很多脑动静脉畸形出血的患者长期卧床，导致深静脉血栓形成的风险很高，指南推荐对此类患者使用气动加压装置（Ⅰ级，B类证据）[2]。目前尚无预防性肝素抗凝安全使用时机的共识。两项关于原发性脑出血人群的临床试验表明，与脑出血后10d开始使用低分子量肝素相比，脑出血后4d开始用低分子量肝素并不增加再出血风险，同时也不影响深静脉血栓发生率[28-29]。目前的建议是，在进行任何肝素抗凝治疗之前，应进行影像学检查证明血肿稳定且无进一步出血迹象。因此，在完成影像学评估后，可以选用低分子量肝素或者普通肝素预防深静脉血栓形成（Ⅱb级，B类证据）[9]。

18.3.4 脑动静脉畸形的手术时机

尽管总体再出血率低，但脑动静脉畸形若存在某些特定结构，仍可能提示有较高的再出血风险，例如单支静脉引流伴或不伴静脉瘀滞或曲张，或者扩张伴有动脉瘤[2,30-34]。当患者需要进行紧急减压手术清除血肿时，建议仅对一些小的、边界清楚的浅表动静脉畸形尝试完整切除。对于大且复杂的动静脉畸形，我们建议先行单纯血肿清除，待患者神经功能恢复稳定后再进行明确的病灶干预[35]。争取到的额外时间可促进残余的血肿液化和血肿周围水肿消退，这可以使术野更清晰，病灶层次更易分离。手术的关键是确定动静脉畸形出血后的静脉流出道，以明确患者是否有因流出道血栓形成导致的超急性再出血的风险。很多时候，动脉畸形出血与其静脉流出道的血栓形成或受压所致畸形团内血流动力学变化有关。这些患者应考虑早期手术或血管内介入栓塞治疗以减少致命性的超急性再出血风险。接受外科手术的患者，建议术前一天常规行血管造影以明确术前即刻的微循环改变。

18.3.5 特殊情况——妊娠期脑出血

妊娠期间的脑动静脉畸形破裂出血的最终治疗选择非常困难。在做出任何决策时都需要特别注意，以尽可能地保护母亲的生命，同时避免使胎儿陷入危险。在进行干预时需尽可能调整治疗及麻醉方案从而避免对胎儿造成不利影响。如果脑动静脉畸形的治疗不是特别急迫，可待分娩后再行手术或血管内介入栓塞治疗。但是，应通知产科医生注意，在分娩过程中明显的血压波动可能会使动静脉畸形破裂出血。如果需要干预，对于小的、表浅的、破裂出血的脑动静脉畸形可考虑行手术切除。为了防止胎儿缺氧以及严重的电解质紊乱，手术期间应避免使用甘露醇和诱导性低血压。在孕妇脑动静脉畸形切除手术过程中，应注意避免严重的失血。

18.4 结　论

脑动静脉畸形相关性出血与动脉瘤性蛛网膜下腔出血不同，甚至与原发性脑出血也不同。超过 50% 的脑动静脉畸形患者以出血为首发表现，临床医生可以根据其出血特点与上述几种类型的出血相鉴别。目前脑动静脉畸形出血的治疗原则仍未得到很好的研究，因此使用的治疗指南都是参照原发性脑出血的重症监护治疗原则。尽管治疗原则基本一致，但与原发性脑出血相比，脑动静脉畸形出血患者的神经功能预后更好。

参考文献

[1] Al-Shahi R, Warlow C. A systematic review of the frequency and prognosis of arteriovenous malformations of the brain in adults. Brain, 2001, 124(Pt 10):1900–1926

[2] Brown RD Jr, Wiebers DO, Torner JC, et al. Frequency of intracranial hemorrhage as a presenting symptom and subtype analysis: a population based study of intracranial vascular malformations in Olmsted Country, Minnesota. J Neurosurg, 1996, 85(1):29–32

[3] Cordonnier C, Al-Shahi Salman R, Bhattacharya JJ, et al. SIVMS Collaborators. Differences between intracranial vascular malformation types in the characteristics of their presenting haemorrhages: prospective, population-based study. J Neurol Neurosurg Psychiatry, 2008, 79(1):47–51

[4] Al-Shahi R, Bhattacharya JJ, Currie DG, et al. Scottish Intracranial Vascular Malformation Study Collaborators. Scottish Intracranial Vascular Malformation Study (SIVMS): evaluation of methods, ICD–10 coding, and potential sources of bias in a prospective, population–based cohort. Stroke, 2003, 34 (5):1156–1162

[5] Abla AA, Nelson J, Kim H, et al. Silent arteriovenous malformation hemorrhage and the recognition of "unruptured" arteriovenous malformation patients who benefit from surgical intervention. Neurosurgery, 2015, 76(5):592–600, discussion 600

[6] Choi JH, Mast H, Sciacca RR, et al. Clinical outcome after first and recurrent hemorrhage in patients with untreated brain arteriovenous malformation. Stroke. 2006; 37(5): 1243–1247

[7] van Beijnum J, Lovelock CE, Cordonnier C, et al. Outcome after spontaneous and arteriovenous malformation-related intracerebral haemorrhage: population-based studies. Brain, 2009, 132(Pt 2):537–543

[8] Butcher KS, Jeerakathil T, Hill M, et al. ICH ADAPT Investigators. The intracerebral hemorrhage acutely decreasing arterial pressure trial. Stroke, 2013, 44(3):620–626

[9] Morgenstern LB, Hemphill JC, Ⅲ , Anderson C, et al. American Heart Association Stroke Council and Council on Cardiovascular Nursing. Guidelines for the management of spontaneous intracerebral hemorrhage: a guideline for healthcare professionals from the American Heart Association/American Stroke Association. Stroke, 2010, 41(9): 2108–2129

[10] Anderson CS, Huang Y, Arima H, et al. INTERACT Investigators. Effects of early intensive blood pressure-lowering treatment on the growth of hematoma and perihematomal edema in acute intracerebral hemorrhage: the Intensive Blood Pressure Reduction in Acute Cerebral Haemorrhage Trial (INTERACT). Stroke, 2010, 41(2): 307–312

[11] Hoffer ASJ, Bambakidis NC, et al. Spontaneous Intracerebral Hemorrhage. 3rd. Philadelphia: Elsevier, 2012

[12] Zacharia BE, Vaughan KA, Jacoby A, et al. Management of ruptured brain arteriovenous malformations. Curr Atheroscler Rep, 2012, 14(4):335–342

[13] Diringer MN, Edwards DF. Admission to a neurologic/neurosurgical intensive care unit is associated with reduced mortality rate after intracerebral hemorrhage. Crit Care Med, 2001, 29(3):635–640

[14] Willmot M, Leonardi-Bee J, Bath PM. High blood pressure in acute stroke and subsequent outcome: a systematic review. Hypertension, 2004, 43 (1):18–24

[15] Fogelholm R, Murros K, Rissanen A, et al. Long term survival after primary intracerebral haemorrhage: a retrospective population based study. J Neurol Neurosurg Psychiatry, 2005, 76(11):1534–1538

[16] Kimura K, Iguchi Y, Inoue T, et al. Hyperglycemia independently increases the risk of early death in acute spontaneous intracerebral hemorrhage. J Neurol Sci, 2007, 255(1–2):90–94

[17] Passero S, Ciacci G, Ulivelli M. The influence of diabetes and hyperglycemia on clinical course after intracerebral hemorrhage. Neurology, 2003, 61(10): 1351–1356

[18] Finfer S, Chittock DR, Su SY, et al. NICE–SUGAR Study Investigators. Intensive versus conventional glucose control in critically ill patients. N Engl J Med, 2009, 360(13): 1283–1297

[19] Oddo M, Schmidt JM, Carrera E, et al. Impact of tight glycemic control on cerebral glucose metabolism after severe brain injury: a microdialysis study. Crit Care Med, 2008, 36(12):3233–3238

[20] van den Berghe G, Wouters P, Weekers F, et al. Intensive insulin therapy in critically ill patients. N Engl J Med, 2001, 345(19):1359–1367

[21] Vespa PM. Intensive glycemic control in traumatic brain injury: what is the ideal glucose range? Crit Care, 2008, 12(5):175

[22] Gross BA, Du R. Vasospasm after arteriovenous malformation rupture. World Neurosurg, 2012, 78(3–4): 300–305

[23] Charpentier C, Audibert G, Guillemin F, et al. Multivariate analysis of predictors of cerebral vasospasm occurrence after aneurysmal subarachnoid hemorrhage. Stroke, 1999, 30(7):1402–1408

[24] Ecker A, Riemenschneider PA. Arteriographic demonstration of spasm of the intracranial arteries, with special reference to saccular arterial aneurysms. J Neurosurg, 1951, 8(6): 660–667

[25] Murayama Y, Malisch T, Guglielmi G, et al. Incidence of cerebral vasospasm after endovascular treatment of acutely ruptured aneurysms: report on 69 cases. J Neurosurg, 1997, 87(6):830–835

[26] Messé SR, Sansing LH, Cucchiara BL, et al. Prophylactic antiepileptic drug use is associated with poor outcome following ICH. Neurocrit Care, 2009, 11(1):38–44

[27] Naidech AM, Garg RK, Liebling S, et al. Anticonvulsant use and outcomes after intracerebral hemorrhage. Stroke, 2009, 40(12):3810–3815

[28] Boeer A, Voth E, Henze T, et al. Early heparin therapy in patients with spontaneous intracerebral haemorrhage. J Neurol Neurosurg Psychiatry, 1991, 54(5): 466–467

[29] Dickmann U, Voth E, Schicha H, et al. Heparin therapy, deep-vein thrombosis and pulmonary embolism after intracerebral hemorrhage. Klin Wochenschr, 1988, 66(23): 1182–1183

[30] ApSimon HT, Reef H, Phadke RV, Popovic EA. A population-based study of brain arteriovenous malformation: long-term treatment outcomes. Stroke, 2002, 33(12):2794–2800

[31] Hillman J. Population-based analysis of arteriovenous malformation treatment. J Neurosurg, 2001, 95(4):633–637

[32] Mast H, Young WL, Koennecke HC, et al. Risk of spontaneous haemorrhage after diagnosis of cerebral arteriovenous malformation. Lancet, 1997, 350(9084):1065–1068

[33] Stapf C, Labovitz DL, Sciacca RR, et al. Incidence of adult brain arteriovenous malformation hemorrhage in a prospective populationbased stroke survey. Cerebrovasc Dis, 2002, 13(1):43–46

[34] Stapf C, Mast H, Sciacca RR, et al. New York Islands AVM Study Collaborators. The New York Islands AVM Study: design, study progress, and initial results. Stroke, 2003, 34(5):e29–e33

[35] Heros RC. Arteriovenous malformation-associated intracerebral hemorrhage. World Neurosurg, 2012, 78(6): 586–587

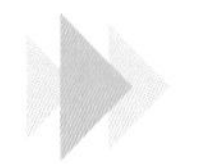

第十九章 脑动静脉畸形与动静脉瘘的血管内介入栓塞治疗

Badih Daou, Pascal Jabbour, Stavropoula I. Tjoumakaris, Robert H. Rosenwasser

摘要： 在过去的几十年中，脑动静脉畸形与动静脉瘘的血管内介入栓塞治疗取得了巨大进步，并已成为这类病变的主要治疗方式之一。脑动静脉瘘的血管内介入栓塞可以通过经动脉或经静脉途径实现，这取决于动静脉瘘的位置、复杂性及其血管特征。

脑动静脉瘘血管内介入栓塞治疗的主要作用包括完全消除动静脉瘘，缓解神经系统症状，或者在进行其他手术或放射外科干预之前减少通过动静脉瘘的血流量。血管内介入栓塞治疗可用于大型脑动静脉畸形的术前栓塞，放射外科干预前栓塞；还可用于放射外科治疗后残留病灶，进展性或难治性神经功能缺损患者的姑息性栓塞；也可用于小型动静脉畸形和不适于手术或放射外科治疗的动静脉畸形的治愈性栓塞。氰基丙烯酸正丁酯（n-BCA）和 Onyx 是脑动静脉瘘和动静脉畸形应用最广泛的液体栓塞剂。脑动静脉畸形和动静脉瘘的诊治需要一个具有不同治疗策略和专业知识的多学科团队来完成。血管内介入栓塞治疗已经成为一种应用广泛、安全有效的治疗手段，可以单独作为治愈性干预措施，也可以作为其他干预措施的辅助手段。

关键词： 脑动静脉瘘；脑动静脉畸形；栓塞；血管内介入栓塞治疗；n-BCA；Onyx

要　点

- 在过去的几十年中，脑动静脉畸形和动静脉瘘的血管内介入栓塞治疗取得了巨大的进步，为许多病变提供了安全、有效的治疗选择。
- 脑动静脉瘘血管内介入栓塞治疗的主要作用包括完全消除病变，缓解症状，或者作为手术或放射外科治疗前的辅助手段。
- 脑动静脉畸形的血管内介入栓塞可用作手术切除或放射外科治疗的辅助治疗，也可以用于先前治疗后的残留病灶，以及作为减轻神经症状（例如窃血综合征）的姑息治疗方法。少数情况下在严格选择的病例中可实现治愈性栓塞。
- 脑动静脉畸形和动静脉瘘的诊治最好由多学科团队来完成。

19.1 引　言

在过去的几十年中，包括动静脉畸形和动静脉瘘在内的脑血管畸形的治疗取得了巨大进步。随着导管和导丝技术以及新型栓塞材料的出现，脑血管畸形的血管内介入栓塞治疗取得了很大发展，并且已经成为常规治疗措施。脑动静脉畸形是动脉与静脉系统之间缺乏中间毛细血管床的异常血管联系[1]。动静脉畸形供血动脉远端与引流静脉近端之间的血管间隔网被称为血管巢，是栓塞的主要目标[2]。相反，动静脉瘘是脑动脉与脑静脉之间的直接瘘管连接，没有中间血管巢[3]。动静脉瘘可以根据动脉供应分为硬脑膜动静脉瘘和软脑膜动静脉瘘。硬脑膜动静脉瘘（DAVF）是从硬脑膜动脉供应到硬脑膜静脉通道的动静脉瘘，通常由硬脑膜动脉供应并位于主要静脉窦附近[4]。软脑膜动静脉瘘（PAVF）是罕见的血管异常，仅占所有脑血管畸形的1.6%[5]。它们由1个或多个软脑膜及皮质动脉供血，由单个静脉通道引流，可不位于硬脑膜静脉窦旁[6]。脑动静脉畸形和动静脉瘘虽然相对不常见，但可导致严重的神经系统症状，包括癫痫发作、头痛、局灶性神经功能缺损、视神经症状，以及更严重的脑出血和死亡[3,7-10]。脑动静脉畸形和动静脉瘘的治疗方式有多种，包括保守治疗、手术治疗、放射外科治疗和血管内介入栓塞治疗，以及上述方法的综合治疗。合适的治疗策略选择取决于多种因素，并应根据患者的特征（年龄、合并症和临床表现）以及与畸形相关的特征（包括病变的位置、分类、自然史和血管造影特征）进行制订。

本章的目的是回顾和强调血管内介入栓塞治疗在脑动静脉畸形和动静脉瘘诊治中的作用。

19.2 资料与方法

本章内容既有对已发表文章的分析，也包括已发表的机构研究结果，以及作者在脑动静脉畸形和动静脉瘘血管内介入栓塞治疗方面的经验。

19.3 结　果

19.3.1 脑动静脉瘘的血管内介入栓塞治疗

血管内介入栓塞治疗已成为脑动静脉瘘的主要治疗方式，可以通过经动脉或经静脉途径完成。两种方法通常分别通过经股动脉或股静脉导管建立通路。两种通路的选择和血管内介入栓塞治疗的目的取决于动静脉瘘的位置、复杂性和血管特征，以及每种技术固有的潜在并发症。栓塞的目标包括完全消除动静脉瘘，缓解神经系统症状，或者在进行其他手术或放射外科干预之前减少通过动静脉瘘的血流量。

脑动静脉瘘的血管内介入栓塞材料包括颗粒、液体硅、乙醇、聚乙烯醇、铂微线圈和氰基丙烯酸酯。液体栓塞剂是最常用的动静脉瘘栓塞材料，包括氰基丙烯酸正丁酯（n-BCA; Trufill; Codman，Raynham，MA）（图19.1）和Onyx（eV3 Neurovascular；Covidien，Irvine，CA），它是溶解在二甲基亚砜（DMSO）中的乙烯－乙烯醇聚合物。

19.3.2 脑动静脉畸形的血管内介入栓塞治疗

脑动静脉畸形的血管内介入栓塞材料分为固体材料和液体试剂。固体材料包括聚乙烯醇颗粒、纤维、微气球和微线圈。液体试剂包括氰基丙烯酸酯单体，如n-BCA和IBCA（氰基丙烯酸1-丁酯），以及聚合物溶液（如乙烯－乙烯醇聚合物）。其他不常用的液体试剂有无水乙醇。目前脑动静脉畸形的血管内介入栓塞材料主要为n-BCA和Onyx。

血管内介入栓塞治疗的目的根据病变的特征而不同。血管内介入栓塞治疗可用于大型或巨大皮质动静脉畸形的术前栓塞（图19.2）；放射外科治疗前动静脉畸形的栓塞和放射外科治疗后残留病变的治疗；进行性或难治性神经功能缺损患者的姑息性栓塞；可能难以通过外科或放射外科治疗治疗的大型动静脉畸形；还能用于不适用于其他手术或放射外科方法的小型动静脉畸形的治愈性栓塞。血管内介入栓塞治疗也可用于消除动静脉畸形相关动脉瘤，特别是在动脉瘤为出血源的急性破裂病例中。

19.4 讨　论

关于脑动静脉畸形和动静脉瘘的血管内栓塞治疗的大多数数据源于Ⅲ、Ⅳ、Ⅴ级研究证据，我们还缺乏足够的Ⅰ、Ⅱ级研究证据。

19.4.1 脑动静脉瘘的血管内介入栓塞治疗

尽管血管内介入栓塞治疗已经成为硬脑膜动静脉瘘的主要治疗手段，但是管理病变的最佳原则应该是个体化，并应由多学科团队参与评估每个病例。应在治疗前对患者的病变特征、临床表

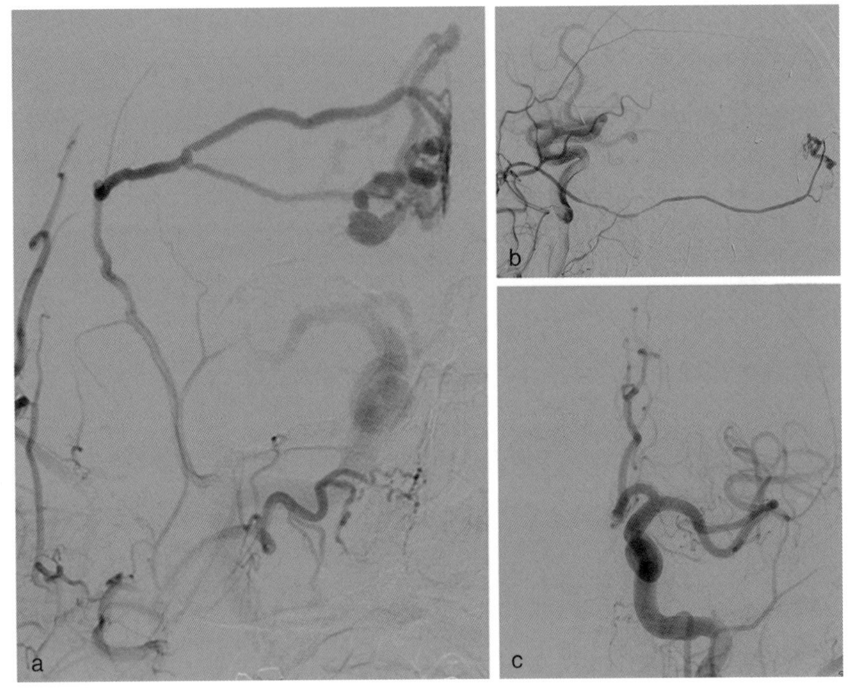

图 19.1 a. 56 岁的男性患者，因枕叶出血就诊。右颈外动脉造影显示硬脑膜动静脉瘘，由脑膜中动脉供血，通过皮质静脉引流至上矢状窦。b. 左侧颈外动脉造影显示病灶由脑膜中动脉供血。c. 用 n-BCA 栓塞后，随访造影显示单次栓塞后瘘口和相关的皮质静脉引流完全闭塞

现以及病变部位、分级和分型进行细致评估。另外，通过血管内介入栓塞治疗处理动静脉瘘的决定应基于对病变自然史干预风险的评估。

经静脉入路

经静脉栓塞的目的是引起病变静脉侧血栓形成，断开软脑膜或皮质反流，保留正常的静脉引流[4,11]。经静脉栓塞通常是栓塞邻近硬脑膜静脉窦[11]。经静脉入路主要用于治疗累及海绵窦、横窦和乙状窦的硬脑膜动静脉瘘，先进入受累静脉窦，然后使用线圈、球囊或液体栓塞剂栓塞治疗[12–14]。经静脉途径可能不适用于小脑幕缘硬脑膜动静脉瘘及前颅底硬脑膜动静脉瘘，而且这些病变经常进展很快[6]。另外，累及上矢状窦的硬脑膜动静脉瘘经静脉栓塞效果也不太理想[11,15]。选择经静脉栓塞基于以下几个重要因素。首先，要闭塞的静脉窦部分必须靠近瘘口并接受其整个静脉引流；其次，受累的静脉窦不应该影响正常的静脉引流并且可以被阻塞，因此，在进行经静脉栓塞以确定脑静脉引流的替代途径并避免潜在的静脉梗死或出血之前，应仔细评估脑静脉引流；第三，受累窦段需要完全闭塞，这对于避免血液分流入汇合的脑静脉至关重要，因其可能导致急性静脉梗死或出血[16]。经静脉栓塞用于治疗大型、复杂、易于静脉引流的硬脑膜动静脉瘘，尤其适用于具有多支供血动脉的动静脉瘘。如果涉及的窦动脉化并且不作为正常循环的引流部位，则硬脑膜动静脉瘘静脉侧的闭塞通常能够被良好耐受[4]。通常，病理节段与逆行软脑膜静脉引流相关，并且这些静脉通道更容易通过经静脉栓塞方式闭塞。这种方法的主要优点是易于进入瘘口部位，且可在一次治疗中封闭瘘口[11]。有文献报道经静脉栓塞的效率高且并发症少[17–18]。经静脉途径治疗脑动静脉瘘的完全血管造影闭塞率为 71%~87.5%[11,15,17,19]。相关的并发症包括静脉窦血栓形成和梗死，血管损伤或破裂，静脉引流被破坏，以及导致出血和神经功能缺损恶化的血流动力学模式改变。据报道，4%~7% 的病例会存在永久性并发症[11,15,17,19]。

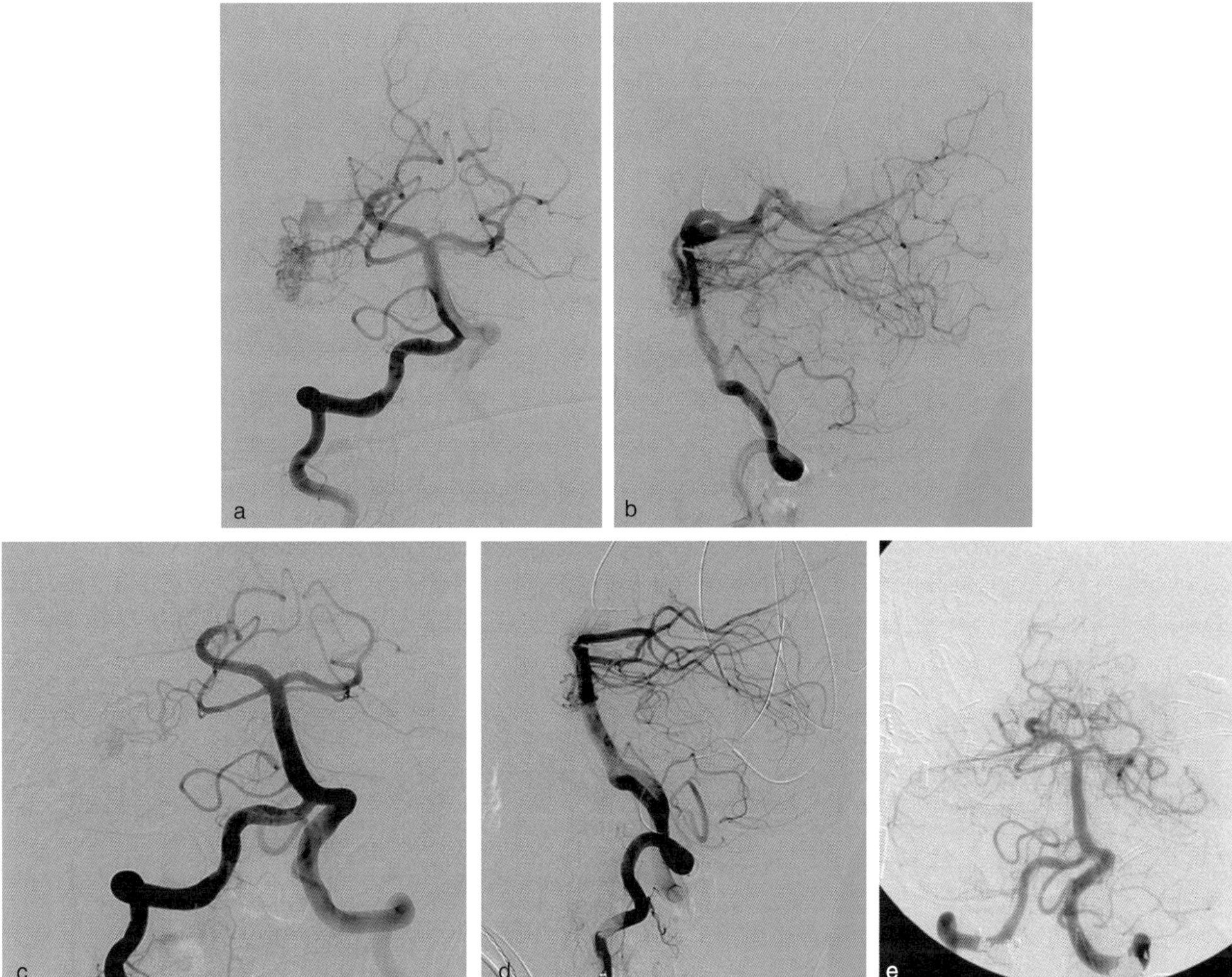

图 19.2　a、b. 58 岁的男性，因头痛检查发现脑动静脉畸形。右侧椎动脉造影显示右侧颞叶 Spetzler-Martin Ⅱ级动静脉畸形，由右侧远端大脑后动脉和颞后动脉等多支供血，引流向 2 支深部静脉。c、d. 进行术前 Onyx 栓塞后，右椎动脉造影显示动静脉畸形体积减小 50%。e. 手术切除后，造影显示动静脉畸形完全闭塞

经动脉入路

经动脉完全栓塞硬脑膜动静脉瘘能否成功取决于可干预的供血动脉的数量。当瘘口供血动脉少时，这种方法更容易完全消除病变，而具有大量供血动脉的硬脑膜动静脉瘘很少能经某一条动脉栓塞成功治疗。在具有多支供血的硬脑膜动静脉瘘中，经动脉栓塞可能导致一次注射后动静脉瘘造影消失，但硬脑膜动静脉瘘可能仍然继续从其他来源获取血供，这可能导致新的侧支开放，增加治疗难度[4,16]。而且，这些部分治疗的硬脑膜动静脉瘘随后可能复发并导致出血。然而，如果经动脉栓塞使所有供血动脉闭塞并且切断所有相关的静脉流出，则栓塞是可以治愈的。对于不能完全消除瘘的病例，可通过动脉栓塞闭塞供血动脉，缓解神经系统症状[6]。对于动态观察或保守治疗的硬脑膜动静脉瘘，应该进行连续影像学监测。经动脉栓塞可以提高其他干预措施的安全性和有效性，以及在其他干预前减少通过硬脑膜动静脉瘘的血流量，例如外科手术、放射外科治疗或经静脉栓塞[20-21]。在某些情况下，经动脉栓塞可能优于经静脉途径[16]。对于那些存在静脉窦阻塞或高度狭窄的病例，则不适用于经静脉栓塞。同样，对于那些直接引流入远端小静脉的高级

别动静脉瘘，经静脉通路可能会导致严重的并发症。复杂的脑动静脉瘘可能需要分阶段进行治疗，结合经动脉和经静脉技术以消除皮质静脉引流并闭塞瘘口。Kirsch 等在一项对 150 例硬脑膜动静脉瘘患者的研究报告中指出，经动脉栓塞后 30% 的患者直接闭塞，而单纯经静脉治疗的患者直接闭塞率为 81%。经动脉和经静脉联合治疗后，血管造影治愈率为 54%[14]。

替代入路

在某些情况下，由于不利的解剖结构、血管迂曲或股动脉血管病变，可能无法采用经股动脉入路。替代性动脉通路包括经桡动脉入路，经皮或通过颈动脉切开的颈动脉入路，或经眼眶直接穿刺海绵窦或眼动脉瘘管[22]。替代的经静脉途径包括面部静脉经皮插管，内眦静脉、眼上静脉、眼下静脉或海绵窦直接眶上穿刺[22]。采用手术暴露眼上静脉或海绵窦，然后进行血管内导管插入的复合手术方法也是一种选择[23]。

脑动静脉瘘分类与血管内介入栓塞治疗

血管造影对于确定脑动静脉瘘的诊断至关重要，还可评估栓塞前的动脉供应、吻合和静脉解剖[6]。硬脑膜动静脉瘘的治疗以病变的分类为指导。Djindjian 及其同事提出了一种最受认可的分类系统[24-25]。根据该系统，Ⅰ型硬脑膜动静脉瘘的特征为正常的顺行引流至静脉窦或脑膜静脉；Ⅱ型硬脑膜动静脉瘘引流入窦，并回流到邻近的静脉窦或皮质静脉；Ⅲ型硬脑膜动静脉瘘直接排入皮质静脉，逆行流入脑静脉系统；Ⅳ型硬脑膜动静脉瘘直接排入静脉湖或静脉性曲张。

基于 Djindjian 分类修订版，Cognard 及其同事开发了另一种分类系统[26-28]。他们定义了 5 种类型的硬脑膜动静脉瘘。Ⅰ型硬脑膜动静脉瘘的特征为正常顺行引流进入受累静脉窦。Ⅱ型硬脑膜动静脉瘘伴有受累静脉窦内引流方向异常，并分为三种亚型：①Ⅱa 型，单纯逆行流入静脉窦；②Ⅱb 型，单纯逆行静脉引流至皮质静脉；③Ⅱa+b 型，同时逆行引流入静脉窦和皮质静脉。Ⅲ型硬脑膜动静脉瘘直接引流至皮质静脉，无静脉扩张。Ⅳ型硬脑膜动静脉瘘直接引流至皮质静脉，静脉扩张，直径＞5mm，比引流静脉直径大 3 倍。Ⅴ型硬脑膜动静脉瘘引流入脊髓髓周静脉。Ⅰ型硬脑膜动静脉瘘被认为是良性的，通常不需要治疗。没有证据表明预防性治疗对软脑膜皮质静脉引流无关的未破裂硬脑膜动静脉瘘有显著益处[4]。应使用 MRI 和血管造影对这些病变进行观察随访。Ⅱa 型硬脑膜动静脉瘘最好采用经动脉栓塞治疗，而Ⅱb 和Ⅱa+b 型硬脑膜动静脉瘘的最佳治疗策略更具挑战性，此类病变通常需要经动脉和经静脉联合栓塞才能完全治愈[6]。对于Ⅲ型和Ⅴ型硬脑膜动静脉瘘，单纯血管内介入栓塞治疗的疗效降低，并且通常完全闭塞瘘口需要联合经动脉或偶尔经静脉栓塞和开颅手术，以成功消除皮质静脉引流[6]。

Borden 等将他们的分类系统建立在静脉解剖学上，并确定了三个类别[29]。Ⅰ型硬脑膜动静脉瘘直接排入静脉窦或硬脑膜静脉。Ⅱ型硬脑膜动静脉瘘排入硬脑膜窦或硬脑膜静脉，逆行引流至蛛网膜下腔静脉。Ⅲ型硬脑膜动静脉瘘仅排入蛛网膜下腔静脉，无任何静脉窦或脑膜静脉引流。Borden Ⅰ型硬脑膜动静脉瘘大多是良性的。无论分类如何，表明侵袭性临床过程的主要因素是软脑膜皮质静脉引流的存在。对于无症状和（或）偶然发现软脑膜静脉引流病变的患者，应积极治疗。

栓塞材料

n-BCA 是硬脑膜动静脉瘘经动脉栓塞的主要液体栓塞剂之一，具有相当好的效果[30-32]。Kim 等评价了 121 例采用经动脉液体栓塞剂栓塞治疗的硬脑膜动静脉瘘患者，其中 29.8% 的患者达到影像学治愈（其中 14% 即刻治愈，15.7% 存在残余分流的患者逐渐完全形成血栓）[32]。

45.2% 的患者需要手术干预或经静脉弹簧圈栓塞。在一项包含 11 例经动脉注射 n-BCA 治疗脑动静脉瘘患者的研究中，63.6% 的患者经血管内介入栓塞治疗后治愈 [32]。Guedin 等报道了 38 例（89.5%）Borden Ⅱ型或Ⅲ型硬脑膜动静脉瘘患者的血管内介入栓塞治疗结果，其中 34 例完全栓塞，其他所有经动脉用 n-BCA 栓塞的患者出现引流静脉闭塞，且没有永久性致死或致残 [30]。

n-BCA 也存在一些缺点。它是一种能快速聚合的黏合剂，这在一定程度上限制了其使用，并且可能在撤除微导管时增加微导管滞留或供血动脉撕裂的风险 [33]。注射 n-BCA 须快速且连续进行，这可能导致注射的精确度降低及靶部位渗透欠佳。n-BCA 的准备和推注都需要有经验的医生完成。使用楔形微导管技术推注低浓度的胶可以最大限度地使胶渗透到静脉引流中 [23]。

与 n-BCA 相比，Onyx 具有多种优势，可以更安全、有效地处理硬脑膜动静脉瘘。鉴于其熔岩样的流动模式和非黏性特性，Onyx 更适合长时间、缓慢、控制性推注，能更好地渗透入瘘口 [23]。Onyx 可以高效渗透入动静脉瘘深部，这有助于通过单次注射栓塞大部分病变，减少栓塞次数 [23]。此外，可以中断 Onyx 推注，用血管造影评估栓塞程度和侧支循环情况，侧支循环可能在栓塞过程中变得明显。另外，Onyx 对微导管的黏附性低于 n-BCA，因此导管滞留和动脉破裂的风险较低 [22]。另一方面，与 n-BCA 相比，Onyx 治疗动静脉瘘也存在一些缺点。Onyx 的透视和手术时间较长，治疗费用也相应增加 [23,34]。脑神经损伤、DMSO 诱导的血管毒性以及可能引起远端栓塞并进入静脉系统和肺循环也是其潜在的缺点 [23]。Onyx 有三种不同的浓度（6%、6.5% 和 8%），黏度逐渐增加。Onyx 是提前制备好装在小瓶中的，其中包含 EVOH、DMSO 和钽粉，在注射前必须摇动 20min 以最大限度提高其放射显影性 [35]。

目前关于液体栓塞剂 Onyx 成功治疗的案例已有报道，治愈率虽不同，但大多数报道的结果治愈率非常高，且相当一部分是通过单次栓塞实现的 [28,36-39]。Macdonald 等对 52 例硬脑膜动静脉瘘栓塞治疗患者进行了研究，15 例经静脉栓塞的患者中有 11 例栓塞成功，经动脉栓塞患者中非 Onyx 组成功率为 27.3%，Onyx 组为 72.7%[36]。Abud 等报道了 44 例经动脉 Onyx 栓塞硬脑膜动静脉瘘的经验，除 9 例患者外所有患者达到完全栓塞，其中 5 例经静脉用弹簧圈和 Onyx 栓塞成功治愈 [37]。此外，81% 的患者通过单次栓塞实现治愈。Stiefel 等报道了经动脉 Onyx 栓塞治疗硬脑膜动静脉瘘，72% 的患者（21/29 动静脉瘘）达到影像学治愈，并发症发生率为 9.7%，致残率为 2.4%[38]。在一项包含 30 例硬脑膜动静脉瘘患者（10 例 Cognard Ⅱ级、8 例Ⅲ级和 12 例Ⅳ级）的前瞻性研究中，有 24 例（80%）达到影像学治愈，仅 2 例出现并发症，包括 1 例暂时性脑神经麻痹及 1 例术后出血 [28]。Hu 等报道经动脉栓塞治疗硬脑膜动静脉瘘患者的影像学治愈率为 79%[39]。更具体地说，单独使用 Onyx 栓塞硬脑膜动静脉瘘的影像学治愈率为 87%[39]。我们发布的机构研究结果显示，在平均 2.1 次干预后，39 例患者中有 28 例（71%）通过血管内介入栓塞治疗成功实现瘘口完全闭塞，21 例患者单独使用血管内介入栓塞治疗，7 例患者使用血管内介入栓塞治疗联合外科手术治疗。经动脉使用 Onyx 栓塞是优选的最成功的治疗方式（栓塞率为 75%），高达 85% 的 Onyx 栓塞患者可消除皮质静脉引流 [4]。总体来说，使用 Onyx 栓塞硬脑膜动静脉瘘的治愈率达 63%~100%[22]。

Onyx 也可用于经静脉途径栓塞，尤其是治疗颈动脉 – 海绵窦瘘（CCF）时，可明显改善眼部神经症状（图 19.3）。Elhammady 等进行了 8 例 CCF 的经静脉栓塞和 4 例经动脉栓塞，所有病例通过单次栓塞完全消除瘘口，症状在

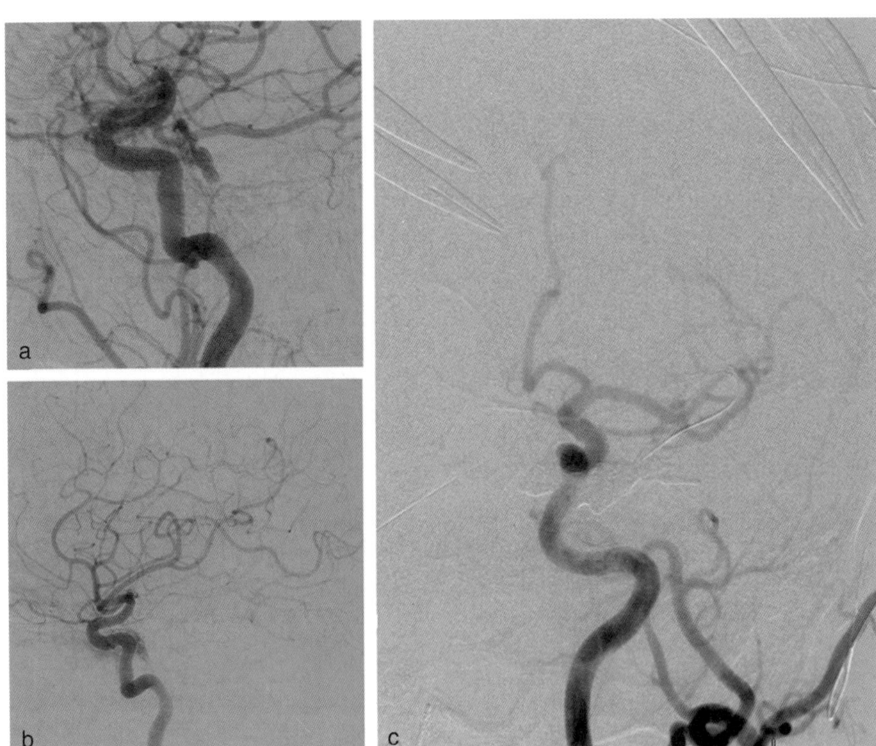

图 19.3 a. 48 岁的女性，患有眼球突出症和结膜水肿。右颈内动脉造影显示颈动脉 – 海绵窦瘘（CCF）伴脑膜小动脉供血。b. 左颈内动脉造影显示多支脑膜供血动脉进入海绵窦。c. 手术暴露左侧眼上静脉，将导管插入眼上静脉并用 Onyx 栓塞。术后血管造影显示 CCF 完全闭塞

2 个月内消失 [40]。他们观察到 3 例患者出现脑神经麻痹 [40]。Suzuki 等报道了 3 例经静脉 Onyx 栓塞治愈的自发性 CCF，症状完全消退 [41]。我们机构通过手术穿刺眼上静脉使用 Onyx 栓塞 CCF 的经验显示，10 例患者中有 8 例完全闭塞，另外 2 例患者的瘘口流量显著减少，并且后期在血管造影随访中接近完全闭塞 [23]。所有患者的临床症状均完全改善，且未出现任何并发症或复发。在 Zaidat 等的一项研究中，Onyx 与线圈或支架联合使用使 5 例 CCF 达到完全闭塞 [42]。液体栓塞剂可单独使用，也可与栓塞供血动脉或引流静脉的弹簧圈或球囊联合使用。球囊或线圈辅助栓塞有助于实现栓塞剂向瘘口的可控递送，并且可通过限制栓塞剂向远端流动来保护动脉侧支和关键静脉通路。

19.4.2 脑动静脉畸形的血管内介入栓塞治疗

血管内介入栓塞治疗为脑动静脉畸形提供了微创治疗方法，可以术中造影评估，同时可实现即刻闭塞。

术前血管内介入栓塞治疗

血管内介入栓塞治疗可用于大型或巨大皮质动静脉畸形的术前栓塞，以减少病灶内的血流，或栓塞深部、手术难以到达的供血动脉。Spetzler 等报道了 20 例进行术前栓塞的脑动静脉畸形患者，其中 18 例完全切除，未出现死亡及三种致残性并发症 [43]。Viñuela 等研究了 101 例脑动静脉畸形患者，并指出有术前栓塞的患者切除率为 96%，严重并发症的发生率和死亡率较低（各占 1.98%）[44]。Weber 等使用 Onyx 对 47 例患者进行了术前栓塞，并报告栓塞后病灶平均减少 84%[45]。此外，47 例患者中有 46 例（98%）术后达到畸形团完全清除 [45]。Jafar 等将接受术前栓塞的患者与仅接受手术治疗的患者进行了比较，发现动静脉畸形的术前栓塞减少了手术时间和术中失血，使手术切除更容易，并且与单纯手

术相比并发症并未明显增加[46]。Pasqualin等报道，术前行栓塞治疗的脑动静脉畸形患者术后神经功能缺损较少，术中出血减少，死亡人数较少，与仅接受手术治疗的患者相比，术后癫痫发生率较低[47]。虽然手术切除仍然是确切根除大多数脑动静脉畸形的标准治疗方式，但血管内介入栓塞可以提高手术的安全性和有效性[48]。术前栓塞缩小了动静脉畸形病灶，栓塞了深部和手术难以到达的供血动脉，闭塞了脑动脉瘤和高流量瘘口，减少了术中失血，缩短了手术时间，便于手术切除[2]。此外，术前栓塞能够将Spetzler-Martin高级别病变转变为低级别病变，从而将可能无法手术的病变转变为可手术的病变[48]。理想的目标是将大型动静脉畸形（Ⅲ～Ⅳ级）栓塞至可以进行手术切除的程度[43,46]。与单纯手术相比，术前栓塞也具有更好的成本－效益比[49]。

放射外科治疗前血管内介入栓塞

血管内介入栓塞治疗可用于脑动静脉畸形放射外科治疗前，目的是减小病灶体积。较小的病变（直径＜3cm）在放射外科治疗后具有较高的治愈率和较低的致残率[48]。放射外科治疗前血管内介入栓塞也可用于闭塞供血动脉或相关脑动脉瘤，以降低出血风险，也用于治疗放射不敏感的大型高流量动静脉畸形[2]。Gobin等在对125例患者在放射外科治疗前进行了血管内介入栓塞，以缩小脑动静脉畸形，结果发现栓塞使11.2%的动静脉畸形完全闭塞，使76%的动静脉畸形缩小至足以承受放射外科治疗[50]。而且，其余动静脉畸形有65%经放射外科治疗后痊愈，直径＜2cm的病灶治愈率高达79%[50]。然而，由于文献中报道的相互矛盾的结果，在放射外科治疗之前是否使用血管内介入栓塞仍然存在争议。一项对1 988例患者进行的综述发现，放射外科治疗前血管内栓塞可降低放射外科治疗后动静脉畸形闭塞率（之前栓塞者闭塞率为41%，之前未栓塞者闭塞率为59%），但未增加出血和永久性神经功能缺损概率[51]。因此，应该根据个体情况仔细评估风险－效益比。此外，有证据显示血管内介入栓塞对放射外科治疗后持续存在的残留病变是安全、有效的。Marks等报道，6例在放射外科治疗后行血管内介入栓塞的脑动静脉畸形患者中有5例的病灶体积显著减小（平均74%）[52]。

治愈性血管内介入栓塞

尽管血管内介入栓塞通常作为脑动静脉畸形治疗中其他干预措施的辅助治疗方法，尽管血管内介入栓塞通常作为脑动静脉畸形其他干预措施的辅助治疗方法，但对于某些不适用其他手术或者放疗方法的脑动静脉畸形，治愈性血管内介入栓塞可用作主要治疗方法。有几个因素决定了治愈性栓塞的疗效。较小的动静脉畸形更容易实现治愈性栓塞。Pierot等发现直径＜3cm动静脉畸形血管内介入栓塞治愈率几乎是直径≥3cm动静脉畸形的5倍[33]。此外，供血动脉数量较少的动静脉畸形更有可能实现治愈性栓塞。其他类型的动静脉畸形，包括表浅动静脉畸形、非功能区动静脉畸形及Spetzler-Martin低等级的动静脉畸形也更容易被治愈[55]。这些类型的动静脉畸形即刻造影治愈率为5%～94%[55]。即使是较小的动静脉畸形，也存在延迟再通的问题[2]。为了最大限度地减少再通，在行血管内介入栓塞时，操作者应确保栓塞剂穿透动静脉畸形病灶，而不是简单地堵塞其供血动脉[56]。

血管内介入栓塞治疗的安全性及并发症

脑动静脉畸形的血管内介入栓塞治疗也存在一定风险。其主要并发症是引起缺血性和出血性卒中，从而导致短暂或永久性神经功能缺损。当存在以下因素时，也可能导致脑出血：微导丝或微导管引起的动脉夹层或穿孔，大量栓塞剂阻塞动静脉畸形静脉可能导致即刻破裂，血流相关动脉瘤破裂，撤除微导管时血管损伤等[2,48]。缺血性卒中的发生原因包括微导管或导丝操作引起的动脉夹层，栓塞剂无意中阻塞正常动脉分支，栓塞剂回流到正常脑血管系统，或者在撤除微导管过程中栓塞剂散落[2,35]。血管内介入栓塞的其他并发症包括腹股沟血肿或股动脉夹层，以及与血管内介入栓塞治疗相关的其他并发症，如造影剂过敏、感染和肾毒性[35]。文献报道的行血管内介入栓塞的动静脉畸形具有不同的并发症和发生率，主要原因是患者的选择标准不同，使用的药剂不同以及选择栓塞治疗的原因。Taylor 等回顾分析了采用多种栓塞剂对 201 例患者进行的 339 次术前动静脉畸形血管内介入栓塞，包括 PVA 颗粒（80.2%）、n-BCA（13.3%）、可拆卸线圈（9.3%）和 Onyx（1.5%）。结果显示，2% 的患者死亡，9% 的患者出现永久性神经功能缺损，3.5% 的患者出现暂时性神经功能缺损，9% 的患者出现无神经损害的血管并发症[57]。Haw 等使用 n-BCA 对 306 例患者进行了 513 次基于不同病因的血管内介入栓塞。他们观察到 62 例出血、缺血和技术相关并发症，永久性致残发病率为 4.9%，死亡率为 2.6%[58]。Sahlein 等的文献中报道了最低的致残率和致死率。他们评估了接受 130 次 n-BCA 治疗的 130 例脑动静脉畸形患者。永久性致残率和死亡率仅为 0.8%[59]。该研究的脑动静脉畸形治愈率也比其他文献报道得高（33%）[59]。Starke 等研究了接受 377 次 n-BCA 辅助栓塞的 202 例患者。栓塞后有 14% 的患者观察到新的神经功能缺损，2.5% 的患者出现永久性神经功能缺损[60]。他们对可能增加血管内介入栓塞后临床缺陷风险的因素进行了分析，发现预计需要多次栓塞的复杂动静脉畸形，动静脉畸形直径＜ 3cm 或＞ 6cm，具有深静脉引流和位于功能区的动静脉畸形更有可能导致新的临床缺陷[60]。Pierot 等报道，在对 117 例使用 Onyx 行血管内介入栓塞的动静脉畸形患者的前瞻性多中心研究中，总出血性并发症发生率为 8.5%，致残率为 5.1%，死亡率为 4.3%[33]。Katsaridis 等报道了一项对 101 例患者进行的研究，这些患者使用 Onyx 进行了 219 次血管内介入栓塞治疗，出血性并发症发生率为 5.9%，神经功能缺损率为 14.9%，其中 7.9% 为永久性缺损，7% 为可逆性缺损[61]，患者死亡率为 3%[61]。Panagiotopoulos 等回顾性研究了 82 例接受 Onyx 治疗的脑动静脉畸形患者，共进行了 119 次栓塞（每例患者平均 1.45 次）。3.8% 的患者存在永久性致残，死亡率为 2.4%（脑出血导致）。此外，12.2% 的患者有非致残性神经功能缺损，7.3% 的患者有致残性神经功能缺损[62]。

栓塞材料

美国食品药品监督管理局（FDA）于 2000 年批准 n-BCA 用于脑动静脉畸形的术前治疗，Onyx 在 2005 年获得美国 FDA 批准。

在用 n-BCA 栓塞的脑动静脉畸形中，出血性并发症发生率为 0.9%~13%，致残率为 2%~7.9%，死亡率为 0.5%~7%[11]。报告的发病率为 3.5%~15.5%，死亡率为 0~3.2%。Onyx 栓塞的血管完全闭塞率为 8.3%~53.9%，最近的研究中该概率约为 50%，而报道中的 n-BCA 完全闭塞率较低（5.6%~33.3%）[11]。对这两种液体栓塞剂的比较大多数都是间接的。Loh 等在术前栓塞中直接比较了 n-BCA 和 Onyx，结果显示，二者的不良事件发生率相似，手术出血量和切除时间也相当[63]。Onyx 在动静脉畸形体积减小≥ 50% 方面的疗效显著高于 n-BCA（分别为 96% 和 85.2%）。总体来说，Onyx 更适用于治疗脑动静脉畸形，原因包括：① Onyx 为非黏性，可降低输送导管尖端黏附于血管壁的风险和导管滞留在动静脉畸形病灶内的风险；②由于没有发生蛋白变性，它具有较低的血栓形成性，并且引起的炎症少于 n-BCA；③ Onyx 允许更长、更慢、更受控制的注射，具有更好的穿透力；④使用 Onyx 后更易于进行之后的外科手术（图 19.4）[11,63]。

19.5 结　论

脑血管畸形的治疗措施不断发展，这促使

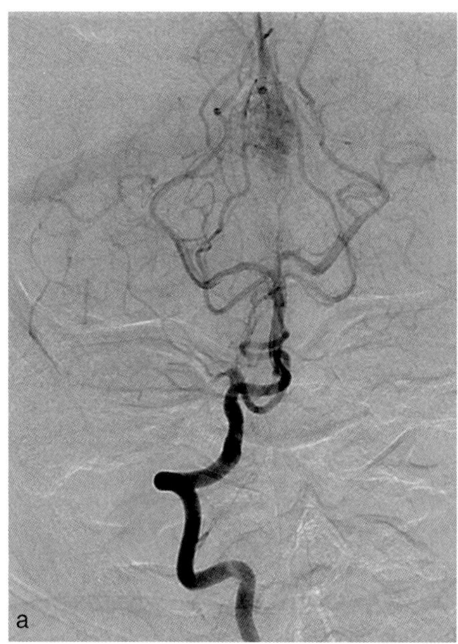

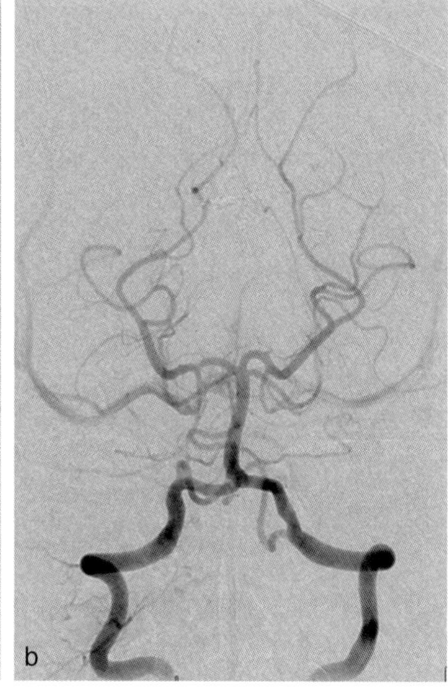

图 19.4 a. 43 岁的女性，患有小脑出血。左侧椎动脉造影可见由小脑上动脉分支供血的小脑蚓部动静脉畸形，主要静脉引流向直窦。b. 行 Onyx 栓塞后即刻造影显示动静脉畸形完全消除

我们要根据病变的特征选择高度个性化的治疗策略。脑动静脉畸形和动静脉瘘的治疗需要一个具有不同治疗策略和专业知识的多学科团队。血管内介入栓塞治疗包括经动脉和经静脉栓塞。可以根据患者的需要单独或联合应用手术及放射外科治疗。血管内介入栓塞已成为治疗脑动静脉畸形和动静脉瘘的常用方法，既可以用作主要治疗方法，也可以作为其他干预措施的辅助措施。而且，血管内介入栓塞在治疗脑血管畸形这类复杂病变方面是安全、有效的。

参考文献

[1] Friedlander RM. Clinical practice. Arteriovenous malformations of the brain. N Engl J Med, 2007, 356(26): 2704–2712

[2] Bruno CA Jr, Meyers PM. Endovascular management of arteriovenous malformations of the brain. Interv Neurol, 2013, 1(3–4):109–123

[3] Gross BA, Du R. Diagnosis and treatment of vascular malformations of the brain. Curr Treat Options Neurol, 2014, 16(1):279

[4] Ghobrial GM, Marchan E, Nair AK, et al. Dural arteriovenous fistulas: a review of the literature and a presentation of a single institution's experience. World Neurosurg, 2013, 80(1–2):94–102

[5] Hoh BL, Putman CM, Budzik RF, et al. Surgical and endovascular flow disconnection of intracranial pial single-channel arteriovenous fistulae. Neurosurgery, 2001, 49(6):1351–1363, discussion 1363–1364

[6] Jabbour P, Tjoumakaris S, Chalouhi N, et al. Endovascular treatment of cerebral dural and pial arteriovenous fistulas. Neuroimaging Clin N Am, 2013, 23 (4):625–636

[7] Gross BA, Du R. Natural history of cerebral arteriovenous malformations: a meta-analysis. J Neurosurg, 2013, 118(2): 437–443

[8] da Costa L, Wallace MC, Ter Brugge KG, et al. The natural history and predictive features of hemorrhage from brain arteriovenous malformations. Stroke, 2009, 40(1):100–105

[9] Hernesniemi JA, Dashti R, Juvela S, et al. Natural history of brain arteriovenous malformations: a longterm followup study of risk of hemorrhage in 238 patients. Neurosurgery, 2008, 63(5):823–829, discussion 829–831

[10] Gross BA, Du R. The natural history of cerebral dural arteriovenous fistulae. Neurosurgery, 2012, 71(3):594–602, discussion 602–603

[11] Gandhi D, Chen J, Pearl M, et al. Intracranial dural arteriovenous fistulas: classification, imaging findings, and treatment. Am J Neuroradiol, 2012, 33(6):1007–1013

[12] Halbach VV, Higashida RT, Hieshima GB, et al. Transvenous embolization of dural fistulas involving the transverse and sigmoid sinuses. Am J Neuroradiol, 1989, 10(2):385–392

[13] Halbach VV, Higashida RT, Hieshima GB, et al. Transsvenous embolization of dural fistulas involving the cavernous sinus. Am J Neuroradiol, 1989, 10(2): 377–383

[14] Kirsch M, Liebig T, Kühne D, et al. Endovascular management of dural arteriovenous fistulas of the transverse and

sigmoid sinus in 150 patients. Neuroradiology, 2009, 51(7): 477–483

[15] Roy D, Raymond J. The role of transvenous embolization in the treatment of intracranial dural arteriovenous fistulas. Neurosurgery, 1997, 40(6):1133–1141, discussion 1141–1144

[16] Jabbour P, Tjoumakaris S, Chalouhi N, et al. Endovascular treatment of cere bral dural and pial arteriovenous fistulas. Neuroimaging Clin N Am, 2013, 23 (4):625–636

[17] Yoshida K, Melake M, Oishi H, et al. Transvenous embolization of dural carotid cavernous fistulas: a series of 44 consecutive patients. Am J Neuroradiol, 2010, 31(4): 651–655

[18] Klisch J, Huppertz HJ, Spetzger U, et al. Transvenous treatment of carotid cavernous and dural arteriovenous fistulae: results for 31 patients and review of the literature. Neurosurgery, 2003, 53 (4):836–856, discussion 856–857

[19] Urtasun F, Biondi A, Casaco A, et al. Cerebral dural arteriovenous fistulas: percutaneous transvenous embolization. Radiology, 1996, 199(1):209–217

[20] Friedman JA, Pollock BE, Nichols DA, et al. Results of combined stereotactic radiosurgery and transarterial embolization for dural arteriovenous fistulas of the transverse and sigmoid sinuses. J Neurosurg, 2001, 94(6):886–891

[21] Goto K, Sidipratomo P, Ogata N, et al. Combining endovascular and neurosurgical treatments of highrisk dural arteriovenous fistulas in the lateral sinus and the confluence of the sinuses. J Neurosurg, 1999, 90(2): 289–299

[22] Vanlandingham M, Fox B, Hoit D, et al. Endovascular treatment of intracranial dural arteriovenous fistulas. Neurosurgery, 2014, 74(Suppl 1): S42–S49

[23] Chalouhi N, Dumont AS, Tjoumakaris S, et al. The superior ophthalmic vein approach for the treatment of carotidcavernous fistulas: a novel technique using Onyx. Neurosurg Focus, 2012, 32(5):E13

[24] Davies MA, TerBrugge K, Willinsky R, et al. The validity of classification for the clinical presentation of intracranial dural arteriovenous fistulas. J Neurosurg, 1996, 85(5):830–837

[25] Djindjian R, Merland JJ, Theron J. Super-selective arteriography of the external carotid artery. New York: Springer Verlag, 1977:606–628

[26] Cognard C, Casasco A, Toevi M, et al. Dural arteriovenous fistulas as a cause of intracranial hypertension due to impairment of cranial venous outflow. J Neurol Neurosurg Psychiatry, 1998, 65(3):308– 316

[27] Cognard C, Gobin YP, Pierot L, et al. Cerebral dural arteriovenous fistulas: clinical and angiographic correlation with a revised classification of venous drainage. Radiology, 1995, 194(3):671–680

[28] Cognard C, Januel AC, Silva NA Jr, et al. Endovascular treatment of intracranial dural arteriovenous fistulas with cortical venous drainage: new management using Onyx. Am J Neuroradiol, 2008, 29(2):235–241

[29] Borden JA, Wu JK, Shucart WA. A proposed classification for spinal and cranial dural arteriovenous fistulous malformations and implications for treatment. J Neurosurg, 1995, 82(2):166–179

[30] Guedin P, Gaillard S, Boulin A, et al. Therapeutic management of intracranial dural arteriovenous shunts with leptomeningeal venous drainage: report of 53 consecutive patients with emphasis on transarterial embolization with acrylic glue. J Neurosurg, 2010, 112(3):603–610

[31] Kim DJ, Willinsky RA, Krings T, et al. Intracranial dural arteriovenous shunts: transarterial glue embolization-experience in 115 consecutive patients. Radiology, 2011, 258(2):554–561

[32] Agid R, Terbrugge K, Rodesch G, et al. Management strategies for anterior cranial fossa (ethmoidal) dural arteriovenous fistulas with an emphasis on endovascular treatment. J Neurosurg, 2009, 110(1):79– 84

[33] Pierot L, Cognard C, Herbreteau D, et al. Endovascular treatment of brain arteriovenous malformations using a liquid embolic agent: results of a prospective, multicentre study (BRAVO). Eur Radiol, 2013, 23(10):2838–2845

[34] Velat GJ, Reavey-Cantwell JF, Sistrom C, et al. Comparison of N-butyl cyanoacrylate and onyx for the embolization of intracranial arteriovenous malformations: analysis of fluoroscopy and procedure times. Neurosurgery, 2008, 63(1) Suppl 1:ONS73–ONS78, discussion ONS78–ONS80

[35] Gailloud P. Endovascular treatment of cerebral arteriovenous malformations. Tech Vasc Interv Radiol, 2005, 8(3):118–128

[36] Macdonald JH, Millar JS, Barker CS. Endovascular treatment of cranial dural arteriovenous fistulae: a single-centre, 14-year experience and the impact of Onyx on local practise. Neuroradiology, 2010, 52(5):387–395

[37] Abud TG, Nguyen A, Saint-Maurice JP, et al. The use of Onyx in difierent types of intracranial dural arteriovenous fistula. Am J Neuroradiol, 2011, 32 (11):2185–2191

[38] Stiefel MF, Albuquerque FC, Park MS, et al. Endovascular treatment of intracranial dural arteriovenous fistulae using Onyx: a case series. Neurosurgery, 2009, 65(6) Suppl: 132–139, discussion 139–140

[39] Hu YC, Newman CB, Dashti SR, et al. Cranial dural arteriovenous fistula: transarterial Onyx embolization experience and technical nuances. J Neurointerv Surg, 2011, 3(1):5–13

[40] Elhammady MS, Wolfe SQ, Farhat H, et al. Onyx embolization of carotidcavernous fistulas. J Neurosurg, 2010, 112(3):589–594

[41] Suzuki S, Lee DW, Jahan R, et al. Transvenous treatment of spontaneous dural carotid-cavernous fistulas using a combination of detachable coils and Onyx. Am J Neuroradiol, 2006, 27(6):1346–1349

[42] Zaidat OO, Lazzaro MA, Niu T, et al. Multimodal endovascular therapy of traumatic and spontaneous carotid cavernous fistula using coils, n-BCA, Onyx and stent graft. J Neurointerv Surg, 2011, 3(3):255–262

[43] Spetzler RF, Martin NA, Carter LP, et al. Surgical management of large AVM's by staged embolization and

operative excision. J Neurosurg, 1987, 67(1):17–28
[44] Viñuela F, Dion JE, Duckwiler G, et al. Combined endovascular embolization and surgery in the management of cerebral arteriovenous malformations: experience with 101 cases. J Neurosurg, 1991, 75(6):856–864
[45] Weber W, Kis B, Siekmann R, et al. Preoperative embolization of intracranial arteriovenous malformations with Onyx. Neurosurgery, 2007, 61(2):244–252, discussion 252–254
[46] Jafar JJ, Davis AJ, Berenstein A, et al. The effect of embolization with N-butyl cyanoacrylate prior to surgical resection of cerebral arteriovenous malformations. J Neurosurg, 1993, 78(1):60–69
[47] Pasqualin A, Scienza R, Cioff F, et al. Treatment of cerebral arteriovenous malformations with a combination of preoperative embolization and surgery. Neurosurgery. 1991, 29(3):358–368
[48] Ogilvy CS, Stieg PE, Awad I, et al. Stroke Council, American Stroke Association. Recommendations for the management of intracranial arteriovenous malformations: a statement for healthcare professionals from a special writing group of the Stroke Council, American Stroke Association. Circulation, 2001, 103(21):2644–2657
[49] Jordan JE, Marks MP, Lane B, et al. Cost-efiectiveness of endovascular therapy in the surgical management of cerebral arteriovenous malformations. Am J Neuroradiol, 1996,17(2):247–254
[50] Gobin YP, Laurent A, Merienne L, et al. Treatment of brain arteriovenous malformations by embolization and radiosurgery. J Neurosurg, 1996, 85(1):19–28
[51] Xu F, Zhong J, Ray A, et al. Stereotactic radiosurgery with and without embolization for intracranial arteriovenous malformations: a systematic review and meta-analysis. Neurosurg Focus, 2014, 37(3):E16
[52] Marks MP, Lane B, Steinberg GK, et al. Endovascular treatment of cerebral arteriovenous malformations following radiosurgery. Am J Neuroradiol, 1993, 14(2): 297–303, discussion 304–305
[53] Kwon OK, Han DH, Han MH, et al. Palliatively treated cerebral arteriovenous malformations: follow-up results. J Clin Neurosci, 2000, 7 (Suppl 1):69–72
[54] Miyamoto S, Hashimoto N, Nagata I, et al. Posttreatment sequelae of palliatively treated cerebral arteriovenous malformations. Neurosurgery, 2000, 46 (3):589–594, discussion 594–595
[55] Potts MB, Zumofen DW, Raz E, et al. Curing arteriovenous malformations using embolization. Neurosurg Focus, 2014, 37(3):E19
[56] Viñuela F, Fox AJ, Pelz D, et al. Angiographic follow-up of large cerebral AVM incompletely embolized with isobutyl–2–cyanoacrylate. Am J Neuroradiol, 1986, 7(5): 919–925
[57] Taylor CL, Dutton K, Rappard G, et al. Complications of preoperative embolization of cerebral arteriovenous malformations. J Neurosurg, 2004, 100(5): 810–812
[58] Haw CS, terBrugge K, Willinsky R, et al. Complications of embolization of arteriovenous malformations of the brain. J Neurosurg, 2006, 104(2): 226–232
[59] Sahlein DH, Mora P, Becske T, et al. Nidal embolization of brain arteriovenous malformations: rates of cure, partial embolization, and clinical outcome. J Neurosurg, 2012, 117(1):65–77
[60] Starke RM, Komotar RJ, Otten ML, et al. Adjuvant embolization with N-butyl cyanoacrylate in the treatment of cerebral arteriovenous malformations: outcomes, complications, and predictors of neurologic deficits. Stroke, 2009, 40 (8):2783–2790
[61] Katsaridis V, Papagiannaki C, Aimar E. Curative embolization of cerebral arteriovenous malformations (AVM) with Onyx in 101 patients. Neuroradiology, 2008, 50(7):589–597
[62] Panagiotopoulos V, Gizewski E, Asgari S, et al. Embolization of intracranial arteriovenous malformations with ethylene-vinyl alcohol copolymer (Onyx). Am J Neuroradiol, 2009, 30(1):99–106
[63] Loh Y, Duckwiler GR, Onyx Trial Investigators. A prospective, multicenter, randomized trial of the Onyx liquid embolic system and N-butyl cyanoacry-late embolization of cerebral arteriovenous malformations. Clinical article. J Neurosurg, 2010, 113(4):733–741

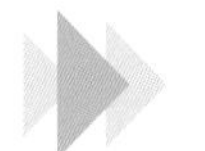

第二十章 幕上动静脉畸形的血管内介入栓塞治疗

Stephan Munich, Demetrius K. Lopes

摘要：幕上动静脉畸形是最常见的脑动静脉畸形。它们代表了一组异质性显著的动静脉畸形，包括位于大脑非功能区域的小而表浅的病变，以及具有复杂血管结构的功能区及深层病灶。血管内介入栓塞已越来越多地用于治疗不同位置的幕上动静脉畸形。以往血管内介入栓塞被作为手术切除或立体定向放射外科（SRS）治疗前的辅助性手段，最近它们越来越多地被用作独立的治疗策略。在许多病变中使用血管内技术已经可以达到治愈性目的，从而避免了外科手术切除和放射外科治疗相关的并发症。随着血管内技术的不断发展，治愈性血管内介入栓塞的应用可能会更加广泛。

关键词：脑动静脉畸形；ARUBA；栓塞；显微外科手术；n-BCA；Onyx；立体定向放射外科

要　点

- 血管内介入栓塞可以在手术切除和立体定向放射外科治疗前进行。
- 血管内介入栓塞也可作为一种有效的独立方法，对幕上动静脉畸形可以实现治愈性栓塞。
- 新型液体栓塞材料和微导管的开发使血管内介入栓塞更加可控和有效。
- 随着血管内介入栓塞技术的不断发展和医生经验的积累，血管内介入栓塞治疗幕上动静脉畸形的应用范围将会不断增大。

20.1 引　言

脑动静脉畸形是动脉和静脉循环的异常连接，由相互缠绕的薄壁血管团（病灶）组成，发病率相对较低，在成人中为（15~18）/10万人，每年的检出率为1.21/10万人[1-3]。脑动静脉畸形最常见的临床表现是脑出血，其年出血风险为2%~4%[4]。与其他颅内病变一样，绝大多数动静脉畸形发生在幕上。幕上动静脉畸形可表现出癫痫发作、头痛或局灶性神经功能缺损等症状。因此，对这些病变采取风险较低、有效和持久的治疗措施至关重要。在最近发表的“对未破裂脑动静脉畸形采取或不采取干预治疗”的随机临床试验（ARUBA）中，对未破裂脑血管畸形进行干预治疗的必要性受到了质疑[5]。本章我们将讨论血管内介入栓塞治疗在幕上动静脉畸形的现代医学治疗中的作用，以及血管内介入栓塞治疗的技术特点和其在幕上动静脉畸形治疗中的临床应用。

20.2 术前评估和检查

在对脑动静脉畸形患者完成最初的临床和影像学评估之后，最首要的步骤是确定是否应该对动静脉畸形进行干预。学者们普遍认可的需要治疗的脑动静脉畸形的适应证包括反复、有症状的出血，癫痫发作（特别是当抗癫痫药物难以控制时），局灶性神经功能缺损，以及患者的手术意愿。

最近发表的一项关于未破裂脑动静脉畸形干预治疗的随机试验（ARUBA）对治疗未破裂脑动静脉畸形（特别是无症状性）的必要性提出了质疑。作者发现，他们研究的主要终点（即死亡或症状性卒中）在接受保守治疗的患者中发生率为 10.1%，在接受动静脉畸形治疗的患者中发生率为 30.7%。该研究存在多个缺陷，本章不予讨论和证实，但不得不说的是，其最明显和对结果影响最大的因素可能是随访时间太短［平均 33.3 个月，标准差（SD）为 19.7 个月］[6–7]。脑动静脉畸形的年出血风险为 2%~4%，其破裂的潜在风险显然受患者年龄和总体预期寿命的影响，年轻和健康的患者在其一生中会有更多机会发生动静脉畸形破裂（出血风险 = 1 – 年不出血风险）[8]。因此，虽然 ARUBA 研究的作者得出了不治疗动静脉畸形更可能使患者受益的结论，但对年轻、看起来健康的脑动静脉畸形患者，应谨慎做出不予治疗的决定。

除了上述总体出血风险之外，研究者们还开发了各种风险评分系统以帮助个体作出决策，其中 Spetzler-Martin 评分系统最广为人知 [9]，使用也最广泛。虽然经常将其用于描述脑动静脉畸形的影像学特征和位置，但其设计初衷是评估与手术切除相关的手术难度和致残率。因此，将其应用于血管内介入栓塞或放射外科治疗时必须谨慎，并且使用者应当理解该评分所描述的相关发病率的持续性可能有偏倚。鉴于此，最近我们和其他学者相继提出了血管内介入栓塞治疗专用的评分量表（表 20.1）[10–14]。

通过脑动静脉畸形血管内介入栓塞评分量表，我们发现供血动脉及引流静脉的数目、动静脉畸形病灶的大小，以及“功能血管”的存在等与血管内介入栓塞治疗的效果和并发症风险显著相关。功能血管的概念是动静脉畸形栓塞评分独有的，它被定义为供血动脉发起处接近颈内动脉（如果供血动脉发起处距离颈内动脉或脑动脉的第一段分支小于 20mm，该动静脉畸形被认为具有血管应力），旨在描述血管内介入栓塞治疗策略的风险特质。具体而言，近端损伤（例如，在栓塞发自短 M1 段动脉时发生 Onyx 回流）将导致显著的神经功能缺损，导致对这些病变进行血管内介入栓塞治疗时风险更高。

在脑动静脉畸形血管内介入栓塞治疗评分为 3 分的病变中，血管造影闭塞率为 100%，主要并发症发生率为 0；在评分 > 5 分的病变中，仅 20% 的患者获得完全闭塞，主要并发症发生率为 30%。应用这一评分系统和其他“血管内介入栓塞治疗专用评分系统”，对脑动静脉畸形患者进行术前评估和制订治疗计划至关重要。虽然该评分系统和其他“血管内介入栓塞治疗专用评分系统”多用于评估仅采用血管内介入栓塞治疗患者的成功率和致残率，但它们也可作为多学科综合治疗复杂血管病变时的评估工具。

表 20.1 脑动静脉畸形血管内介入栓塞治疗专用评分量表

脑动静脉畸形血管内介入栓塞治疗评分（Lopes 等 [11]）	
病灶大小	1（< 3cm） 2（3~6cm） 3（> 6cm）
供血动脉数量	1（1~3） 2（4~6） 3（> 6）
引流静脉数量	1（1~3） 2（4~6） 3（> 6）
是否有功能血管	0（否） 1（是）
Buffalo 评分（Dumont 等 [12]）	
供血动脉数量	1（1~2） 2（3~4） 3（> 5）
供血动脉直径	0（大部分 > 1mm） 1（大部分 ≤ 1mm）
病灶位置	0（非功能区） 1（功能区）
Bell 等 [14]	
供血动脉数量	1（< 3） 2（3~5） 3（≥ 6）
是否邻近功能区	0（非功能区） 1（功能区）
有无合并脑动静脉瘘	0（无） 1（有）

血管内介入栓塞已成为幕上动静脉畸形重要治疗方法之一，是一种微创且有效的治疗策略。虽然以前只考虑将其与手术切除或立体定向放射外科治疗相结合应用，但目前越来越多地被单独用于动静脉畸形的治愈性栓塞[15-18]。在本章中，我们将讨论血管内介入栓塞治疗幕上动静脉畸形的相关问题，其作为独立和辅助治疗方式的作用，以及治疗中可能遇到的技术性问题。

20.3 术中注意事项

20.3.1 麻醉管理

可以在全身麻醉或清醒镇静下对患者进行血管内介入栓塞。我们倾向于在全身麻醉下进行，因为其可以避免移动患者的头部，从而提供无移动伪影的高质量图像，手术是否成功不依赖于患者是否配合，该方法尤其适合于儿童患者及具有潜在认知和（或）精神障碍的患者，或者其他不能保持静止以进行手术的患者，特别是在栓塞治疗时间较长时。但是在全身麻醉期间无法进行神经系统检查，并且可能延迟发现术中的并发症或不耐受情况。解决这些问题的方法是，当使用全身麻醉时，操作者应深入了解神经生理学监测，如脑电图、运动诱发电位、体感诱发电位以及血管解剖学。

在清醒镇静下行脑动静脉畸形血管内介入栓塞的主要优点是可在术中进行神经系统检查和对供血动脉进行刺激试验。而且可以在整个手术过程中持续检查患者，以确保其对治疗的耐受性。清醒镇静下的微导管操作和动静脉畸形栓塞需要患者的严格配合，以获得高质量成像和避免并发症的发生。血压控制对于在清醒镇静下进行栓塞的患者尤其重要，因为患者在手术各阶段的焦虑情绪和不适感都可能导致血压升高。当栓塞前需要进行动静脉畸形供血动脉生理试验时，应保持清醒镇静并行刺激试验。有证据表明，刺激试验可使治疗相关并发症发生率降低至 5% 以下[19]。可以术中“实时（real-time）”进行是血管内介入栓塞治疗所独有的特点，它既可以在全身麻醉下使用神经监测的患者中使用，也可以在清醒镇静的患者中使用，但在清醒镇静下的患者中使用效果更为理想。Tawk 等描述了他们在清醒镇静下接受枕叶动静脉畸形血管内介入栓塞治疗的患者中进行刺激试验的经验[20]：一旦微导管处于供血动脉的理想位置，便可进行基线神经系统检查；给患者注射异戊巴比妥 75mg 后，将患者的神经系统检查结果与基线检查结果进行比较，如果没有出现新的神经功能缺损，则可栓塞该供血动脉。虽然作者仅描述了他们治疗枕叶动静脉畸形的经验，但这种技术很容易适用于其他部位的动静脉畸形。

另外，Feliciano 等对清醒镇静下患者使用异丙酚进行了刺激试验[21]。作者在经位于目标供血动脉中的微导管注射异丙酚 7mg 之前和之后对患者进行了神经系统检查。虽然该作者没有遇到与该方法相关的任何不良事件，但应注意的是，患者后期可能发生心肺功能障碍。

在对全身麻醉下接受血管内介入栓塞治疗的患者进行刺激试验时，可使用神经生理学监测代替神经系统检查。神经生理学专家、麻醉师和操作医生之间的协调对于安全和准确地评估刺激试验至关重要。这些刺激试验的使用允许医生以“供血动脉 – 供血动脉（pedicle by pedical）”的方式评估血管内介入栓塞治疗的安全性，并确保每次注射液体栓塞剂的安全性。然而，这种刺激试验不能替代对血管解剖学和脑动静脉畸形血管构筑的研究和评估。

20.3.2 血流动力学监测

在血管内介入栓塞治疗脑动静脉畸形期间，血流动力学监测尤为重要。常规情况下，在手术过程中和术后 24h 内将患者的血压维持在 90~120mmHg，我们认为这是可以实现更安全栓塞的血压范围，也可以降低栓塞剂经动静脉畸形病灶进入引流静脉导致早期静脉闭塞的风险。

严格控制血压对于避免正常灌注压突破和由此产生的血管破裂也是必需的。在手术后 24h 内将血压维持在低于正常血压水平可以恢复脑血管系统的自动调节能力，并使出血风险最小化。

20.3.3 栓塞材料的选择

Onyx

虽然 Onyx（ev3 Inc，Plymouth，MN）在 20 世纪 90 年代已经出现在文献中，但 2005 年才被美国 FDA 批准用于动静脉畸形的治疗[22-23]。它是一种乙烯 - 乙烯醇共聚物，与之前的液体栓塞剂相比，它具有凝聚性但没有黏附性，这使其对微导管和血管壁的黏附较少，因此可以降低与微导管撤除相关的并发症风险。由于其非黏附性的特点，当使用 Onyx 时，允许一定程度的反流而不必撤除微导管。Ayad 等已在之前出版的著作中详细描述过 Onyx，本书只作简要的概述[24]。

在二甲基亚砜（DMSO）从 Onyx 胶体的外表面渗入血液后，血管腔内的 Onyx 开始凝固从而闭塞血管[25]。Onyx 的沉淀是“从外到内（outside-in）”的——这常被形象地称为“火山熔岩硬化”[24]。固化发生在几分钟到几小时，与氰基丙烯酸正丁酯（n-BCA）相比，Onyx 的顺行渗透性更好。一旦凝固，Onyx 不像 n-BCA 一样硬而脆，有橡胶样的弹性，这使得用 Onyx 栓塞的动静脉畸形更容易剥离，从而使切除术更加顺畅[26]。

用于动静脉畸形栓塞的 Onyx 配方是 18 和 34，它们代表不同的黏度。不同的黏度允许病灶在聚合反应发生前改变渗透性。虽然 Onyx 本身很少引起血管内或血管周围炎症反应，但 DMSO 能够引起血管痉挛和内皮坏死，因此，必须缓慢注入 DMSO。

Squid 和 Phil 等液体栓剂与 Onyx 具有相似的性质（如无黏附性），但黏度不同。这类液体栓塞剂是幕上动静脉畸形首选的栓塞材料。与丙烯酸酯等 n-BCA 栓塞剂相比，它们可以在延长的注射时间内更好地在病灶中弥散。

氰基丙烯酸正丁酯（n-BCA）

n-BCA 是一种自由流动的液体栓塞剂，与血液接触时，它通过阴离子机制聚合。术前手术医生需要将 n-BCA 与乙碘油混合以达到所需的聚合时间。较高浓度的 n-BCA 可导致更快的聚合速率。虽然在常规动静脉畸形治疗中可能很烦琐，但控制聚合速率的能力在治疗复杂的动静脉畸形时可能有用，特别是有瘘成分的动静脉畸形[13]。根据产品信息中描述的体外试验，n-BCA 聚合时间可以控制在接触血浆后即刻聚合（乙碘化油与 n-BCA 之比为 0∶1）到 16s（乙碘化油与 n-BCA 之比为 5∶1）之间。

n-BCA 本质上是黏合剂。虽然它可以可靠地闭塞血管，但同时也黏附于微导管。因此，使用 n-BCA 时允许回流，并且熟练使用该技术对于安全和有效的治疗至关重要。然而，当经验丰富的血管内外科医生使用 n-BCA 时，并未发现其与致残率或死亡率的增加有关[27]。

20.3.4 微导管的选择

幕上动静脉畸形安全且有效的血管内介入栓塞需要医生将微导管放置在仅用于动静脉畸形的供血动脉处。微导管停留在颅内血管中过于靠近的位置可能导致近端正常血管被误栓塞，从而导致缺血性神经功能缺损，以及很难成功栓塞动静脉畸形病灶。因此，颈部和颅内血管系统的导航对于血管内介入栓塞是必不可少的。

微导管开发的第一个进步是以流动为导向的微导管形式（如 Magic、Balt、Montmorency、France）的出现。这些导管的作用基础是动静脉畸形与周围正常循环相比的高血流量。由于这种高流量血流，这些柔软的微导管优先被导入供血动脉。

随后开发了 Marathon 和 UltraFlow（ev3 Inc），允许使用 0.008in（1in ≈ 2.54cm）和 0.010in 微导丝对微导管进行一些引导转向。最近，像 Sonic（Balt，Montmorency，法国）和 Apollo（ev3 Inc）这样的可脱式尖端微导管也被证明在脑动静脉畸形的血管内介入栓塞治疗中有效（图 20.1）[28–30]。只要液体栓塞剂没有回流到可脱式尖端标记之外，则可允许撤出这些微导管。这些新型材料已经与 Onyx 和 n-BCA 一起使用过[28–29]。

20.4 单纯血管内介入栓塞治疗

脑动静脉畸形的治愈性血管内介入栓塞的概念相对较新，并且仍然存在争议。据报道，血管内介入栓塞治疗的治愈率为 5%~10%[31–34]。缺乏长期随访结果和再通的临床经验缺乏令许多人怀疑单纯血管内介入栓塞治疗动静脉畸形的持久性。随着新型液体栓塞剂的出现、临床经验的增加和血管内介入栓塞治疗技术的不断发展，动静脉畸形可能更常被推荐用于治愈性栓塞（图 20.2）。

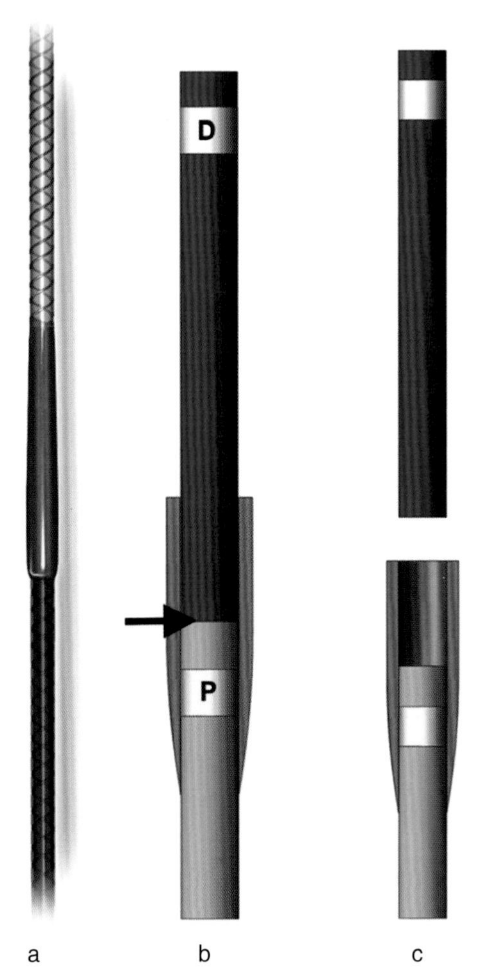

图 20.1 a. Apollo 可脱式尖端微导管，内径 0.013in（1in ≈ 2.54cm）。b. 可以看到近端（P）和远端（D）标记。分离点（箭头）发生在离近端标记 1.25mm 处。c. 可拆卸尖端降低了导管截留的风险（经允许引自 Medtronic Neurovascular，Irvine CA，USA）

Yu 等描述了他们在 10 例精心挑选的患者中使用氰基丙烯酸酯进行动静脉畸形血管内介入栓塞治疗的经验[35]。选择标准包括：动静脉畸形病灶 ≤ 3cm；供血动脉 ≤ 3 条；微导管相对容易送抵动静脉畸形病灶。术后没有发现手术相关的并发症，并且 6 例患者实现了病灶完全闭塞。平均随访 23 个月（范围为 17~32 个月）后，血管造影显示所有病灶部位仍然闭塞。

Saatci 等描述了他们使用 Onyx 进行脑动静脉畸形栓塞的经验[36]。在 350 例患者中，178 例使用 Onyx 行完全栓塞治疗。平均随访 42 个月（范围为 12~96 个月）后，除了 2 个病灶（99%）外，所有病灶仍然完全闭塞。值得注意的是，大多数患者 [155（87%）] 为小动静脉畸形（Spetzler-Martin Ⅰ级或Ⅱ级）。

血管内介入栓塞技术和技巧的持续使用以及对 Onyx 的开发促进了对脑动静脉畸形治愈性栓塞的更大追求。Van Rooij 等报道了他们的幕上动静脉畸形治愈性栓塞技术[37]。行治愈性栓塞的 24 例患者都为中小型（平均大小 2.2cm；范围 1~3cm）病灶，位置表浅，微导管容易进入供血动脉，允许 Onyx 回流 2~3cm，病灶显影良好，容易看到引流静脉。所有患者在单次治疗期间均实现完全闭塞。治疗后 3 个月时的血管造影显示在存活患者中除 1 例（96%）外，其余均完全闭塞。

尽管对特定幕上动静脉畸形位置的详细评估超出了本章的范围，但应特别注意“深部动静脉畸形”，因为其手术切除可能导致严重的

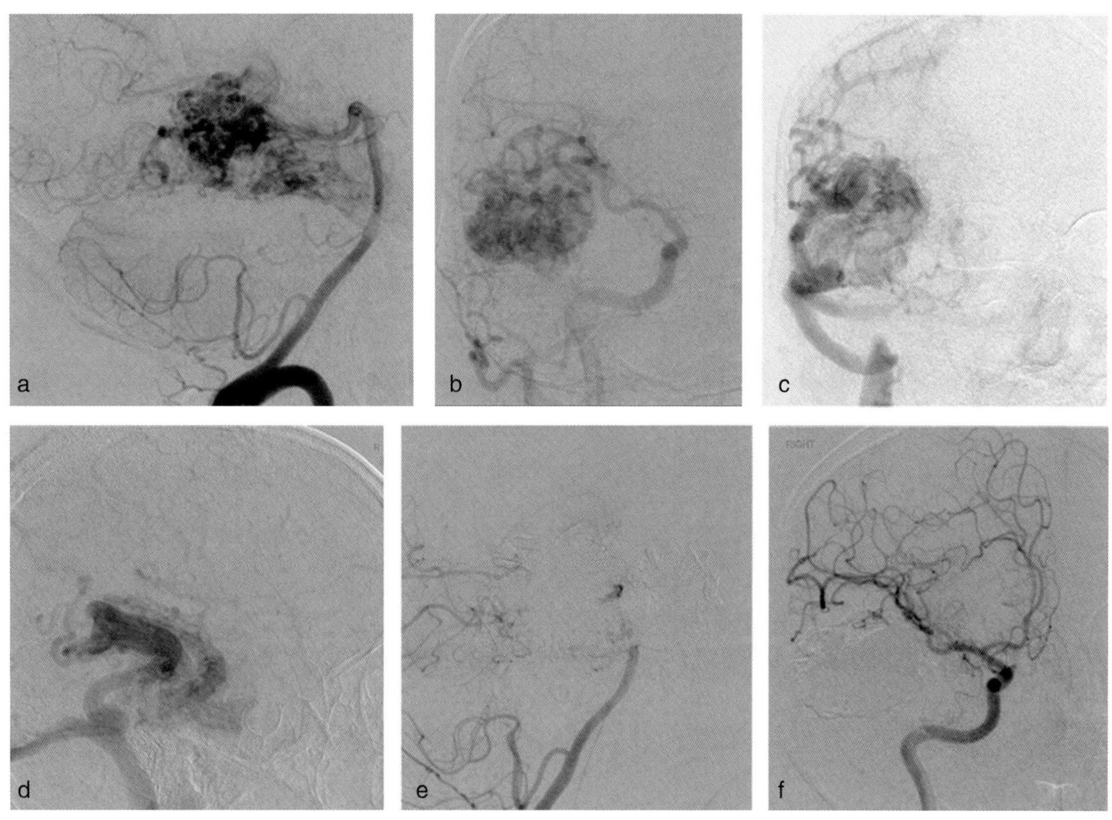

图 20.2 在左侧椎动脉（a）和颈总动脉前后位（b）造影中可见大型动静脉畸形，具有多个曲折复杂的引流静脉（c、d）。e、f. 仅使用 Onyx 行血管内介入栓塞实现完全闭塞

致残率，因此更适合采用独立的血管内介入栓塞治疗。Mendes 等报告了他们的深部动静脉畸形血管内介入栓塞治疗经验[38]，观察到 82% 的深部动静脉畸形经血管内介入栓塞达到完全闭塞，手术相关并发症发生率为 14%。

并非所有的幕上动静脉畸形都适合行治愈性血管内介入栓塞。在上述研究中，治愈性血管内介入栓塞的病例是经过仔细选择的，它们共同的选择标准为具有有利血管结构的小型动静脉畸形。Saatci 发现只有 12.5% 的 Spetzler-Martin Ⅲ ~ Ⅴ级病灶能够通过单纯血管内介入栓塞治愈[36]。Möhlenbruch 等的报道证实了这一观点，他使用 Onyx 栓塞完全闭塞了 100%（n=24）的中小型幕上动静脉畸形（平均大小为 2.2cm；范围 1~3cm）[39]。Jordan 等回应了这一发现，他们报道动静脉畸形直径＜ 3cm 是影响完全闭塞的一个预测因素，优势比（OR）为 50.9[40]。较大的动静脉畸形可能因其液体栓塞的弥散范围有限，所以仅通过血管内介入栓塞达到治愈的效果有限。由于供血动脉被堵塞，消除了栓塞材料尼达尔（nidal）渗透的潜在通道。通过这种方式，大型动静脉畸形可以保留病灶的活动性区域，并且没有了用于微导管或液体栓塞流动的血管通道。

Van Rooij 等还强调了从病灶发出的近端静脉循环可视化显影的重要性，通过这种方式，可以很容易地识别出被 Onyx 充盈的静脉[37]。如前所述，通过对动静脉畸形血管内介入栓塞评分系统的使用和完善，我们发现供血动脉数量、引流静脉数量、动静脉畸形病灶大小以及是否存在功能血管共同影响手术医生实现完全血管内闭塞的效果。同样地，我们发现，大量的供血动脉和引流静脉、大型动静脉畸形病灶和近端动脉供血等情况下，动静脉畸形更难以通过血管内介入栓塞治愈[11]。

伴有由周围水肿引起的神经系统症状的患者可能不太适合仅通过血管内介入栓塞治疗达到治愈的预期，因为畸形团内保留大量栓塞物质对症状、认知功能和癫痫的长期影响仍然未知。另外，来自栓塞材料的伪影可以限制后续血管内介入栓塞治疗的成像效果，并且使得患有其他颅内病变且需要连续随访成像的患者不适合使用该治疗方法。

与任何治疗技术一样，治愈性血管内介入栓塞也有其缺点。然而，经验表明，对于正确选择的动静脉畸形来说，这是一种安全而有效的策略。血管内介入栓塞治疗专用评估量表[11]可以帮助临床医生识别适合单纯血管内介入栓塞治疗的病变。随着血管内介入栓塞治疗经验的增长和血管内介入栓塞治疗技术的不断发展，治愈性血管内介入栓塞的适应证范围有望扩大。

20.4.1 经静脉途径

传统上，经动脉栓塞是进入幕上动静脉畸形的首选方法。在经动脉入路较困难的情况下，经静脉栓塞可能是有效的替代方案。小（通常很多）而曲折的供血动脉对于经动脉入路特别不利[41]。对于经静脉栓塞，需要存在简单的静脉引流（例如，单个引流静脉，少量引流静脉且具有简单的经静脉通路）。当患者存在动脉狭窄的情况下，或与经动脉技术结合使用时，可以单独使用经静脉技术（图 20.3）。

我们通常经股静脉实现经静脉通路。将引导导管置于颈内静脉。鉴于曲折的静脉解剖结构，我们更倾向于使用中间导管［远端进入导管（DAC），Concentric Medical，Mountain View，CA］。当进行经静脉栓塞时，通常仍需要动脉通路。可以用球囊暂时封堵小供血动脉，以防止液体栓塞剂通过病灶误入动脉。

20.4.2 球囊辅助技术

球囊辅助栓塞多使用与栓塞剂相容的双腔球囊（例如，Scepter，Microvention，Tustin，CA；Ascent，Codman Neurovascular，Raynham，MA）（图 20.4）。双腔球囊由注入液体栓塞剂的中央腔和注入球囊的侧腔组成。将球囊导管导航到其在供血动脉中的预期位置，通过侧腔注射造影剂使其膨胀。球囊在弯曲段中最稳定。可以通过中央腔进行选择性注射造影剂，以确认合适的供血动脉和导管位置，然后通过中央腔注射液体栓塞剂。

为了第一时间识别泄气或近端移位，必须对球囊进行持续和重要的评估。球囊辅助栓塞可能有助于防止回流到供血动脉的主干动脉。另外，在供血动脉内通过球囊充盈阻断顺行血流可以使栓塞更可控。通过这种方式，液体栓塞剂的注射更多地由介入医生控制，而不是由患者的血流控制。有报道证明这种技术是安全和有效的[42–45]。

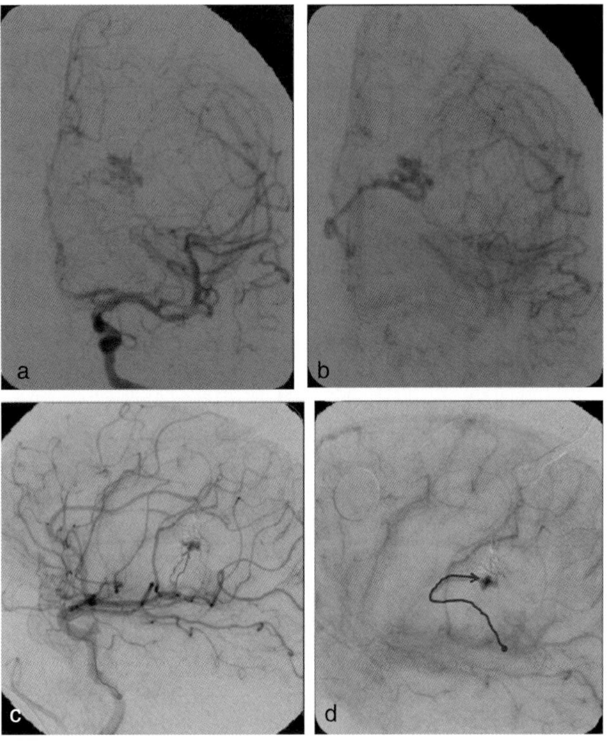

图 20.3 a. 前后位造影显示了一个较小的深部动静脉畸形，伴有多条小供血动脉。这种血管结构是经动脉技术完全栓塞的禁忌证。造影的静脉期（b）显示单一引流静脉，因此联合经动脉（c）和经静脉（d）方法可实现完全闭塞

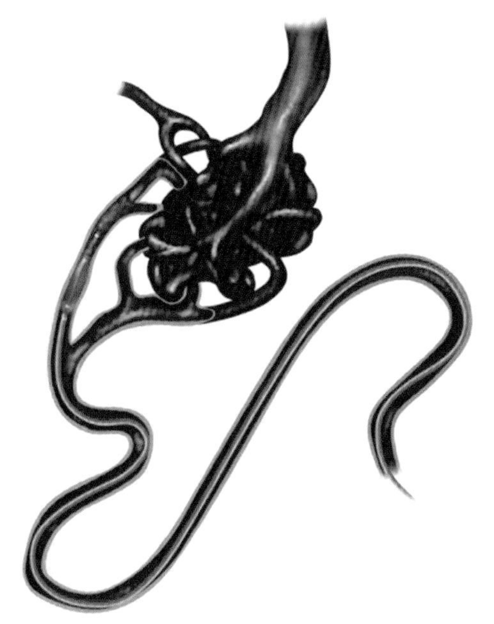

图 20.4　球囊辅助栓塞：将球囊导管对接在所需位置，充盈球囊并注射液体栓塞物。球囊的充盈有助于防止意外反流（经允许引自 Microvention，Tustin，CA，USA）

20.4.3 双微导管技术

用多个供血动脉治疗动静脉畸形的传统技术包括分期栓塞，其中通过供血动脉注射液体栓塞剂。当存在多条供血动脉时，存在明显的动脉血流可能对治疗期间控制液体栓塞剂造成困难，从而导致过早的静脉闭塞。已有报道描述了双微导管技术，其中包括同时从多个供血动脉进行栓塞的技术（图 20.5）[46–47]。

通常经双侧股动脉进行栓塞。通过每个同轴系统取出微导管并通过单独的供血动脉置入病灶中，同时注射液体栓塞剂。通过同时阻断两个不同的供血动脉，可以更有选择性地栓塞病灶，并且可以降低早期静脉闭塞的风险。此外，由于处理了更大部分的病灶，因此可以减少完全栓塞所需的手术次数。

有报道显示这种技术在具有多个供血动脉的小型动静脉畸形中特别有用。在一个小系列研究中，与单微导管技术相比，使用双微导管技术治疗多条供血动脉动静脉畸形的出血性并发症较少，且手术相关并发症的发生率较低。对这种技术详估还需要更广泛的应用和进一步研究。

20.4.4 高压锅技术

Chapot 等描述了高压锅技术，旨在创建一个塞子以防止液体栓塞剂反流（图 20.6）[48]。将可脱式尖端微导管放置在动静脉畸形病灶内所

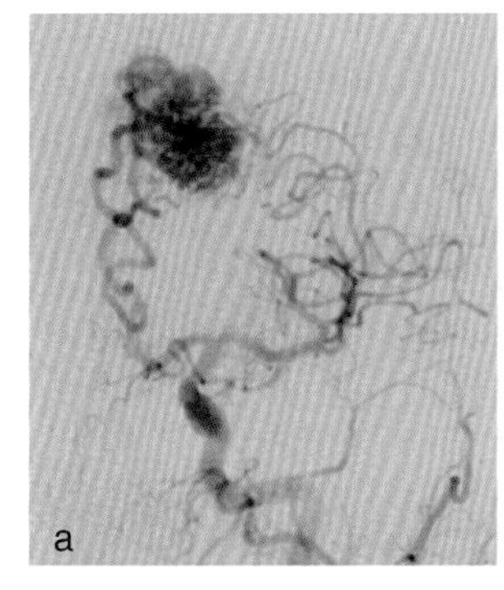

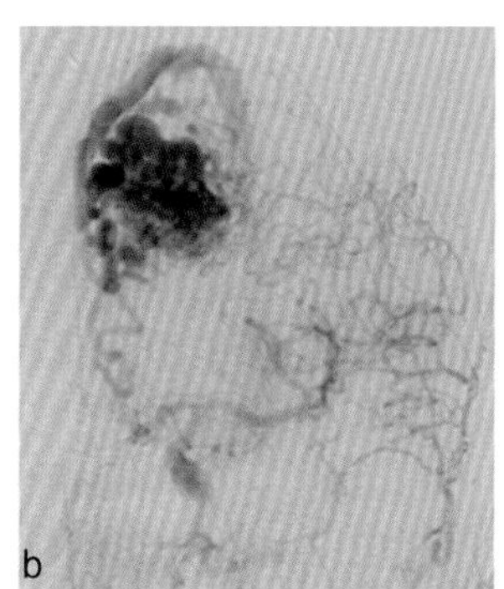

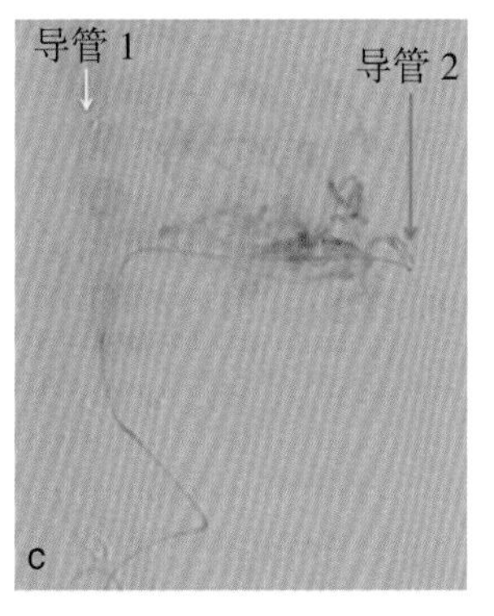

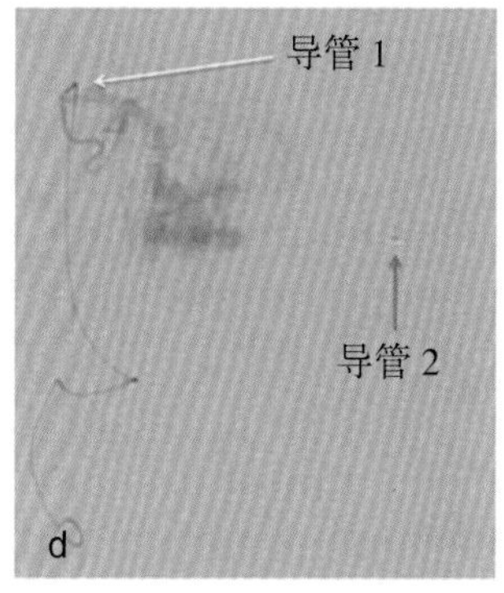

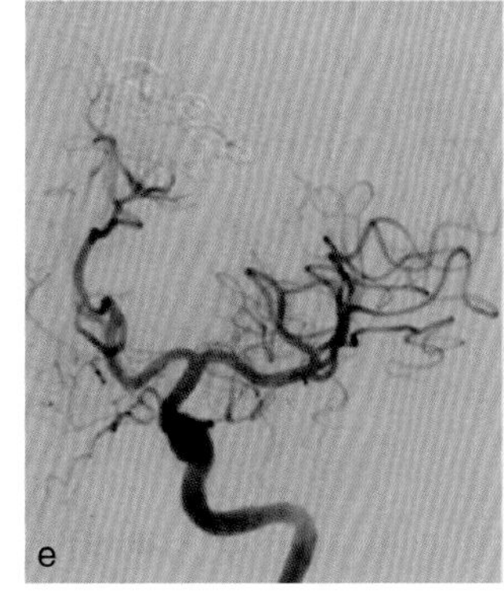

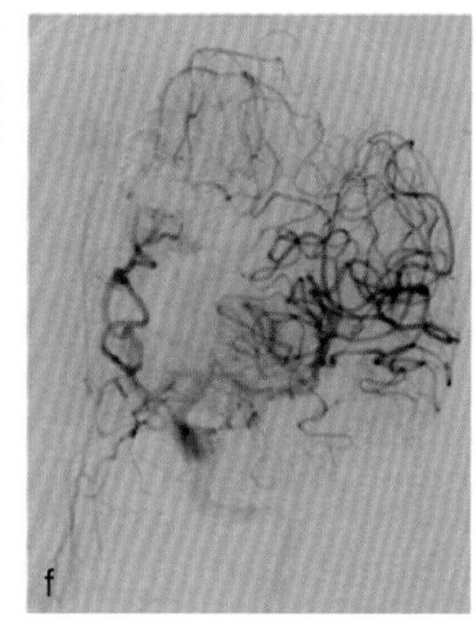

图 20.5　a. 大脑中动脉期前后位造影显示由大脑前动脉和大脑中动脉供血的动静脉畸形。b. 静脉引流并不复杂（b）。使用双导管技术栓塞动静脉畸形，其中一根导管位于大脑前动脉分支内，另一根导管位于大脑中动脉分支内。c、d. 通过每个微导管的选择性注射显示栓塞的目标病灶。e、f. 随访血管造影显示动静脉畸形完全闭塞

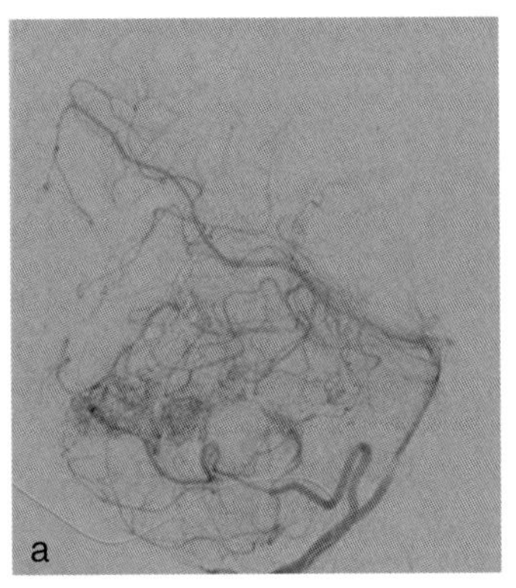

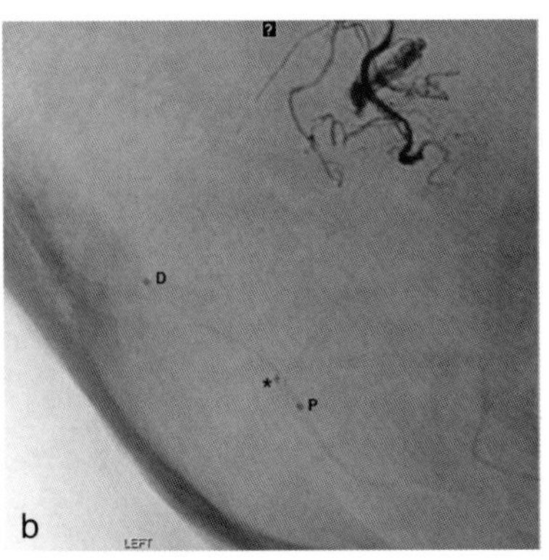

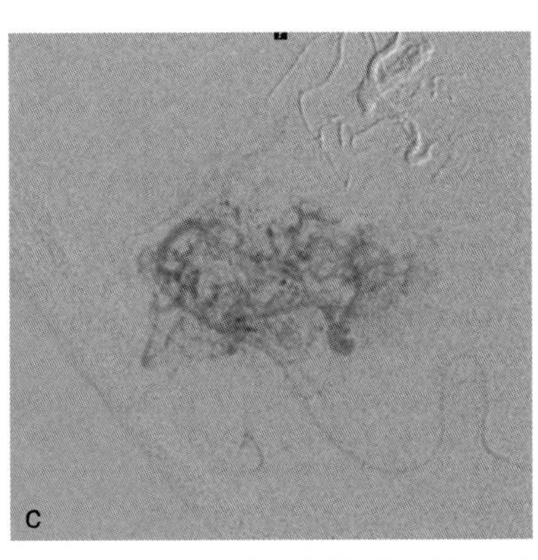

图 20.6 a. 颅后窝动静脉畸形（先前在外院进行了栓塞）的大脑中动脉侧位造影。b. 横向透视图像显示了应用高压锅技术时使用的两个微导管的位置，可以看到可脱式尖端微导管的近端（P）和远端（D）标记。第二个微导管位于可脱式尖端区域内（用 * 标记）。c. 从该导管中注射 n-BCA，然后通过第一个微导管（微注射）将 Onyx 注射到动静脉畸形中

需位置。第二个微导管的尖端位于第一个导管尖端和分离区标记之间，并通过释放（注射）线圈和（或）丙烯酸胶（如 n-BCA）形成一个塞子预防反流。

栓塞剂的制备可以有多种目的。首先，它可以防止逆行回流到供血动脉的主干动脉，从而可以在更近端注射栓塞剂，因此达到更完全的栓塞。其次，通过阻断所在供血动脉的顺行血流，有助于更加可控地栓塞伴有瘘的动静脉畸形。最后，通过减少动静脉畸形的血流量，可帮助血管内科医生更好地控制液体栓塞剂的弥散，并且可以降低早期静脉闭塞的风险。

20.5 血管内介入栓塞和手术切除

血管内介入栓塞一开始是作为辅助治疗方法进入动静脉畸形治疗领域，其主要功能是缩小活动性动静脉畸形的体积并增加手术切除的安全性 [49-50]。手术切除动静脉畸形时，关键供血动脉，特别是那些可能隐藏的供血动脉或者其他关键结构的闭塞可能会降低手术过程中并发症的发生率 [51]。在这种多模式治疗策略中，对术前血管内介入栓塞临床应用影响最大的是不能用于需手术切除的大型动静脉畸形和不可手术治疗的动静脉畸形。

早期术前血管内介入栓塞治疗的最佳实例之一就是著名的 Spetzler-Martin 评分量表出版 1 年后，Spetzler 等描述了他们先前认为无法手术的Ⅴ级脑动静脉畸形分期术前血管内介入栓塞的经验 [50]。结果显示，没有 1 例患者死亡，只有 1 例患者致残（5%）。这显示了在同一术者操作的情况下，术前栓塞对Ⅴ级动静脉畸形手术切除结果的改善，其主要并发症发生率为 12%[9]。

Nagashima 等根据其单位将 1992 年定义为“栓塞时代”，比较了“栓塞时代”前后脑动静脉畸形的手术切除情况 [52]。他们观察到，栓塞时代前患者的手术切除相关并发症为 15%，而栓塞时代后的并发症发生率仅为 3%。同样，在栓塞时代前意外动静脉畸形病灶残留率为 12%，而在栓塞时代后该比例仅为 3%。

虽然 Onyx 栓塞已成为过去 10 年来血管内介入栓塞的首选液体材料，但是具体栓塞剂的选择对术前栓塞效果的影响并不大。Wong 等将他们使用 n-BCA 进行术前栓塞治疗与未进行术前栓塞的手术切除患者进行了比较 [53]，观察到 Spetzler-Martin Ⅲ级和Ⅳ级动静脉畸形患者的术中出血量有统计学差异，并且手术时间缩短。而在 Spetzler-Martin Ⅰ级或Ⅱ级患者中未观察到任何差异。Jafar 等报道，与未接受术前栓塞治疗的患者相比，术前接受 n-BCA 栓塞的患者

的术中出血量、手术时间或手术并发症没有差异[54]。他们指出，在栓塞治疗组中动静脉畸形较大（3.9cm *vs.* 2.3cm）且 Spetzler-Martin 评分较高（3.2 分 *vs.* 2.5 分）。作者得出结论："术前 n-BCA 栓塞……使更大尺寸和更高 SM 分级的动静脉畸形的手术效果相当于之前较小尺寸和较低等级的病变。"

Weber 等报道了他们对 47 例动静脉畸形患者行术前 Onyx 栓塞的经验（其中 46 例为浅表动静脉畸形），该队列的病灶平均切除率为 84%，对所有 Onyx 栓塞后手术切除的患者进行了影像学随访（平均 13 个月），都实现了影像学治愈，其中 17% 伴有神经功能缺损。Rodríguez-Boto 等描述了他们对 13 例复杂的幕上动静脉畸形（Spetzler-Martin Ⅲ ~ Ⅴ级）进行术前 Onyx 栓塞的初步经验[55]，报告所有患者 100% 治愈，并发症发生率为 15.4%，均在手术切除后发生。这些报告表明术前 Onyx 栓塞为动静脉畸形安全显微外科手术切除提供了基础。

需要注意的是，术前栓塞包含了两种治疗方式的风险，即与血管内介入栓塞相关的风险和与手术切除相关的风险。Taylor 等报道了 130 例在手术切除前接受 324 次血管内介入栓塞的患者[56]，死亡率为 1.2%，而 6.5% 的患者手术后发生永久性神经功能缺损，7% 的患者在手术后出现暂时性神经功能缺损。

这些结果证明了术前血管内介入栓塞治疗策略的安全性。这些研究也显示，随着患者年龄的增加，预后不佳；栓塞与手术治疗日期越接近，预后越好。这些趋势特别强调了学习曲线对动静脉畸形血管内介入栓塞（和多模式）治疗效果与预后有很大的影响。

在使用多模式策略时，术前栓塞的时机是一个重要的考虑因素。一方面，栓塞后有助于周围脉管系统的调节和正常化；另一方面，不完全栓塞可能使患者的出血风险增加，特别是在静脉流出道受损时。Kinouchi 等报道，在行术前栓塞治疗的 37 例患者中，3 例（8.1%）发生早期出血（栓塞后 3~13d），因此他们认为栓塞后应尽快进行手术治疗[57]。

应该指出的是，术前血管内介入栓塞不能替代手术技能。虽然许多研究表明，术前血管内介入栓塞可能使高级别病变更易于切除而无致残率，但这些研究中观察到的良好结果也可能得益于术者高超的显微外科手术技能[49-51,54]，即使进行了术前栓塞，Hartmann 等发现较大的动静脉畸形、深静脉引流和功能区位置也是手术相关并发症的预测因素[58]。因此，即使进行了术前栓塞，外科医生切除动静脉畸形时仍需要格外注意。

20.6 血管内介入栓塞和立体定向放射外科治疗

在立体定向放射外科（SRS）治疗之前进行血管内介入栓塞与术前栓塞具有相似的目的，即旨在将不适合行 SRS 治疗的动静脉畸形转变为适合放射外科治疗的动静脉畸形。具体来说，较大病灶经过部分栓塞，残留的动静脉畸形体积更小，从而更适合放射外科治疗。鉴于血管内介入栓塞和 SRS 治疗可以在非全身麻醉的情况下进行，这种策略可能特别适用于患有严重合并症的患者，因其不可耐受全身麻醉和开颅手术的风险。

Huo 等最近报道了 162 例患者在动静脉畸形血管内部分栓塞后进行伽马刀放射外科治疗[59]。术前栓塞导致中位体积从 14.3cm^3 降至 9.01cm^3，栓塞相关并发症发生率为 14.8%。血管内介入栓塞和放射外科治疗之间的平均间隔时间为 151d。据报道，总体动静脉畸形消除率仅为 56.8%。然而，进一步分析显示，闭塞率高度依赖于栓塞后残留病灶的大小（即需要放射外科治疗的活动性动静脉畸形大小）。对于残留体积＜ 3cm^3 的动静脉畸形，闭塞率为 94.12%；体积为 3~10cm^3 时，闭塞率为

61.29%；体积> $10cm^3$ 时，闭塞率为 33.33%。实际上，多变量分析证实动静脉畸形体积的缩小是影响动静脉畸形闭塞的唯一独立相关因素。使用这种治疗策略，作者观察到仅 3.1% 的患者出现永久性临床症状恶化。

Kano 等对接受血管内介入栓塞后进行伽马刀立体定向放射外科治疗的患者进行了病例对照研究，观察到类似的结果[60]。作者发现两组患者间的动静脉畸形闭塞率差异没有统计学意义。然而，类似于 Huo 等的报告，他们发现动静脉畸形的放射目标体积（即栓塞后残留动静脉畸形体积）对动静脉畸形的闭塞率有显著影响，当目标体积> $8cm^3$ 时，术后 5 年闭塞率为 34%，而目标体积< $8cm^3$ 时的闭塞率为 67%。

Blackburn 等报道了他们在治疗 21 例大型动静脉畸形（病灶直径> 3cm；平均直径 4.2cm）患者中的经验[61]，发现 81% 的动静脉畸形完全消失，14% 的患者出现了血管内介入栓塞治疗相关的并发症，均表现为轻微的永久性神经功能缺损，无严重的永久性神经功能缺损。辐射相关并发症发生率为 5%，均为轻微的永久性神经功能缺损。

这些报道强调了以合理的残留动静脉畸形目标体积进入该多模式治疗策略中的放射外科治疗阶段的重要性。因此，当在血管内介入栓塞后计划进行放射外科治疗时，必须最大限度地缩小病灶体积，否则只会使患者面临血管内介入栓塞的风险，却不能从中获益。

目前还没有专门设计用于评估不同栓塞材料对栓塞后行放射外科治疗的动静脉畸形闭塞率影响的研究。然而，虽然没有统计学意义，但 Huo 等观察到接受至少 1 次 Onyx 栓塞治疗的患者的闭塞率比未接受过 Onyx 栓塞治疗的患者低（分别为 53.1% 和 62.5%）。

一般情况下，SRS 治疗是在血管内介入栓塞后进行的。考虑到射线成像特性和各种栓塞材料的潜在变形，制订辐射剂量计划尤为重要。Shtraus 等证明，水和 Onyx 之间的衰减差异为 3%[62]。作者告诫说，如果不通过剂量校正来解决这种差异，治疗动静脉畸形所需的高剂量辐射可能不准确。当目标体积在功能区域时，这种衰减的差异可能特别重要，在制订 CT 和（或）MRI 剂量计划时，由栓塞材料引起的图像失真可能比较明显。解决由栓塞材料或临床操作引起图像失真的一种可能的方案是，在治疗即将开始前使用伽马刀头架进行脑血管造影。通过这种方式获得的脑血管造影图像可用于制订治疗计划。

立体定向放射外科治疗前行血管内介入栓塞治疗是两种侵入性技术，特别适合深部或位于功能区的动静脉畸形。通过减小活动性动静脉畸形病灶，血管内介入栓塞可以使本不适于放射外科治疗的大型病灶适合放射外科治疗。该治疗策略成功的关键是栓塞足够的病灶（即病灶体积减小），留下足够小的靶体积接受放射外科治疗。

20.7 结　论

由于血管内介入栓塞是一种新的技术，我们直到最近才对其治疗动静脉畸形的长期预后有所了解。如果不能完全栓塞，则必须进行其他治疗（即手术切除或放射外科治疗），因为已经证明部分栓塞可能与治疗后出血有关。

传统上血管内介入栓塞已被用作手术切除（用于手术适应性病变）或 SRS 治疗（用于深部和功能区病变）的辅助手段。然而，随着血管内介入栓塞技术、新型微导管和液体栓塞材料的开发以及临床经验的积累，血管内介入栓塞技术将更广泛地用作脑动静脉畸形的独立治疗措施。

参考文献

[1] Stapf C, Mohr JP, Pile-Spellman J, et al. Epidemiology and natural history of arteriovenous malformations. Neurosurg Focus, 2001, 11(5):e1

[2] Berman MF, Sciacca RR, Pile-Spellman J, et al. The epide-

miology of brain arteriovenous malformations. Neurosurgery, 2000, 47(2):389–396, discussion 397
[3] van Beijnum J, van der Worp HB, Buis DR, et al. Treatment of brain arteriovenous malformations: a systematic review and meta-analysis. JAMA, 2011, 306(18):2011–2019
[4] Ondra SL, Troupp H, George ED, et al. The natural history of symptomatic arteriovenous malformations of the brain: a 24-year follow-up assessment. J Neurosurg, 1990, 73(3):387–391
[5] Mohr JP, Parides MK, Stapf C, et al. international ARUBA investigators. Medical management with or without interventional therapy for unruptured brain arteriovenous malformations (ARUBA): a multicentre, non-blinded, randomized trial. Lancet, 2014, 383(9917):614–621
[6] Russin J, Cohen-Gadol AA. Editorial: What did we learn from the ARUBA trial? Neurosurg Focus, 2014, 37(3):E9
[7] Russin J, Spetzler R. Commentary: the ARUBA trial. Neurosurgery, 2014, 75(1):E96–E97
[8] Kondziolka D, McLaughlin MR, Kestle JR. Simple risk predictions for arteriovenous malformation hemorrhage. Neurosurgery, 1995, 37(5):851–855
[9] Spetzler RF, Martin NA. A proposed grading system for arteriovenous malformations. J Neurosurg, 1986, 65(4):476–483
[10] Munich SA, Lopes DK. Arteriovenous malformation embocure score (AVMES): reply. J Neurointerv Surg, 2015(Sep):3
[11] Lopes DK, Moftakhar R, Straus D, et al. Arteriovenous malformation embocure score: AVMES. J Neurointerv Surg, 2016, 8(7):685–691
[12] Dumont TM, Kan P, Snyder KV, et al. A proposed grading system for endovascular treatment of cerebral arteriovenous malformations: Buffalo score. Surg Neurol Int, 2015, 6:3
[13] Bell DL, Leslie-Mazwi TM, Hirsch JA. Arteriovenous malformation embocure score (AVMES): response. J Neurointerv Surg, 2015(Sep):11
[14] Bell DL, Leslie-Mazwi TM, Yoo AJ, et al. Application of a Novel Brain Arteriovenous Malformation Endovascular Grading Scale for Transarterial Embolization. Am J Neuroradiol, 2015, 36(7):1303–1309
[15] Andreou A, Ioannidis I, Lalloo S, et al. Endovascular treatment of intracranial microarteriovenous malformations. J Neurosurg, 2008, 109(6):1091–1097
[16] Katsaridis V, Papagiannaki C, Aimar E. Curative embolization of cerebral arteriovenous malformations (AVM) with Onyx in 101 patients. Neuroradiology, 2008, 50(7):589–597
[17] Panagiotopoulos V, Gizewski E, Asgari S, et al. Embolization of intracranial arteriovenous malformations with ethylene-vinyl alcohol copolymer (Onyx). Am J Neuroradiol, 2009, 30(1):99–106
[18] Reig AS, Rajaram R, Simon S, et al. Complete angiographic obliteration of intracranial AVM with endovascular embolization: incomplete embolic nidal opacification is associated with AVM recurrence. J Neurointerv Surg, 2010, 2(3):202–207
[19] Sadato A, Taki W, Nakahara I, et al. Improved provocative test for the embolization of arteriovenous malformations-technical note. Neurol Med Chir(Tokyo), 1994, 34(3):187–190
[20] Tawk RG, Tummala RP, Memon MZ, et al. Utility of pharmacologic provocative neurological testing before embolization of occipital lobe arteriovenous malformations. World Neurosurg, 2011, 76(3–4): 276–281
[21] Feliciano CE, de León-Berra R, Hernández-Gaitán MS, et al. Provocative test with propofol: experience in patients with cerebral arteriovenous malformations who underwent neuroendovas-Cular procedures. Am J Neuroradiol, 2010, 31(3):470–475
[22] Terada T, Nakamura Y, Nakai K, et al. Embolization of arteriovenous malformations with peripheral aneurysms using ethylene vinyl alcohol copolymer. Report of three cases. J Neurosurg, 1991, 75(4):655–660
[23] Yamashita K, Taki W, Iwata H, et al. Characteristics of ethylene vinyl alcohol copolymer (EVAL) mixtures. Am J Neuroradiol, 1994, 15(6):1103–1105
[24] Ayad M, Eskioglu E, Mericle RA. Onyx: a unique neuroembolic agent. Expert Rev Med Devices, 2006, 3(6):705–715
[25] Szajner M, Roman T, Markowicz J, et al. Onyx(®) in endovascular treatment of cerebral arteriovenous malformations-a review. Pol J Radiol, 2013, 78(3):35–41
[26] Duffner F, Ritz R, Bornemann A, et al. Combined therapy of cerebral arteriovenous malformations: histological differences between a non-adhesive liquid embolic agent and n-butyl 2-cyanoacrylate (NBCA). Clin Neuropathol, 2002, 21(1):13–17
[27] Crowley RW, Ducruet AF, Kalani MY, et al. Neurological morbidity and mortality associated with the endovascular treatment of cerebral arteriovenous malformations before and during the Onyx era. J Neurosurg, 2015, 122(6):1492–1497
[28] Altschul D, Paramasivam S, Ortega-Gutierrez S, et al. Safety and efficacy using a detachable tip microcatheter in the embolization of pediatric arteriovenous malformations. Childs Nerv Syst, 2014, 30(6):1099–1107
[29] Paramasivam S, Altschul D, Ortega-Gutiarrez S, et al. N-butyl cyanoacrylate embolization using a detachable tip microcatheter: initial experience. J Neurointerv Surg, 2015, 7(6):458–461
[30] Maimon S, Strauss I, Frolov V, et al. Brain arteriovenous malformation treatment using a combination of Onyx and a new detachable tip microcatheter, SONIC: short-term results. Am J Neuroradiol, 2010, 31(5): 947–954
[31] Deruty R, Pelissou-Guyotat I, Mottolese C, et al. The combined management of cerebral arteriovenous malformations. Experience with 100 cases and review of the literature. Acta Neurochir (Wien), 1993, 123(3–4):101–112
[32] Fournier D, TerBrugge KG, Willinsky R, et al. Endovascular treatment of intracerebral arteriovenous malformations: experience in 49 cases. J Neurosurg, 1991, 75(2): 228–233
[33] Hurst RW, Berenstein A, Kupersmith MJ, et al. Deep central arteriovenous malformations of the brain: the role of endovascular treatment. J Neurosurg, 1995, 82(2):190–195
[34] Wilms G, Goffin J, Plets C, et al. Embolization of arteriovenous malformations of the brain: preliminary experience.

J Belge Radiol, 1993, 76(5): 299–303

[35] Yu SC, Chan MS, Lam JM, et al. Complete obliteration of intracranial arteriovenous malformation with endovascular cyanoacrylate embolization: initial success and rate of permanent cure. Am J Neuroradiol, 2004, 25(7): 1139–1143

[36] Saatci I, Geyik S, Yavuz K, et al. Endovascular treatment of brain arteriovenous malformations with prolonged intranidal Onyx injection technique: long-term results in 350 consecutive patients with completed endovascular treatment course. J Neurosurg, 2011, 115(1):78–88

[37] van Rooij WJ, Jacobs S, Sluzewski M, et al. Curative embolization of brain arteriovenous malformations with onyx: patient selection, embolization technique, and results. Am J Neuroradiol, 2012, 33(7):1299–1304

[38] Mendes GA, Silveira EP, Caire F, et al. Endovascular management of deep arteriovenous malformations: single institution experience in 22 consecutive patients. Neurosurgery, 2016, 78(1):34–41

[39] Möhlenbruch M, Bendszus M, Rohde S. Comment on: curative embolization of brain arteriovenous malformations with onyx: patient selection, embolization technique, and results. Clin Neuroradiol, 2012, 22(2):181–182

[40] Jordan JA, Llibre JC, Vazquez F, et al. Predictors of total obliteration in endovascular treatment of cerebral arteriovenous malformations. Neuroradiol J, 2014, 27(1): 108–114

[41] Kessler I, Riva R, Ruggiero M, et al. Successful transvenous embolization of brain arterio-venous malformations using Onyx in five consecutive patients. Neurosurgery, 2011, 69(1):184–193, discussion 193

[42] Jagadeesan BD, Grigoryan M, Hassan AE, et al. Endovascular balloon-assisted embolization of intracranial and cervical arteriovenous malformations using dual-lumen coaxial balloon micro-catheters and Onyx: initial experience. Neurosurgery, 2013, 73(2) Suppl Operative: ons238–ons243, discussion ons243

[43] Paramasivam S, Niimi Y, Fifi J, et al. Onyx embolization using dual-lumen balloon catheter: initial experience and technical note. J Neuroradiol, 2013, 40(4):294–302

[44] Spiotta AM, James RF, Lowe SR, et al. Balloon-augmented Onyx embolization of cerebral arteriovenous malformations using a dual–lumen balloon: a multicenter experience. J Neurointerv Surg, 2015, 7(10):721–727

[45] Spiotta AM, Miranpuri AS, Vargas J, et al. Balloon augmented Onyx embolization utilizing a dual lumen balloon catheter: utility in the treatment of a variety of head and neck lesions. J Neurointerv Surg, 2014, 6(7):547–555

[46] Abud DG, Riva R, Nakiri GS, et al. Treatment of brain arteriovenous malformations by double arterial catheterization with simultaneous injection of Onyx: retrospective series of 17 patients. Am J Neuroradiol, 2011, 32(1):152–158

[47] Renieri L, Consoli A, Scarpini G, et al. Double arterial catheterization technique for embolization of brain arteriovenous malformations with onyx. Neurosurgery, 2013, 72(1):92–98, discussion 98

[48] Chapot R, Stracke P, Velasco A, et al. The pressure cooker technique for the treatment of brain AVM. J Neuroradiol, 2014, 41(1):87–91

[49] Natarajan SK, Ghodke B, Britz GW, et al. Multimodality treatment of brain arteriovenous malformations with microsurgery after embolization with onyx: single-center experience and technical nuances. Neurosurgery, 2008, 62(6):1213–1225, discussion 1225–1226

[50] Spetzler RF, Martin NA, Carter LP, et al. Surgical management of large AVM's by staged embolization and operative excision. J Neurosurg, 1987, 67(1):17–28

[51] Weber W, Kis B, Siekmann R, et al. Preoperative embolization of intracranial arteriovenous malformations with Onyx. Neurosurgery, 2007, 61(2):244–252, discussion 252–254

[52] Nagashima H, Hongo K, Kobayashi S, et al. Embolization of Arteriovenous Malformation. Efficacy and Safety of Preoperative Embolization Followed by Surgical Resection of AVM. Interv Neuroradiol, 2004, 10 (Suppl 2):54–58

[53] Wong SH, Tan J, Yeo TT, et al. Surgical excision of intracranial arteriovenous malformations after preoperative embolisation with N-butylcyanoacrylate. Ann Acad Med Singapore, 1997, 26(4):475–480

[54] Jafar JJ, Davis AJ, Berenstein A, et al. The effect of embolization with N-butyl cyanoacrylate prior to surgical resection of cerebral arteriovenous malformations. J Neurosurg, 1993, 78(1):60–69

[55] Rodríguez-Boto G, Gutiérrez-González R, Gil A, et al. Combined staged therapy of complex arteriovenous malformations: initial experience. Acta Neurol Scand, 2013, 127(4):260–267

[56] Taylor CL, Dutton K, Rappard G, et al. Complications of preoperative embolization of cerebral arteriovenous malformations. J Neurosurg, 2004, 100(5): 810–812

[57] Kinouchi H, Mizoi K, Takahashi A, et al. Combined embolization and microsurgery for cerebral arteriovenous malformation. Neurol Med Chir (Tokyo), 2002, 42(9):372–378, discussion 379

[58] Hartmann A, Mast H, Mohr JP, et al. Determinants of staged endovascular and surgical treatment outcome of brain arteriovenous malformations. Stroke, 2005, 36(11): 2431–2435

[59] Huo X, Jiang Y, Lv X, et al. Gamma Knife surgical treatment for partially embolized cerebral arteriovenous malformations. J Neurosurg, 2016, 124(3):767–776

[60] Kano H, Kondziolka D, Flickinger JC, et al. Stereotactic radiosurgery for arteriovenous malformations after embolization: a case-control study. J Neurosurg, 2012, 117(2): 265–275

[61] Blackburn SL, AshleyWW Jr, Rich KM, et al. Combined endovascular embolization and stereotactic radiosurgery in the treatment of large arteriovenous malformations. J Neurosurg, 2011, 114(6):1758–1767

[62] Shtraus N, Schifter D, Corn BW, et al. Radiosurgical treatment planning of AVM following embolization with Onyx: possible dosage error in treatment plannging can be averted. J Neurooncol, 2010, 98(2):271–276

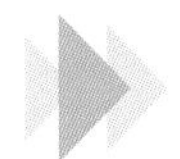

第二十一章
幕下动静脉畸形的血管内介入栓塞治疗

Celene B. Mulholland, M. Yashar S. Kalani, Felipe C. Albuquerque

摘要：幕下动静脉畸形非常罕见和复杂，且通常伴有出血，血管内介入栓塞治疗是其治疗方法之一。虽然不是确定性治疗，但脑血管造影对于明确病变和指导进一步治疗至关重要。
关键词：栓塞；血管内介入栓塞治疗；出血；幕下；显微外科手术切除；颅后窝；立体定向放射外科

要　点

- 幕下动静脉畸形占所有动静脉畸形总数的7%~15%。
- 幕下动静脉畸形更容易发生出血。
- 血管内介入栓塞治疗可能是手术切除的关键。

21.1 引　言

幕下动静脉畸形仅占脑动静脉畸形的7%~15%，但其破裂风险显著高于幕上动静脉畸形，80% 有症状的幕下动静脉畸形患者会发生出血[1-2]，其出血率是幕上动静脉畸形的 2 倍[3]。

对幕下破裂和未破裂动静脉畸形患者的管理需要采用多模式方法。除了显微外科手术切除或立体定向放射外科（SRS）治疗之外，通常还采用血管内介入栓塞治疗。

本章探讨了血管内介入栓塞治疗幕下动静脉畸形的效果，并对破裂和未破裂幕下动静脉畸形的血管内介入栓塞治疗进行综述。

21.2 资料与方法

本文检索了 1980 年 1 月至 2016 年 7 月 MED-LINE 的神经外科文献，检索关键词包含：posterior fossa arteriovenous malformation, infratentorial, endovascular。随后对检索文献进行审查，并进一步总结了幕下动静脉畸形血管内介入栓塞治疗的最新方法和结果。

此外，我们还借鉴了一些机构治疗幕下动静脉畸形的长期经验。我们所使用的术前和术后血管造影图片和术中视频反映了临床上对动静脉畸形的评估和治疗方式。

21.3 结　果

本章内容我们参考了大量文献，提取了血管内介入栓塞治疗的相关信息，并深度回顾了血管内介入栓塞治疗颅后窝动静脉畸形以及流行病学相关的文献。

21.4 讨　论

尽管颅后窝动静脉畸形仅占所有动静脉畸形的一小部分，但患者的出血和神经功能缺损倾向突出了其治疗的重要性。在动静脉畸形的治疗中，血管内介入栓塞通常被用作显微外科手术切除或 SRS 治疗的辅助手段[4]。数字减影血管造影（DSA）是明确这些病变的金标准，是最重要的术前评估方法。

幕下动静脉畸形根据 Spetzler-Martin 分级量表进行分类，该量表考虑了动静脉畸形的大小、位置和静脉引流（图 21.1）。此外，确定其位置很重要，如位于小脑半球、扁桃体、脑桥小脑区域、蚓部或脑干。动静脉畸形的位置和等级决定了最合适的治疗方式。例如，有研

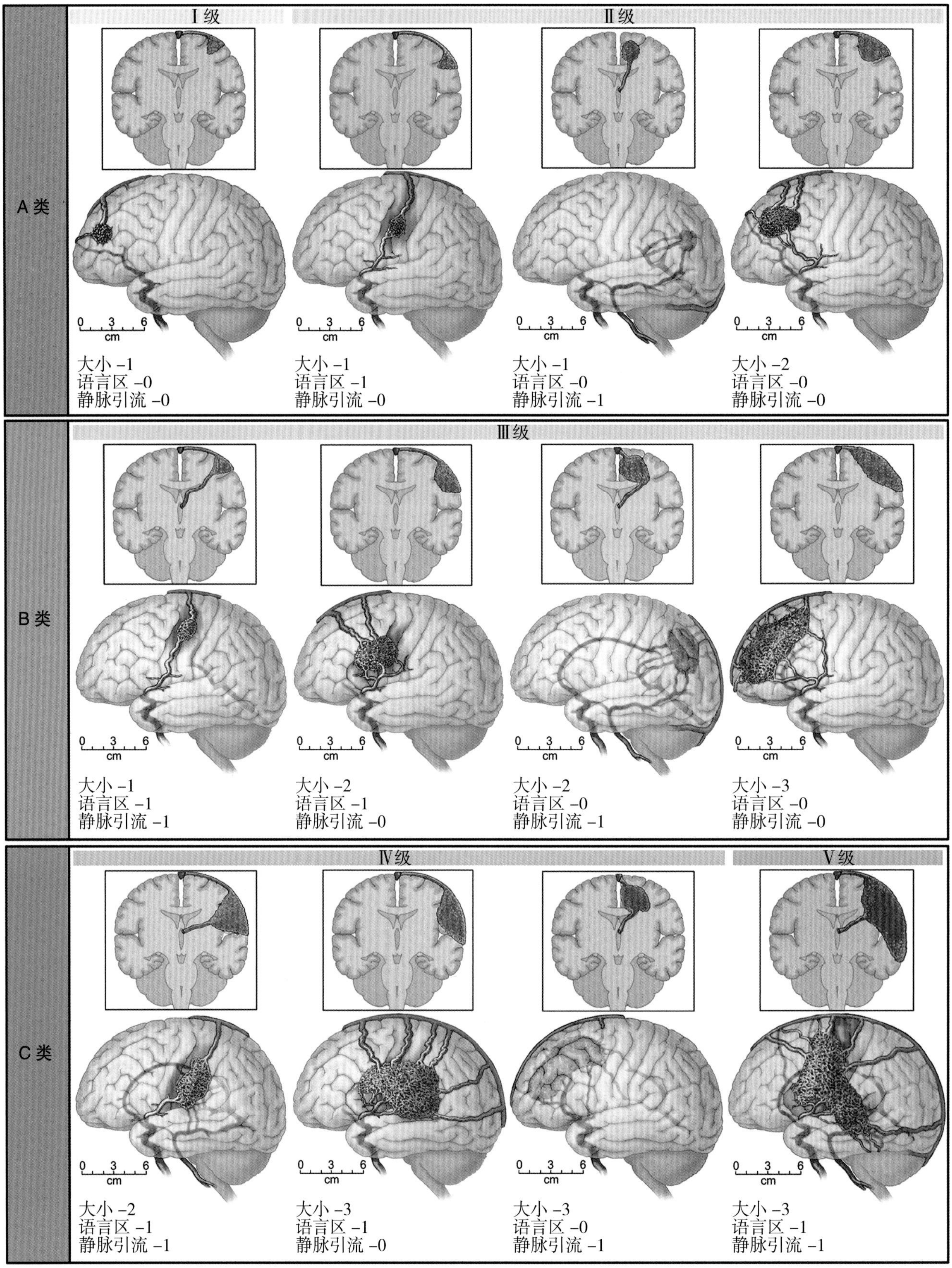

A 类

Ⅰ级

大小 –1
语言区 –0
静脉引流 –0

大小 –1
语言区 –1
静脉引流 –0

Ⅱ级

大小 –1
语言区 –0
静脉引流 –1

大小 –2
语言区 –0
静脉引流 –0

B 类

Ⅲ级

大小 –1
语言区 –1
静脉引流 –1

大小 –2
语言区 –1
静脉引流 –0

大小 –2
语言区 –0
静脉引流 –1

大小 –3
语言区 –0
静脉引流 –0

C 类

Ⅳ级

大小 –2
语言区 –1
静脉引流 –1

大小 –3
语言区 –1
静脉引流 –0

大小 –3
语言区 –0
静脉引流 –1

Ⅴ级

大小 –3
语言区 –1
静脉引流 –1

0 3 6 cm

图 21.1 Spetzler-Martin 分级（经允许引自 Spetzler RF, Ponce FA. A 3–tier classification of cerebral arteriovenous mal formation. J Neurosurg, 2011, 14:842–849）

究者不使用显微外科技手术治疗脑干动静脉畸形，而是使用放射外科技术治疗或保守观察，无论患者先前是否行血管内介入栓塞[5]。

未破裂的颅后窝动静脉畸形的治疗选择包括保守观察、SRS 治疗、显微外科手术切除和血管内介入栓塞[6]，治疗选择受位置和分级的影响[1,7]。

关于破裂的幕下动静脉畸形，血管内介入栓塞治疗的时机取决于动静脉畸形的位置、患者的状态以及其他可用于动静脉畸形治疗的方案。鉴于动静脉畸形的高出血率，很多患者需要急诊行颅后窝减压或小脑血肿清除[2]。在这一急性期，血管内介入栓塞治疗可能包括对破裂动脉瘤的栓塞[2]。对所有患者都应当进行全面的脑血管造影。

图 21.2 显示了小脑 Spetzler-Martin Ⅱ级动静脉畸形，患者出现认知功能改变但无出血迹象，接受了血管内介入栓塞治疗且没有并发症。对该患者小脑上动脉的两个供血动脉以及小脑前下动脉的一个供血动脉进行了栓塞。术后血管造影显示 Onyx 和病变缩小（图 21.3）。图 21.4 和图 21.5 显示了一例有小脑出血但无需颅后窝减压的患者。血管造影显示该患者的左侧小脑脑桥部动静脉畸形，通过对左上小脑动脉、左前和左下小脑动脉的上部分栓塞，实现了血管造影治愈。

对于破裂和未破裂的动静脉畸形，血管内介入栓塞的目的是在显微外科手术切除或立体定向放射外科治疗之前缩小畸形团的尺寸[4,8]。视频 21.1 显示了成功的术前栓塞可缩小病变尺寸的证据。在血管内介入栓塞治疗期间，超选脑血管造影术评估病灶和所有通过的血管至关重要。在 2016 年 Lai 等的研究中，54 例颅后窝动静脉畸形患者中有 8 例在接受放射外科治疗或显微外科手术切除前接受了血管内介入栓塞治疗。20 例患者的平均栓塞率为 46.9%。各种研究报告的并发症包括术中或术后脑出血和梗死，这与直接畸形团损伤、栓塞材料迁移及引流静脉闭塞有关[1,4,7]。

如前所述，血管内介入栓塞治疗通常被用作颅后窝动静脉畸形多模式治疗方法的一部分。2016 年 Robert 等[1]研究了血管内介入栓塞作为单一治疗方案的效果。他们采用血管内介入栓塞治疗作为一线方案，治疗了 69 例颅后窝动静脉畸形患者，其中 9 例患者随后接受了显微外科手术切除，6 例患者接受了放射外科治疗。报道显示，动静脉畸形的总体闭塞率为 72.5%（*n*=50），5.8%（*n*=4）进行了进一步治疗，11.6%（*n*=8）未完全治疗。

尽管人们已经认识到颅后窝动静脉畸形比其幕上对应部位具有更高的出血风险，但是除了存在相关动脉瘤之外，是否存在其他增加出血风险的特征尚不清楚。尚无研究讨论单纯血管内介入栓塞治疗或单独栓塞血流相关动脉瘤患者的长期

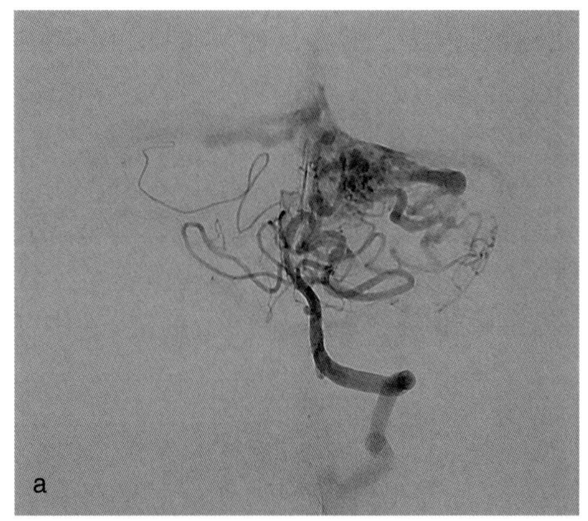

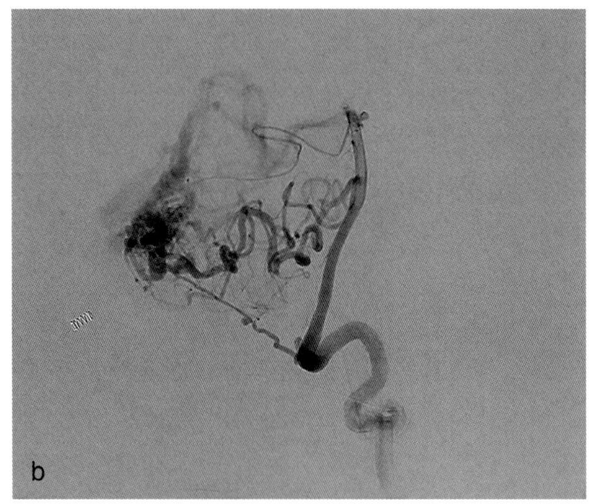

图 21.2 术前正位及侧位造影提示颅后窝动静脉畸形，Spetzler-Martin Ⅱ级

预后。遗憾的是，目前不太可能进行随机对照试验，因此对大数据的回顾性研究也许能更好地阐明此类患者的预后（▶ 视频 21.1）。

21.5 结　论

小脑幕下动静脉畸形是罕见的病变，具有出血倾向，可能导致破坏性的神经系统并发症。颅后窝动静脉畸形的多模式治疗包括显微外科手术切除或 SRS 治疗，血管内介入栓塞也是其组成部分。当无法进行显微外科手术夹闭时，也可使用血管内介入栓塞技术治疗相关动脉瘤。

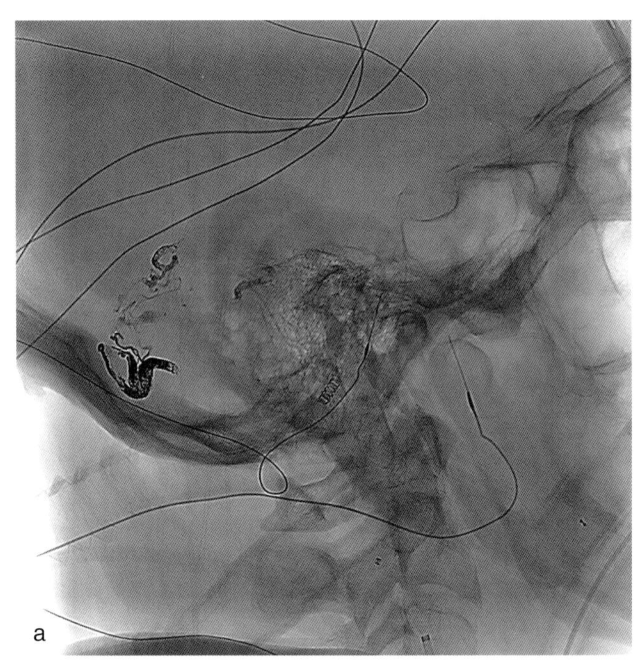
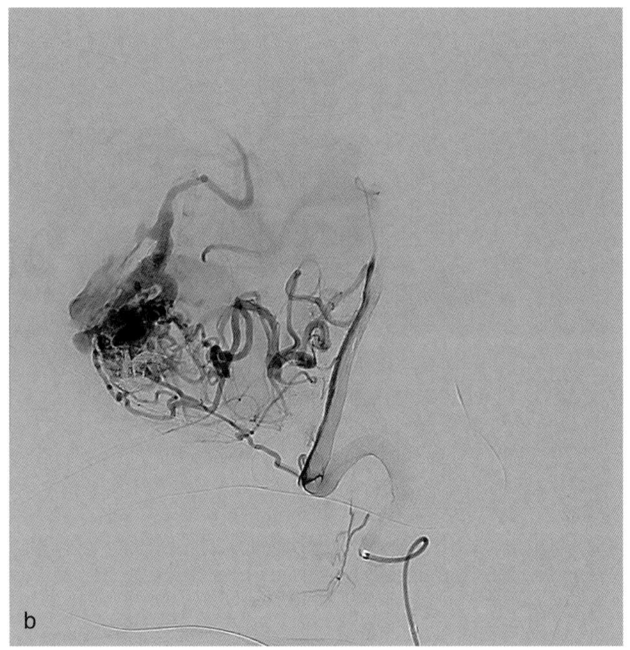

图 21.3　a、b. 术后侧位造影提示 Onyx 铸型与畸形团缩小

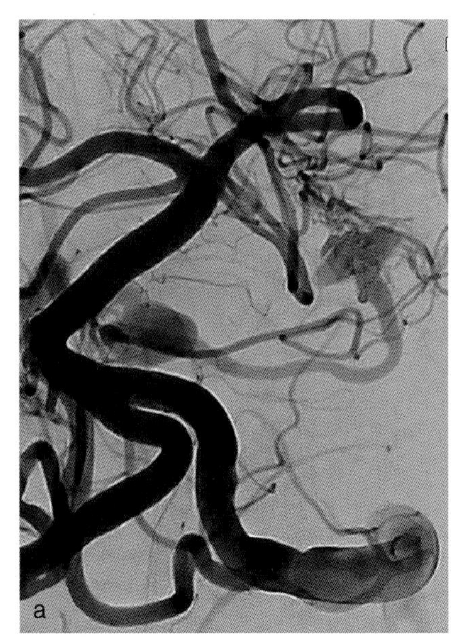
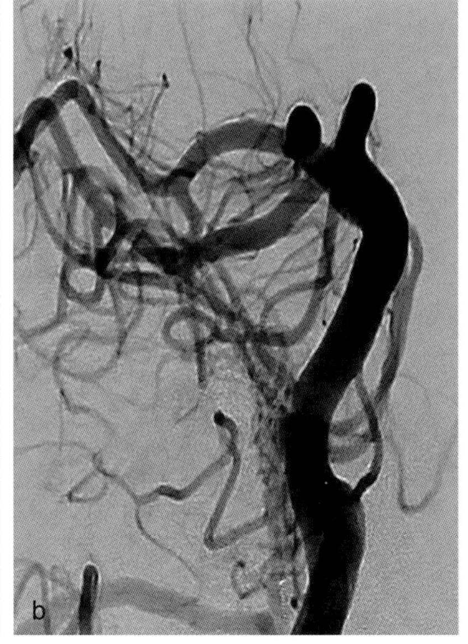

图 21.4　正位（a）和侧位（b）造影提示小脑脑桥部动静脉瘘

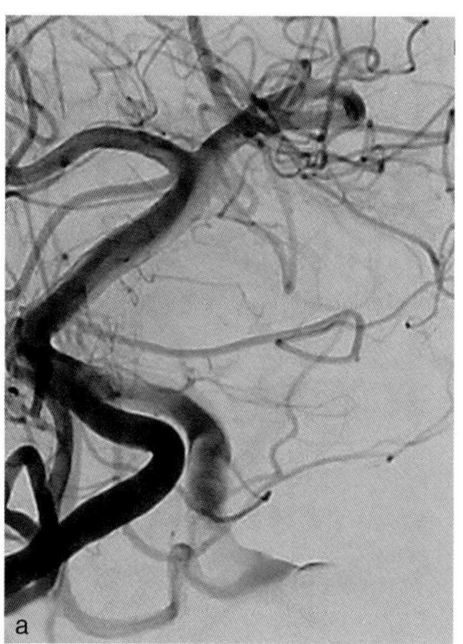

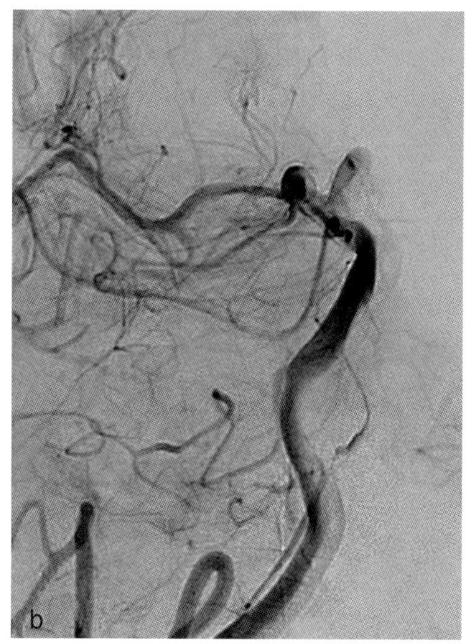

图 21.5 术后正位（a）和侧位（b）造影提示原有血管畸形达到影像学治愈

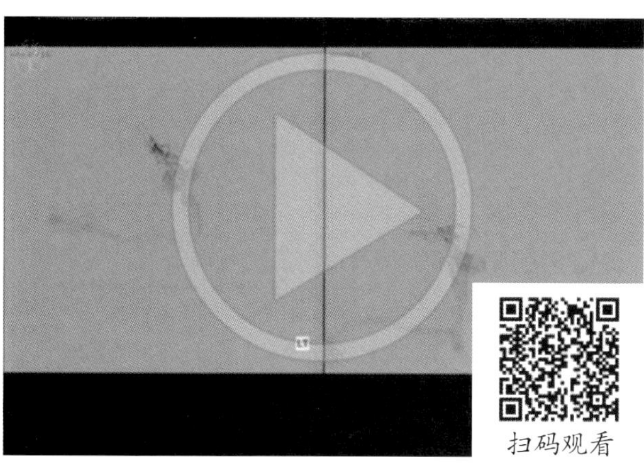

▶ 视频 21.1 颅后窝动静脉畸形的完整血管内介入栓塞治疗（经允许引自 Barrow Neurological Institute, Phoenix, Arizona.）https://www.thieme.de/de/q.htm?p=opn/tp/29351 0101/978 1626237308_c021_v001&t=video

参考文献

[1] Robert T, Blanc R, Ciccio G, et al. Endovascular treatment of posterior fossa arteriovenous malformations. J Clin Neurosci, 2016, 25:65–68

[2] Torné R, Rodríguez-Hernández A, Arikan F, et al. Posterior fossa arteriovenous malformations: Significance of higher incidence of bleeding and hydrocephalus. Clin Neurol Neurosurg, 2015, 134:37–43

[3] Khaw AV, Mohr JP, Sciacca RR, et al. Association of infratentorial brain arteriovenous malformations with hemorrhage at initial presentation. Stroke,2004, 35(3):660–663

[4] Almeida JP, Medina R, Tamargo RJ. Management of posterior fossa arteriovenous malformations. Surg Neurol Int, 2015, 6:31.

[5] Magro E, Chainey J, Chaalala C, et al. Management of ruptured posterior fossa arteriovenous malformations. Clin Neurol Neurosurg, 2015,128:78–83

[6] Arnaout OM, Gross BA, Eddleman CS, et al. Posterior fossa arteriovenous malformations. Neurosurg Focus, 2009, 26(5):E12

[7] Kelly ME, Guzman R, Sinclair J, et al. Multimodality treatment of posterior fossa arteriovenous malformations. J Neurosurg, 2008,108(6):1152–1161

[8] Lai LF, Chen JX, Zheng K, et al. Posterior fossa brain arteriovenous malformations: Clinical features and outcomes of endovascular embolization, adjuvant microsurgery and radiosurgery. Clin Neuroradiol, 2016. DOI: 10.1007/s00062-016-0514-3

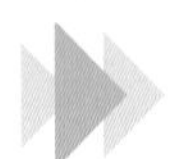

第二十二章 硬脑膜动静脉瘘的血管内介入栓塞治疗

Edoardo Boccardi, Luca Valvassori

摘要： 随着可溶于二甲基亚砜（DMSO）的液体栓塞剂的出现，硬脑膜动静脉瘘的血管内介入栓塞治疗取得了很大的进展。手术成功与否与引流静脉（第一段）闭塞直接相关。因此，深刻理解硬脑膜动静脉瘘的解剖特点对其治疗至关重要。治疗策略应根据引流静脉是否为静脉窦或软脑膜静脉而有所不同。静脉入路与动脉入路栓塞技术的要点不同，入路应根据不同的解剖特点来选择。新材料（液态栓塞剂，可解脱的微导管、导丝，用于临时静脉窦阻断的大而长的顺应性球囊）的应用和发展使其治愈率显著提高，手术风险大大降低。围手术期并发症相对少见，其中最常见的是出血，可能与静脉血栓形成或软脑膜静脉破裂有关。对于经软脑膜静脉引流的硬脑膜动静脉瘘，采用外科手术治疗效果较好。

关键词： 硬脑膜动静脉瘘；栓塞；DMSO；静脉窦闭塞；静脉窦弹簧圈栓塞；静脉置管

要 点

- 出于实用性考虑，为了更好地理解不同的治疗策略，将硬脑膜动静脉瘘分为两大类，一类为经静脉窦引流，另一类为直接经软脑膜静脉引流。
- 脑血管（动脉或静脉）以及身体其他部位的血管共同构成了一个巨大的血管网，彼此之间潜在相连。
- 静脉入路较动脉入路更具挑战性，其需要操作者了解静脉解剖的复杂性和进行特定的训练。
- 硬脑膜动静脉瘘术前评估旨在寻找确切的瘘口，即引流静脉的起始部——“静脉起源”，这也是治疗的目标。
- 可溶于 DMSO 的液体栓塞剂的出现极大地提高了硬脑膜动静脉瘘血管内介入栓塞治疗的成功率。

22.1 引 言

多年来，由作者所在机构的神经病学医生、神经重症医生、神经外科医生和神经放射学医生所组成的多学科团队已经诊断、治疗和随访了数百例硬脑膜动静脉瘘患者。本章的资料来自过去 30 年 Niguarda 医院的神经放射科医生治疗硬脑膜动静脉瘘的亲身体会。

一些案例介绍有助于我们理解硬脑膜动静脉瘘血管内介入栓塞治疗的理念。

在过去的 40 年中，学者们对于硬脑膜动静脉瘘已提出了多种分型。Djindjian 和 Merland[1]、Borden 等[2]、Cognard 等[3]，以及 Geibp-rasert 等[4]都对其分型做出了重要贡献。但是我们不会遵循某种特定的分型，因为我们认为每种分型的应用在治疗中均存在一定的局限性。本章我们将硬脑膜动静脉瘘分为两组，即直接引流至软脑膜静脉的硬脑膜动静脉瘘和引流至静脉窦的硬脑膜动静脉瘘（图 22.1）。

在大多数硬脑膜动静脉瘘中，大部分动脉

供血来自脑膜动脉，但临床上来自软脑膜动脉供血的情况也并不罕见（图 22.2）。如果仔细寻找，可以发现更多软脑膜动脉供血的情况。通常软脑膜动脉供血的意义不大，但在某些病例中其可能起着重要作用。我们发现在一些病例中瘘口位于硬脑膜静脉的远端，手术切断硬脑膜静脉，脑膜分流消失，但脑表面仍存在血液分流。软脑膜供血可能是导致硬脑膜动静脉瘘治疗后（静脉窦闭塞）延迟出血的原因，该原因与脑动静脉畸形引流静脉闭塞后残留的畸

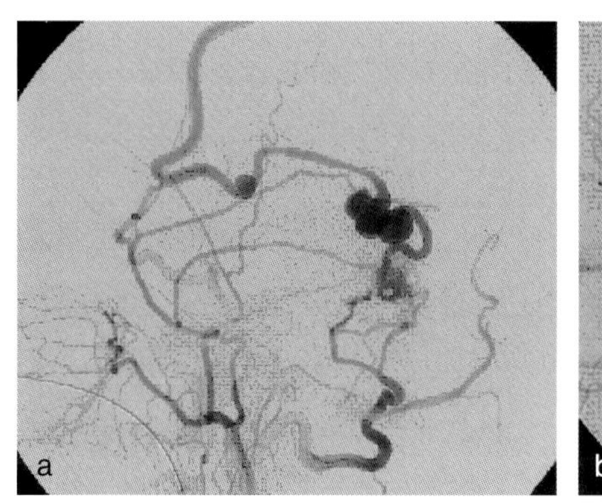

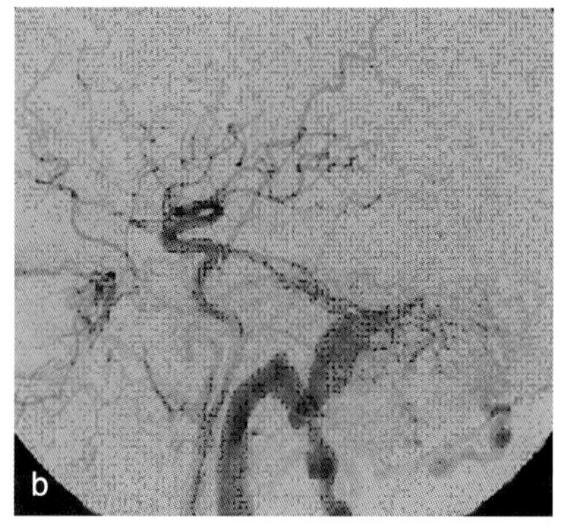

图 22.1　a. 经软脑膜静脉（Labbé 静脉）引流的硬脑膜动静脉瘘，颈外动脉造影显示经皮质静脉引流入上矢状窦。b. 引流至乙状窦的硬脑膜动静脉瘘，颈总动脉造影显示直接引流入颈内静脉

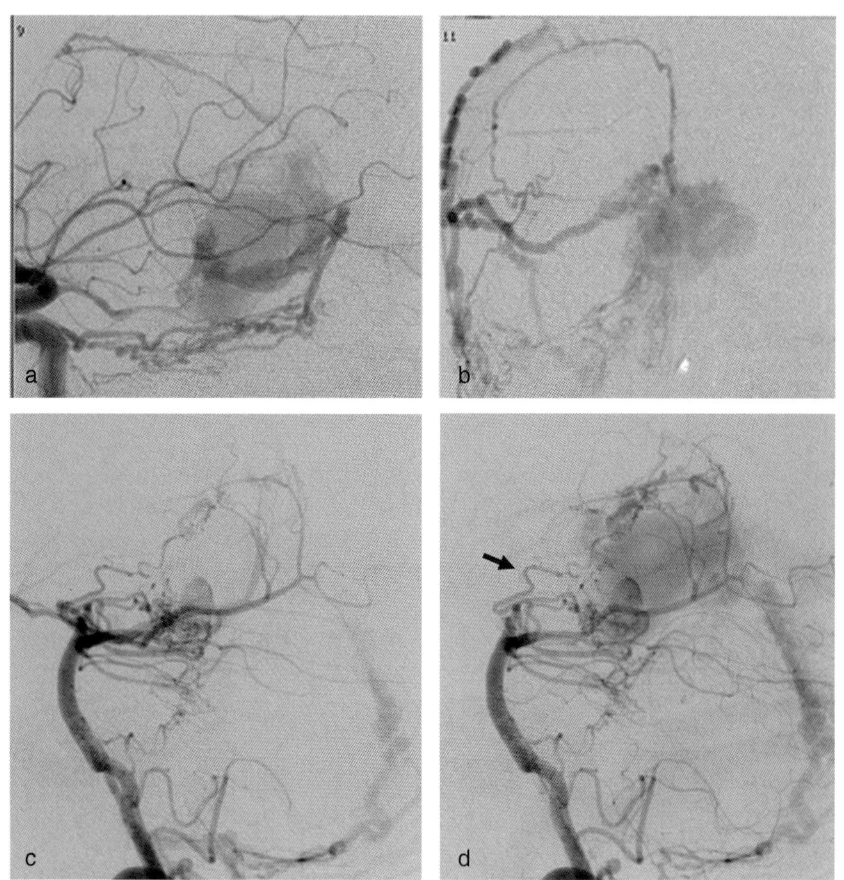

图 22.2　a. 大脑镰 – 小脑幕交界区的硬脑膜动静脉瘘，右侧颈内动脉造影。供血来源于脑膜垂体干的小脑幕分支。b. 右侧颈外动脉造影，供血来源于脑膜中动脉。c. 供血来源于脑膜后动脉。d. 软脑膜供血来源于中脑穿支动脉和中脑回返动脉（箭头）

形团发生破裂出血一样（见下文）。因此，分析硬脑膜动静脉瘘中可能存在的软脑膜动脉供血非常重要。

在对硬脑膜动静脉瘘和动静脉畸形的治疗中发现大脑和头部动脉血管构成了一个互相沟通的巨大网络。除了交通动脉，还有连接不同动脉供血区域的软脑膜侧支动脉，这些连接无处不在，随着时间的进展以及血流量的增加，各种侧支循环都可出现，包括脑表面动脉与深部动脉、脑膜动脉与脑实质动脉，反之亦然。颅骨、板障、肌肉和皮肤血管都可参与侧支代偿的建立。原因并不是血管生成刺激而产生新生血管，而是因为血流量增加，先前存在的小血管生长增粗。

虽然静脉系统不太容易理解，或者说整个静脉系统尚未被很好地理解，但很明显，静脉具有与动脉建立侧支循环相同的特性，或许这些静脉代偿一直存在，只是不易识别。

22.2 硬脑膜动静脉瘘的血管内介入栓塞治疗

与所有动静脉瘘一样，只有栓塞了引流静脉的瘘口才能实现血管内治愈。引流静脉可以是软脑膜静脉（走行于皮质表面或其他位置的蛛网膜下腔中）或静脉窦。这两种引流形式之间在临床和手术方式方面存在明显的差异。就血管内介入栓塞治疗而言，两种不同的引流形式对应的处理方式不同。除了某些特殊病例，一般情况下，不应牺牲静脉窦，这将在后文讨论。另一方面，通常情况下闭塞软脑膜静脉起始处是安全的（图 22.3）。

22.2.1 闭塞软脑膜静脉

血管内介入栓塞治疗可通过静脉途径或动脉途径实现软脑膜静脉闭塞。20 世纪 90 年代早期出现可解脱弹簧圈后，经静脉途径栓塞变得更加常见。与动脉内注射颗粒或栓塞胶栓塞失败或栓塞不完全相比，静脉途径治疗效果更好，其因较高的治愈率更加受欢迎。

经静脉途径

脑血管造影时对血管解剖结构全面透彻的理解必不可少，尤其是采用静脉途径栓塞的硬脑膜动静脉瘘。首先，必须充分了解作为手术靶点的静脉起始处的位置和形态，这是手术的目标。然后，必须明确到达瘘口的静脉途径。由于大脑表面静脉系统的复杂性以及因动脉化血流的流量和流速的增加，导致引流静脉的形

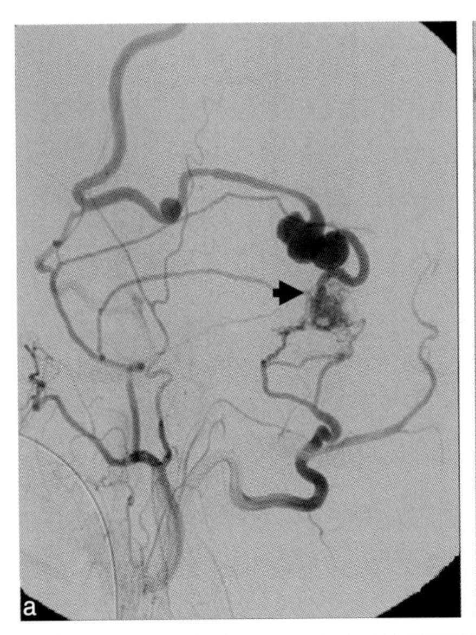

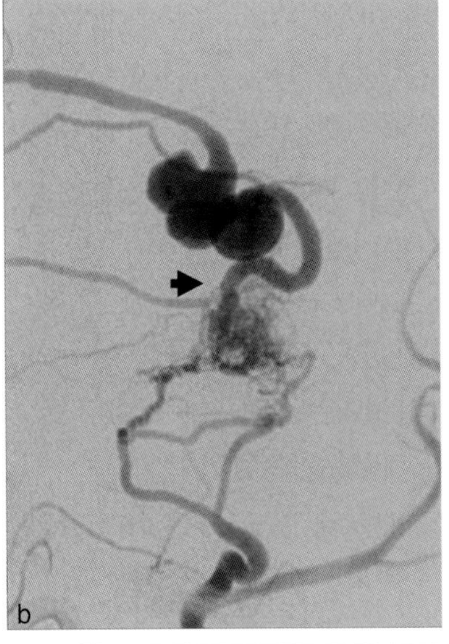

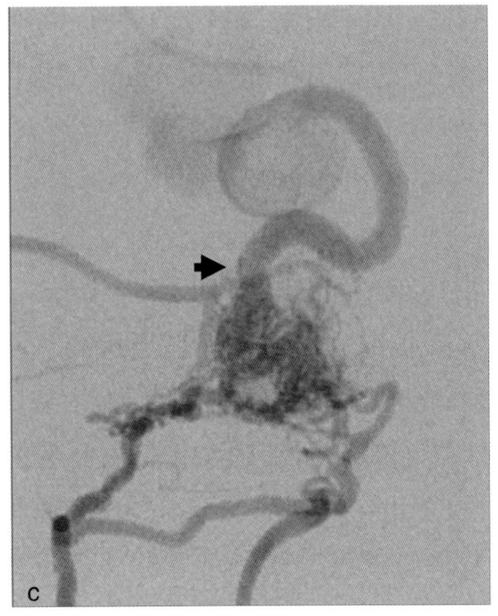

图 22.3 a~c. 逐步增粗扩大的静脉瘘口（箭头）

态变化，可能导致难以找到合适的静脉途径。迂曲扩张的静脉伴局部静脉瘤形成并不少见，这可能导致静脉置管失败。

静脉置管与动脉置管技术差异较大。首先，静脉与动脉系统相比，脆性更大。当使用较强的压力时，静脉可能容易堵塞、分离甚至破裂。虽然皮质静脉可以耐受较大的压力，但静脉脆性较大是必须始终牢记的风险。

其次，经静脉途径的一个非常大的问题是路线图比较难理解，也就是说，很难使所有静脉都清晰显影。如果经动脉注入造影剂，绝大多数静脉显示都很模糊，有些甚至不可见。如果经静脉注入造影剂，由于血流方向与造影剂注射方向相反，导管远端的静脉无法显示。这是静脉途径与动脉途径的主要差异，动脉途径可以清晰地显示各级动脉分支血管。因此，实际存在的静脉总是比看到的多。

第三，静脉分支变异大，静脉系统存在大量的侧支、沟通支和回返支，形成了比动脉系统更加广泛的潜在网络。经静脉置管时，导管很容易进到未知、不可见、不能辨认的静脉分支中而错过主干，从而浪费时间，消磨术者的信心。

最后，静脉途径对导管和导丝的指示作用很小。静脉更容易变形和移位，因此不能很好地指引导丝和导管前进。但更重要的是，静脉的实际直径比想象中大得多，也就是说，在静脉路径中，造影剂显示的只是静脉实际管腔很小的一部分。影像图片上看起来直径几毫米的静脉，可以容纳其可视直径 3~4 倍或更大的弹簧圈。因此，经静脉途径使辨认导丝和导管的位置和方向变得更加困难。

当尝试将导管从静脉窦插入皮质静脉时，以上特点的弊端变得更加明显：粗大的静脉窦无法提供支撑，皮质静脉汇入静脉窦的位置通常比想象得更复杂，在汇流点附近有许多位于静脉窦壁和皮质静脉末端不能识别的静脉小分支。通过引入更长的中间导管，提供静脉窦不能提供的支撑性，可部分解决这些问题。

一旦微导管到达瘘口，即引流静脉起始部，我们应该清楚治疗目标，即局限性地填塞和闭塞静脉起始部，静脉闭塞段不能过长以避免闭塞静脉分支，影响大脑的正常静脉引流（图 22.4）。通常，闭塞 1~2cm 节段就足够了。

现在，栓塞器械或材料多种多样。最常见的是用于动脉瘤栓塞的可拆卸弹簧圈。众所周知，可解脱弹簧圈具有好用、可靠及可控的优点。静脉途径栓塞应该密集填塞静脉起始段，但有时微导管进一步填塞弹簧圈时，微导管尖端会向近心端移位，远离静脉起始部，导致手术效果欠佳。为了避免这种情况，应该使微导管一直保持足够的张力（这并不容易，正如之前讨论的静脉支撑性不足）或在第一根微导管远端预置一根微导管，保证弹簧圈填塞过程中微导管尖端位置不变。在闭塞主要静脉窦时，双微导管技术十分有效（见下文），但是在细小的皮质静脉中，由于显影效果差，则很难实现。

基于氰基丙烯酸酯或二甲基亚砜（DMSO）* 的液体栓塞剂可用于闭塞血管。它们主要用于动脉栓塞，但静脉内的应用也越来越普遍。在静脉内注射时，由于注射方向与血流方向相反，液体栓塞剂不会进入瘘口，会导致比预期更多的静脉闭塞，这是静脉栓塞的缺点。因此，只有具备相当丰富的专业知识才能正确把控栓塞材料进入栓塞部位。有时，我们可以联合应用液体栓塞剂与弹簧圈，在静脉起始部填塞弹簧圈形成一个鸟巢状结构，为液体栓塞剂提供黏附点，最终达到完全闭塞。“粘管”是液态栓塞剂使用的一个潜在风险，静脉途径栓塞时粘管后拔管是极其困难和危险的，可能会撕裂沿途的静脉分支。最近，随着尖端可拆卸微导管的出现，这种情况比较少见，但仍有可能出现。如果发生粘管，微导管可能会留在体内。一些学者认为相比于股静脉入路，颈静脉入路更好。因为他们认为股静脉入路会使微导管留在下腔静脉，有可能卷入右心房。据我们所知，其他栓塞器械如可解脱球囊或血管塞尚未用于软脑膜静脉，主要由于逆血流方向输送这些器械十分困难。当指引导管造影时，动静脉瘘不再显影表明硬脑膜动静脉瘘被完全栓塞，此时应当结束操作。通常需要再次行全脑血管造影，包括同侧和对侧，前循环和后循环，以及硬脑膜动脉和软脑膜动脉。更重要的是要确保引流静脉起始部形成致密的栓子。

* 基于DMSO的液体栓塞材料（DMSO-LM）是一种化合物，溶剂是DMSO，与血液接触时迅速弥散。溶质则沉淀凝固，其表现与熔岩类似，即在液体核心周围形成一个外壳，在压力作用下，能够冲破外壳并沿新的方向弥散流动。根据产品上市时间，依次为Onyx（EV3，Medtronic），Squid（Balt），以及Phil（Microvention）。Onyx和Squid的沉淀剂为乙烯－乙烯醇共聚物（EVOH），而Phil的沉淀剂为甲基丙烯酸羟乙酯（HEMA）。

经动脉途径

经动脉途径通常更安全，成功率高，因此其成为大多数术者治疗硬脑膜动静脉瘘的首选。以前动脉途径的安全性和有效性不如现在。在20世纪70年代至90年代，神经介入医生使用栓塞颗粒（聚乙烯醇）和栓塞胶（组织黏合剂），但两者都被证明不能有效闭塞引流静脉起始段。这两种栓塞剂要么停留在瘘口近端的动脉侧或聚集在附近的动脉分支中，要么通过瘘口进入静脉被高流量的血流冲走。在这两种情况下，可以通过闭塞大多数主要供血动脉，大幅降低瘘的血流量使引流静脉起始端自发性形成血栓而治愈。使用栓塞胶时，如果引流静脉起始部有材料滞留，可继发血管炎症反应从而使其完全闭塞。20世纪

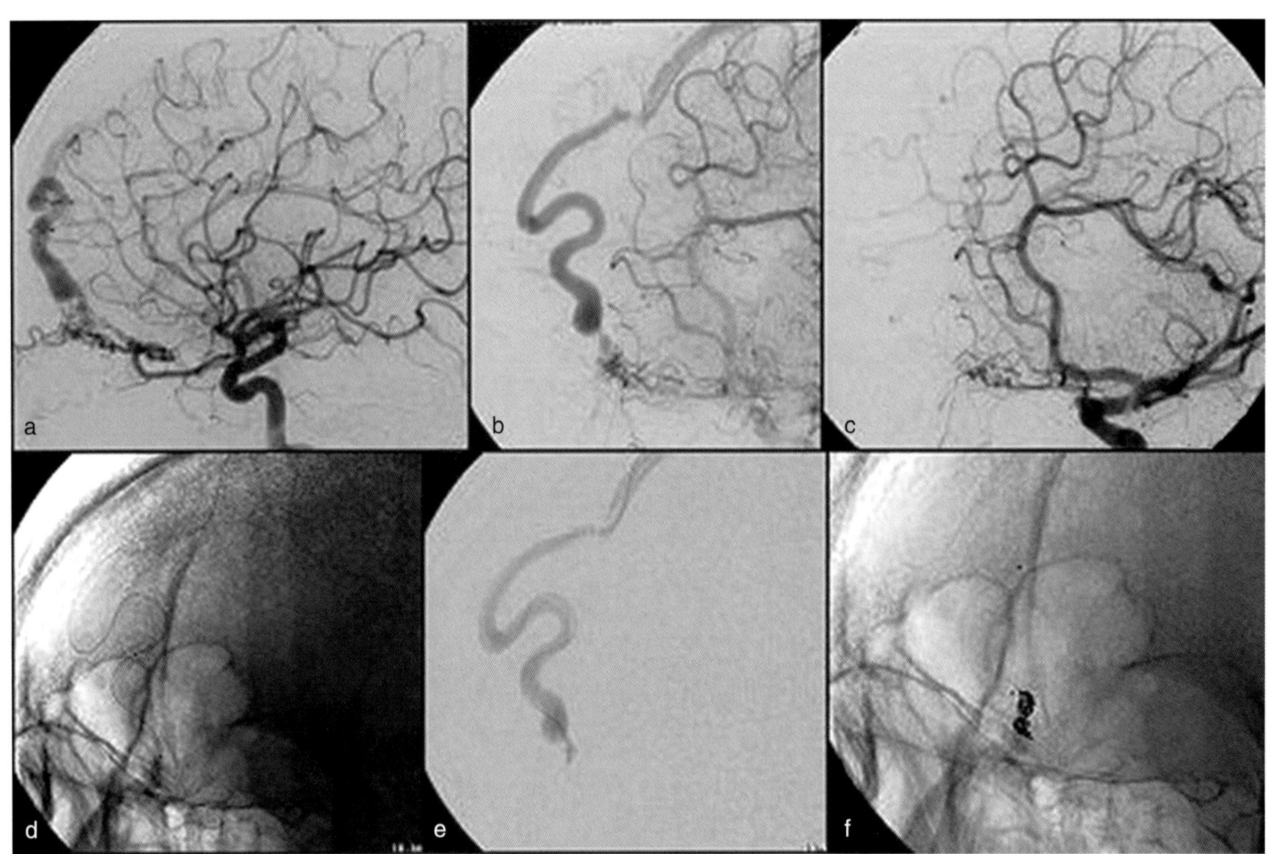

图22.4 a、b. 侧位和斜位造影图。位于鸡冠区域的硬脑膜动静脉瘘。c. 经静脉途径弹簧圈栓塞后治愈。d、e. 微导管在额叶静脉内。f. 静脉起始部的弹簧圈

末，DMSO-LM 的出现提供了一种全新且更有效的方法。只要微导管尖端足够接近瘘口的位置，就可以提高硬脑膜动静脉瘘闭塞的成功率。Onyx 可充分弥散至各供血动脉和引流静脉起始部（图 22.5）。与丙烯酸树脂基黏结剂相比，现在的液体栓塞材料最大的优点是不会随着血流被冲走，而会滞留在静脉起始部，缓慢持续地注射可使其在瘘口附近不断积聚，最终闭塞瘘口。现在大部分软脑膜静脉引流的硬脑膜动静脉瘘都可以通过这种方式治愈（图 22.6）。

22.2.2 经静脉窦引流的硬脑膜动静脉瘘

经静脉窦引流的硬脑膜动静脉瘘的血管内介入栓塞治疗策略更加复杂，个体差异更大。但与开颅手术相比，血管内介入栓塞治疗通常是更好的选择；与经软脑膜静脉引流的硬脑膜动静脉瘘相比，血管内介入栓塞治疗同样是更好的选择。经软脑膜静脉引流的硬脑膜动静脉瘘还可以通过夹闭、电凝或切除引流静脉起始部达到治愈的目的。

在这种类型的硬脑膜动静脉瘘中，真正的挑战是评估是否可以牺牲静脉窦。当然，保留静脉窦更安全，但有时牺牲静脉窦是唯一或最佳的选择。通过全脑血管造影来评估引流静脉窦是否有功能以及有多大功能较为困难。由于各种因素的影响，最主要的是未显影的动静脉分流的稀释作用，所以脑血管造影时引流静脉窦是否显影通常不能作为判断是否有功能的证据。当静脉窦内为顺行性血流时，即与正常生理状态下方向一致，能够保持引流静脉窦通畅性更好。在这种情况下，牺牲静脉窦常常会出现静脉梗死相关的并发症。随着基于 DMSO 的液态栓塞剂的出现，治愈经静脉窦引流的硬脑膜动静脉瘘同时保留静脉窦功能成为可能（见下文）。

在硬脑膜动静脉瘘中，引流静脉窦内通常部分或完全形成血栓，导致血流方向改变。当静脉窦内出现逆行性血流，流向的改变不仅

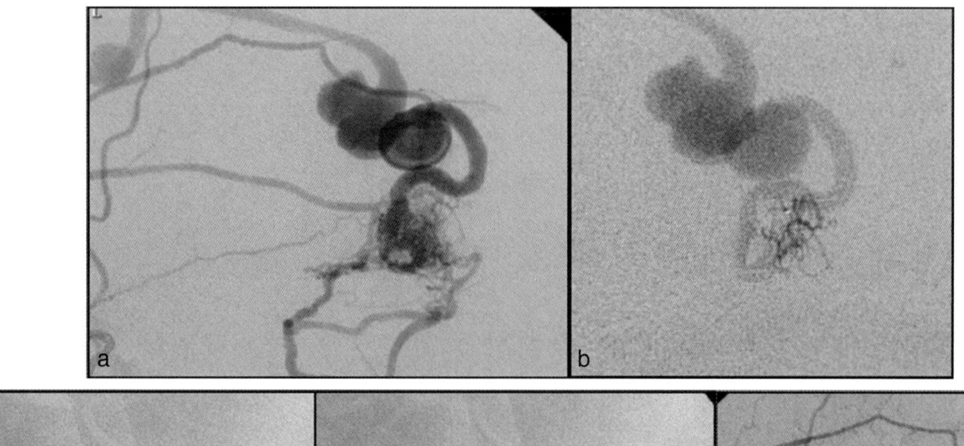

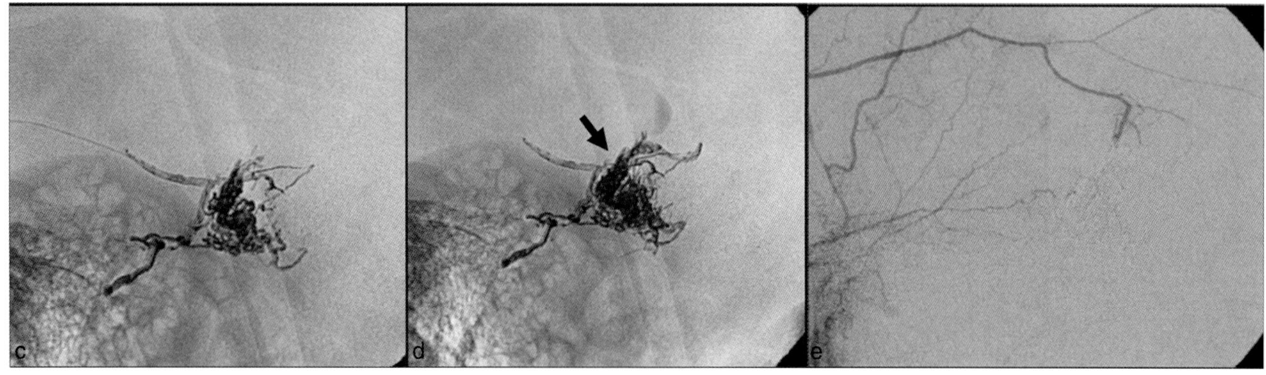

图 22.5 a. 软脑膜静脉引流的硬脑膜动静脉瘘。b. 微导管超选造影。c. 早期供血动脉及部分引流静脉填充。d. 引流静脉起始部填充（箭头）。e. 硬脑膜动静脉瘘完全闭塞

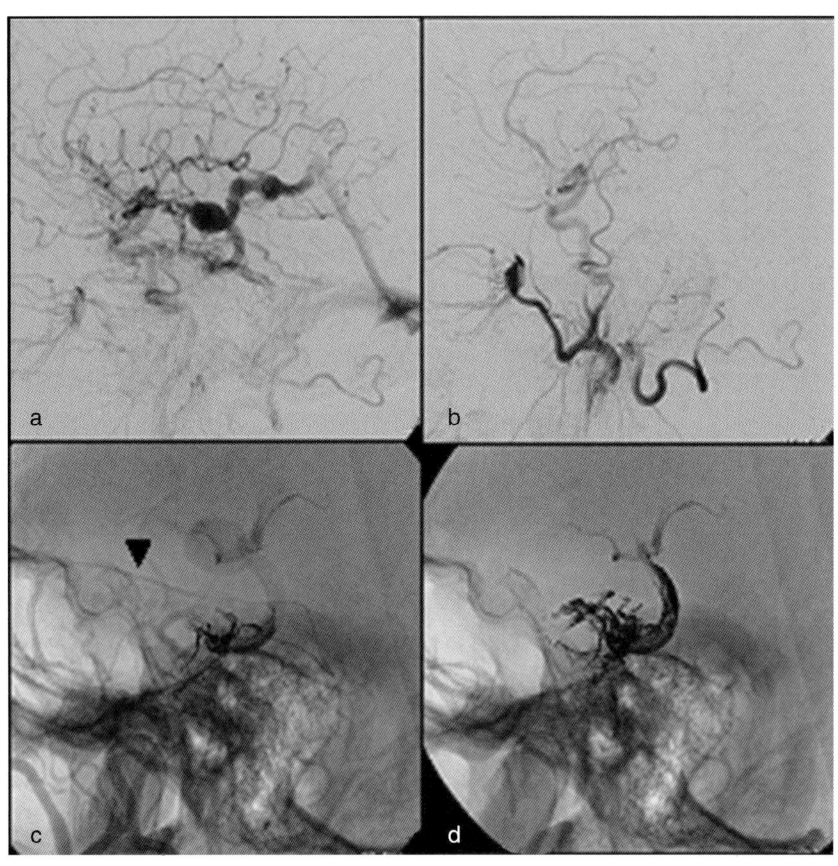

图 22.6 a. 岩上窦引流的硬脑膜动静脉瘘：颈总动脉造影。b. 经动脉注射 Onyx 后治愈。c. 脑膜中动脉内的微导管（MMA；箭头）和 Onyx 在引流静脉起始部最初的填充。d. 引流静脉起始部完全填充

影响引流静脉窦，还可能影响脑静脉系统。当一段静脉窦两侧都闭塞时（“孤立”窦；图 22.7），此种引流形式十分明显。静脉窦引流的硬脑膜动静脉瘘的另一个特点是瘘口位置可能局限于一个特定区域，该区域可能与静脉窦的主腔是分开的，这种情况可能是先天性的，也可能是后天性的。这种表现在脑血管造影图像评估时不太常见，但如果能识别出来，对治疗非常有用，因为可以据此高度选择性、局限性、节段性地闭塞静脉窦。

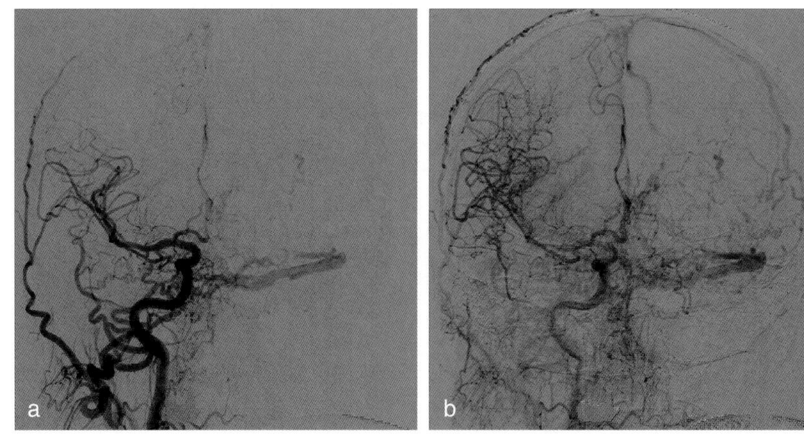

图 22.7 a. 窦汇处硬脑膜动静脉瘘。右侧颈总动脉造影。向左侧横窦引流，横窦的远近端均闭塞。b. 同一造影晚期图。左侧大脑半球皮质静脉中存在大量弥漫性逆向血流，来源于孤立的横窦

与软脑膜静脉引流的硬脑膜动静脉瘘一样，引流至静脉窦的硬脑膜动静脉瘘可以通过静脉或动脉途径来治疗。

经静脉途径

通过静脉到达静脉窦通常比较容易。从颈内静脉向上进入颅内静脉窦时，颈静脉球处迂曲的走行和骨性结构有时会阻挡导管顺利推进。更重要的是，必须充分认识到静脉窦内存在各种小分隔或平行通道，并且应避免脑静脉的开口。窦汇处的解剖变异更大，有时从右侧横窦经窦汇进入左侧横窦非常困难。一种常见的变异是直窦汇入左侧横窦，上矢状窦汇入右侧横窦。因此，双侧横窦的连接处可能很明显，也可能很难找到，但很少有缺失。经动脉途径注射液体栓塞剂治疗硬脑膜动静脉瘘时，经静脉窦路径下使用球囊保护静脉窦也十分有用（见下文）。

一旦微导管到达静脉窦内的瘘口附近，就可以填塞弹簧圈（通常选择大且长的弹簧圈），持续填塞至瘘口的血流完全停止。即使静脉窦不大，但往往会耗费相当多的弹簧圈和足够长的时间才能达到效果。术中还可能随着弹簧圈的逐渐填塞，出现微导管尖端移位并远离瘘口，一方面会干扰静脉窦内正常的静脉引流，另一方面使瘘口栓塞不完全，手术效果欠佳。因此，一些神经介入医生使用双微导管技术，在瘘口附近预置两根微导管，一根微导管移位远离瘘口时，另一根靠近瘘口的微导管仍可继续填塞弹簧圈或注射液体栓塞剂。

虽然静脉途径治疗伴有静脉窦闭塞的硬脑膜动静脉瘘的成功率比较高，但是并非完全治愈。在高达 10% 的病例随访中可观察到残存的分流，因此，近年来我们尽可能选择动脉途径栓塞。

经动脉途径

多种因素促进了从静脉到动脉途径的转变。首先，静脉途径技术的操作难度大，瘘口的确切位置和特征很难理解，结果也不尽如人意，但最大的局限性是，并非所有的病例都适合静脉途径，尤其是在需要保留静脉窦的病例中。其次，随着 DMSO-LM（第一个是 Onyx）的出现和发展，Onyx 可以从一根供血动脉弥散至其他细小的供血动脉，很好地控制栓塞材料的沉积，避免不必要的弥散，而颗粒剂和胶都达不到这样的效果。

随着大直径超顺应性长球囊（Copernic，Balt）的上市，在静脉窦内可辅助 Onyx 栓塞硬脑膜动静脉瘘，在保留静脉窦的同时可进一步提高完全治愈率（图 22.8）。现在经静脉球囊辅助栓塞硬脑膜动静脉瘘时，充盈球囊后，在阻断静脉窦过程中（通常为几分钟）应同时或先后经 1 或 2 根供血动脉注射 Onyx。在某些情况下，根据大脑正常的静脉引流特征，可以适当延长球囊阻断

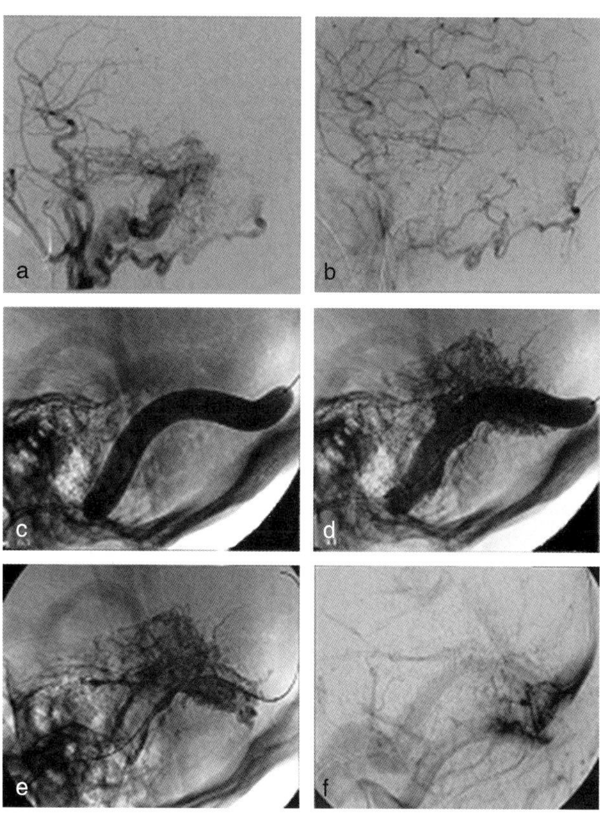

图 22.8 a. 侧窦区硬脑膜动静脉瘘，侧位图。b. 经动脉注射 Phil 后瘘口已治愈。c. 静脉窦内的保护球囊。d. 术后的 Phil 铸型和球囊。e. 被 Phil 重塑的横窦乙状窦（f）仍然开放且具有功能

的时间。当需要闭塞静脉窦时，如上文所述，可以静脉填塞弹簧圈，也可以通过动脉注射 Onyx 弥散至静脉窦内完全填充（图 22.9）。

22.3 硬脑膜动静脉瘘的血管内介入栓塞治疗结果

在医学的任何领域，预后评估都不是一项简单的任务，对于脑血管疾病尤其如此。其评判标准不一，且随时间会发生改变，结果往往充满未知，因此很难达成共识。此处讨论仅基于我们自己的数据和经验。

自 2007 年 Onyx 用于治疗以来，我们已经治疗了超过 250 例硬脑膜动静脉瘘患者，无论是软脑膜静脉引流还是静脉窦引流都达到了 90% 以上的完全治愈率。血管内介入栓塞治疗软脑膜静脉引流的硬脑膜动静脉瘘时，当导管靠近瘘口时，术后残留或复发率低于 5%，很少发生栓塞失败；治疗静脉窦引流的硬脑膜动静脉瘘时，术后出现小瘘口残留的情况更常见，因为瘘口的闭塞不够理想，加之此类病变的流量更大，可能存在多个瘘口（同一患者同时存在横窦 - 乙状窦、窦汇和颈静脉球瘘很常见）。因此，术者需要通过多根微导管超选不同的供血动脉到达每个瘘口。对于这种类型的硬脑膜动静脉瘘，尽管血管内介入栓塞治疗存在这些局限性，我们仍然认为其比开颅手术更安全、有效，因为 Onyx 可以弥散进静脉窦并黏附在静脉窦壁上,反流至所有而不是大部分供血动脉，从而完全闭塞瘘口。因此，Onyx 从静脉侧反流至供血动脉对闭塞瘘口更有效。

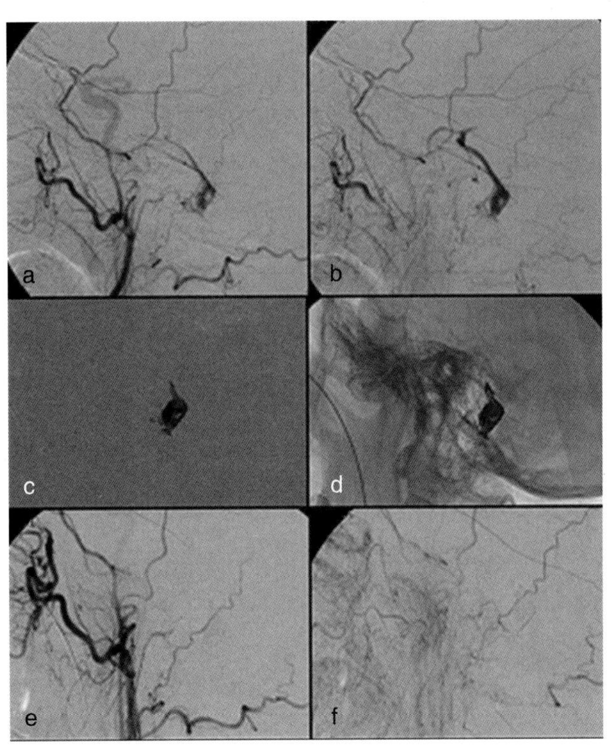

图 22.9 a、b. 早期和晚期，孤立乙状窦的硬脑膜动静脉瘘。c、d. 向脑膜中动脉内注射 Onyx 以完全填塞静脉窦。e、f. 最终治愈

所有病例均采用数字化减影血管造影（DSA）随访，并完善相关检查。我们通常在术后 1 年进行 DSA 随访，因为残留的小瘘口需要一段时间才能显现出来。

22.4 并发症

与脑血管疾病的其他治疗方法相同，血管内介入栓塞治疗也存在一定的致死率和致残率，也会失败。血栓栓塞、动脉夹层、腹股沟血肿、X 线照射后脱发、术后发热或头痛可能是血管内介入栓塞治疗常见的并发症。此外，还存在与该疾病病理学相关的并发症。由于脑膜血管有管径小、走行迂曲、角度锐利等特点，微导管超选脑膜动脉通常很困难。暴力操作所致动脉破裂出血，甚至形成小动静脉瘘也并不罕见，虽然此类并发症可通过注射液体栓塞剂得到解决，但该解决方法也可导致进入瘘口路径的闭塞。静脉置管也可能导致破裂、夹层或闭塞，但在我们的经验中，这种情况比较罕见。

需要注意的是，与疾病相关的并发症即使在成功闭塞瘘口后也可能发生。

22.4.1 出血性并发症

出血性并发症是最严重和最常见的并发症，发生机制多种多样。

引流静脉闭塞（静脉出血性梗死）

大脑通常可部分耐受静脉阻塞或静脉血液逆流，但在某些情况下，特别是主要的静脉回流受损，硬脑膜动静脉瘘治疗后常发生静脉梗死。因此，必须仔细评估治疗前的图像，了解大脑静脉引流的模式。一个常见的错误是将脑血管造影时静脉窦内无造影剂充盈作为可牺牲静脉窦的证据，大多数情况下，出现这种现象只是因为从瘘口中流入大量无造影剂的血液使造影剂稀释。无论如何最好尽可能地保留颅内静脉窦。不仅是静脉窦，皮质静脉引流的硬脑膜动静脉瘘闭塞相应的引流静脉起始部也可能引起其引流区域的脑实质静脉梗死，特别是在瘘口或迂曲扩张的引流静脉周围的脑组织。如果引流正常脑组织的血流不足以使静脉内血液流动，那么当瘘口闭塞时，静脉内血流流量和流速锐降，会继发血栓形成，甚至进一步继发静脉梗死。我们认为大多数（并非所有）硬脑膜动静脉瘘患者从手术结束即刻开始，应当接受几天的抗凝治疗（通常使用低分子量肝素）。

血栓形成后静脉扩张破裂出血

脑动静脉窦引流静脉血栓引起的出血经常出现。在神经介入早期，任何情况下，血管内大量血液形成血栓，常常会发生出血。在动脉（与血流导向装置治疗动脉瘤类似）和静脉中，该过程都可能继续使血管破裂出血。它通常与血管周围炎症反应相关，因此在硬脑膜动静脉瘘完全治愈与大静脉突然扩张闭塞情况下，短期应用皮质激素治疗是合理的。

当成功闭塞静脉后，细小的软脑膜供血动脉破裂如前所述，硬脑膜动静脉瘘供血动脉中包含大量软脑膜动脉，它们较小并且横穿于蛛网膜下腔，如同引流静脉闭塞时脑动静脉畸形的供血动脉发生破裂一样，瘘口闭塞后硬脑膜动静脉瘘的软脑膜供血支也可发生破裂出血。幸运的是，这种情况很少见，但如果它们的数量众多和（或）比平常更粗大时应当保持警惕。我们已经观察到这种病例，尤其是中脑回返动脉参与供血的小脑幕交界区边缘的高流量瘘，向大脑大静脉复合体或直窦引流时，更应引起重视。

22.4.2 脑神经损伤

与该疾病相关的另一个并发症是脑神经损伤，通常是由于硬脑膜动脉某个区域完全栓塞的情况下，硬膜支供应脑神经的分支动脉栓塞后导致脑神经缺血。已经观察到许多不同的并发症，但最常见的是以下情况：

- 在筛骨靠近鸡冠部位存在经额皮质静脉向上矢状窦（SSS）引流的硬脑膜动静脉瘘中，微导管超选或栓塞眼动脉时可引起视网膜或视神经缺血。这些硬脑膜动静脉瘘实际供血大多来源于眼动脉的筛骨分支。一旦脑膜前动脉在中线逆行并沿着上矢状窦下行为瘘口供血，微导管很少能通过脑膜中动脉前支到位。只有在这种情况下，我们才建议采用动脉途径治疗硬脑膜动静脉瘘。如果唯一的供血来源为眼动脉，我们更倾向于采用静脉途径或外科手术。
- 当供应海绵窦壁的硬脑膜动脉被栓塞时，动眼神经可能受损并导致复视。这通常发生在海绵窦区的硬脑膜动静脉瘘中，此时通过静脉途径在海绵窦内用弹簧圈栓塞效果更好。该区域的硬脑膜血管闭塞还可能导致三叉神经损伤。
- 栓塞剂可通过脑膜动脉和小脑软脑膜动脉之间的沟通支弥散导致误栓塞听神经的供血动脉，但更常见的是在靠近棘孔或乳突的动脉中注射栓塞剂时导致面神经受损。
- 当闭塞供应颈静脉球或其附近脑膜的动脉时，后组脑神经可能受到影响。

总体而言，脑神经受累的并发症并不少见（约为 5%）。随着 DMSO-LM 的应用，与之前使用的丙烯酸树脂基黏结剂相比，并发症的发生率已降低。

22.5 栓塞失败与血流动力学改变

如果未能阻塞动静脉（A-V）分流，特别是误栓塞了瘘口附近的其他血管时，可能会导致不良结果。

如果在治疗硬脑膜动静脉瘘的过程中，栓塞材料（液体栓塞剂、弹簧圈、球囊、血管塞等）发生误栓塞，可能会产生非常严重的后果。在没有栓塞瘘口的情况下闭塞供血动脉只会增加病变的复杂性，形成新的动脉侧支循环，使微导管到位更加困难，瘘口闭塞变得困难。对于人体其他部位的动静脉瘘而言，也是如此。我们通过观察发现，对于持续存在的硬脑膜动静脉瘘，经过多次外科手术结扎或血管内介入栓塞供血动脉治疗，会引起供血动脉增生或迂曲扩张，使病变几乎失去治愈的可能性。

如果发生引流静脉误栓塞，患者会出现剧烈血流动力学改变，通过瘘口的血流突然流入压力相对较低的正常脑组织的引流静脉，可导致脑神经功能受损、出血和梗死。

22.6 与手术治疗相比的优劣

根据我们的经验，血管内介入栓塞治疗的主要优点如下：

- 通过微导管超选造影充分了解静脉的结构，明确静脉起始部的准确位置，因为这些结构在外科手术中经常隐藏或被硬脑膜覆盖而难以发现。从动脉侧造影时，造影剂首先进入静脉起始部，而血管内或手术闭塞静脉的位置可能远于该部位。
- 在不牺牲静脉窦的前提下，增加了治愈静脉窦引流的硬脑膜动静脉瘘的可能性，与静脉窦重建手术相比，血管内介入栓塞治疗预后更好。
- 在手术期间，应多次行造影并评估治疗效果。
- 在高流量的瘘中，因为不必切开皮肤、颅骨和脑膜，所以创伤较小。
- 在术后几天内应常规或大剂量使用肝素以避免静脉血栓形成。与手术相比的主要缺点是，某些病例中，微导管不能超选至瘘口附近，治愈率低，且存在脑神经损伤的风险。

22.7 结　论

随着神经介入技术的发展，血管内介入栓塞治疗硬脑膜动静脉瘘的疗效已经大大提高。目前大多数硬脑膜动静脉瘘的治愈率已提高，风险已降低。但是外科手术仍然是治疗为这类疾病的主要方法。

参考文献

[1] Djindjian R, Merland JJ. Superselective angiography of external carotid artery. New York: Springer-Verlag, 1977

[2] Borden JA, Wu JK, Shucart WA. A proposed classification for spinal and cranial dural arteriovenous fistulous malformations and implications for treatment. J Neurosurg, 1995, 82(2):166–179

[3] Cognard C, Casasco A, Toevi M, et al. Dural arteriovenous fistulas as a cause of intracranial hypertension due to impairment of cranial venous outflow. J Neurol Neurosurg Psychiatry, 1998, 65(3):308–316

[4] Geibprasert S, Pereira V, Krings T, et al. Dural arteriovenous shunts: a new classification of craniospinal epidural venous anatomical bases and clinical correlations. Stroke, 2008, 39(10):2783–2794

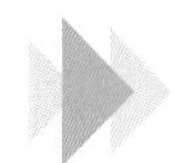

第二十三章 大脑大静脉动脉瘤样畸形

Lee-Anne Slater, Brian Drake, Peter Dirks, Timo Krings

摘要：大脑大静脉动脉瘤样畸形（vein of Galen aneurysmal malformation, VGAM；又称 Galen 静脉动脉瘤样畸形）是一种具有挑战性的小儿神经血管分流疾病，需要在专门治疗这些罕见血管畸形的医疗中心采用多模式方法治疗。本章根据相关文献和作者的经验，给出了 VGAM 的临床和影像学特征与预后的关系，以及治疗时机和治疗方式的选择。我们的经验是，治疗策略是基于患儿的临床表现，通常采用动脉途径使用未稀释的胶以及分阶段治疗方法，以达到允许神经系统正常发育和逐步减少分流的目的。

关键词：儿童血管畸形；大脑大静脉动脉瘤样畸形；栓塞；介入神经放射学；血管内介入栓塞治疗

要　点

- 大脑大静脉动脉瘤样畸形是累及前脑正中静脉的动静脉瘘。
- 我们的经验是，未出现心力衰竭或脑积水的幼儿在生命的前几周先进行内科治疗，大约 3 个月大时进行血管内介入栓塞治疗。
- 治疗前对儿童进行临床和影像学评估对于确定能否行血管内介入栓塞治疗和治疗时机的选择至关重要。
- 脑组织液化和多脏器衰竭是治疗的禁忌证。

23.1 引　言

大脑大静脉动脉瘤样畸形（VGAM）是胚胎发育早期形成的高流量颅内动静脉分流，累及脉络膜循环和前脑正中静脉（MPV，大脑大静脉胚胎时期的前体）。它们占所有儿童血管畸形的 37%。随着常规产前超声（US）筛查的应用，在子宫内即被诊断为此类病变的病例数量增加，因此现在医生被要求就这类疾病的情况和可能的治疗方案向父母提供咨询。虽然总体上 VGAM 被认为预后不良，但是随着对该疾更多的了解，大型医疗中心病例集中化，以及更好的材料的出现，大量患者获得了良好的预后。了解这种疾病的临床表现、影像学和血管造影特征有助于预测预后，从而使医生能够恰当地选择那些可能从治疗中获益的患者。如果有指征，建议使用评分系统尝试和协助预测预后、是否适合治疗以及治疗的最佳时机。

本章将介绍 VGAM 的临床和放射学特征以及如何用于预测预后，是否适合治疗和何时治疗的依据，以及疾病的管理和血管内介入栓塞治疗。

23.2　资料与方法

本章内容借鉴了以前发表的相关文章、从机构的经验中获得的信息，还包含作者个人的经验。结合临床病例，阐述了 VGAM 的治疗决策原则和血管内介入栓塞治疗原则。

23.3 结　论

对以前发表的文章、机构和个人经验以及临床案例的分析表明，认识 VGAM 和其临床特征非常重要，可利用它们帮助指导管理决策以及明确治疗时机。我们的经验是，在条件允许的情况下，当患儿 3 个月大时进行 VGAM 的血管内介入栓塞治疗和医疗管理，并在此期间对患儿进行严格的临床随访。无法进行医疗管理、发育停滞、头围发育或认知发育异常均提示应尽早治疗。与上述情况相反，如果患儿的临床评分较差，或者 MRI 提示脑溶解综合征，则不建议提供治疗，因为干预很可能是徒劳的。

23.4 讨　论

23.4.1 概　述

VGAM 占所有儿童血管畸形的 37%[1]，其发生在胚胎早期，涉及脉络膜循环与大脑大静脉前体前脑正中静脉（MPV）之间的多个分流，VGAM 有两种类型，即脉络膜型和壁型。壁型 VGAM 的特点是只有少量高流量分流进入前脑正中静脉的前壁。脉络膜型 VGAM 的特点是多条分流，通常较小的分流，通过动脉网络进入前脑正中静脉。脉络膜型和壁型 VGAM 可能同时出现。

23.4.2 简　介

随着产前超声筛查的广泛应用，VGAM 的产前诊断率越来越高。诊断是通过鉴别扩张的前脑正中静脉实现的；然而，尽管 VGAM 发生于妊娠 7~8 周的胚胎早期，但通常直到妊娠最后 3 个月才能检测到明显的前脑正中静脉扩张[3-10]。没有证据表明，在没有多器官衰竭或脑实质改变的情况下，VGAM 的产前诊断与不良预后相关，因此不能作为治疗性流产的指征。然而，产前诊断可以为新生儿产后护理做准备。新生儿组最常见的表现是高输出量心力衰竭[8]。流体动力学障碍如脑积水和头围增大通常被认为是婴儿的患病特征[2]。

23.4.3 自然史

儿童 VGAM 如果不治疗，通常会预后不良，只有少数未治疗的 VGAM 患儿预后良好[3,11-12]。Lasjaunias 等提出了一种有助于确定治疗时机的临床评分系统，称为 Bicêtre 新生儿评分（表 23.1）[3,11,13]。该评分系统包含心脏、脑、呼吸、肝脏和肾脏系统评估，这些系统如果出现功能损害将减分。最高分为 21 分，建议得分低于 8 分的新生儿应行保守治疗，因为即使积极干预效果依然不佳。作为这个评分的延展，与不良预后相关的影像学和血管造影特征

表 23.1　Bicêtre 新生儿评分（最高得分 21 分，心功能 5 分 + 脑功能 5 分 + 呼吸功能 5 分 + 肝功能 3 分 + 肾功能 3 分）

得分	心功能	脑功能	呼吸功能	肝功能	肾功能
5 分	正常	正常	正常	—	—
4 分	心脏负荷异常但是不需要内科治疗	亚临床表现，孤立的脑电图异常	呼吸急促，进食正常	—	—
3 分	心力衰竭；内科治疗可控制	间歇发作非惊厥性神经系统体征	呼吸急促，进食困难	无肝大，肝功能正常	正常
2 分	心力衰竭；内科治疗无法完全纠正	单纯惊厥	辅助通气，血氧饱和度正常；吸入氧浓度（FiO_2）< 25%	肝大，肝功能正常	短暂性无尿
1 分	需要呼吸机	癫痫发作	辅助通气，血氧饱和度正常；FiO_2 > 25%	中度或暂时性肝功能不全	利尿治疗效果差
0 分	内科治疗无效	永久性神经功能缺损症状	辅助通气，血氧饱和度异常	凝血异常，转氨酶异常	无尿

（经允许引自 Lasjaunias[11]）

包括脑软化、脑实质内钙化，以及由脉络膜型构成的病灶或没有海绵窦引流的颈静脉狭窄。Geibprasert 等评估了可预测 VGAM 患儿预后的临床、影像学和血管造影特征，发现出现神经症状、新生儿总体评分中等至低（＜12/21）、在 Bicêtre 新生儿评分的 1 或多个分类中评分非常低（＜2/5）、局灶性脑实质改变、钙化、扁桃体疝、动脉窃血或超过两组多动脉供血，均与不良结局显著相关。

23.4.4 影像学检查

在断层影像学检查中，脑实质改变和钙化是预后不良最主要的预测指标。这两项表现都是不可逆损伤的标志，均与预后不良相关。脑实质改变包括局灶性脑软化，据报道其与动脉窃血和弥漫性脑容量减小有关[14]。由窃血现象引起的脑缺血和梗死很可能是脑软化的病因。无髓脑白质固有的 T2 高信号使得在 T2 加权像或液体衰减反转恢复加权成像（FLAIR）上难以确定这些变化，因此弥散加权成像（DWI）的应用尤其有助于在脑软化形成之前对不可逆性缺血性改变的检测[15-16]。长期存在的脑积水常与弥漫性脑容量减小相关，多见于老年人。据推测，弥漫性脑萎缩是由静脉梗死或者脑积水后颅内高压导致的脑室周围静脉受损或局部脑血流量减少引起的动脉缺血[12]。CT 是检查钙化的最佳方式。脑实质钙化是长期静脉淤血的指征[17]。静脉淤血的发生有多种因素，包括颈静脉球部狭窄的程度、缺少海绵窦分流和存在高流量分流。

23.4.5 静脉血管造影

VGAM 有两种类型，为脉络膜型和壁型。Lasjaunias 等报道壁型 VGAM 患者的临床状况较好，然而在 Geibprasert 等的回顾性研究中没有发现这种情况[11-12]。VGAM 的动脉供应来源于前、后脉络膜动脉，边缘弓，基底动脉尖端，以及大脑后动脉近端的室管膜下支。硬脑膜穿支很少见到，多见于年龄较大且经过治疗的儿童，被认为是由静脉囊的部分血栓所致。如前所述，VGAM 的静脉引流是通往大脑大静脉的前体——前脑正中静脉（MPV）。

继发于血流量增加导致的血管变化包括静脉血管狭窄闭塞性疾病，特别是颈静脉球可以表现为渐进性狭窄，伴有皮质静脉的代偿性反流。静脉曲张也可以在流出道损伤的情况下发展。静脉高压增加的存在与脑积水有关，如果不及时治疗，则会出现静脉性充血性水肿和脑容量减小。

23.4.6 治　疗

在对 VGAM 患儿制订治疗计划之前需要确定是否适合治疗。Bicêtre 新生儿评分可用来预测新生儿的预后，从而选择适合积极治疗的新生儿。总评分低于 8 分、在一个或多个项目中评分低于 2 分的新生儿很难获得较好的治疗效果。因此，我们认为对此类患儿不给予治疗是最合适的治疗方案。同样，如果存在脑实质病变，尤其是脑组织溶解，提示不可逆转的损伤，也是明确的治疗禁忌证（图 23.1）。

对可能从积极治疗中获益的患儿，治疗时首先要矫正高流量心力衰竭，和多器官衰竭，并预防永久性神经损伤。当新生儿出现高输出性心力衰竭时，应首先采用内科治疗方法。治疗的目标是稳定患儿的身体功能以推迟血管内介入栓塞治疗时间至少 3 个月大。在这个年龄段，治疗相对更容易和可行，因为此时患儿的身高和体重较前增加，进行血管内介入栓塞治疗时更容易选择血管并且允许每次治疗时有更大的血流量变化。在此期间，需要非常仔细的临床监测，患儿出现任何神经功能减退都应立即进行治疗。同样，如果对新生儿进行了最好的药物治疗后仍有高输出性器官衰竭，也应进行血管内介入栓塞治疗。

血管内介入栓塞治疗的首选方法是经动脉途径。动脉途径通常使用脐动脉或者股动脉。

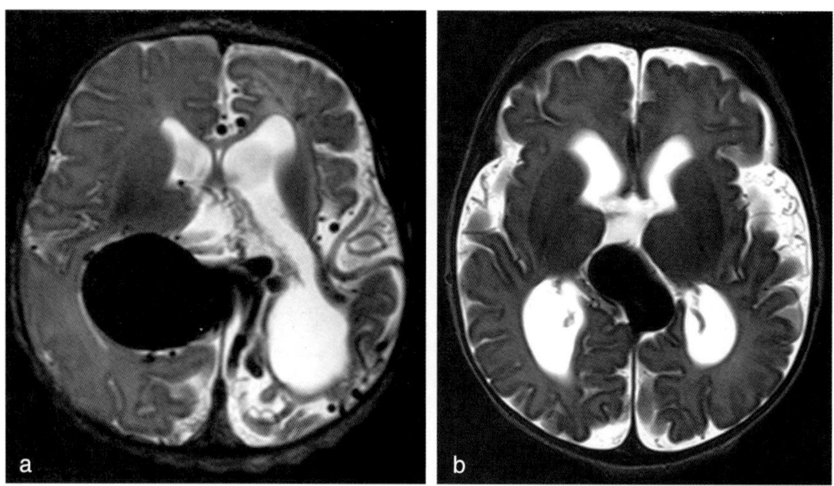

图 23.1　MRI 显示一例未接受治疗的儿童的左半球脑软化（a），与随后接受治疗的儿童的 T2 轴向 MRI 无脑软化形成对比（b）

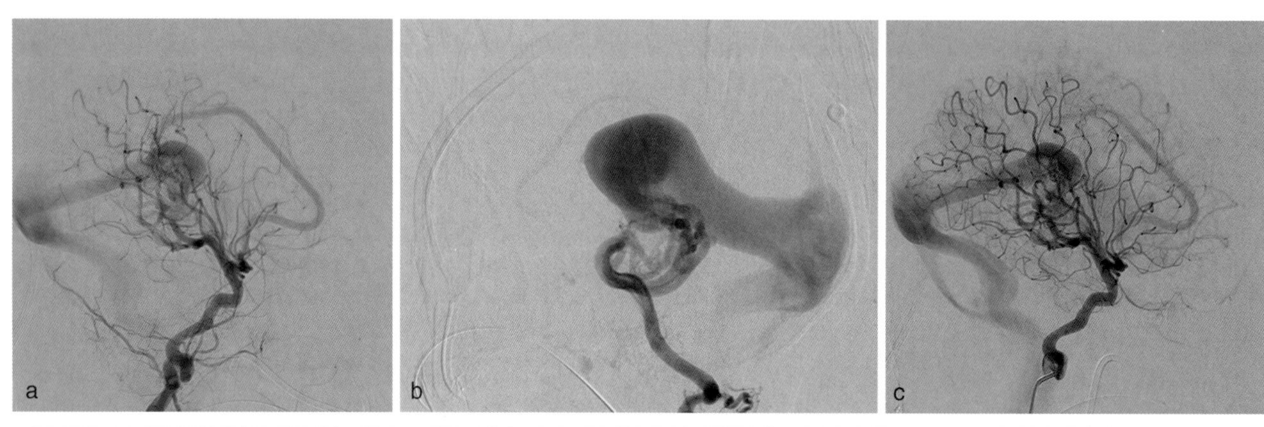

图 23.2　栓塞前侧颈内动脉（a）和椎动脉（b）血管造影显示胼胝体周动脉分支和大脑后动脉分支通过瘘管分流到扩张的大脑大静脉。c. 栓塞后侧颈内动脉造影显示右侧大脑半球灌注改善，分流范围缩小

先将微导管引导至分流部位，然后用微导管造影确认 VGAM 的供血血管，确保不同时供应如丘脑那样的精细结构。一旦确定了合适的栓塞导管，就可以使用氰基丙烯酸正丁酯（n-BCA；图 23.2）进行栓塞。胶水的浓度以及导管的位置取决于分流量。对于非常快的分流，特别是直接分流，应使用更高浓度的胶黏剂，并且导管尖端应该贴着血管壁定位，以促进 n-BCA 在其过远地进入静脉系统之前快速聚合。当使用高浓度胶黏剂时，n-BCA 应与钽粉混合以提高可视度。在有相互交织的血管网存在的情况下，需要更薄的胶弥散至静脉端。

VGAM 的治疗往往是分阶段进行的。在急性期，治疗目的是减少分流量，以改善高输出性心力衰竭，而不是治疗整个血管畸形。之后可以每隔几周或几个月进行治疗，以逐步减少分流量，直到治愈。

如果没有合适的动脉途径到达分流处，则可采用经静脉途径。如果分流流量很大，也可以采用联合入路，经前脑正中静脉放置弹簧圈，以防止栓塞物质从动脉途径进入肺循环。如果采用经静脉入路，则需要先对颈静脉球和颈静脉孔进行造影，以评估狭窄或闭塞的程度，再决定是否使用静脉途径。

23.5 结 论

VGAM 是一种罕见的血管畸形，需要进行全面的临床和影像学评估，以确定是否适合进行积极的治疗，并确定每个治疗阶段的最佳时机。首选治疗方法是稳定高输出性心力衰竭，目的是将血管内介入栓塞治疗延迟到患儿 3 个月大。在顽固性、高输出性心力衰竭或临床病情恶化的情况下，应进行血管内介入栓塞治疗。

参考文献

[1] Berenstein A, Ortiz R, Niimi Y, et al. Endovascular management of arteriovenous malformations and other intracranial arteriovenous shunts in neonates, infants, and children. Childs Nerv Syst, 2010, 26(10):1345–1358

[2] Gailloud P, O'Riordan DP, Burger I, et al. Diagnosis and management of vein of Galen aneurysmal malformations. J Perinatol, 2005, 25(8):542–551

[3] Lasjaunias PL, Berenstein A, terBrugge K. Surgical Neuroangiography; Clinical and Interventional Aspects in Children. 2nd. Berlin: Springer, 2006

[4] Raybaud CA, Strother CM, Hald JK. Aneurysms of the vein of Galen: embryonic considerations and anatomical features relating to the pathogenesis of the malformation. Neuroradiology, 1989, 31(2):109–128

[5] Beucher G, Fossey C, Belloy F, et al. Antenatal diagnosis and management of vein of Galen aneurysm: review illustrated by a case report [in French]. J Gynecol Obstet Biol Reprod (Paris), 2005, 34(6): 613–619

[6] Fayyaz A, Qureshi IA. Vein of Galen aneurysm: antenatal diagnosis: a case report. J Pak Med Assoc, 2005, 55(10): 455– 456

[7] Nuutila M, Saisto T. Prenatal diagnosis of vein of Galen malformation: a multidisciplinary challenge. Am J Perinatol, 2008,25(4):225–227

[8] Rodesch G, Hui F, Alvarez H, et al. Prognosis of antenatally diagnosed vein of Galen aneurysmal malformations. Childs Nerv Syst, 1994, 10(2):79–83

[9] Ruano R, Benachi A, Aubry MC, et al. Perinatal three-dimensional color power Doppler ultrasonography of vein of Galen aneurysms. J Ultrasound Med, 2003,22(12):1357–1362

[10] Santo S, Pinto L, Clode N, et al. Prenatal ultrasonographic diagnosis of vein of Galen aneurysms-report of two cases. J Matern Fetal Neonatal Med, 2008, 21 (3):209–211

[11] Lasjaunias PL, Chng SM, Sachet M, et al. The management of vein of Galen aneurysmal malformations. Neurosurgery, 2006, 59(5) Suppl 3:S184–S194, discussion S3–S13

[12] Geibprasert S, Krings T, Armstrong D, et al. Predicting factors for the follow-up outcome and management decisions in vein of Galen aneurysmal malformations. Childs Nerv Syst, 2010, 26(1):35–46

[13] Mortazavi MM, Griessenauer CJ, Foreman P, et al. Vein of Galen aneurysmal malformations: critical analysis of the literature with proposal of a new classification system. J Neurosurg Pediatr, 2013, 12(3):293–306

[14] Grossman RI, Bruce DA, Zimmerman RA, et al. Vascular steal associated with vein of Galen aneurysm. Neuroradiology, 1984, 26(5):381–386

[15] Baldoli C, Righini A, Parazzini C, et al. Demonstration of acute ischemic lesions in the fetal brain by diffusion magnetic resonance imaging. Ann Neurol, 2002, 52(2): 243–246

[16] Guimiot F, Garel C, Fallet-Bianco C, et al. Contribution of diffusion-weighted imaging in the evaluation of diffuse white matter ischemic lesions in fetuses: correlations with fetopathologic findings. Am J Neuroradiol, 2008, 29(1):110–115

[17] Quisling RG, Mickle JP. Venous pressure measurements in vein of Galen aneurysms. Am J Neuroradiol, 1989, 10(2):411–417

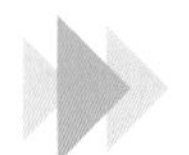

第二十四章 脑动静脉畸形放射外科治疗的适应证和技术

Edward A. Monaco III, Andrew Faramand, Ajay Niranjan, L. Dade Lunsford

摘要：立体定向放射外科（SRS）从一开始就用于脑动静脉畸形的治疗。与其他病变一样，随着时代的发展，以及知识和技术的进步，SRS 在治疗脑动静脉畸形的适应证和技术方面也不断完善。ARUBA 试验的结果虽然充满争议，但同时也使人们开始质疑，无症状脑动静脉畸形是否有必要治疗。本章的目的是介绍 SRS 治疗脑动静脉畸形的适应证，探索治疗技术，并确定该治疗方法的几个发展领域。

关键词：脑动静脉畸形；伽马刀；适应证；立体定向放射外科；技术

要 点

- 立体定向放射外科是脑动静脉畸形的几种治疗选择之一。
- 脑动静脉畸形 SRS 治疗的适应证包括：手术难以到达或高风险的病灶；全身情况差且无法耐受或拒绝手术的患者；用于致命部位的病变，以减少局灶性副反应；既往治疗后残留病灶；病灶巨大且无其他选择时。
- 由于随访期限受限，ARUBA（未破裂的脑动静脉畸形）试验最终也未能得出 SRS 治疗未破裂动静脉畸形的结论。
- 用于动静脉畸形治疗的伽马刀放射外科技术涉及立体定向框架放置，图像采集，目标轮廓描绘，高度适形剂量计划，治疗执行，MRI 紧密连续动态随访，以及在脑血管造影潜伏期后确认闭塞。
- 放射外科新技术的更迭，如大型动静脉畸形的剂量分割和避免放射外科治疗前行血管内介入栓塞，使放射外科治疗更安全、有效。

24.1 引 言

动静脉畸形是先天性血管异常，由于动脉直接与引流静脉沟通，中间没有毛细血管床，所以其灌注压力不受控制。通常所说的动静脉畸形的基本结构主要指畸形团本身，为病变血管团，它将血液从供血动脉直接分流至引流静脉中。脑动静脉畸形是罕见病，每年 100 000 人中有 1 人发病，估计患病率为 18/10 万人[1-2]。脑动静脉畸形患者的主要隐患是畸形团破裂及其后造成的毁灭性神经系统后遗症甚至死亡。在未出血的情况下，脑动静脉畸形可导致顽固性血管性头痛或癫痫发作。在现代成像的时代，越来越多患者的脑动静脉畸形是偶然发现的，其症状很少甚至没有。脑血管造影仍然是脑动静脉畸形诊断的“金标准”，因为它提供了有关脑动静脉畸形血管构筑的详细信息，可以识别出病灶内或供血动脉动脉瘤，并描绘出静脉引流模式。脑动静脉畸形治疗的主要目标是减少或消除出血风险，改善非出血症状，避免未来的神经功能缺损，选择产生最少并发症的方式进行治疗。

超过 50% 的脑动静脉畸形患者会发生出血，最常见的是脑实质内出血或蛛网膜下腔出血[3]。不同研究报道的脑动静脉畸形总体自发性出血风险有所不同，但通常每年为 2%~4%，未破裂脑动静脉畸形的出血率可能更低[4-11]。在初次出血后，再出血的风险增加，并在第一年内增加 6%~15%[12-15]。很多因素与出血风险增加有关，包括畸形团体积小，癫痫发作，深静脉引流，伴发动脉瘤或供血动脉动脉瘤，以及动静脉畸形位置[16-20]。脑动静脉畸形患者可以选择四种治疗方案：观察、外科手术切除、血管内介入栓塞治疗或 SRS 治疗。后三者可以单独或联合使用。外科手术切除是治疗动静脉畸形的“金标准”。完全切除动静脉畸形可立即消除出血风险，但必须仔细斟酌，权衡手术相关风险（即全身麻醉风险、感染、卒中等）。Spetzler 和 Martin 等将病灶大小、静脉引流模式和是否累及功能区定义为动静脉畸形的关键特征，作为临床中心手术切除脑动静脉畸形的结局预测因子[21]，这些研究结果已得到各种验证。各种临床系列研究和观察性队列研究表明，显微外科手术切除是治疗低级别脑动静脉畸形的安全治愈性手段[22-24]。

已有提议将血管内介入栓塞作为脑动静脉畸形的主要治疗方法[25]。但是通常认为单纯血管内介入栓塞的治愈潜力很低[26-29]。使用各种弹簧圈、微颗粒或胶水进行血管内介入栓塞可作为显微外科手术前的辅助手段，以减少血流量，减少手术出血，并阻塞远端或深部动脉供血[30]。栓塞治疗期间的并发症发生率差异很大，范围为 1.4%~50%，而死亡率为 1%~4%[25-26,31-37]。由于其治愈潜力有限且风险高，并非每例患者均适合行血管内介入栓塞，因此确定使用前对患者的个体化评估极其必要。但是有一种情况特别适合血管内介入栓塞治疗，即动静脉畸形相关的动脉瘤治疗[38]。

最近，保守观察对未破裂动静脉畸形患者的作用成为关注的焦点[39-40]。破裂动静脉畸形需要治疗是大家普遍认同的观点，但未破裂动静脉畸形是否需要积极治疗仍存在争议。面对这种情况，必须将自发性出血的风险与治疗相关的并发症发生率和死亡率进行比较。未破裂的脑动静脉畸形（ARUBA）试验是第一个关于未破裂脑动静脉畸形管理的随机试验[39]。该研究旨在进一步阐明未破裂动静脉畸形的自然史和治疗相关风险。ARUBA 试验的结果及其缺陷饱受诟病，若对其详尽论述则超出了本章的篇幅，在此，我们只简要地说明该研究及其缺陷。在该研究中，109 例患者被随机分配到药物治疗组，114 例患者被随机分配到干预治疗组，包括血管内介入栓塞、SRS 治疗、显微外科手术或多种方法联合治疗。用卒中或死亡作为主要结局指标。在 33 个月的随访期间，30.7% 接受干预的患者发生卒中或死亡，而药物保守治疗组只有 10.1%。干预组中患者临床表现恶化的概率是保守组的 3 倍（改良 Rankin 评分 ≥ 2 分），即 46.2% *vs.* 15.1%。作者得出结论，在短期（不到 3 年的时间）随访中，对于未破裂脑动静脉畸形，保守治疗优于各种干预措施。对此研究的尖锐批评包括：入组患者难以真正随机化；真正适合显微外科手术的低级别动静脉畸形却没有接受外科手术切除；大量患者采用了治愈率低而风险高的血管内介入栓塞治疗；33 个月的随访期不足以检测干预效果[41-42]。除了未破裂动静脉畸形之外，有些患者因为基础病情太重，年龄过大，或者高风险、高难度的动静脉畸形，保守观察可能是唯一合理的策略[43]。

早在 20 世纪 60 年代便有人提出了用放射线照射来消除脑血管畸形的想法。Kjellberg 在 20 世纪 70 年代和 80 年代提倡利用质子布拉格峰（Braggpeak）的特点进行立体定向放疗，并且治疗了 1 000 例脑动静脉畸形患者[44-45]。使用该技术，只有约 20% 的脑动静脉畸形患者达到了完全闭塞。Lars Leksell 于 1970 年在斯德哥尔摩用原型伽马刀治疗了第一例未破裂动静脉畸形[46]，当时是根据术中双臂血管造影来设定放射靶点。使用直线加速器（linear accelerator, LINAC）的立体定向外科方法已经广泛应用于动静脉畸形的治疗[47–51]。本章的重点是讨论伽马刀的使用，这是作者们最熟悉的放射外科治疗设备，有丰富的文献基础。截至 2015 年，全世界使用伽马刀治疗了超过 10 万例动静脉畸形患者。

SRS 可以定义为对立体定向影像坐标系中的病灶的靶点进行聚焦、高选择性、剂量急剧衰减的外照射治疗。SRS 已经成为脑动静脉畸形的一种公认有效的治疗方式，大量已发表的文献报道了其安全性和有效性。SRS 通过诱导血管损伤和纤维化导致动静脉畸形闭塞，最终使血管血栓形成和闭塞[52]。脑动静脉畸形的闭塞率变化很大，取决于所使用的放射剂量和动静脉畸形体积。SRS 治疗动静脉畸形的主要优点是风险较小，而主要缺点是潜伏期长（治疗到闭塞），持续存在延迟出血的风险，此潜伏期通常为 2~4 年，甚至更长。SRS 治疗适用于高龄、多并存疾病和手术难度大的动静脉畸形患者。SRS 治疗动静脉畸形的独特并发症是放射副反应（adverse radiation effect, ARE）。放射副反应可以是短暂或不可逆的，可以定义为在没有出血的情况下在 SRS 治疗后发生的任何新的神经症状和体征[53]。据报道，在接受 SRS 治疗后，3%~11% 的脑动静脉畸形患者出现放射副反应[54–60]。

应综合考虑患者的局部病灶情况和全身各系统并存疾病，权衡各医疗单位治疗方式的利弊并结合患者的期望，为脑动静脉畸形患者制订个体化治疗策略。对脑动静脉畸形治疗的适应证和技术的透彻理解能使患者的治疗风险最小化，同时使治疗收益最大化。本章的第一个目的是介绍 SRS 治疗脑动静脉畸形的适应证，第二个目的是探索放射外科技术的各种特征。

24.2 资料与方法

作者在 PubMed 中进行了文献检索，参考了已发表的与该主题相关的文献，包括来自匹兹堡大学的治疗经验。

24.3 结　果

24.3.1 SRS 的适应证

一般而言，当脑动静脉畸形的自然破裂风险大于治疗风险，或者非出血性症状严重，治疗风险反而易于接受时，就具有治疗指征（表 24.1）。

在确定患者符合 SRS 治疗的适应证时应考虑以下因素：年龄，并存疾病，动静脉畸形破裂史，既往治疗史，病灶体积和形态，病灶位置，症状，血管构筑，手术指征，以及存在的供血动脉或脑动脉瘤。

SRS 治疗的主要适应证是不易手术或功能位置导致手术风险过高的脑动静脉畸形[21]。例如，脑干动静脉畸形是一类特别具有挑战性的病变，其手术风险非常高，患者常难以接受，此时 SRS 成为一种有吸引力的替代方案[61]。相比之下，显微外科手术切除是低级别脑动静脉畸形治疗的“金标准”，但对于存在合并症或者拒绝接受外科手术的患者，SRS 可以逐步起效且相对安全[62]。

SRS 在治疗脑动静脉畸形残留畸形团中具有重要作用。既往 SRS 治疗的系列报告中有大量的脑动静脉畸形患者先前曾尝试过显微外科手术或血管内介入栓塞。在某些情况下，手术时为了避免加重损伤只能残留部分病灶。关于 SRS 在部分切除的脑动静脉畸形中的作用，有少数研究已发表相应结果[63]。在这些病例对照研究中，在先前切除和未手术的动静脉畸形之间未发现闭塞率和术后出血率存在差异。血管

表 24.1　脑动静脉畸形放射外科治疗的指征

· 开颅手术无法到达的深部动静脉畸形
· 中小型动静脉畸形
· 功能区动静脉畸形，手术风险高
· 动静脉畸形术后残留
· 较大的、有症状的动静脉畸形且无其他治疗选择

内介入栓塞治疗旨在减小畸形团体积，减少整体动静脉畸形流量，以期降低随后出血的风险。目前尚没有数据能支持这一假设。当单次 SRS 治疗无法完全闭塞动静脉畸形时，也可以重复使用[64]。

最后，SRS 治疗适用于畸形团大且有症状，但没有其他治疗方案可选的脑动静脉畸形患者。使用 SRS 治疗的体积和剂量分割技术，可使极具挑战的动静脉畸形有望完全闭塞。

关于 SRS 治疗适应证的另一个重要问题是，ARUBA 研究的结果如何改变其治疗未破裂动静脉畸形的适应证？由于 33 个月的随访期难以匹配 SRS 治疗效果的潜伏期，ARUBA 研究可能对于动静脉畸形的 SRS 决策没有影响。有几个研究团队专门评估了 ARUBA 入组患者 SRS 治疗后的结果，以获得更多数据。Ding 等在一项多中心回顾性研究中报道了 509 例符合 ARUBA 条件的 SRS 治疗患者，平均随访期为 86 个月[42]，研究表明，根据 SRS 治疗后的出血率和并发症发生率，需要 15~20 年的随访期才能体现出 SRS 治疗的优势。使用与 ARUBA 试验相同的标准，Pollock 等回顾性地观察到，治疗后前 5 年内采用 SRS 治疗的 174 例患者发生卒中或死亡的风险为每年 2%，之后为 0.2%[65]。他们认为与患者 5~10 年的自然病程相比，小型动静脉畸形可能会受益于 SRS 治疗。ARUBA 试验缺乏关于 SRS 治疗有效的结论。结合上述数据，支持对相对年轻的未破裂脑动静脉畸形患者使用 SRS 治疗。

24.3.2 伽马刀立体定向放射外科技术

伽马刀（Gamma Knife）立体定向放射外科技术依赖于神经外科医生、放射治疗专家和医学物理学家之间的紧密合作，全过程涉及多个步骤（表 24.2），多数可以在门诊进行。我们一直对脑叶动静脉畸形患者使用抗癫痫药，以降低围手术期癫痫发作风险。一般情况下，该过程开始于将成像兼容的立体定向头架应用于患者。这是在对头皮局部麻醉后进行的，必要时静脉补充镇静剂（芬太尼和咪达唑仑）。12 岁以下的儿童或者不能耐受该步骤的患儿，通常采用气管插管全身麻醉。在引进最新的伽马刀（Icon）之前，很少进行无框架手术。Icon 装置可以使用面罩固定，用立体定向锥形束 CT（CBCT）与实时图像制导运动跟踪结合，进行治疗。尽管尚无该技术的研究数据公布，但实际应用中，基于面罩固定的立体定向技术也允许无创性分割或多区段治疗。

下一步是影像学检查。自 20 世纪 90 年代初以来，用于治疗的“金标准”影像学研究包括高分辨轴向磁共振成像（MRI）平扫和双臂立体定向脑血管造影。具体而言，主要是使用增强的三维容积成像和全头 T2 快速自旋回波序列。通常选择动脉晚期血管造影图像用于剂量规划，因为它们很好地展示了畸形团病灶和引流静脉早期影像。在有 MRI 检查禁忌时（即体内有起搏器或其他顺磁性金属异物），可改用增强 CTA 检查。DSA 的缺点是为有创性检查，存在一定的并发症风险（包括腹股沟血肿、血管损伤和卒中）。DSA 的替代方案很少，如时间分辨 CTA（time resolved CTA），还处于研究的初期阶段[66]。患者戴头框进行扫描，以便在立体定位空间中勾勒靶点。扫描后将立体定向图像上传至手术计划软件中。因为动脉瘤是出血的高危因素，必须仔细阅片，识别可能存在的颅内或供血动脉动脉瘤，甚至可能发现提前血管内介入栓塞的指征[38]。

放射外科治疗的照射野应包括全容积的动

表 24.2 伽马刀立体定向放射外科治疗步骤

1. 安装立体定向头架
2. 影像扫描定位靶点
3. 制订方案、选择剂量
4. 执行治疗
5. 连续 MRI 随访
6. 通过脑血管造影证实畸形团闭塞

静脉畸形团（畸形团定义为供血动脉和引流静脉之间的畸形血管）。为了高度契合动静脉畸形病灶容积，往往需要创建单个或多个“等中心”，以便在放射治疗时各中心的剂量是相等的（通常为50%；图24.1）。在综合考虑脑动静脉畸形体积、解剖位置、先前照射和临床病史等各因素后进行剂量选择。使用综合逻辑公式（可预测3%的永久性辐射所致并发症风险）来选择边缘剂量。放射剂量要既能够使动静脉畸形闭塞率达到最高，又能够使并发症最少。最小边缘治疗剂量通常为16~18Gy，当施用20~23Gy的剂量时闭塞率增加。根据解剖位置修改处方剂量公式。在放射外科治疗后立即静脉给予单剂量甲泼尼龙。

SRS治疗后随访是该方法成功的关键。在我们的早期经验中，患者应每年进行血管造影以动态评估畸形团闭塞情况。自MRI出现以后，在无新发症状时，建议在第6个月、12个月、24个月和36个月进行MRI检查以评估血管和脑实质对治疗的反应。如果3年后MRI检查显示可疑病灶闭塞（病灶部位造影剂消失或没有对比度增强，并且在T2图像上未观察到血管流空），此时进行DSA确认。一些患者因为DSA存在风险不愿意进行检查。Lee等报道，MRI和MRA对于动静脉畸形闭塞监测的灵敏度和特异度分别仅为约80%和90%，这表明DSA仍然是确定畸形团闭塞的“金标准”[67]。如果DSA提示病灶完全闭塞或孤立静脉早显，则不建议进一步治疗。由于存在残留动静脉畸形时，其破裂的风险持续存在，我们建议采用SRS以实现病灶完全闭塞。若DSA证实病灶完全闭塞，则随后（患者预期生存期内）的动静脉畸形破裂风险小于1%。即使在确认闭塞后，患者也应每隔几年进行一次动态MRI随访，以发现任何SRS治疗的延迟并发症，如囊肿形成等，这种风险通常较低，约为1%，但接受多次SRS治疗的患者该风险可增高数倍[68]。

24.4 讨　论

有关立体定向放射外科技术的细微差别值得注意（表24.3）。对于已经出现动静脉畸形破裂且将要接受SRS治疗的患者，最好等到血凝块吸收后再进行SRS治疗，以防止误认病灶。该时间段通常为1~3个月，可以通过MRI或CT进行评估。

大型（体积＞10cm^3）的脑动静脉畸形通常难以治疗。这些动静脉畸形团的单次SRS治疗照射后闭塞速度慢，严重放射不良反应发生率高。为了提高大型动静脉畸形治疗的安全性和有效性，需要进行容积分割（图24.2）[69]。第一阶段，先在立体定向MRI检查中勾勒出动静脉畸形的总体积，然后通过解剖学标志（如大血管等)将总体积分割成大致相等的分体积。为整个动静脉畸形创建总体剂量计划，直到约

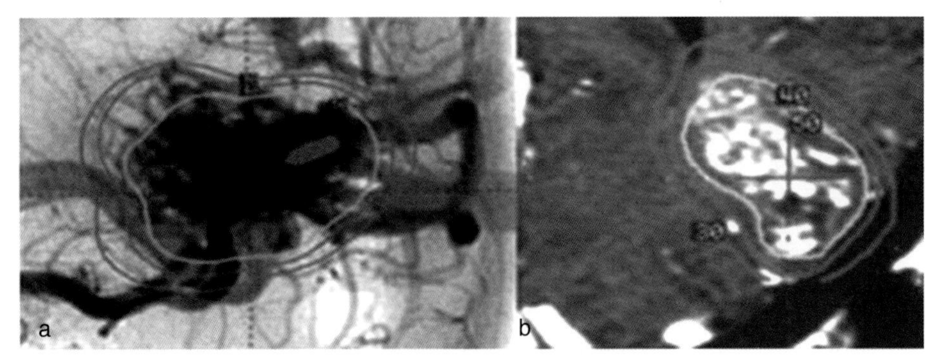

图24.1　三维、高度适形、多层同心性、剂量急剧下降的放射外科治疗剂量计划，如对应的立体定向血管造影（a）和薄层轴向MRI（b）所示

表 24.3　立体定向放射外科治疗提高手术安全性和有效性方案的改进

· 体积分期的动静脉畸形治疗
· 辅助体积分期的放射外科治疗，达到动静脉畸形降级后行显微外科手术治疗
· 剂量分期的动静脉畸形治疗
· 重复放射外科治疗
· 避免减小畸形团的血管内介入栓塞治疗
· 动静脉畸形相关动脉瘤的血管内介入栓塞治疗

50% 的病灶体积被覆盖，然后用 SRS 进行第一阶段照射，再在 3~6 个月后（下半部分）进行第二阶段照射。届时若仍使用原计划，则第一阶段和第二阶段可以使用原 MR 图像共同注册，第二阶段时不需要再进行立体定向血管造影。为了达到完全闭塞，可能需要两个阶段以上的照射，具体措施取决于病灶的体积。对于大体积动静脉畸形的第二种 SRS 治疗策略是剂量分割。剂量分割也被称为超分割方案或重复立体定向放射外科治疗。它通常在基于 LINAC 的治疗中进行，每次剂量和分次时间差异很大。Moosa 等 [70] 通过系统性回顾比较了大型（体积＞ $10cm^3$）动静脉畸形的体积和剂量分期后的结局。尽管并发症发生率具有可比性，但通过体积分期实现完全闭塞的效果是后者的两倍（分别为 47.5% 和 22.8%）。

Abla 等提出了一种独特的方法，即在最终的显微外科手术前进行多次新辅助体积分割 SRS，逐渐降低动静脉畸形的等级，这为治疗某些高难度动静脉畸形提供了思路 [71]。在他们的回顾性研究中，对于 16 例接受外科手术的高级别动静脉畸形（Spetzler-Martin 4 级）患者，新辅助立体定向放射外科治疗显著降低了动静脉畸形等级（Spetzler-Martin 2.5 级）和手术风险。随后治愈了 15 例动静脉畸形患者，其中 10 例预后良好。对这种方法尚未进行前瞻性研究。

通常情况下，如果单次 SRS 治疗未能完全闭塞动静脉畸形病灶，则建议重复进行一次（图 24.3）。Kano 等报道了重复 SRS 治疗方案 [64]。在重复治疗时，将再次进行高清 MR 扫描和双臂立体脑血管造影。在重复过程中，遵循类似的照射剂量指南，仅处理残留的病灶。如果残留病灶体积小于原始体积，则边缘剂量可以增加 1~2Gy；如果残留病灶体积大于原始体积，则可以减少 1~2Gy。最后，如果患者存在症状性放射副反应，应当减少 1~2Gy 放射剂量。

理论上，在 SRS 治疗之前使用血管内介入栓塞以减小病灶体积，以期达到足够的边缘剂量，可以增加治疗获益，但事实却并非如此。未经血管内介入栓塞的动静脉畸形比栓塞后反而更容易被完全闭塞 [72]。此外，栓塞后的动静脉畸形患者未发现明显的后续出血保护。导致血管内介入栓塞联合 SRS 治疗后闭塞率降低的可能因素包括先前闭塞的动静脉畸形段再通，更多的不规则剂量计划，以及栓塞材料导致的动静脉畸形照射区域被部分遮挡等。目前，脑

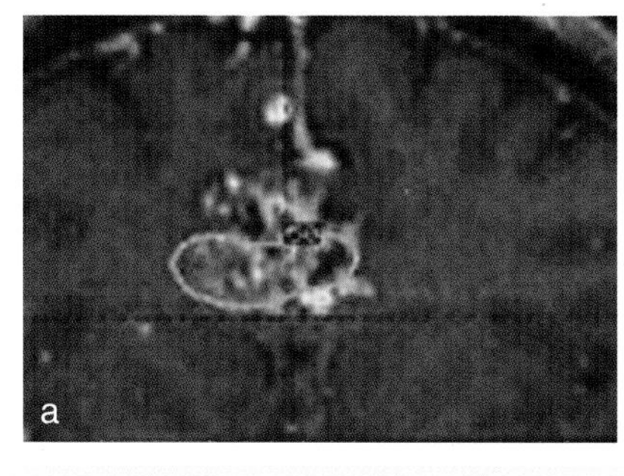

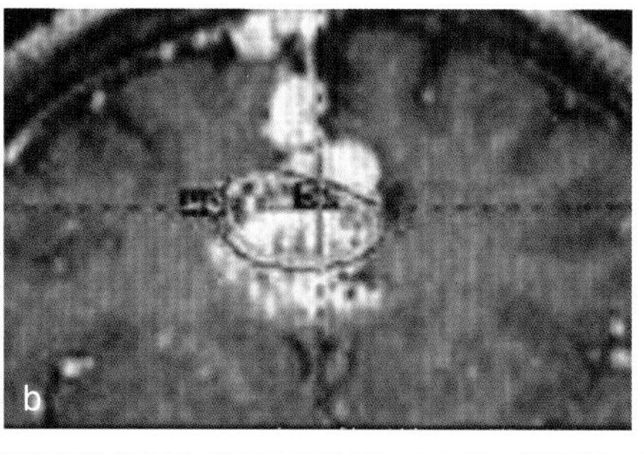

图 24.2　冠状位增强 MRI 展示一例大型深部胼胝体周围动静脉畸形的第一阶段（a）和第二阶段的体积分期治疗（b）

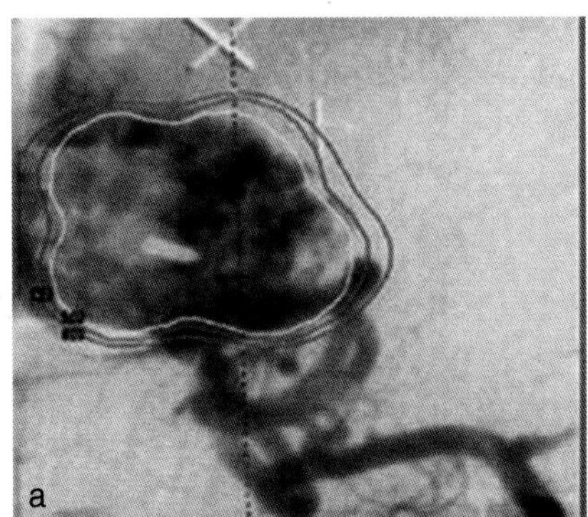

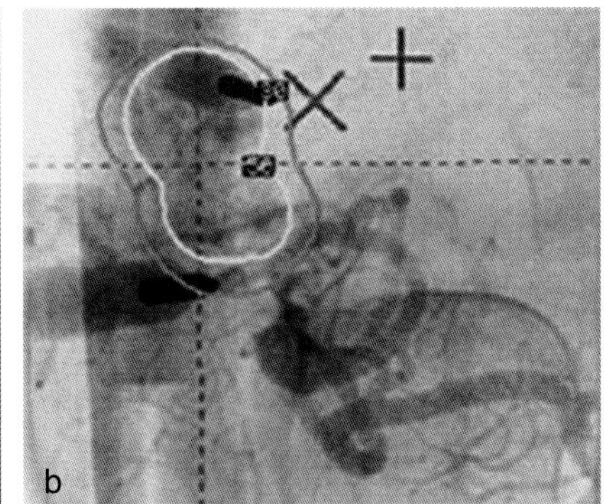

图 24.3 立体定向的血管造影图像。a. 第一次立体定向放射外科治疗。b. 4 年后重复 SRS 治疗发现存在一个小的畸形团残留，需要进一步治疗

动静脉畸形的放射外科治疗前血管内介入栓塞不是首选方案，但是有血流相关或内部动脉瘤者除外。

24.5 结 论

放射外科治疗是脑动静脉畸形的有力工具。动静脉畸形复杂多变，需要制订个体化治疗策略。随着技术的改进和我们对动静脉畸形自然史和病理生理学的深入了解，放射外科治疗的指征将进一步扩大。放射外科技术的不断发展使得 SRS 在脑动静脉畸形治疗中的实用性和安全性增加。ARUBA 试验的结果并未对未破裂动静脉畸形的放射外科治疗起到实质性的影响。目前的回顾性数据表明，对符合 ARUBA 入组条件的患者进行 SRS 治疗，从长远来看，年轻患者的获益超过保守治疗。

参考文献

[1] Kim H, Su H, Weinsheimer S, et al. Brain arteriovenous malformation pathogenesis: a response-to-injury paradigm. Acta Neurochir Suppl (Wien), 2011, 111:83–92

[2] Berman MF, Sciacca RR, Pile-Spellman J, et al. The epidemiology of brain arteriovenous malformations. Neurosurgery, 2000, 47(2):389–396, discussion 397

[3] Brown RD Jr, Wiebers DO, Torner JC, et al. Frequency of intracranial hemorrhage as a presenting symptom and subtype analysis: a populationbased study of intracranial vascular malformations in Olmsted Country, Minnesota. J Neurosurg, 1996, 85(1):29–32

[4] Brown RD Jr, Wiebers DO, Forbes G, et al. The natural history of unruptured intracranial arteriovenous malformations. J Neurosurg, 1988, 68(3):352–357

[5] ApSimon HT, Reef H, Phadke RV, et al. A population-based study of brain arteriovenous malformation: long-term treatment outcomes. Stroke, 2002, 33(12):2794–2800

[6] Choi JH, Mast H, Sciacca RR, et al. Clinical outcome after first and recurrent hemorrhage in patients with untreated brain arteriovenous malformation. Stroke, 2006, 37(5): 1243–1247

[7] Fults D, Kelly DL Jr. Natural history of arteriovenous malformations of the brain: a clinical study. Neurosurgery, 1984, 15(5):658–662

[8] Halim AX, Johnston SC, Singh V, et al. Longitudinal risk of intracranial hemorrhage in patients with arteriovenous malformation of the brain within a defined population. Stroke, 2004, 35(7):1697–1702

[9] Ondra SL, Troupp H, George ED, et al. The natural history of symptomatic arteriovenous malformations of the brain: a 24-year follow-up assessment. J Neurosurg, 1990, 73(3): 387–391

[10] Stapf C, Mast H, Sciacca RR, et al. Predictors of hemorrhage in patients with untreated brain arteriovenous malformation. Neurology, 2006, 66(9):1350–1355

[11] Wedderburn CJ, van Beijnum J, Bhattacharya JJ, et al. SIVMS Collaborators. Outcome after interventional or conservative management of unruptured brain arteriovenous malformations: a prospective, population-based cohort study. Lancet Neurol, 2008, 7(3):223–230

[12] da Costa L, Wallace MC, Ter Brugge KG, et al.The natural history and predictive features of hemorrhage from brain arteriovenous malformations. Stroke, 2009, 40(1):100–105

[13] Hernesniemi JA, Dashti R, Juvela S, et al. Natural history of brain arteriovenous malformations: a long-term follow-up study of risk of hemorrhage in 238 patients. Neurosurgery, 2008, 63(5): 823–829, discussion 829–831

[14] Itoyama Y, Uemura S, Ushio Y, et al. Natural course of unoperated intracranial arteriovenous malformations: study of 50 cases. J Neurosurg, 1989, 71(6):805–809

[15] Yamada S, Takagi Y, Nozaki K, et al. Risk factors for subsequent hemorrhage in patients with cerebral arteriovenous malformations. J Neurosurg, 2007, 107(5): 965–972

[16] Graf CJ, Perret GE, Torner JC. Bleeding from cerebral

arteriovenous malformations as part of their natural history. J Neurosurg, 1983, 58(3):331–337
[17] Waltimo O. The change in size of intracranial arteriovenous malformations. J Neurol Sci, 1973, 19(1):21–27
[18] Duong DH, Young WL, Vang MC, et al. Feeding artery pressure and venous drainage pattern are primary determinants of hemorrhage from cerebral arteriovenous malformations. Stroke, 1998, 29(6):1167–1176
[19] Marks MP, Lane B, Steinberg GK, et al. Hemorrhage in intracerebral arteriovenous malformations: angiographic determinants. Radiology, 1990, 176 (3):807–813
[20] Pollock BE, Flickinger JC, Lunsford LD, et al. Factors that predict the bleeding risk of cerebral arteriovenous malformations. Stroke, 1996, 27(1): 1–6
[21] Spetzler RF, Martin NA. A proposed grading system for arteriovenous malformations. J Neurosurg, 1986, 65(4): 476–483
[22] Davidson AS, Morgan MK. How safe is arteriovenous malformation surgery? A prospective, observational study of surgery as first-line treatment for brain arteriovenous malformations. Neurosurgery, 2010, 66(3):498–504, discussion 504–505
[23] Morgan MK, Rochford AM, Tsahtsarlis A, et al. Surgical risks associated with the management of Grade I and II brain arteriovenous malformations. Neurosurgery, 2004, 54(4):832–837, discussion 837–839
[24] Potts MB, Lau D, Abla AA, et al. Current surgical results with low-grade brain arteriovenous malformations. J Neurosurg, 2015, 122(4):912–920
[25] Hartmann A, Pile-Spellman J, Stapf C, et al. Risk of endovascular treatment of brain arteriovenous malformations. Stroke, 2002, 33(7):1816–1820
[26] Gobin YP, Laurent A, Merienne L, et al. Treatment of brain arteriovenous malformations by embolization and radiosurgery. J Neurosurg, 1996, 85(1):19–28
[27] Ogilvy CS, Stieg PE, Awad I, et al. Special Writing Group of the Stroke Council, American Stroke Association. AHA Scientific Statement: recommendations for the management of intracranial arteriovenous malformations: a statement for healthcare professionals from a special writing group of the Stroke Council, American Stroke Association. Stroke, 2001, 32(6):1458–1471
[28] Ogilvy CS, Stieg PE, Awad I, et al. Stroke Council, American Stroke Association. Recommendations for the management of intracranial arteriovenous malformations: a statement for healthcare professionals from a special writing group of the Stroke Council, American Stroke Association. Circulation, 2001, 103(21):2644–2657
[29] Sinclair J, Kelly ME, Steinberg GK. Surgical management of posterior fossa arteriovenous malformations. Neurosurgery, 2006, 58(4) Suppl 2:ONS–189–ONS–201, discussion ONS–201
[30] Brown RD Jr, Flemming KD, Meyer FB, etal. Natural history, evaluation, and management of intracranial vascular malformations. Mayo Clin Proc, 2005, 80(2):269–281
[31] Debrun GM, Aletich V, Ausman JI, et al. Embolization of the nidus of brain arteriovenous malformations with n–butyl cyanoacrylate. Neurosurgery, 1997, 40(1):112–120, discussion 120–121
[32] Deruty R, Pelissou-Guyotat I, Amat D, et al. Complications after multidisciplinary treatment of cerebral arteriovenous malformations. Acta Neurochir (Wien), 1996, 138(2):119–131
[33] Frizzel RT, Fisher WS, III. Cure, morbidity, and mortality associated with embolization of brain arteriovenous malformations: a review of 1246 patients in 32 series over a 35-year period. Neurosurgery, 1995, 37(6):1031–1039, discussion 1039–1040
[34] Pasqualin A, Scienza R, Cioffi F, et al. Treatment of cerebral arteriovenous malformations with a combination of preoperative embolization and surgery. Neurosurgery, 1991, 29(3):358–368
[35] Paulsen RD, Steinberg GK, Norbash AM, et al. Embolization of basal ganglia and thalamic arteriovenous malformations. Neurosurgery, 1999, 44(5):991–996, discussion 996–997
[36] Wikholm G, Lundqvist C, Svendsen P. Transarterial embolization of cerebral arteriovenous malformations: improvement of results with experience. Am J Neuroradiol, 1995, 16(9):1811–1817
[37] Taylor CL, Dutton K, Rappard G, et al. Complications of preoperative embolization of cerebral arteriovenous malformations. J Neurosurg, 2004, 100(5): 810–812
[38] Kano H, Kondziolka D, Flickinger JC, et al. Aneurysms increase the risk of rebleeding after stereotactic radiosurgery for hemorrhagic arteriovenous malformations. Stroke, 2012, 43(10):2586–2591
[39] Mohr JP, Parides MK, Stapf C, et al. international ARUBA investigators. Medical management with or without interventional therapy for unruptured brain arteriovenous malformations (ARUBA): a multicentre, non–blinded, randomised trial. Lancet, 2014, 383(9917):614–621
[40] Al-Shahi Salman R, White PM, Counsell CE, et al. Scottish Audit of Intracranial Vascular Malformations Collaborators. Outcome after conservative management or intervention for unruptured brain arteriovenous malformations. JAMA, 2014, 311(16):1661–1669
[41] Rutledge WC, Abla AA, Nelson J, et al. Treatment and outcomes of ARUBA-eligible patients with unruptured brain arteriovenous malformations at a single institution. Neurosurg Focus, 2014, 37(3):E8
[42] Ding D, Starke RM, Kano H, et al. Radiosurgery for cerebral arteriovenous malformations in a randomized trial of unruptured brain arteriovenous malformations (ARUBA)-eligible patients: a multicenter study. Stroke, 2016, 47 (2): 342–349
[43] Han PP, Ponce FA, Spetzler RF. Intention-to-treat analysis of Spetzler-Martin grades IV and V arteriovenous malformations: natural history and treatment paradigm. J Neurosurg, 2003, 98(1):3–7
[44] Kjellberg RN, Hanamura T, Davis KR, et al. Bragg-peak protonbeam therapy for arteriovenous malformations of the brain. N Engl J Med, 1983, 309(5):269–274
[45] Kjellberg RN. Stereotactic Bragg peak proton beam radiosurgery for cerebral arteriovenous malformations. Ann Clin Res, 1986, 18 Suppl 47:17–19
[46] Steiner L, Leksell L, Greitz T, et al. Stereotaxic radiosurgery for cerebral arteriovenous malformations. Report of a case. Acta Chir Scand, 1972, 138(5):459–464
[47] Betti OO, Munari C, Rosler R. Stereotactic radiosurgery

with the linear accelerator: treatment of arteriovenous malformations. Neurosurgery, 1989, 24 (3):311–321

[48] Barcia-Salorio JL, Barcia JA, Soler F, et al. Stereotactic radiotherapy plus radiosurgical boost in the treatment of large cerebral arteriovenous malformations. Acta Neurochir Suppl (Wien), 1993, 58:98–100

[49] Colombo F, Benedetti A, Pozza F, et al. Linear accelerator radiosurgery of cerebral arteriovenous malformations. Neurosurgery, 1989, 24(6):833–840

[50] Loeffler JS, Alexander E, III, Siddon RL, et al. Stereotactic radiosurgery for intracranial arteriovenous malformations using a standard linear accelerator. Int J Radiat Oncol Biol Phys, 1989, 17(3): 673–677

[51] Friedman WA, Bova FJ, Mendenhall WM. Linear accelerator radiosurgery for arteriovenous malformations: the relationship of size to outcome. J Neurosurg, 1995, 82(2): 180–189

[52] Schneider BF, Eberhard DA, Steiner LE. Histopathology of arteriovenous malformations after gamma knife radiosurgery. J Neurosurg, 1997, 87(3):352–357

[53] Kano H, Flickinger JC, Tonetti D, et al. Estimating the risks of adverse radiation effects after gamma knife radiosurgery for arteriovenous malformations. Stroke, 2017, 48(1):84–90

[54] Friedman WA, Bova FJ. Linear accelerator radiosurgery for arteriovenous malformations. J Neurosurg, 1992, 77(6): 832–841

[55] Lunsford LD, Kondziolka D, Flickinger JC, et al. Stereotactic radiosurgery for arteriovenous malformations of the brain. J Neurosurg, 1991, 75(4):512–524

[56] Flickinger JC, Kondziolka D, Lunsford LD, et al. A multiinstitutional analysis of complication outcomes after arteriovenous malformation radiosurgery. Int J Radiat Oncol Biol Phys, 1999, 44(1):67–74

[57] Flickinger JC, Kondziolka D, Pollock BE, et al. Complications from arteriovenous malformation radiosurgery: multivariate analysis and risk modeling. Int J Radiat Oncol Biol Phys, 1997, 38(3):485–490

[58] Flickinger JC, Lunsford LD, Kondziolka D, et al. Radiosurgery and brain tolerance: an analysis of neurodiagnostic imaging changes after gamma knife radiosurgery for arteriovenous malformations. Int J Radiat Oncol Biol Phys, 1992, 23(1):19–26

[59] Liscák R, Vladyka V, Simonová G, et al. Arteriovenous malformations after Leksell gamma knife radiosurgery: rate of obliteration and complications. Neurosurgery, 2007, 60(6):1005–1014, discussion 1015–1016

[60] Yamamoto Y, Coffey RJ, Nichols DA, et al. Interim report on the radiosurgical treatment of cerebral arteriovenous malformations. The influence of size, dose, time, and technical factors on obliteration rate. J Neurosurg, 1995, 83(5):832–837

[61] Kano H, Kondziolka D, Flickinger JC, et al. Stereotactic radiosurgery for arteriovenous malformations, Part 5: management of brainstem arteriovenous malformations. J Neurosurg, 2012, 116(1):44–53

[62] Kano H, Lunsford LD, Flickinger JC, et al. Stereotactic radiosurgery for arteriovenous malformations, Part 1: management of Spetzler-Martin Grade I and II arteriovenous malformations. J Neurosurg, 2012, 116(1): 11–20

[63] Ding D, Xu Z, Shih HH, et al. Stereotactic radiosurgery for partially resected cerebral arteriovenous malformations. World Neurosurg, 2016, 85:263–272

[64] Kano H, Kondziolka D, Flickinger JC, et al. Stereotactic radiosurgery for arteriovenous malformations, Part 3: outcome predictors and risks after repeat radiosurgery. J Neurosurg, 2012, 116(1):21–32

[65] Pollock BE, Link MJ, Brown RD. The risk of stroke or clinical impairment after stereotactic radiosurgery for ARUBA–eligible patients. Stroke, 2013, 44(2):437–441

[66] Turner RC, Lucke-Wold BP, Josiah D, et al. Stereotactic radiosurgery planning based on time-resolved CTA for arteriovenous malformation: a case report and review of the literature. Acta Neurochir (Wien), 2016, 158(8):1555–1562

[67] Lee CC, Reardon MA, Ball BZ, et al. The predictive value of magnetic resonance imaging in evaluating intracranial arteriovenous malformation obliteration after stereotactic radiosurgery. J Neurosurg, 2015, 123(1):136–144

[68] Pollock BE, Brown RD Jr. Management of cysts arising after radiosurgery to treat intracranial arteriovenous malformations. Neurosurgery, 2001, 49(2): 259–264, discussion 264–265

[69] Kano H, Kondziolka D, Flickinger JC, et al. Stereotactic radiosurgery for arteriovenous malformations, Part 6: multistaged volumetric management of large arteriovenous malformations. J Neurosurg, 2012, 116(1):54–65

[70] Moosa S, Chen CJ, Ding D, et al. Volume-staged versus dose-staged radiosurgery outcomes for large intracranial arteriovenous malformations. Neurosurg Focus, 2014, 37(3):E18

[71] Abla AA, Rutledge WC, Seymour ZA, et al. A treatment paradigm for highgrade brain arteriovenous malformations: volume–staged radiosurgical downgrading followed by microsurgical resection. J Neurosurg, 2015, 122(2):419–432

[72] Kano H, Kondziolka D, Flickinger JC, et al. Stereotactic radiosurgery for arteriovenous malformations after embolization: a case–control study. J Neurosurg, 2012, 117(2): 265–275

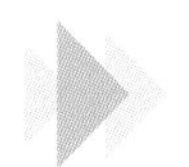

第二十五章 脑动静脉畸形的立体定向放射外科治疗

Or Cohen-Inbar, Dale Ding, Jason P. Sheehan

摘要：脑动静脉畸形是一种罕见的由于血管结构变异导致的畸形。常见临床表现为脑出血、癫痫发作、头痛和局灶性神经功能缺损。如果不治疗，动静脉畸形的年破裂率为 2% ~4%。尽管某些因素（如先前破裂出血、位置深在、深静脉引流及相关动脉瘤形成等）已被证实容易造成动静脉畸形破裂，但是其治疗仍具有挑战性和多面性，因此许多单模式或多模式疗法出现以期治愈该病。脑动静脉畸形治疗的最终目标是完全闭塞畸形团，消除出血风险。

立体定向放射外科（SRS）是除手术切除和治愈性血管内介入栓塞之外的一种微创治疗方法，其作用在于通过诱导血管腔内闭塞达到阻断血流的目的。动静脉畸形在 SRS 治疗后 3~5 年内可以使 70%~80% 的患者完全闭塞。闭塞率主要与畸形团的体积和 SRS 治疗的边缘剂量有关。大约 1/3 接受 SRS 治疗的患者行影像学检查时会出现明显的放射副反应（ARE），多表现为在 MRI 的 T2 加权像中畸形团周围出现高信号影。症状性和永久性 ARE 的发生率分别为 10% 和 2%~3%。脑动静脉畸形的出血风险在 SRS 治疗后的潜伏期和畸形团闭塞之前始终存在，但与未治疗的动静脉畸形相比出血率明显降低。大型动静脉畸形（直径＞ 3cm 或体积＞ 12cm^3）于 SRS 治疗前可以先部分栓塞或者采取剂量或体积分割法分次治疗，也可选择性栓塞与血流相关的动脉瘤或巢内动静脉瘘。

关键词：伽马刀；脑动静脉畸形；脑出血；立体定向放射外科；卒中；血管畸形

要　点

- 立体定向放射外科治疗是除显微外科手术切除和血管内介入栓塞之外的另一种脑动静脉畸形的微创疗法。
- SRS 治疗的首要目的是闭塞动静脉畸形团，这种方法在治疗后 3~5 年内可以使 70%~80% 的患者实现完全闭塞。闭塞率与动静脉畸形体积和 SRS 治疗的边缘剂量直接相关。
- 大约 1/3 的患者在 SRS 治疗后可在影像学检查中明显观察到放射副反应（ARE），主要表现为 MRI 在 T2 加权像上畸形团周围出现高信号影。症状性和永久性 ARE 的发生率分别为 10% 和 2%~3%。
- 脑动静脉畸形的出血风险持续存在于 SRS 治疗后和畸形团闭塞之前。
- SRS 治疗之前行血管内介入栓塞能有效减小大型动静脉畸形（直径＞ 3cm 或体积＞ 12cm^3）的体积，或可闭塞与之相关的动脉瘤或巢内动静脉瘘。但是血管内介入栓塞动静脉畸形反而会降低 SRS 治疗的闭塞率。

25.1 引　言

脑动静脉畸形是一种少见的先天性血管畸形，由颅内异常的血管组成。脑动静脉畸形的血管发生变异，由供血动脉直接分流至引流静脉，而其间没有毛细血管网连接，使静脉血管承受异常增高的血流动力学应力。血流从压力较高、管壁肌层较厚的动脉系统突然冲入压力较低的静脉系统，使静脉血管迂曲扩张[1]。这个过程最终导致动静脉畸形团破裂，从而造成高并发症发病率和死亡率[2]。另外，随着时间发展，血管壁动脉化，脑组织周围水肿导致癫痫发作[3-5]。许多患者具有这些病理变化的临床表现，如局灶性神经功能缺损和癫痫发作[6]。脑动静脉畸形的发生率在性别上无差异，往往在成年早期（20~40岁）被确诊[3]。发生率为（1.12~1.34）/10万人[7]。大约10%的蛛网膜下腔出血是由动静脉畸形导致，占脑卒中病因的1%~2%[8]。未治疗的脑动静脉畸形每年自发性出血的概率为2%~4%，当然这个概率实质上受很多因素影响，不同研究报道的差异很大[3]。有一项研究表明，动静脉畸形的年出血率从低危患者的0.9%（之前无动静脉畸形出血史，位于脑表面的动静脉畸形，有表面引流静脉成分存在的动静脉畸形）到高危患者（之前有动静脉畸形出血史，大脑深部动静脉畸形，有单独深部静脉引流的动静脉畸形）的34.4%[5-6]。在未治疗动静脉畸形患者中，相对较小的发病年龄和较高的年出血率最终会导致终身残疾和较高的死亡风险[3-4]。

临床上对脑动静脉畸形的治疗始终面临巨大的挑战，其最佳诊疗模式专家们持不同的观点。不同患者的治疗目标有所不同[9]，有些是为了减少癫痫发作，有些是为了改善因慢性“窃血”引起的症状，有些是为了减轻脑水肿引起的神经功能缺损。然而，任何针对动静脉畸形的干预措施，其主要目标依然是完全闭塞畸形团，消除潜在的出血风险。对于未破裂动静脉畸形的治疗，最近的前瞻性研究报道，未破裂动静脉畸形的血管内介入栓塞治疗相对于保守治疗的短期疗效不佳[10-11]。一项对未破裂脑动静脉畸形的随机试验（ARUBA）显示，在平均随访33个月后，血管内介入栓塞后发生症状性脑卒中和死亡的概率（31%）明显高于保守治疗的概率（10%）[10]。苏格兰脑血管畸形前瞻性队列研究也有类似的发现，血管内介入栓塞治疗组的死亡率或持续并发症发病率明显较高（定义为牛津残障量表评分≥2分且在4年随访中连续≥2年，因为动静脉畸形本身、动静脉畸形相关动脉瘤或者动静脉畸形相关干预导致患者在为期12年的随访中表现出更高的死亡率及继发卒中的概率更高）[11]。对于未破裂脑动静脉畸形的处理措施，学者们广泛认可的观点是，只有当与治疗相关的并发症发病率和死亡率低于动静脉畸形的自然病程时，该治疗措施才是合理的。

由于SRS具有侵袭性小的特点，在治疗脑动静脉畸形时不会造成即刻出血，已经成为脑动静脉畸形的有效治疗方法[12]。很多中、小型动静脉畸形［直径＜3cm或体积＜（10~15）cm^3］接受外科手术的风险较大，可以通过SRS安全地达到完全闭塞的目的。不管通过哪种SRS方法（如伽马刀、射波刀和直线加速器），其机制都是通过血管内膜的不断增厚形成血栓，最终使血管闭塞[13]。大宗病例报道通过脑血管造影或MRI显示动静脉畸形SRS治疗后3~5年闭塞率为70%~80%[9]。即使是一些较大的动静脉畸形，SRS也可以起到缩小体积的作用，有助于进一步治疗残留的畸形团[14]。另外，一些研究显示，SRS治疗后在完全闭塞前能有效减少出血[15]，不断增厚的血管壁能有效减轻血管壁张力，防止畸形团破裂[15]。

25.1.1 SRS治疗前血管内介入栓塞的作用

一般动静脉畸形团较大时［最大直径＞3cm，体积＞（10~15）cm^3］，可以在单次SRS治疗之前行血管内介入栓塞[16]。然而，报道显示SRS治疗前行血管内介入栓塞会降低动静脉畸形团的放射外科治疗闭塞率[14,17]。在多元回归分析中，我们发现SRS治疗前行血管内介入栓塞是畸形团闭塞的独立负性预测因子（$P>0.001$）[6]，其中一种解释是畸形团栓塞后再通的这部分未接受到照射[18]。血管内介入栓塞也使SRS治疗变得更困难，因为仅栓塞难以达到完全闭塞，仅能分隔式闭塞部分畸形团，这使得畸形团由紧密变得分散。临床前期数据也显示，栓塞材料会散射或吸收射线，导致畸形团接收的实际有效剂量减少[19]。然而，Bing等通过试验数据否定了栓塞材料对放射线的散射和吸收的观点[20]。脑动静脉畸形血管内介入栓塞后行SRS治疗失败的另一种解释是栓塞诱发血管再生，但是对于这种分子生物学现象目前尚无宏观的证据[21]。在我们进行的一项队列研究中，将SRS治疗前血管内介入栓塞组和未栓塞组进行对比，发现SRS治疗前血管内介入栓塞组的闭塞率明显低于未栓塞组。栓塞后再行SRS治疗，其结果被畸形团内复杂的血管构筑所混淆（定义为主要供血动脉和引流静脉数量）[22]。综上所述，由于脑动静脉畸形在SRS治疗前行血管内介入栓塞和未栓塞治疗的结果不同，我们还是应将关注点回到畸形团的固有结构差异上来。

25.1.2 脑动静脉畸形闭塞的评估

数字减影血管造影（DSA）虽然是确定SRS治疗后动静脉畸形闭塞与否的“金标准”，但因为是有创性检查，难以作为常规随访手段。因此，大多数神经外科医生在SRS治疗后更倾向于选择MRI作为常规随访检查手段。当MRI未观察到血管流空效应时，才使用DSA确定是否闭塞。作者曾主持一项研究，比较DSA与MRI评估SRS治疗后动静脉畸形闭塞的灵敏度和特异度[23]，两名独立观察者报道了灵敏度分别为85%和77%，特异度分别为89%和95%。因此，MRI在绝大多数情况下可以用于评估SRS治疗后脑动静脉畸形的闭塞情况，也可适当地用于治疗后随访中[23]。Kano等提出早期随访数据中的闭塞率可能存在低估，使用MRI确定的闭塞率却可能略有高估，二者相平衡后得出的长期闭塞率相对准确[24]。我们认为，SRS治疗后前两年应每6个月常规复查MRI，除非出现临床症状（如出现新的症状或神经症状恶化），可以增加复查频次；之后应每年复查一次MRI直至闭塞，届时我们推荐采用DSA来证实是否完全闭塞。

25.2 结 果

25.2.1 脑动静脉畸形SRS治疗后结果的预测

SRS治疗后动静脉畸形闭塞

SRS治疗脑动静脉畸形的首要目的是达到血管造影下的畸形团完全闭塞，畸形团闭塞可为未来可能发生的动静脉畸形出血提供长期保护。Flickinger等对197例接受SRS治疗的动静脉畸形患者使用血管造影进行了至少3年的随访，并做了剂量–反应分析[25]。中位目标体积为4.1cm^3，中位治疗参数最小目标剂量（也称边缘剂量）为20Gy，最大剂量为36Gy，两个等剂量中心用50%的等剂量曲线包绕。72%的病例的动静脉畸形达到完全闭塞。55例动静脉畸形未完全闭塞的患者中，有35例（占未闭塞动静脉畸形的64%，占整个研究队列的18%）的原畸形团仍有部分显影，被确认为放射后残留。在照射野的多变量分析中，仅边缘剂量（P=0.04）被发现是独立的预测因素[1]。另外，作者做了一条闭塞剂量–反应函数曲线。边缘剂量为13Gy、16Gy、20Gy和25Gy，分别对应的闭塞率为50%、70%、90%和98%。在整体动静脉畸形闭塞的多变量分析中，边缘剂量差异并不显著，而畸形团体积具有显著性差异（$P < 0.01$）。

Spetzler-Martin 分级系统

尽管Spetzler-Martin（SM）分级系统起初是用来预测动静脉畸形外科手术切除的结局，但也可用于评估SRS治疗的结果[26]。Andrade-Souza等评估了136例动静脉畸形患者行LINAC立体定向放射外科治疗后的结果，报告显示89%的SM Ⅰ级动静脉畸形，70%的Ⅱ级动静脉畸形，62%的较小的 Ⅲ 级动静脉畸形（直径＜3cm）

达到了极好的治疗效果（动静脉畸形完全闭塞，且没有新的或进一步的神经功能缺损）；较大的Ⅲ级动静脉畸形（直径≥3cm）和Ⅳ级动静脉畸形的完全闭塞率为45%[27]。Koltz等分析了102例动静脉畸形单次或剂量分期SRS治疗且至少随访5年的患者[28]。平均随访8.5年，闭塞率按SM分级Ⅰ级、Ⅱ级、Ⅲ级、Ⅳ级和Ⅴ级，分别对应的闭塞率是100%、89%、86%、54%和0。整体并发症发生率和死亡率按SM分级Ⅰ级、Ⅱ级、Ⅲ级、Ⅳ级和Ⅴ级分别为20%、11%、9%、18%和75%。

我们中心的502例SM Ⅰ级和Ⅱ级脑动静脉畸形患者（平均体积2.4cm³）接受SRS治疗（中位边缘剂量23Gy），影像学和临床随访的中位时间为48个月和62个月，3年、5年和10年的中位闭塞率达到76%，实际闭塞率分别为41%、66%和80%[29]。产生不良放射反应、症状性和永久性ARE的概率分别为37%、8%和1%。在SRS治疗后潜伏期内年出血率为1.4%。Kano等报告了217例SM Ⅰ级和Ⅱ级脑动静脉畸形（中位体积2.3cm³）患者接受SRS治疗（中位边缘剂量22Gy）后的随访结果[30]。中位随访64个月，3年、5年和10年的实际闭塞率分别为58%、90%和93%。仅有2%的患者出现症状性ARE，并且都是一过性的。SRS治疗后的年出血率为2.3%，而在伴发动脉瘤的动静脉畸形中这一发生率明显更高。

在我们中心接受SRS治疗（中位剂量20Gy）的398例SM Ⅲ级脑动静脉畸形患者（中位体积2.8cm³），平均影像学和临床随访周期为54个月和68个月，闭塞率达到了69%。3年和5年的实际闭塞率分别为38%和60%[31]。出现放射反应、症状性和永久性ARE的概率分别为35%、12%和4%，SRS治疗后潜伏期内的年出血率为1.7%。Kano等分析了474例SM Ⅲ级脑动静脉畸形（中位体积3.8cm³）患者接受SRS治疗（中位边缘剂量20Gy）后的随访结果[32]。在平均随访89个月之后，3年、5年和10年的实际闭塞率分别为48%、72%和77%。出现症状性和永久性ARE的概率分别为6%和3%。SRS治疗后的年出血率为2.7%。

在我们中心，110例SM Ⅳ级和Ⅴ级脑动静脉畸形（中位体积5.7cm³）患者接受SRS治疗（中位边缘剂量19Gy），经过为期88个月和97个月的影像学和临床随访，中位闭塞率达到44%，3年和5年的实际闭塞率分别为10%和23%[33]。出现放射反应、症状性和永久性ARE的概率分别为47%、12%和3%，SRS治疗后潜伏期内的年出血率为3.0%。

基于SRS的动静脉畸形评分

Pollock等评估了220例脑动静脉畸形患者行SRS治疗的预后[34]。多变量分析发现畸形团体积小（P=0.003），引流静脉少（P=0.001），患者年龄小（P=0.003），动静脉畸形位于大脑半球部位（P=0.002），以及治疗前未行动静脉畸形血管内介入栓塞（P=0.002）是预后良好的独立预测因子。在这一研究中，良好预后是指动静脉畸形完全闭塞且不存在神经功能缺损。基于以上分析，Pollock和Fickinger开发并且验证了基于放射外科治疗的动静脉畸形评分系统（radiosurgery-based AVM score, RBAS），其中包括不同的动静脉畸形体积、患者年龄和畸形团部位，用于预测动静脉畸形行SRS治疗后结局的优良[35]。在改良RBAS中，畸形团部位被简单地分成两部分（深部和浅部），深部包括基底节、丘脑和脑干[36]。Wegner等描述了改良RBAS的最新版本，并且使用了与原始RBAS评分相同的患者和动静脉畸形特征，不同之处在于，动静脉畸形部位的权重系数从0.3更改为0.5[37]。

在许多中心的脑动静脉畸形队列研究中，已显示RBAS与SRS治疗结果相关[27]。最近，Burrow等分析了80例RBAS为1分或低于1分（平均0.76分）的患者的预后[38]。在平均随访68个月之后，没有患者再发生出血、ARE或mRS评分降低。在至少3年的随访后，动静脉畸形闭塞率为92%。作者认为对一些年轻患者，若动静脉畸形体积小、位置表浅、血肿小，无需外科手术切除，SRS可以达到与外科手术相同的疗效[38]。

然而，正如RBAS所呈现的那样，患者的年龄对脑动静脉畸形SRS治疗结果的负面影响是不一致的。我们对66例接受SRS治疗的老年动静脉畸形患者（年龄＞60岁）进行了一项配对队列研究。与非老年组动静脉畸形按照1∶1[39]的比例进行比较。与非老年组动静脉畸形相比，老年组的平均年龄（67岁 *vs.* 36岁，$P < 0.001$），RBAS（1.70 *vs.* 1.11，$P < 0.0001$）和SRS等中心数（2.9 *vs.* 2.7，P=0.038）显著更高。老年组在畸形血管闭塞、ARE或SRS治疗后动静脉畸形出血方面无显著差异。总之，高龄不会对动静脉畸形SRS治疗结局产生不利影响，这与其对动静脉畸形手术结局的负面影响形成鲜明对比[39]。

Virginia 放射外科动静脉畸形量表

我们通过分析过去20年中1 400多例行伽马刀立体定向放射外科治疗的动静脉畸形患者的经验，开发了Virginia放射外科动静脉畸形量表（Virginia Radiosurgery AVM Scale，VRAS）[6]。我们选取了1 012例至少影像随访2年或虽不足2年但出现相关并发症的患者进行了分析。预后良好的定义为动静脉畸形闭塞，无SRS治疗后出血，以及没有永久性或症状性ARE。他们的平均年龄为34岁，其中56%有动静脉畸形出血史。动静脉畸形的平均体积为3.5cm^3，其中＜2cm^{3}的病灶占20%，2~4cm^{3}的病灶占48%和＞4cm^{3}的病灶占32%。67%的动静脉畸形位于功能区，52%的动静脉畸形由深静脉引流。SM分级≥Ⅲ级的动静脉畸形占48%，而平均RBAS评分为1.35分，平均SRS治疗的边缘剂量为21Gy。

平均随访8年后，有64%的患者取得良好的预后。在对只有患者和动静脉畸形变量（如不包括SRS治疗参数）进行的多变量分析中，发现年龄＜65岁（P=0.041）、动静脉畸形体积较小（$P < 0.001$）、动静脉畸形位于非功能区（$P < 0.001$）、无出血史（$P < 0.001$）和事先栓塞史（$P < 0.001$）是SRS治疗后良好治愈的独立预测指标。根据多元模型中的重要因素，构建了5级VRAS评分，包括动静脉畸形体积[＜2cm^3=0分，（2~4）cm^3=1分，＞4cm^3=2分]，位于功能区的动静脉畸形（非功能区=0分，功能区=1分），以及动静脉畸形出血史（未破裂=0分，破裂=1分）。VRAS为0~1分、2分、3~4分的预后良好率分别是80%、70%和45%[6]。

SM分级和RBAS评分相比，由于VRAS相对较新，尚需接受与这两种方案同样严格的外部测试。最近由Huo等进行的一项研究分析了162例已行部分栓塞的脑动静脉畸形患者接受SRS治疗[40]，发现VRAS可以预测动静脉畸形的闭塞情况（VRAS评分为0~1分、2分、3分和4分的闭塞率分别为89%、68%、51%和35%）和SRS治疗后的并发症发生率，包括出血、癫痫发作和头痛（VRAS评分为0~2分、3分和4分的并发症发生率分别为8%、24%和29%）。在国际伽马刀协会的主持下，我们已经在多中心队列中对超过2 000例接受SRS治疗的脑动静脉畸形患者进行VRAS的外部验证。研究结果证明，在预测动静脉畸形患者的SRS治疗结局上，VRAS要优于SM或RBAS系统。虽然SM分级和RBAS系统与动静脉畸形接受SRS治疗的结果显著相关，但我们发现，在3个评分系统中VRAS是最好的预测指标。

25.2.2 不同类型脑动静脉畸形SRS治疗的预后

初级运动和感觉皮质动静脉畸形（PMSC-AVM）

在评估显微外科手术和血管内介入栓塞治

疗效果时，动静脉畸形病灶的位置对预后影响巨大。对于初级运动和感觉皮质动静脉畸形（即PMSC动静脉畸形），包括放射外科治疗在内的所有治疗结果数据和文献资料都非常有限。我们先前报道了134例接受SRS治疗的PMSC患者，其影像学和临床随访中位时间分别为64个月和80个月[41]。最常见的并发症是癫痫发作（40%）和出血（28%），34%有SRS治疗前血管内介入栓塞史。动静脉畸形的中位体积是4.1cm³（0.1~22.6cm³），中位边缘剂量为20Gy（7~30Gy）。

通过血管造影和MRI确定的总体闭塞率为63%，其中小型动静脉畸形（体积< 3cm³）的闭塞率为80%，而大型动静脉畸形（体积> 3cm³）的闭塞率为55%。在多变量分析中发现，无栓塞史（P= 0.002）和单一引流静脉（P=0.001）可作为闭塞率的独立预测指标[41]。我们的PMSC动静脉畸形队列SRS治疗后的累积闭塞率与其他文献报道相近，为61%~70%[28,41-42]。以畸形团大小进行分析的闭塞率，也与先前的研究结果相似（体积< 3cm³的动静脉畸形闭塞率为83%~87%，体积> 3cm³的动静脉畸形闭塞率为50%~56%）[28,41-42]。我们发现PMSC动静脉畸形接受SRS治疗后的年出血风险为2.5%，SRS治疗相关的暂时性和永久性并发症发生率分别为14%和6%。将这些PMSC动静脉畸形与非功能区脑叶动静脉畸形进行配对比较，发现两组患者的闭塞率和临床结果无显著差异[41]。SRS治疗似乎为这些具有挑战性的病变提供了一个合理的风险-效益方案。此外，功能区位置不会给SRS治疗带来如同行血管内介入栓塞和手术切除时的负面效应[41]。相关文献见表25.1。

丘脑和基底节区动静脉畸形的SRS治疗

丘脑和基底节区的深部动静脉畸形占所有脑动静脉畸形的4%~11%[4]。患者通常比其他位置动静脉畸形患者更加年轻。这类动静脉畸形的自然史往往比脑叶动静脉畸形更具有侵袭性，年出血率接近10%[5,43]。在这些动静脉畸形中，较高的破裂概率与深静脉引流和出血史相关[5]。72%~91%的丘脑和基底节区动静脉畸形在被确诊前都曾出现破裂，说明该区域的动静脉畸形有明显的出血倾向[43]。由于该区域附近存在关键的神经传导通路和核团，因此该区域动静脉畸形的出血、窃血现象和占位效应也会造成相应的严重并发症和死亡。

SRS治疗因其微创性和良好效果，已经成为丘脑和基底节区中小型动静脉畸形的首选治疗方法[17,43-45]。Sasaki等[43]报道了一组队列研究，精确计算了60例丘脑和基底节区动静脉畸形患者，病灶在SRS治疗2.5年时的闭塞率为86%。在Pollock等[17]和Andrade-Souza等[44]的研究中闭塞率则较低。Pollock等[17]分析了56例脑动静脉畸形患者的治疗结果，其中基底节区动静脉畸形10例、丘脑动静脉畸形30例，脑干动静脉畸形16例。经过平均45个月的随访，观察到动静脉畸形的完全闭塞率为43%，3年整和4年整的闭塞率分别为47%和66%。这一低闭塞率归因于较低的边缘剂量（中位剂量18Gy）。Kano等[46]的报告指出，在一组包含133例丘脑和基底节区动静脉畸形患者的研究中（其中85%的患者有出血史），其3年和5年的闭塞率分别为57%和72%。与动静脉畸形闭塞显著相关的因素包括基底节动静脉畸形的位置、较小的病灶体积和较高的边缘剂量。SRS治疗后1年、2年、3年、5年、10年的精算出血率分别为4.5%、6.2%、9%、11.2%和15.4%，而年中位出血率为4.7%。有永久性ARE者占4.5%[46]。相关文献见表25.1。

脑干动静脉畸形的SRS治疗

脑干动静脉畸形占全部脑动静脉畸形的2%~6%[47]。与基底节区和丘脑动静脉畸形相似，颅后窝（脑干和小脑）动静脉畸形的出血率明显高于幕上动静脉畸形[48]。未治疗的脑干动静脉畸形出血相关并发症发生率和死亡率

表 25.1　脑动静脉畸形立体定向放射外科治疗的文献回顾

作者	年份	病例数	体积（cm^3）	剂量（Gy）	闭塞率（%）	出血率（%）	ARE（%）	M/Mc（%）
Touboul 等 [68]	1998	100	1.9	19	51	10	1[d]	8/NR
Chang 等 [69]	2000	128	12.1	16	79	7	12[e]，5[f]，0.4[d]	5.4/NR
Schlienger 等 [70]	2000	169	2.5	25	64	2	0.6[d]	2/NR
Massager 等 [71]	2000	87	1.3	21.3	73[g]	3.4	5[d]	5/NR
Flickinger 等 [72]	2002	351	5.7	20	75	NR	NR	NR
Friedman 等 [73]	2003	269	8.4	NR	53	10	NR	5/NR
Bollet 等 [74]	2004	118	7.4	18	54	1.7[h]	NR	7/NR
Shin 等 [75]	2004	400	1.9	20	74[g]，88[i]	1.9[h]	7[f]，2[d]	NR
Liscák 等 [76]	2007	330	3.9	20	92	2.1[h]	21[e]，8[f]	3/1
Colombo 等 [77]	2009	102	5.2	19	72	8	NR	1/1
Taeshineetanakul 等 [78]	2012	139	3.8	19	66	NR	NR	NR
Fokas 等 [79]	2013	164	4	19	61	1.3[h]	NR	5/NR
Franzin 等 [80]	2013	127	2.7	22	69	2.1[h]		7/4
Starke 等 [6]	2013	1 012	3.5	21	69	1.1[h]	38[e]，10[f]，2[d]	NR
Hattangadi-Gluth 等 [81]	2014	248	3.5	15	65	5	NR	1/1
Missios 等 [82]	2014	152	6.3	18	46	4	23[f]，2[d]	2/2
Paúl 等 [83]	2014	662	3.6	19	75	1.2[h]	NR	4/2
Wang 等 [84]	2014	116	4.7	NR	82	1.9[h]	5[f]	7
Cheng 等 [85]	2012	182	3.4	21.3	57.7	11.5/2.9[h]	4.9[f]	4.9/NR
Kano 等 [46]	2012	133	2.7	20	72[j]	11/6.3[h]	4.5[f]	4.5/NR

ARE：放射副反应（巢周 T2 加权高强度 MRI 随访）；NR：未报告

注意：数据来自多元分析预测，但不清楚是来自单因素还是多变量分析

a　MD，边缘剂量，优先报告平均值，当没有平均值时，报告中位数

b　包括经 MRI 单独检测的闭塞灶，并经血管造影证实

c　发病率 / 死亡率

d　永久性

e　放射性

f　症状性

g　3 年实际闭塞率

h　年出血率

i　5 年实际闭塞率

j　4 年实际闭塞率

均很高 [3,24,44,48]。Kiran 等 [49] 报道了基底节和丘脑的深部动静脉畸形及脑干动静脉畸形患者的出血率高达 81%。没有任何单一的治疗方式可适用于所有的脑干动静脉畸形 [45]。然而，大多数关于脑干动静脉畸形 SRS 治疗的文献指出，SRS 治疗的并发症发生率为 5%~12% [17,47,50]，远低于手术切除的并发症发生率。

许多作者报道，当使用至少 20Gy 的边缘剂

量时，动静脉畸形的闭塞率明显更高[45,47,50]。一项研究表明，使用边缘剂量为18~20Gy和< 18Gy治疗的病灶在3年整时的闭塞率分别为69%和14%[50]。尽管目前有多种预测脑干放射耐受量的模型，但其极限剂量仍有争议[50]。较高的边缘剂量能达到更好的闭塞效果，但也会引起更多严重的症状性ARE，因此应慎重选择边缘剂量。我们分析了85例接受SRS治疗的脑干动静脉畸形患者[45]。平均病灶体积和边缘剂量分别为1.4cm^3（0.1~8.9cm^3）和20Gy。中位随访时间为102个月（24~252个月）。21%的患者因病灶残留接受再次SRS治疗。2例患者再次SRS治疗失败后于第7年和第16年分别进行了第三次SRS治疗。总体闭塞率为59%，第3年和第5年的精算闭塞率分别为46%和61%。与其他研究一致的是较高的边缘剂量（P=0.001）和较小的病灶体积（P=0.026）与动静脉畸形闭塞率显著相关。影像学上明显的无症状性ARE发生率为28%，永久性神经功能缺损发生率为11%[45]。相关文献见表25.1。

大型脑动静脉畸形的SRS治疗

大型动静脉畸形[体积>（10~15）cm^3]的最佳治疗方式仍存在争议。所有的治疗方式，包括手术切除[51]、血管内介入栓塞[52]和SRS均伴随着高并发症发生率和高死亡率。虽然闭塞率仍然与病灶接受的总剂量密切相关[33,52]，但大型（SM Ⅳ级和Ⅴ级）脑动静脉畸形依然是SRS治疗的巨大挑战。因为它们的闭塞潜伏期长，闭塞率低[53]，使用常用的有效边缘剂量常常导致令人无法接受的ARE[51,53]。目前治疗大型动静脉畸形的策略是使用剂量或体积分割的SRS治疗方式，分成多个部分或者分阶段行SRS治疗。

剂量分割SRS治疗是指在数周内使用几次小剂量照射（通常是5~6Gy）完成对整体动静脉畸形团的放射治疗。体积分割SRS治疗是指将动静脉畸形的病灶划分为几个部分，然后单独处理每个部分，使每个部分接受的实际照射剂量高于可安全治疗整个动静脉畸形的剂量。每处病灶分阶段治疗的间隔时间为3~6个月。研究表明，对大型动静脉畸形，剂量分割和体积分割立体定向放射外科治疗和单次SRS治疗一样有效，并且并发症发生率更低[51]。Pollock等[54]比较了体积分割SRS治疗和单次SRS治疗的过程，发现体积分割SRS治疗减少了对病灶邻近脑组织的照射暴露。

一项系统性回顾研究比较了剂量分割和体积分割SRS治疗大型动静脉畸形（体积> 10cm^3）的结果。剂量分割和体积分割SRS治疗的完全闭塞率平均为23%和48%；剂量分割和体积分割立体定向放射外科治疗组患者的闭塞率分别为19%和49%。在两个治疗队列中，症状性影像学改变（RIC）率分别为13.5%和13.6%，SRS治疗后潜伏期内出血的发生率分别为12%和18%[51]。根据这一分析，与剂量分割SRS治疗相比，似乎体积分割SRS治疗有更高的闭塞率且并发症发生率并未升高。因此，对于不适合使用单次SRS治疗的大型动静脉畸形，体积分割立体定向放射外科治疗可能是更好的方法[51]。

Abla等[55]报道了另一种可行的方法，是先用体积分割SRS治疗使大型动静脉畸形降级，然后再彻底切除萎缩的病灶。作者用这种联合的方法对16例幕上动静脉畸形患者进行了治疗。平均初始SM和补充SM等级分别为4和7.1。体积分割SRS治疗的平均分割数量为2.7（范围为2~5），而第一次SRS治疗和显微外科手术切除之间的平均时间间隔为5.7年。平均SM和补充SM等级分别降至2.5和5.6，体积分割SRS治疗使每个分类系统降低了1.5个等级。最大的动静脉畸形直径减少了3cm（实际减少了2.9cm）。因此，体积分割SRS治疗可以减少大型动静脉畸形的体积，将高级别、不可手术的动静脉畸形转化为中低等级、可手术的病变，并具有可接受的手术风险[55]。相关文献见表 25.1，案例介绍见图 25.1。

25.2.3 SRS 对未破裂脑动静脉畸形的作用

对未破裂脑动静脉畸形的治疗一直存在争议。一些专家建议进行治疗干预，也有一些专家支持保守治疗[5,42]。此外，由于对偶然发现的无症状性脑动静脉畸形采取的任何干预措施都是预防性的，因此，只有在相关并发症发生率和死亡率不超过动静脉畸形保守治疗的风险时治疗措施才有可行性。由于这样的争议而产生了 ARUBA 研究，其试图评估未破裂脑动静脉畸形患者随机接受其他治疗或保守治疗的结果差异。根据中期分析（平均随访时间为 33 个月）发现，经临床治疗的患者的短期死亡或症状性卒中的风险显著降低。由于 ARUBA 的研究设计和分析固有的方法上的缺陷，这些结论引起了广泛的争议。虽然未破裂脑动静脉畸形比破裂的脑动静脉畸形有更好的自然史，但其年出血风险却不容忽视，ARUBA 发现这一风险约为 2.2%。根据动静脉畸形的血管构筑和位置，即使没有出血史，它仍然可能导致显著的长期并发症发生率和死亡率。

我们分析了 444 例接受 SRS 治疗的未破裂动静脉畸形患者[42]，其病灶平均体积为 4.2cm^3，有 14% 的病灶位置较深，44% 的 SM 分级为Ⅲ级或更高，平均边缘剂量为 20Gy。经过平均分别为 76 个月和 86 个月的影像和临床随访，结果显示闭塞率为 62%，3 年和 5 年的精算闭塞率分别为 30% 和 53%。在多变量分析中发现无

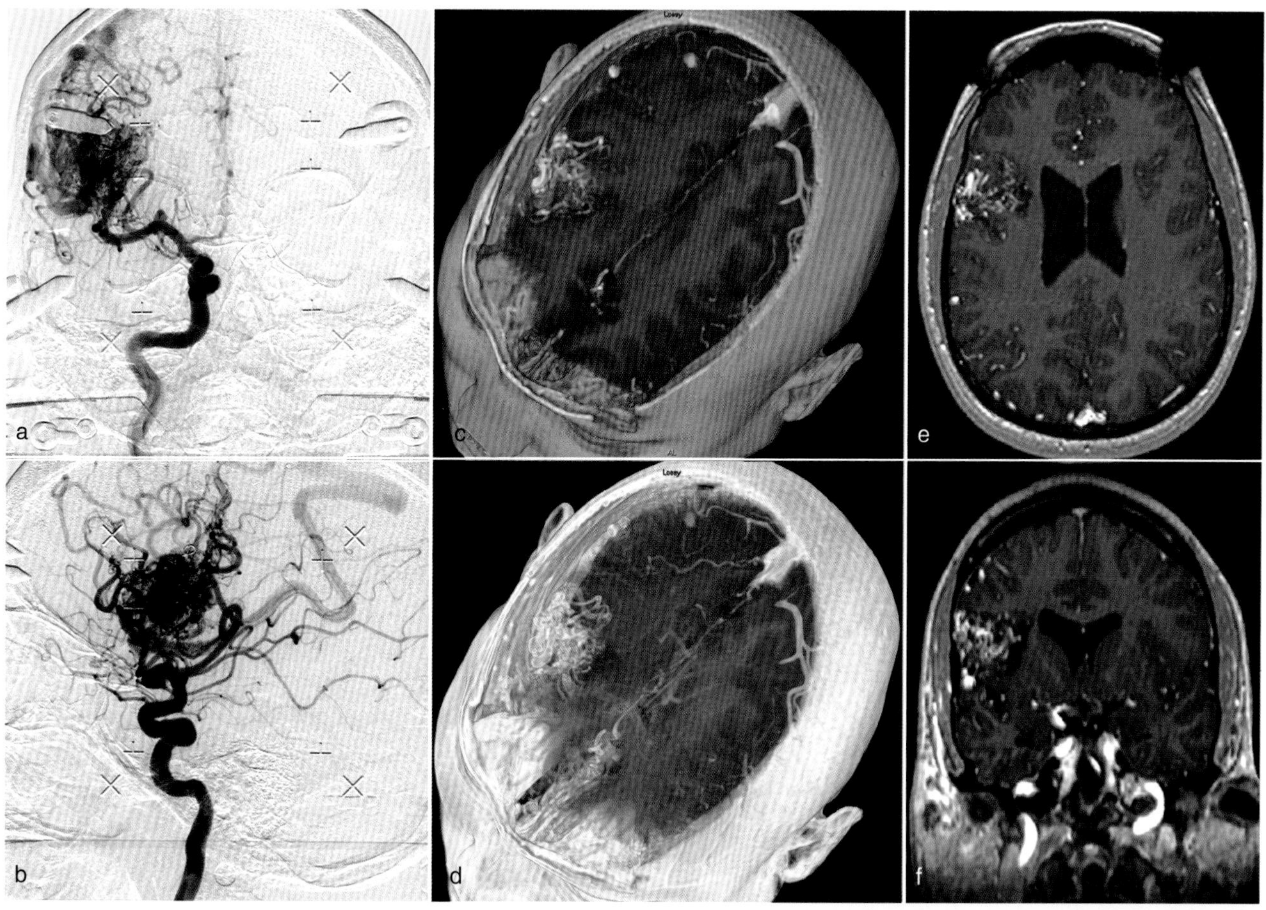

图 25.1　案例介绍。一例 38 岁的男性患者，2006 年因癫痫发作和脑出血被诊断为右外侧裂大型动静脉畸形。进行了几次血管内介入栓塞，未实现闭塞。a~f. 患者行伽马刀立体定向放射外科治疗时的影像。a、b. 前后位和侧位造影显示了一个大型脑动静脉畸形。c、d. MRI 下 3D 重建。e、f. 轴位和冠状位 T1 加权 MRI 图像

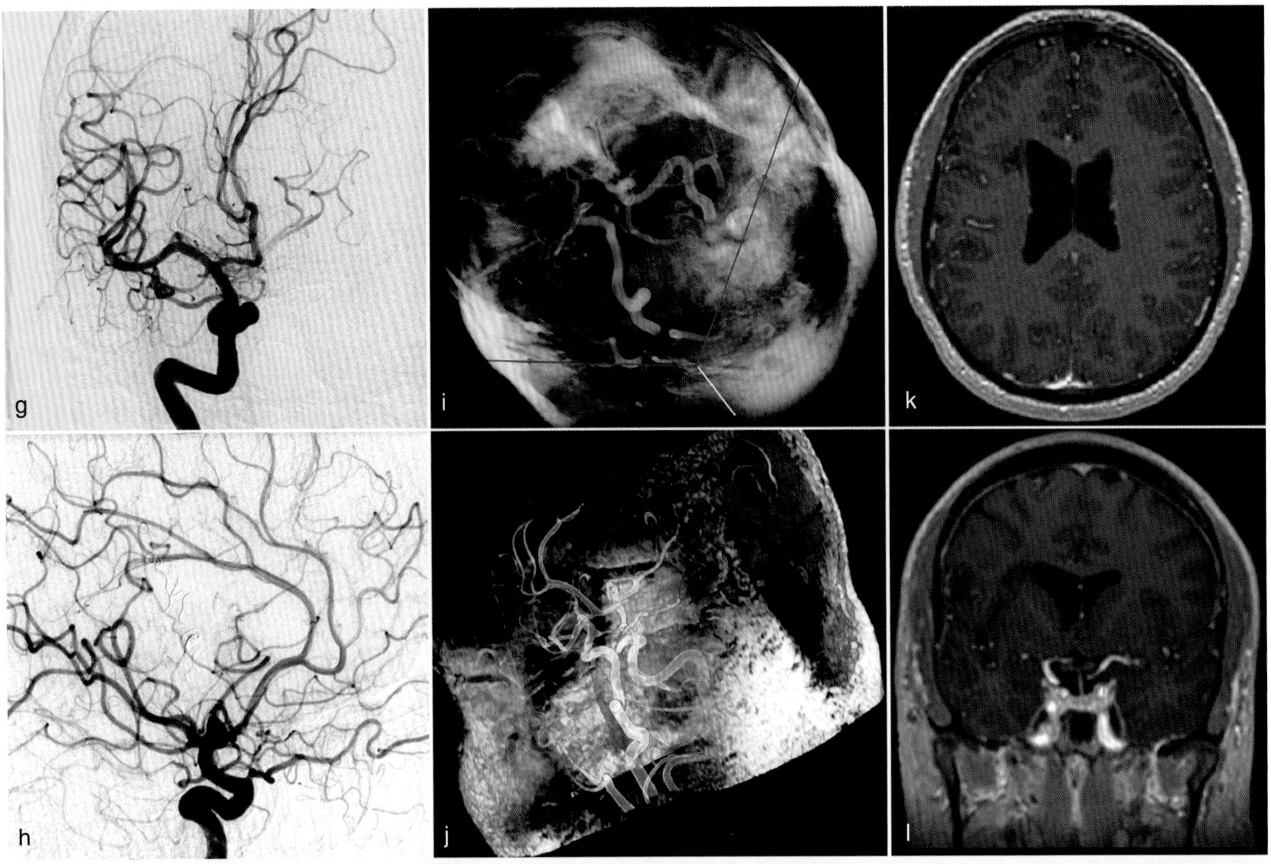

图 25.1（续） g~l. 立体定向放射外科治疗后 3 年的影像显示完全闭塞。g、h. 前后位和侧位造影显示病灶完全闭塞。i、j. MRA 下 3D 重建。k、l. 轴位和冠状位 T1 加权 MRI 图像

栓塞史（$P < 0.001$）、单引流静脉（$P < 0.001$）、较低的 SM 分级（$P=0.016$）、较高的边缘剂量（$P < 0.001$）和 ARE（$P=0.004$）都是闭塞的独立预测指标。SRS 治疗后的年出血率为 1.6%。有放射学证据、症状性和永久性 ARE 的发生率分别为 49%、14% 和 2%[42]。立体定向放射外科疗法似乎为未破裂动静脉畸形提供了一个合理的风险 – 收益方案 [42]。然而，没有更高级别的证据显示何种治疗动静脉畸形的方式的结果会优于未破裂动静脉畸形的保守治疗 [42]。相关文献见表 25.1。

25.2.4 硬脑膜动静脉瘘的 SRS 治疗

因为硬脑膜动静脉瘘与脑实质动静脉畸形的治疗方案不同，所以 SRS 在治疗硬脑膜动静脉瘘中的作用也不同 [56]。大多数情况下，对硬脑膜动静脉瘘进行干预时（如静脉反流到硬脑膜静脉窦，脑皮质静脉反流，直接皮质静脉引流，或者皮质静脉扩张）的首要治疗是静脉或动脉血管内介入栓塞。一般来说，只有在硬脑膜动静脉瘘经栓塞和（或）手术结扎初期治疗失败时才会考虑 SRS 治疗。由于硬脑膜动静脉瘘比较罕见，SRS 在许多情况下是作为抢救措施使用，因此与脑动静脉畸形相比，关于硬脑膜动静脉瘘接受 SRS 治疗结果的文献相对较少。我们分析了 55 例在我们中心接受治疗的患者，其中 36% 伴有出血 [57]。Borden 分级分别为Ⅰ级、Ⅱ级和Ⅲ级的出血率分别为 29%、22% 和 49%。前期干预措施包括 65% 的血管内介入栓塞治疗和 20% 的显微外科手术。平均边缘剂量为 21Gy。在后期随访中有 83% 的患者进行了脑血管造影，闭塞率达到了 65%。SRS 治疗后出血率为 5%，但没有患者出现永久性神经功能缺损。

我们对 19 项使用 SRS 治疗硬脑膜动静脉瘘的研究结果进行了系统回顾，其中包含 729 例患者和 743 个硬脑膜动静脉瘘[58]。分析发现平均闭塞率为 63%［95% CI（52%~74%）］。SRS 治疗后出血、新发或恶化的神经系统并发症和死亡率分别为 1.2%、1.3% 和 0.3%。与海绵窦硬脑膜动静脉瘘相比，非海绵窦硬脑膜动静脉瘘的闭塞率较低（分别为 73% 和 58%），以及较高的 SRS 治疗后出血率（分别为 0 和 1.3%），但是这些差异无统计学意义。与无皮质静脉反流的硬脑膜动静脉瘘相比，有皮质静脉反流的硬脑膜动静脉瘘显著降低了闭塞率(分别为 75% 和 56%；P=0.03）。有皮质静脉反流硬脑膜动静脉瘘组和无皮质静脉反流硬脑膜动静脉瘘组的SRS治疗后出血率分别为4.2% 和0。

25.3 讨　论

25.3.1 脑动静脉畸形 SRS 治疗后并发症

放射副反应（ARE）

SRS 治疗的最常见并发症是影像学上明显的 ARE，也被称为放射诱导的并发症（RIC）。约 1/3 接受 SRS 治疗的患者会出现 ARE。大多数影像学 ARE 是无症状的。大约 10% 的患者会出现症状性 ARE，仅有 2%~3% 的患者会出现永久性 ARE。

Flickinger 等分析了 307 例接受 SRS 治疗的脑动静脉畸形患者的病历资料，在接受至少 24 个月随访后（平均 44 个月），30% 和 9% 的患者出现了明显的影像学和症状性 ARE[59]。SRS 治疗诱发的 ARE 通常是在闭塞前发生，其在影像学上和症状出现的平均开始时间分别是术后 12 个月和 14 个月。在这项研究中只有 3% 的患者存在 2 年后仍未消失的影像学 ARE。3 年时的影像学 ARE 实际消失率为 81%，平均时间为 12 个月。值得注意的是，有症状患者的 3 年影像学 ARE 实际缓解率明显低于无症状的患者（分别为 53% 和 95%，P= 0.03）。在多变量分析中发现只有 12Gy 的容积（P < 0.000 1）与影像学 ARE 是独立相关的。在对症状性 ARE 预测因素的多变量分析中，12Gy 容积（V12；P=0.001）和脑干位置（P=0.007）这两个因素均很显著[59]。

SRS 治疗后潜伏期出血

在 SRS 治疗脑动静脉畸形的相关文献中，关于潜伏期出血的争议主要集中在两个方面。一是潜伏期内的出血率与接受 SRS 治疗前自然史出血率的比较。具体来说，SRS 治疗后的出血率是更高或更低，还是与动静脉畸形的自然史出血率相同？二是血管造影术确认已完全闭塞的动静脉畸形是否仍有出血风险。

Maruyama 等分析了 500 例接受 SRS 治疗的脑动静脉畸形患者，中位观察期为 7.8 年，包括从诊断到接受SRS治疗的中位时间为0.4年，从接受 SRS 治疗到闭塞的中位时间为 2.0 年以及闭塞后的 5.4 年[60]。由诊断到 SRS 治疗的出血率为 8.4%，从 SRS 治疗到闭塞的出血率为 5.0%，闭塞后的出血率为 2.4%。闭塞后出血的 6 例患者复查 DSA 未发现动静脉畸形再通证据。SRS 治疗后出血的患者死亡率为 24%（7/29 例）。与 SRS 治疗前的出血风险相比，SRS 治疗后的出血风险降低了 54%［HR=0.46，95% CI（0.26~0.80），P=0.006］；闭塞后出血风险降低了 88%［HR=0.12，95%CI（0.05~0.29），P < 0.001］。相较于潜伏期，闭塞后出血风险降低了 74%［HR=0.26，95% CI（0.10~0.68），P=0.006］。相较于未破裂动静脉畸形，破裂动静脉畸形患者接受 SRS 治疗后的出血风险降低更为显著。在所有破裂的动静脉畸形（N=310）中，1 年、2 年、3 年和 3 年以上的 SRS 治疗后年出血率分别为 6.3%、6.8%、6.4% 和 6.3%。

我们分析了本中心 1 204 例接受 SRS 治疗的脑动静脉畸形患者[15]。从出生到接受 SRS 治疗前，这些患者的年出血风险为 2.0%，其中有出血史的患者占 3.7%。从确诊动静脉畸形到接受 SRS 治疗，患者的年出血率为 6.6%，其中有和无出血史的患者分别占 10.4% 和 3.9%。从接受 SRS 治疗后开始计算，年出血率为 2.5%，其中有和无出血史的患者分别占 2.8% 和 2.2%。在多元分析中，仅“低边缘剂量”一个变量是 SRS 后出血的独立预测因子（P=0.046）。

Kano 等评估了 407 例接受 SRS 治疗的破裂脑动静脉畸形患者，中位随访时间为 66 个月（2~274 月）[61]。从出生到接受 SRS 治疗的年出血率为 3.4%，从诊断到接受 SRS 治疗的年出血率为 16.5%，接受 SRS 治疗后的年出血率为 1.3%。在接受 SRS 治疗后单次出血的 29 例患者中，有 12 例死亡（死亡率为 41%），中位随访时间为 22 个月。接受 SRS 治疗后再次出血的 3 例患者全部死亡（死亡率为 100%）。在多元分析中发现“动静脉畸形相关的动脉瘤”（$P < 0.000\,1$）和“较低边缘剂量”（$P < 0.000\,5$）是 SRS 治疗后出血的两个独立预测因子。有未处理动脉瘤的动静脉畸形患者（无论动脉瘤位于畸形团前或者畸形团内）接受 SRS 治疗后的出血率明显高于已闭塞动脉瘤（无论是通过手术切除或血管内介入栓塞）的动静脉畸形患者（6.4% *vs.* 0.8%，P=0.033）。在已闭塞动脉瘤患者的队列中，未出现动静脉畸形 SRS 治疗闭塞后出血。

25.3.2 脑动静脉畸形残留病灶的重复 SRS 治疗

只要动静脉畸形团未完全闭合，就存在出血的风险，需要进一步的治疗。如果动静脉畸形在先前 SRS 治疗后的 3~4 年依然未闭，通常需要考虑重复 SRS 治疗。关于动静脉畸形重复 SRS 治疗效果的证据非常有限。尽管我们团队以往报道的重复 SRS 治疗的完全闭塞率低于首次 SRS 治疗，但重复 SRS 治疗仍然是残留动静脉畸形的一种合理的选择[45]。此外，在许多情况下，虽然首次 SRS 治疗并未完全闭塞病灶，但是仍会使病灶体积缩小，从而有助于第二次 SRS 治疗的成功。对于不完全闭塞的动静脉畸形，重复 SRS 治疗或显微外科手术切除的安全性和有效性尚未完全明确[62]。

25.3.3 脑动静脉畸形 SRS 治疗后继发性癫痫发作

癫痫发作是继出血后第二常见的脑动静脉畸形症状，也是未破裂动静脉畸形最常见的临床表现。尽管脑动静脉畸形治疗的主要目的是闭塞畸形团以消除出血的风险，但癫痫发作也会影响患者的长期神经功能和生活质量。Baranoski 等对不同方式治疗脑动静脉畸形的癫痫发作结果进行了荟萃分析[63]。他们发现接受显微外科治疗的动静脉畸形患者的癫痫发作控制率最高［78%，95%CI（70%~86%）］，其次是 SRS［63%，95% CI（55%~ 70%）］和血管内介入栓塞［49%，95%CI（32%~67%）］。然而，经 SRS 治疗的动静脉畸形闭塞患者的癫痫发作控制率高于手术治疗组［85%，95%CI（79%~91%）］。治疗后新发癫痫发生率最高的治疗方法是血管内介入栓塞［39%，95%CI（8%~68%）］，其次是显微外科手术治疗［9%，95%CI（5%~13%）］，最后为 SRS［5%，95%CI（3%~8%）］[63]。

Wang 等比较了手术切除和 SRS 治疗脑动静脉畸形的癫痫发作结果，并根据术前发作情况发现了不同的癫痫发作结果[64]。术前有癫痫发作的患者接受 SRS 治疗后出现癫痫发作（总体发生率为 60%）的可能性更大［OR=4.3，95%CI（1.2~15.0），P= 0.021］。然而，术前无癫痫发作的患者在开颅切除术后出现新发癫痫（总体发生率为 18%）的可能性更大［OR=8.7，95%CI（3.1~24.5），$P < 0.001$］。该研究发现动静脉畸形的闭塞情况与癫痫完全缓解密切相关（P=0.002）。我们以癫痫发作为结局，对 19 项研究中 3 971 例接受 SRS 治疗的脑动静脉畸形患者进行了系统性回顾[65]。结果显示，癫

痫发作的发生率为 28%，SRS 治疗后的癫痫发作完全缓解率和控制率分别为 44% 和 69%。相对于已闭塞的动静脉畸形，癫痫完全缓解更为常见（82% *vs.* 41%，*P*=0.0 007）。

我们以癫痫为目标，分析了在我们中心接受 SRS 治疗的 1 007 例脑动静脉畸形患者，其中癫痫的发生率为 23%。皮质动静脉畸形比非皮质动静脉畸形的癫痫发生率要高得多（分别为 33% 和 6%；$P < 0.000\ 1$）[66]。在大脑皮质的分布中，动静脉畸形位于枕叶的癫痫发作（22%，*P*=0.001 2）与额叶（37%）、颞叶（38%）和顶叶（34%）相比明显少见。在多变量分析中，既往无动静脉畸形出血史（$P < 0.000\ 1$）、较大的畸形团（$P < 0.000\ 1$）和皮质位置（$P < 0.000\ 1$）都是癫痫发作的独立预测因子。在既往有癫痫发作的患者中（*N*=229），癫痫发作改善率和缓解率分别为 57% 和 20%[67]。在多变量分析中，既往有动静脉畸形出血史（*P*=0.015）、较长随访时间（$P < 0.000\ 1$）和 SRS 治疗后无出血（*P*=0.048）都是癫痫发作改善的独立预测因子。在这项分析中发现动静脉畸形的闭塞并不能预测癫痫发作的改善情况。由于无癫痫病史动静脉畸形患者在接受 SRS 后，其新发癫痫的风险很低，因此我们不提倡预防性使用抗癫痫药物。

25.4 结　论

立体定向方射外科疗法在治疗绝大多数脑动静脉畸形时的风险－获益比值合理，并在闭塞病灶、控制出血风险和控制癫痫发作等方面具有良好的效果，大多数患者可以达到预期疗效。立体定向方射外科（SRS）是位于脑深部或功能区的中小型动静脉畸形的首选治疗方法。可利用 SM 分级、RBAS 和 VRAS 系统来预测动静脉畸形接受 SRS 治疗后的影像学和临床结果。大型动静脉畸形［直径＞ 3cm 或体积＞（10~15）cm^3］行 SRS 治疗的结果并不太理想。对于这些病变，可采用在 SRS 治疗前使用血管内介入栓塞缩小病灶体积、分次照射（剂量分割）立体定向方射外科治疗或体积分割立体定向方射外科治疗等方法实现病灶闭塞[79–85]，同时尽量减少相关并发症。对于首次 SRS 治疗后 3~4 年仍有明显残留动静脉畸形的病例，可以行重复 SRS 治疗或手术切除。

参考文献

[1] Atkinson RP, Awad IA, Batjer HH, et al. Joint Writing Group of the Technology Assessment Committee American Society of Interventional and Therapeutic Neuroradiology; Joint Section on Cerebrovascular Neurosurgery a Section of the American Association of Neurological Surgeons and Congress of Neurological Surgeons; Section of Stroke and the Section of Interventional Neurology of the American Academy of Neurology. Reporting terminology for brain arteriovenous malformation clinical and radiographic features for use in clinicaltrials. Stroke, 2001, 32(6):1430–1442

[2] Hartmann A, Mast H, Mohr JP, et al. Morbidity of intracranial hemorrhage in patients with cerebral arteriovenous malformation. Stroke,1998, 29(5):931–934

[3] Ondra SL, Troupp H, George ED, et al. The natural history of symptomatic arteriovenous malformations of the brain: a 24-year follow-up assessment. J Neurosurg,1990, 73(3): 387–391

[4] Brown RD Jr, Wiebers DO, Forbes G, et al. The natural history of unruptured intracranial arteriovenous malformations. J Neurosurg, 1988, 68(3):352–357

[5] Stapf C, Mast H, Sciacca RR, et al. Predictors of hemorrhage in patients with untreated brain arteriovenous malformation. Neurology, 2006, 66(9):1350–1355

[6] Starke RM, Yen CP, Ding D, et al. A practical grading scale for predicting outcome after radiosurgery for arteriovenous malformations: analysis of 1012 treated patients. J Neurosurg, 2013, 119(4):981–987

[7] Al-Shahi R, Bhattacharya JJ, Currie DG, et al. Scottish Intracranial Vascular Malformation Study Collaborators. Scottish Intracranial Vascular Malformation Study (SIVMS): evaluation of methods, ICD-10 coding, and potential sources of bias in a prospective, population-based cohort. Stroke, 2003, 34(5):1156–1162

[8] Perret G, Nishioka H. Report on the cooperative study of intracranial aneurysms and subarachnoid hemorrhage. Section VI. Arteriovenous malformations. An analysis of 545 cases of cranio-cerebral arteriovenous malformations and fistulae reported to the cooperative study. J Neurosurg, 1966, 25(4):467–490

[9] Cohen-Inbar O, Lee CC, Xu Z, et al. A quantitative analysis of adverse radiation effects following Gamma Knife radiosurgery for arteriovenous malformations. J Neurosurg, 2015, 123(4):945–953

[10] Mohr JP, Parides MK, Stapf C, et al. international ARUBA investigators. Medical management with or without interventional therapy for unruptured brain arteriovenous malformations (ARUBA): a multicentre, non–blinded, randomised trial. Lancet, 2014, 383(9917):614–621

[11] Al-Shahi Salman R, White PM, Counsell CE, et al. Scottish Audit of Intracranial Vascular Malformations Collaborators. Outcome after conservative management or intervention for unruptured brain arteriovenous malformations. JAMA, 2014, 311(16):1661–1669.

[12] Yen CP, Ding D, Cheng CH, et al. Gamma Knife surgery for incidental cerebral arteriovenous malformations. J Neurosurg, 2014, 121(5):1015–1021

[13] Chang SD, Shuster DL, Steinberg GK, et al. Stereotactic radiosurgery of arteriovenous malformations: pathologic changes in resected tissue. Clin Neuropathol, 1997, 16(2): 111–116

[14] Pollock BE, Meyer FB. Radiosurgery for arteriovenous malformations. J Neurosurg, 2004, 101(3):390–392, discussion 392.

[15] Yen CP, Sheehan JP, Schwyzer L, et al. Hemorrhage risk of cerebral arteriovenous malformations before and during the latency period after GAMMA knife radiosurgery. Stroke, 2011, 42(6):1691–1696

[16] Sirin S, Kondziolka D, Niranjan A, et al. Prospective staged volume radiosurgery for large arteriovenous malformations: indications and outcomes in otherwise untreatable patients. Neurosurgery, 2006, 58(1):17–27, discussion 17–27

[17] Pollock BE, Gorman DA, Brown PD. Radiosurgery for arteriovenous malformations of the basal ganglia, thalamus, and brainstem. J Neurosurg, 2004, 100(2):210–214

[18] Saatci I, Geyik S, Yavuz K, et al. Endovascular treatment of brain arteriovenous malformations with prolonged intranidal Onyx injection technique: longterm results in 350 consecutive patients with completed endovascular treatment course. J Neurosurg, 2011, 115(1):78–88

[19] Andrade-Souza YM, Ramani M, Beachey DJ, et al. Liquid embolisation material reduces the delivered radiation dose: a physical experiment. Acta Neurochir (Wien), 2008, 150(2):161–164, discussion 164

[20] Bing F, Doucet R, Lacroix F, et al. Liquid embolization material reduces the delivered radiation dose: clinical myth or reality? Am J Neuroradiol, 2012, 33(2):320–322

[21] Buell TJ, Ding D, Starke RM, et al. Embolization-induced angiogenesis in cerebral arteriovenous malformations. J Clin Neurosci, 2014, 21(11): 1866–1871.

[22] Oermann EK, Ding D, Yen CP, et al. Effect of prior embolization on cerebral arteriovenous malformation radiosurgery outcomes: a case-control study. Neurosurgery, 2015, 77(3): 406–417, discussion 417

[23] Lee CC, Reardon MA, Ball BZ, et al. The predictive value of magnetic resonance imaging in evaluating intracranial arteriovenous malformation obliteration after stereotactic radiosurgery. J Neurosurg, 2015, 123(1):136–144

[24] Kano H, Kondziolka D, Flickinger JC, et al. Stereotactic radiosurgery for arteriovenous malformations, Part 5: management of brainstem arteriovenous malformations. J Neurosurg, 2012, 116(1):44–53

[25] Flickinger JC, Pollock BE, Kondziolka D, et al. A doseresponse analysis of arteriovenous malformation obliteration after radiosurgery. Int J Radiat Oncol Biol Phys, 1996, 36(4): 873–879

[26] Spetzler RF, Martin NA. A proposed grading system for arteriovenous malformations. J Neurosurg, 1986,65(4): 476–483

[27] Andrade-Souza YM, Zadeh G, Ramani M, et al. Testing the radiosurgery-based arteriovenous malformation score and the modified Spetzler-Martin grading system to predict radiosurgical outcome. J Neurosurg, 2005, 103(4):642–648

[28] Koltz MT, Polifka AJ, Saltos A, et al. Long-term outcome of Gamma Knife stereotactic radiosurgery for arteriovenous malformations graded by the Spetzler-Martin classification. J Neurosurg, 2013, 118(1):74–83

[29] Ding D, Yen CP, Xu Z, et al. Radiosurgery for low-grade intracranial arteriovenous malformations. J Neurosurg, 2014, 121(2):457–467

[30] Kano H, Lunsford LD, Flickinger JC, et al. Stereotactic radiosurgery for arteriovenous malformations, Part 1: management of Spetzler-Martin Grade I and II arteriovenous malformations. J Neurosurg, 2012, 116(1): 11–20

[31] Ding D, Yen CP, Starke RM, et al. Radiosurgery for Spetzler-Martin Grade III arteriovenous malformations. J Neurosurg, 2014, 120(4): 959–969

[32] Kano H, Flickinger JC, Yang HC, et al. Stereotactic radiosurgery for Spetzler-Martin Grade III arteriovenous malformations. J Neurosurg, 2014, 120(4):973–981

[33] Ding D, Yen CP, Starke RM, et al. Outcomes following singlesession radiosurgery for high-grade intracranial arteriovenous malformations. Br J Neurosurg, 2014, 28(5):666–674

[34] Pollock BE, Flickinger JC, Lunsford LD, et al. Factors associated with successful arteriovenous malformation radiosurgery. Neurosurgery, 1998, 42(6):1239–1244, discussion 1244–1247

[35] Pollock BE, Flickinger JC. A proposed radiosurgery-based grading system for arteriovenous malformations. J Neurosurg, 2002, 96(1):79–85

[36] Pollock BE, Flickinger JC. Modification of the radiosurgerybased arteriovenous malformation grading system. Neurosurgery, 2008, 63(2):239–243, discussion 243

[37] Wegner RE, Oysul K, Pollock BE, et al. A modified radiosurgery-based arteriovenous malformation grading scale and its correlation with outcomes. Int J Radiat Oncol Biol Phys, 2011, 79(4):1147–1150

[38] Burrow AM, Link MJ, Pollock BE. Is stereotactic radiosurgery the best treatment option for patients with a radiosurgery-based arteriovenous malformation score ≤ 1? World Neurosurg, 2014, 82(6):1144–1147

[39] Ding D, Xu Z, Yen CP, et al. Radiosurgery for cerebral arteriovenous malformations in elderly patients: effect of advanced age on outcomes after intervention.World Neurosurg, 2015, 84(3):795–804

[40] Huo X, Jiang Y, Lv X, et al. Gamma Knife surgical treatment for partially embolized cerebral arteriovenous malformations. J Neurosurg, 2016, 124(3): 767–776

[41] Ding D, Yen CP, Xu Z, et al. Radiosurgery for primary motor and sensory cortex arteriovenous malformations: outcomes and the effect of eloquent location. Neurosurgery, 2013, 73(5):816–824, 824

[42] Ding D, Yen CP, Xu Z, et al. Radiosurgery for patients with unruptured intracranial arteriovenous malformations. J Neurosurg, 2013, 118(5):958–966

[43] Sasaki T, Kurita H, Saito I, et al. Arteriovenous malformations in the basal ganglia and thalamus: management and results in 101 cases. J Neurosurg, 1998, 88(2):285–292

[44] Andrade-Souza YM, Zadeh G, Scora D, et al. Radiosurgery for basal ganglia, internal capsule, and thalamus arteriovenous malformation: clinical outcome. Neurosurgery, 2005, 56(1):56–63, discussion 63–64

[45] Yen CP, Steiner L. Gamma knife surgery for brainstem arteriovenous malformations. World Neurosurg, 2011, 76(1–2):87–95, discussion 57–58

[46] Kano H, Kondziolka D, Flickinger JC, et al. Stereotactic radiosurgery for arteriovenous malformations, Part 4: management of basal ganglia and thalamus arteriovenous malformations. J Neurosurg, 2012, 116(1):33–43

[47] Kurita H, Kawamoto S, Sasaki T, et al. Results of radiosurgery for brain stem arteriovenous malformations. J Neurol Neurosurg Psychiatry, 2000, 68(5): 563–570

[48] Stefani MA, Porter PJ, terBrugge KG, et al. Angioarchitectural factors present in brain arteriovenous malformations associated with hemorrhagic presentation. Stroke, 2002,33(4):920–924

[49] Kiran NAS, Kale SS, Kasliwal MK, et al. Gamma knife radiosurgery for arteriovenous malformations of basal ganglia, thalamus and brainstem-a retrospective study comparing the results with that for AVM at other intracranial locations. Acta Neurochir (Wien), 2009, 151(12): 1575–1582

[50] Koga T, Shin M, Terahara A, et al. Outcomes of radiosurgery for brainstem arteriovenous malformations. Neurosurgery, 2011, 69(1):45–51, discussion 51–52

[51] Moosa S, Chen CJ, Ding D, et al. Volume-staged versus dose-staged radiosurgery outcomes for large intracranial arteriovenous malformations. Neurosurg Focus, 2014, 37(3):E18

[52] Yang SY, Kim DG, Chung HT, et al. Radiosurgery for large cerebral arteriovenous malformations. Acta Neurochir (Wien), 2009, 151(2): 113–124

[53] Flickinger JC, Kondziolka D, Lunsford LD, et al. Arteriovenous Malformation Radiosurgery Study Group. Development of a model to predict permanent symptomatic postradiosurgery injury for arteriovenous malformation patients. Int J Radiat Oncol Biol Phys, 2000, 46(5):1143–1148

[54] Pollock BE, Kline RW, Stafford SL, et al. The rationale and technique of staged-volume arteriovenous malformation radiosurgery. Int J Radiat Oncol Biol Phys, 2000, 48(3): 817–824

[55] Abla AA, Rutledge WC, Seymour ZA, et al. A treatment paradigm for high-grade brain arteriovenous malformations: volume-staged radiosurgical downgrading followed by microsurgical resection. J Neurosurg, 2015, 122(2):419–432

[56] Yen CP, Lanzino G, Sheehan JP. Stereotactic radiosurgery of intracranial dural arteriovenous fistulas. Neurosurg Clin N Am, 2013, 24(4):591–596

[57] Cifarelli CP, Kaptain G, Yen CP, et al. Gamma knife radiosurgery for dural arteriovenous fistulas. Neurosurgery, 2010, 67(5):1230–1235, discussion 1235

[58] Chen CJ, Lee CC, Ding D, et al. Stereotactic radiosurgery for intracranial dural arteriovenous fistulas: a systematic review. J Neurosurg, 2015, 122(2):353–362

[59] Flickinger JC, Kondziolka D, Pollock BE, et al. Complications from arteriovenous malformation radiosurgery: multivariate analysis and risk modeling. Int J Radiat Oncol Biol Phys, 1997,38(3):485–490

[60] Maruyama K, Kawahara N, Shin M, et al. The risk of hemorrhage after radiosurgery for cerebral arteriovenous malformations. N Engl J Med, 2005, 352(2):146–153

[61] Kano H, Kondziolka D, Flickinger JC, et al. Aneurysms increase the risk of rebleeding after stereotactic radiosurgery for hemorrhagic arteriovenous malformations. Stroke, 2012, 43(10):2586–2591

[62] Yen CP, Varady P, Sheehan J, et al. Subtotal obliteration of cerebral arteriovenous malformations after gamma knife surgery. J Neurosurg, 2007, 106(3):361–369

[63] Baranoski JF, Grant RA, Hirsch LJ, et al. Seizure control for intracranial arteriovenous malformations is directly related to treatment modality: a meta-analysis. J Neurointerv Surg, 2014, 6(9):684–690

[64] Wang JY, Yang W, Ye X, et al. Impact on seizure control of surgical resection or radiosurgery for cerebral arteriovenous malformations. Neurosurgery, 2013, 73(4):648–655, discussion 655–656

[65] Chen CJ, Chivukula S, Ding D, et al. Seizure outcomes following radiosurgery for cerebral arteriovenous malformations. Neurosurg Focus, 2014, 37(3):E17

[66] Ding D, Starke RM, Quigg M, et al. Cerebral arteriovenous malformations and epilepsy, part 1: predictors of seizure presentation. World Neurosurg, 2015, 84(3):645–652

[67] Ding D, Quigg M, Starke RM, et al. Cerebral arteriovenous malformations and epilepsy, part 2: predictors of seizure outcomes following radiosurgery. World Neurosurg, 2015, 84(3):653–662

[68] Touboul E, Al Halabi A, Buffat L, et al. Single-fraction stereotactic radiotherapy: a dose-response analysis of arteriovenous malformation obliteration. Int J Radiat Oncol Biol Phys, 1998, 41(4):855–861

[69] Chang JH, Chang JW, Park YG, et al. Factors related to complete occlusion of arteriovenous malformations after gamma knife radiosurgery. J Neurosurg, 2000, 93 Suppl 3:96–101

[70] Schlienger M, Atlan D, Lefkopoulos D, et al. Linac radiosurgery for cerebral arteriovenous malformations: results

in 169 patients. Int J Radiat Oncol Biol Phys, 2000, 46(5): 1135–1142

[71] Massager N, Régis J, Kondziolka D, et al. Gamma knife radiosurgery for brainstem arteriovenous malformations: preliminary results. J Neurosurg, 2000, 93 Suppl 3:102–103

[72] Flickinger JC, Kondziolka D, Maitz AH, et al. An analysis of the doseresponse for arteriovenous malformation radiosurgery and other factors affecting obliteration. Radiother Oncol, 2002, 63(3):347–354

[73] Friedman WA, Bova FJ, Bollampally S, et al. Analysis of factors predictive of success or complications in arteriovenous malformation radiosurgery. Neurosurgery, 2003, 52(2):296–307, discussion 307–308

[74] Bollet MA, Anxionnat R, Buchheit I, et al. Efficacy and morbidity of arc-therapy radiosurgery for cerebral arteriovenous malformations: a comparison with the natural history. Int J Radiat Oncol Biol Phys, 2004, 58(5):1353–1363

[75] Shin M, Maruyama K, Kurita H, et al. Analysis of nidus obliteration rates after gamma knife surgery for arteriovenous malformations based on long-term follow-up data: the University of Tokyo experience. J Neurosurg, 2004, 101 (1):18–24

[76] Liscák R, Vladyka V, Simonová G, et al. Arteriovenous malformations after Leksell Gamma Knife radiosurgery: rate of obliteration and complications. Neurosurgery, 2007, 60(6):1005–1014, discussion 1015–1016

[77] Colombo F, Cavedon C, Casentini L, et al. Early results of CyberKnife radiosurgery for arteriovenous malformations. J Neurosurg, 2009, 111(4):807–819

[78] Taeshineetanakul P, Krings T, Geibprasert S, et al. Angioarchitecture determines obliteration rate after radiosurgery in brain arteriovenous malformations. Neurosurgery, 2012, 71(6):1071–1078, discussion 1079

[79] Fokas E, Henzel M, Wittig A, et al. Stereotactic radiosurgery of cerebral arteriovenous malformations: long-term followup in 164 patients of a single institution. J Neurol, 2013, 260(8):2156–2162

[80] Franzin A, Snider S, Boari N, et al. Evaluation of prognostic factors as predictor of AVM obliteration after Gamma Knife radiosurgery. Acta Neurochir (Wien), 2013, 155(4): 619–626

[81] Hattangadi-Gluth JA, Chapman PH, Kim D, et al. Single-fraction proton beam stereotactic radiosurgery for cerebral arteriovenous malformations. Int J Radiat Oncol Biol Phys, 2014, 89(2):338–346

[82] Missios S, Bekelis K, Al-Shyal G, et al. Stereotactic radiosurgery of intracranial arteriovenous malformations and the use of the K index in determining treatment dose. Neurosurg Focus, 2014, 37(3):E15

[83] Paúl L, Casasco A, Kusak ME, et al. Results for a series of 697 arteriovenous malformations treated by gamma knife: influence of angiographic features on the obliteration rate. Neurosurgery, 2014, 75(5):568–583, 582–583, quiz 583

[84] Wang YC, Huang YC, Chen HC, et al. Linear accelerator stereotactic radiosurgery in the management of intracranial arteriovenous malformations: longterm outcome. Cerebrovasc Dis, 2014, 37(5):342–349

[85] Cheng CH, Crowley RW, Yen CP,et al. Gamma Knife surgery for basal ganglia and thalamic arteriovenous malformations. J Neurosurg,2012, 116(4):899–908.

第二十六章 硬脑膜动静脉瘘放射外科治疗的适应证和疗效

Cheng-Chia Lee, Huai-Che Yang, Hsiu-Mei Wu,
Wen-Yuh Chung, Wan-Yuo Guo, David H.C. Pan

摘要：立体定向放射外科（SRS，使用伽马刀及其他放射设备）是硬脑膜动静脉瘘的一种安全有效的治疗方式。这是一种微创治疗方式，主要针对低危硬脑膜动静脉瘘，但表现为剧烈头痛、搏动性耳鸣、眼征的硬脑膜动静脉瘘除外。对于伴有广泛皮质静脉引流、出血风险大、进展性神经功能缺损及严重静脉高压的高危硬脑膜动静脉瘘，建议SRS治疗前先行血管内介入栓塞、球囊扩张或者手术治疗。此时，SRS就可作为进一步治疗残留动静脉瘘的一种辅助手段。与外科手术和血管内介入栓塞治疗相比，SRS治疗的主要缺点是潜伏期和治疗时间更长。然而，SRS治疗逐渐闭塞硬脑膜动静脉瘘，可避免急性静脉高压或梗死的风险，但也会增加血管内介入栓塞治疗和手术的复杂程度。因此，研究者通常认为，综合治疗方式对硬脑膜动静脉瘘的疗效更佳。

关键词：硬脑膜动静脉瘘；伽马刀；立体定向放射外科

要　点

- 对于Borden Ⅰ型（Cognard Ⅰ，Ⅱa型）硬脑膜动静脉瘘，并伴有持续慢性症状（搏动性耳鸣、眼征），放射外科疗法可作为初始治疗策略。
- 对于Borden Ⅱ型、Ⅲ型（Cognard Ⅱa + b型、Ⅱb型、Ⅲ型），伴有无症状（头痛、搏动性耳鸣或者眼征）皮质静脉引流的硬脑膜动静脉瘘，血管内介入栓塞治疗是首选。对于老年人、体质差、结构复杂的硬脑膜动静脉瘘可选择放射外科治疗。
- 对于Borden Ⅱ型、Ⅲ型（Cognard Ⅱa+b型、Ⅱb型、Ⅲ型），伴有急性症状性（出血、进展性神经功能缺损）皮质静脉引流的硬脑膜动静脉瘘，手术或血管内介入栓塞治疗是首选。
- 海绵窦区的硬脑膜动静脉瘘闭塞率可达70%，非海绵窦区硬脑膜动静脉瘘闭塞率可达60%，很少有并发症的报道。

26.1 引　言

硬脑膜动静脉瘘是硬脑膜动脉血液直接分流入硬膜静脉窦或软脑膜静脉的异常交通[1-2]。硬脑膜动静脉瘘的病理机制尚不明确，通常认为是一种后天获得性疾病。临床上通常认为不伴有皮质静脉引流的硬脑膜动静脉瘘是“良性”的，伴有皮质静脉引流的硬脑膜动静脉瘘则是“侵袭性”的。对于不伴有皮质静脉引流或无症状伴皮质静脉引流的硬脑膜动静脉瘘，放射外科治疗可作为首选治疗方法。海绵窦区的硬脑膜动静脉瘘闭塞率可达70%，非海绵窦区的硬脑膜动静脉瘘闭塞率可达60%。对于伴有急性静脉高压、进展性神经功能缺损、有出血风险的广泛皮质静脉引流的“侵袭性”硬脑膜动静脉瘘，首选血管内介入栓塞、球囊扩张或者手术治疗。

26.1.1 流行病学

硬脑膜动静脉瘘的发生率占所有脑血管畸形的 5%~20%[1,3-5]，占幕上血管畸形的 6%，占幕下血管畸形的 35%[6]。患者的平均年龄为 50~60 岁，无性别差异[7-8]。与常发生在颅内或脑实质内的动静脉畸形不同，硬脑膜动静脉瘘主要发生在海绵窦，横窦或乙状窦，小脑幕或窦汇，或者由大脑凸面直接引流入上矢状窦（图 26.1，表 26.1）[1,9-10]。

目前，硬脑膜动静脉瘘的病因和自然史尚不十分明确，其风险大小在不同的研究中差别很大[11-14]。Söderman 等对 85 例硬脑膜动静脉瘘患者进行了 25 年的随访观察，发现无破裂史的患者年出血率约为 1.5%，有破裂史的患者年出血率为 7.4%[13]。

26.1.2 临床表现

硬脑膜动静脉瘘的临床表现主要取决于病变所在部位和静脉引流模式（图 26.1）。最常见的位置是海绵窦，其次是横窦－乙状窦，二者大约占全部病例的 80%[4]。如海绵窦区硬脑膜动静脉瘘患者常表现为眼征（眼球突出、结膜水肿、视力障碍、复视）。搏动性耳鸣、搏动性头痛是横窦－乙状窦区硬脑膜动静脉瘘的最常见症状[4]。同其他脑动静脉畸形相似，硬脑膜动静脉瘘也会发生出血，据估计其年出血率为 1.5%~1.8%[13]。2002 年 Van Dijk 等报道，伴有持续皮质静脉反流的硬脑膜动静脉瘘的年出血率为 8.1%，死亡率为 10.4%[14]。Duffau 等报道硬脑膜动静脉瘘患者第一次出血后再出血的风险更高（2 周内的再出血风险为 35%），并且第二次出血后预后更差[12]。

2008 年，Söderman 等对 85 例伴有皮质静脉反流的硬脑膜动静脉瘘患者的出血风险进行了评估，发现与之前的报道相比出血率较低。在他们的病例中，既往有出血史患者的年再出血率为 7.4%，无出血史患者的年出血率约为 1.5%[13]。2013 年 Pan 等[4]报道了 321 例行伽马

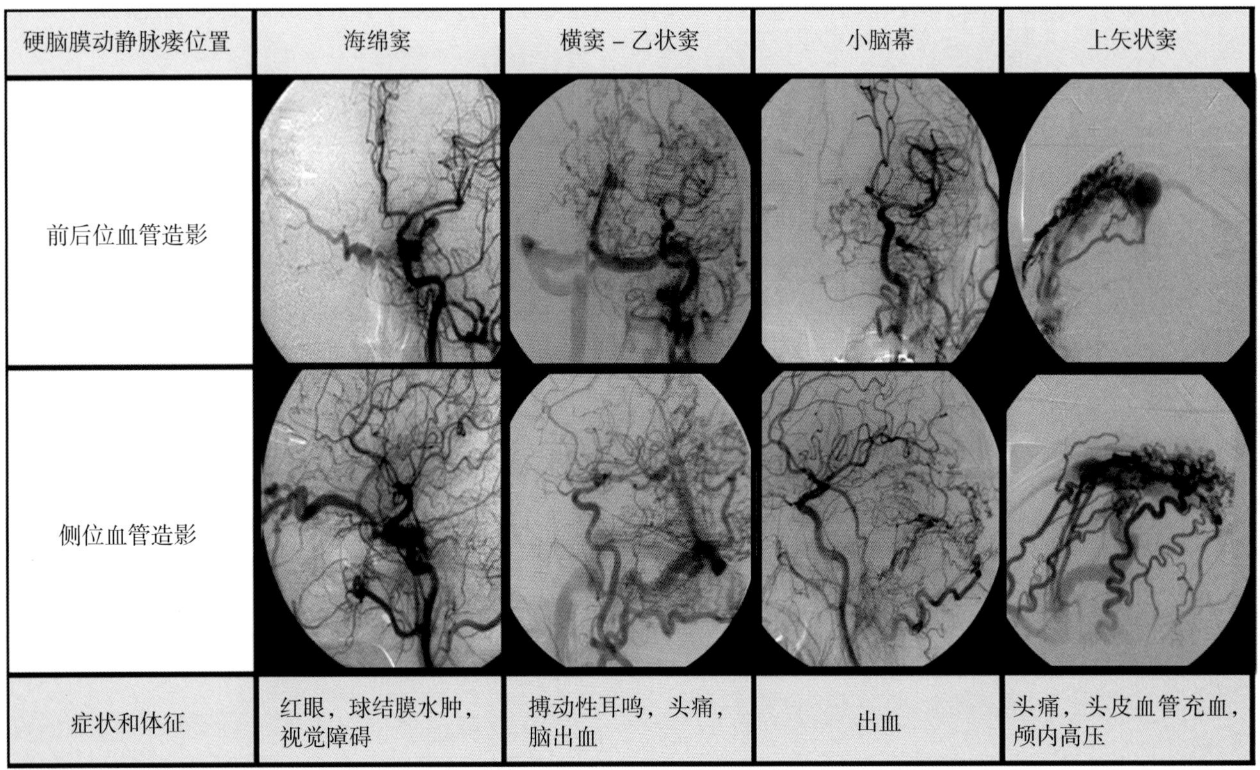

图 26.1　硬脑膜动静脉瘘的常见位置及其症状和体征

刀治疗的硬脑膜动静脉瘘患者，在 206 例海绵窦区硬脑膜动静脉瘘患者中有 7 例（3.4%）术前曾发生出血，在 115 例非海绵窦区硬脑膜动静脉瘘患者中有 16 例(13.9%)术前曾发生出血。同时报道显示,动静脉分流涉及前颅底、小脑幕、蝶顶窦区时具有更高的出血风险（表 26.1）。

除出血外，部分患者可发生持续性或缓慢进展性神经功能缺损，包括偏身运动障碍、偏身感觉障碍、小脑症状、痴呆或精神症状。根据作者对 321 例硬脑膜动静脉瘘患者的分析，海绵窦区硬脑膜动静脉瘘患者的神经功能缺损（非出血）发生率为 4.4%（9/203 例），非海绵窦区硬脑膜动静脉瘘患者的神经功能缺损（非出血）发生率为 37.4%（43/115 例）（表 26.1）。

26.1.3 病理生理学

一般认为硬脑膜动静脉瘘与炎症、静脉窦

表 26.1 321 例硬脑膜动静脉瘘患者 GKRS 前脑出血和非出血性神经功能缺损的发生率

	病例数	ICH	发生率	NHND	发生率
海绵窦	206	7	3.4%	9	4.4%
横窦 / 乙状窦	72	8	11.1%	27	37.5%
岩下窦	9	1	11.1%	4	44.4%
上矢状窦	8	0	—	3	37.5%
小脑幕	9	2	22.2%	4	44.5%
额底(颅前窝)	6	3	50%	3	50%
蝶顶	4	2	50%	0	—
大脑大静脉	2	0	—	1	50%
颈静脉孔	2	0	—	0	—
斜坡	2	0	—	0	—
枕骨大孔	1	0	—	1	100%
总数	321	23	7.2	52	16.2%

GKRS：伽马刀放射外科治疗

NHND：非出血性神经功能缺损

ICH：脑出血

注意：非出血性神经功能缺损包括偏侧、偏侧感觉、小脑征、痴呆和精神错乱

血栓或硬脑膜窦的创伤有关，但多数病例的病因和形成机制难以明确，因此通常认为是先天性的 [15-16]。硬脑膜动静脉瘘的形态学结构需要详细的脑血管造影明确，其静脉血流可通过硬脑膜窦、皮质静脉或者二者同时进行，可以顺流，也可以逆流。静脉引流模式是可以发生变化的。在一些病例中发现静脉血流从顺流向逆流逐渐转变或者供血动脉流向静脉窦的延迟汇集（集水池效应）[8,17-18]。静脉高压被认为是皮质静脉血流方向改变的原因 [2,9,19]。逐渐增高的静脉压及皮质静脉反流可能最终导致脑出血或者神经功能缺损 [1]。

然而，并不是所有的硬脑膜动静脉瘘都有这样的临床进展。临床偶尔可以见到某些硬脑膜动静脉瘘可以退化或形成血栓并自愈 [20-21]。引起硬脑膜动静脉瘘进展或退化的原因尚未明确。

26.1.4 硬脑膜动静脉瘘的血管构筑和分类

硬脑膜动静脉瘘至少存在 3 种分类（表 26.2~表 26.4）。最常用的分类标准是 Cognard 分级和 Borden 分型 [9,19]。两种系统都是基于血管造影下的静脉引流模式进行分类。然而，由于硬脑膜动静脉瘘包含与海绵窦相关的临床特点，

表 26.2 硬脑膜动静脉瘘的 Cognard 分型

Cognard 分型	描述
Ⅰ	局限于静脉窦壁，血流方向正常向前流动
Ⅱa	局限于静脉窦，伴有皮质静脉反流
Ⅱb	逆行流入静脉窦，伴有皮质静脉反流
Ⅱa + b	反流入静脉窦 + 皮质静脉
Ⅲ	直接引流入皮质静脉（而不是静脉窦）
Ⅳ	直接引流入皮质静脉（而不是静脉窦），伴有静脉扩张
Ⅴ	脊髓周围静脉引流，伴有进行性脊髓病变

Barrow 分级（对累及海绵窦的硬脑膜动静脉瘘进行分类）通常也被用于这一类型硬脑膜动静脉瘘的分类[22]。

Cognard 系统根据硬脑膜动静脉瘘的引流部位和是否合并皮质静脉引流进行分类，同时考虑到了皮质静脉血流方向及皮质静脉扩张等因素（表 26.2）。Cognard Ⅰ型表示直接引流入硬脑膜静脉窦或静脉，类似于 Borden 分型。Cognard Ⅱ 型表示存在反流，又细分为单纯静脉窦反流（Ⅱa 型），反流至皮质静脉（Ⅱb 型），同时反流至静脉窦和皮质静脉（Ⅱa+b 型）。Cognard Ⅲ型表示直接经皮质引流，类似于 Borden 分型，但合并皮质静脉球样扩张的硬脑膜动静脉瘘为 Cognard Ⅳ型。经脊髓静脉引流的硬脑膜动静脉瘘为 Cognard Ⅴ型。Cognard 等在 258 例硬脑膜动静脉瘘患者中发现 Cognard 分型与临床症状进展及出血风险显著相关。

Borden 分型根据引流部位和是否合并皮质静脉对硬脑膜动静脉瘘进行分类（表 26.3）。Borden Ⅰ型硬脑膜动静脉瘘的血流直接引流入硬脑膜静脉窦或硬脑膜静脉；Borden Ⅱ型的血流通过静脉窦反流入蛛网膜下腔静脉；Borden Ⅲ型的血流是直接反流入蛛网膜下腔静脉。

根据 Barrow 分级[22]，海绵窦区硬脑膜动静脉瘘应该是 Barrow A 直接型和 Barrow B-D 间接型（表 26.4）。直接型硬脑膜动静脉瘘指颈内动脉海绵窦段和海绵窦之间存在高速分流，通常由于外伤引起颈内动脉壁撕裂或颈内动脉海绵窦段动脉瘤破裂导致。间接型硬脑膜动静脉瘘指颈内动脉脑膜支和海绵窦之间的硬脑膜动静脉瘘（Barrow B 型），颈外动脉和海绵窦之间的硬脑膜动静脉瘘（Barrow C 型），颈内动脉脑膜支和颈外动脉均有供血的硬脑膜动静脉瘘（Barrow D 型）。

表 26.3 硬脑膜动静脉瘘的 Borden 分型

Borden 分型	描述
Ⅰ	向前引流入静脉窦
Ⅱ	反流入静脉窦 + 皮质静脉
Ⅲ	只反流入皮质静脉

表 26.4 海绵窦区硬脑膜动静脉瘘的 Barrow 分型

Barrow 分型	描述
A	颈内动脉与海绵窦之间直接存在高流量分流
B	颈内动脉脑膜支与海绵窦之间存在间接低流量分流
C	颈外动脉脑膜支与海绵窦之间存在间接低流量分流
D	颈外动脉脑膜支和颈内动脉与海绵窦之间存在间接低流量分流

26.1.5 治疗选择

硬脑膜动静脉瘘的治疗要基于预期自然史和病变的血流动力学变化。对于病变血流进入静脉窦（Borden Ⅰ型或 Cognard Ⅰ型）和“良性”症状的硬脑膜动静脉瘘，除非患者不能忍受，通常采取姑息性或保守治疗[5,8]。对于伴有搏动性头痛、搏动性耳鸣、眼部症状恶化、进展性神经功能缺损、颅内压增高或出血风险增加的患者，建议采取治疗措施[9,19,23-24]。

介入神经放射学的发展为硬脑膜动静脉瘘患者提供了治疗的选择方案。通过静脉或动脉途径可以尝试闭塞动静脉瘘。因为硬脑膜动静脉瘘通常由多支动脉供应，单独经动脉栓塞很难将其完全闭塞。经动脉栓塞主要是为了减少供血动脉，采用姑息性栓塞可以缓解症状[23]。通过经静脉途径达到治愈性栓塞是必要的。尽管牺牲掉窦腔可实现完全治愈，但通过静脉途径超选阻断静脉反流比牺牲硬脑膜窦更可取[23]。当单纯血管内介入栓塞治疗对于闭塞硬脑膜动静脉瘘不可行时，也可以采用血管内介入栓塞治疗联合手术或放射外科治疗。

对具有“侵袭性”特征但不适合进行血管内介入栓塞治疗的硬脑膜动静脉瘘，可采取开放手术治疗。颅前窝或小脑幕切迹的硬脑膜动静脉瘘通常合并较高的出血风险，因此，需要采取手术干预。手术方法主要包括结扎瘘与引流静脉之间的连接，阻断供血动脉，电凝或切除硬脑膜上的瘘，并切除涉及窦的部分[25-27]。研究表明，在不切除窦腔的条件下，单独行引流静脉阻断，与瘘管切除疗效等同。在窦腔明显的情况下，前者可以避免窦腔切除后静脉高压的风险[28-31]。据报道，手术切除硬脑膜动静脉瘘的发病率和死亡率为0~13%[31]。

SRS一直被用于治疗脑实质动静脉畸形，已延伸治疗硬脑膜动静脉瘘。1993年，Chandler和Friedman首次报道颅前窝硬脑膜动静脉瘘的放射外科治疗[32]。自此，放射外科治疗开始用于治疗包括海绵窦、横窦乙状窦、上矢状窦、小脑幕切迹区和其他位置的硬脑膜动静脉瘘[33-41]。放射外科治疗常联合血管内介入栓塞治疗硬脑膜动静脉瘘，可以即刻缓解症状，并减少出血风险[10,33,35-36,42-44]。在一些报道中，硬脑膜动静脉瘘单纯放射外科治疗的闭塞率比联合血管内介入栓塞治疗高，症状改善率也较高[34,36,38]，且放射相关的并发症很少见。

26.1.6 硬脑膜动静脉瘘的治疗策略

硬脑膜动静脉瘘的患者管理应个体化。要结合患者的临床表现，依据病灶的位置、结构预估硬脑膜动静脉瘘的自然史，综合考虑治疗利弊。通常认为，对于出血、进展性神经功能缺损、颅内压增高的硬脑膜动静脉瘘需积极干预，使静脉压迅速下降，治疗措施主要包括血管内介入栓塞、外科手术或几种方式联合治疗。

对于伴有单一、少量皮质静脉引流的Borden Ⅱ~Ⅲ型（Cognard Ⅱb型、Ⅱa+b型、Ⅲ型、Ⅳ型、Ⅴ型）硬脑膜动静脉瘘，以及伴有孤立硬脑膜窦和皮质静脉引流的硬脑膜动静脉瘘，手术和血管内介入栓塞治疗均可实现病灶的完全闭塞[45-47]。然而，当硬脑膜动静脉瘘伴有多支供血的硬脑膜窦或皮质静脉引流时，外科手术和血管内介入栓塞治疗均面临技术上的挑战。Lucas等在1997年进行的一项荟萃分析表明，即使行手术联合血管内介入栓塞治疗，也有超过30%的横窦–乙状窦区硬脑膜动静脉瘘残留或症状持续存在[48]。SRS提供了另一种治疗方式，可以提高治疗效果。

对于Borden Ⅰ级（Cognard Ⅰ型、Ⅱa型）硬脑膜动静脉瘘，治疗的益处大于风险。有证据表明，硬脑膜窦损伤、压力增加可以导致硬脑膜动静脉瘘发展或者引起继发性静脉高压，从而导致神经功能缺失[2]。因此对于Borden Ⅰ型硬脑膜动静脉瘘，经静脉途经栓塞或手术牺牲掉功能性硬脑膜窦是不可取的。此外，因为Borden Ⅰ型硬脑膜动静脉瘘的供血动脉复杂多变，单纯经动脉栓塞很难达到完全闭塞[23]。研究表明，硬脑膜动静脉瘘栓塞或手术后不完全闭塞可造成局部缺血，这可促进血管生长因子的表达增加，导致侧支血管生成，引起硬脑膜动静脉瘘复发[49-52]。因此，血管内介入栓塞或手术作为治疗Borden Ⅰ型硬脑膜动静脉瘘的首选方法，目的是缓解而不是治愈，应仔细权衡手术的利弊。我们的研究和其他研究均表明，对于伴有“良性”静脉引流的硬脑膜动静脉瘘，SRS治疗可达到影像学上的完全闭塞，并且保留正常的硬脑膜窦功能[5,34,38,41]。

当前，我们对硬脑膜动静脉瘘患者的治疗策略主要包括以下几个方面：

- 对于Borden Ⅰ型（Cognard Ⅰ型，Ⅱa型）硬脑膜动静脉瘘，伴有持续良性症状（头痛、搏动性耳鸣或眼征），放射治疗可作为首选。
- 对于Borden Ⅱ型、Ⅲ型（Cognard Ⅱa+b型、Ⅱb型、Ⅲ型）伴有皮质静脉反流的硬脑膜动静脉瘘，可采用以下策略：

—对于有症状的皮质静脉引流的硬脑膜动静脉瘘[24]（出血、颅内压增高或进展性神经功能缺损），手术或血管内介入栓塞可作为首选。

—对于有症状的皮质静脉引流的硬脑膜动静脉瘘[24]（头痛、搏动性耳鸣、眼征、无出血或颅内压增高），血管内介入栓塞可作为一线治疗方案。

此外，对于老年人、体质差、复杂的硬脑膜动静脉瘘，SRS 可作为首选。

26.1.7 SRS 的原理和剂量

SRS 治疗的特点是病灶边缘的辐射剂量急剧下降，因此可以避免对病灶周围正常组织的辐射暴露。经过神经外科医生、神经放射学专家、放射肿瘤学家、物理学家对该技术的改进，SRS 可用来治疗颅内血管畸形及肿瘤。尽管 SRS 治疗设备在过去的几十年一直在变化，但基本理念没有改变，放射对于血管病灶的放射生物学效应主要是通过内皮损伤，破坏内弹力层，导致病变血管腔增生、狭窄，以及内皮下细胞增生，最终使管腔闭塞[53]。

硬脑膜动静脉瘘的靶向位置是通过非对比立体磁共振（MRI），轴位薄扫时间飞跃磁共振血管成像（MRA）和脑部 X 线的血管造影片获得的集成数据确定。我们的治疗目标是完全闭塞瘘管。恰当地圈绘出治疗目标，主要是硬脑膜窦壁上的异常动静脉分流，这对成功治疗非常重要（图 26.2、图 26.3）。沿着包含瘘成分的硬脑膜窦壁来确定目标体积[2,17,38,54–55]。供血动脉远端和窦远端引流静脉不包括在治疗区域内，一般不认为它们是瘘的组成部分。

硬脑膜动静脉瘘放射的常规边缘剂量为 18~20Gy（15~25Gy）。靶向覆盖范围在 50%~

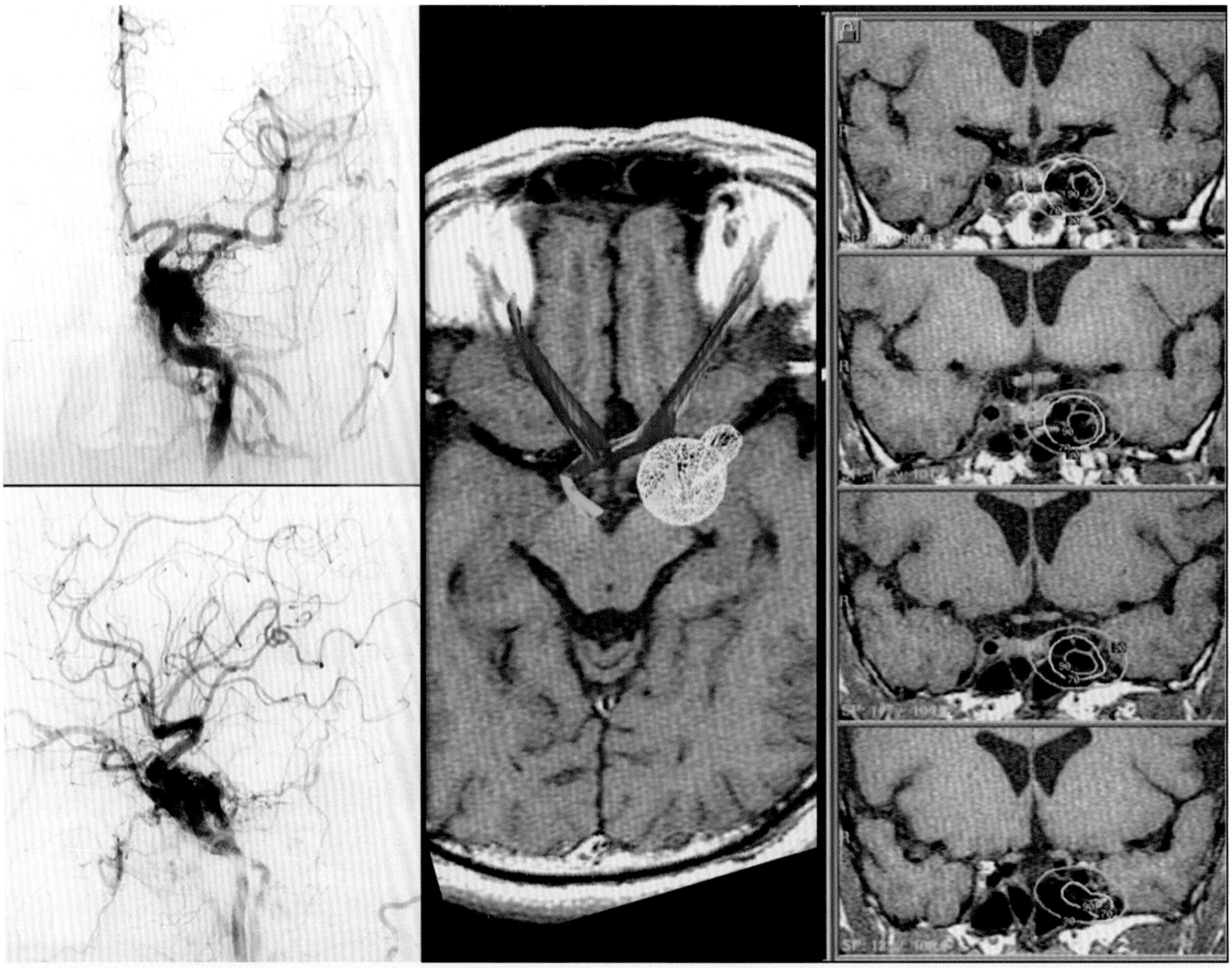

图 26.2 海绵窦区硬脑膜动静脉瘘的放射剂量计划。红色：光学仪器；绿色：动眼神经；黄色：放射体积

70% 的等剂量线内。对于海绵窦区硬脑膜动静脉瘘，首选大型准直器（C 型为 14mm 或 18mm，Perfexion 伽马刀为 16mm）来覆盖海绵窦（图 26.2）。对于非海绵窦区硬脑膜动静脉瘘，需要更多靶点来覆盖治疗体积（图 26.3）。注意保护重要的结构，如视神经或脑干，这些部位的放射剂量应低于 8~10Gy。

脑动静脉瘘行伽马刀治疗后，需在 6 个月后行临床神经功能检查和放射影像学检查（MRI 和 MRA）。

如果 MRI 显示病灶完全闭塞，则常在伽马刀治疗 1~3 年后行脑血管造影检查。对于海绵窦区硬脑膜动静脉瘘，每 3 个月行经眼球的非入侵彩色多普勒超声检查来评估眼上静脉的血流方向和速率。彩色多普勒超声检查正常通常表示影像学上完全闭塞[56]。

根据影像学检查结果，可以将患者分为 4 类：

（1）完全治愈，表示症状完全缓解，达到影像学上完全闭塞。

（2）部分治愈，临床症状部分缓解，MRA 显示大于 50% 的病灶消失。

（3）稳定，MRA 随访显示病灶没有变化。

（4）进展，MRA 随访显示病灶扩大或进行性改变。

26.1.8 硬脑膜动静脉瘘的放射外科治疗效果

作者所在的台北荣民总医院的队列研究中，206 例海绵窦区硬脑膜动静脉瘘患者中有 156 例行伽马刀治疗后随访，115 例非海绵窦区硬脑膜动静脉瘘患者中有 105 例行治疗后随访。海绵窦组患者的平均随访周期是 20.8 个月（1~149 个月），非海绵窦组患者的随访周期

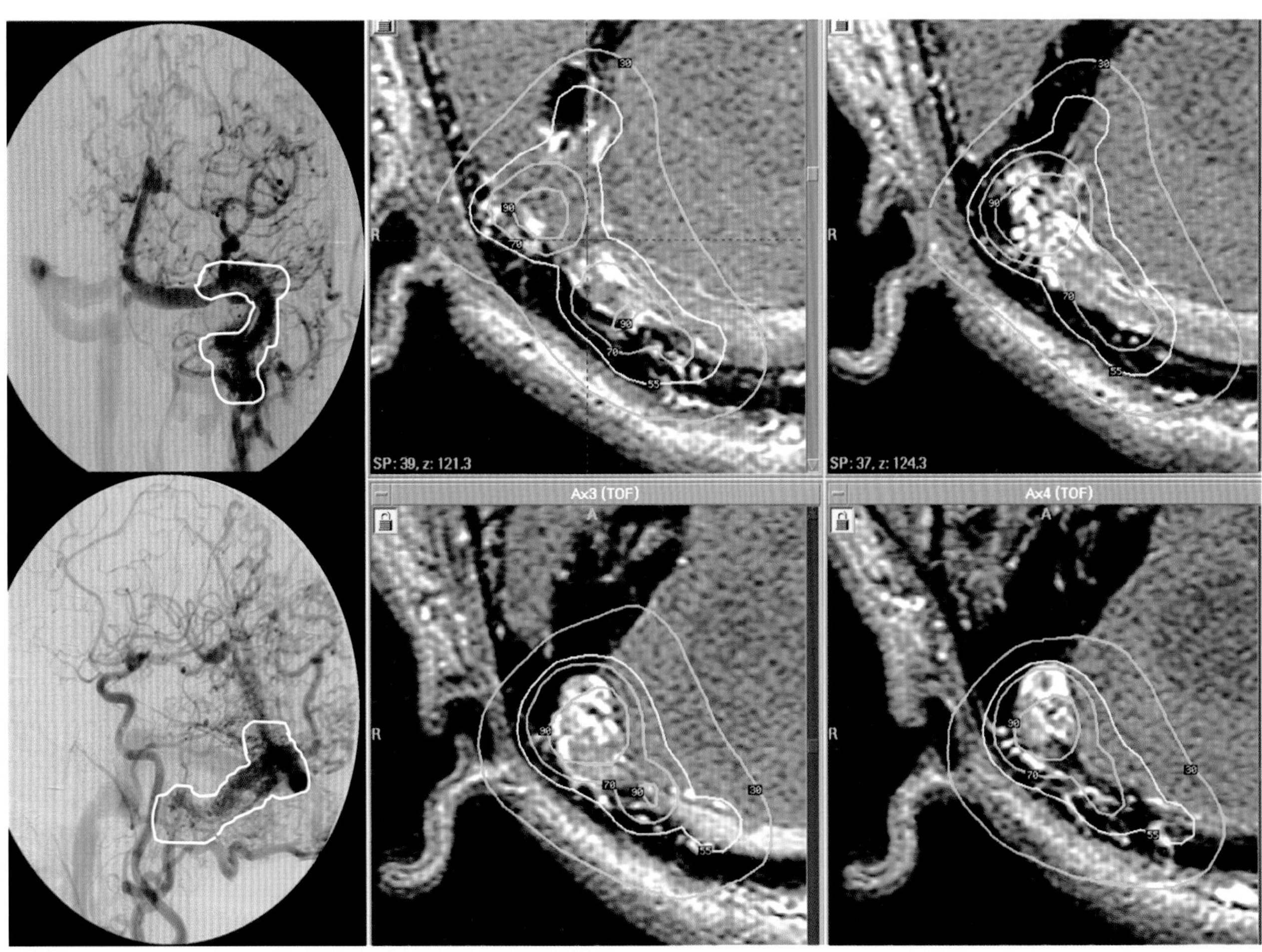

图 26.3 横窦 – 乙状窦区脑膜动静脉瘘的放射剂量计划

为 28 个月（2~141 个月）。

表 26.5 总结了 264 例硬脑膜动静脉瘘患者随访时的临床结果。对于海绵窦区硬脑膜动静脉瘘，156 例中有 109 例（70%）完全治愈，47 例（30%）部分治愈。放射外科治疗后没有病灶稳定或进展。对于非海绵窦区硬脑膜动静脉瘘，108 例中有 64 例（59%）完全治愈，40 例（37%）部分治愈，2 例（2%）稳定，1 例（1%）进展，1 例（1%）死亡。病例详情见图 26. 4 和图 26.5。

为了评估不同静脉引流模式下的硬脑膜动静脉瘘在伽马刀治疗后的反应，基于 Cognard

表 26.5　264 例硬脑膜动静脉瘘患者 GKRS 术后神经功能和影像学随访结果

	海绵窦区	非海绵窦区
完全闭塞	109（70%）	64（59%）
部分闭塞	47（30%）	40（37%）
稳定（无变化）	0	2（2%）
进展	0	1%（1%）
死亡	—	1%（1%）
总计	156	108

GKRS：伽马刀放射外科治疗

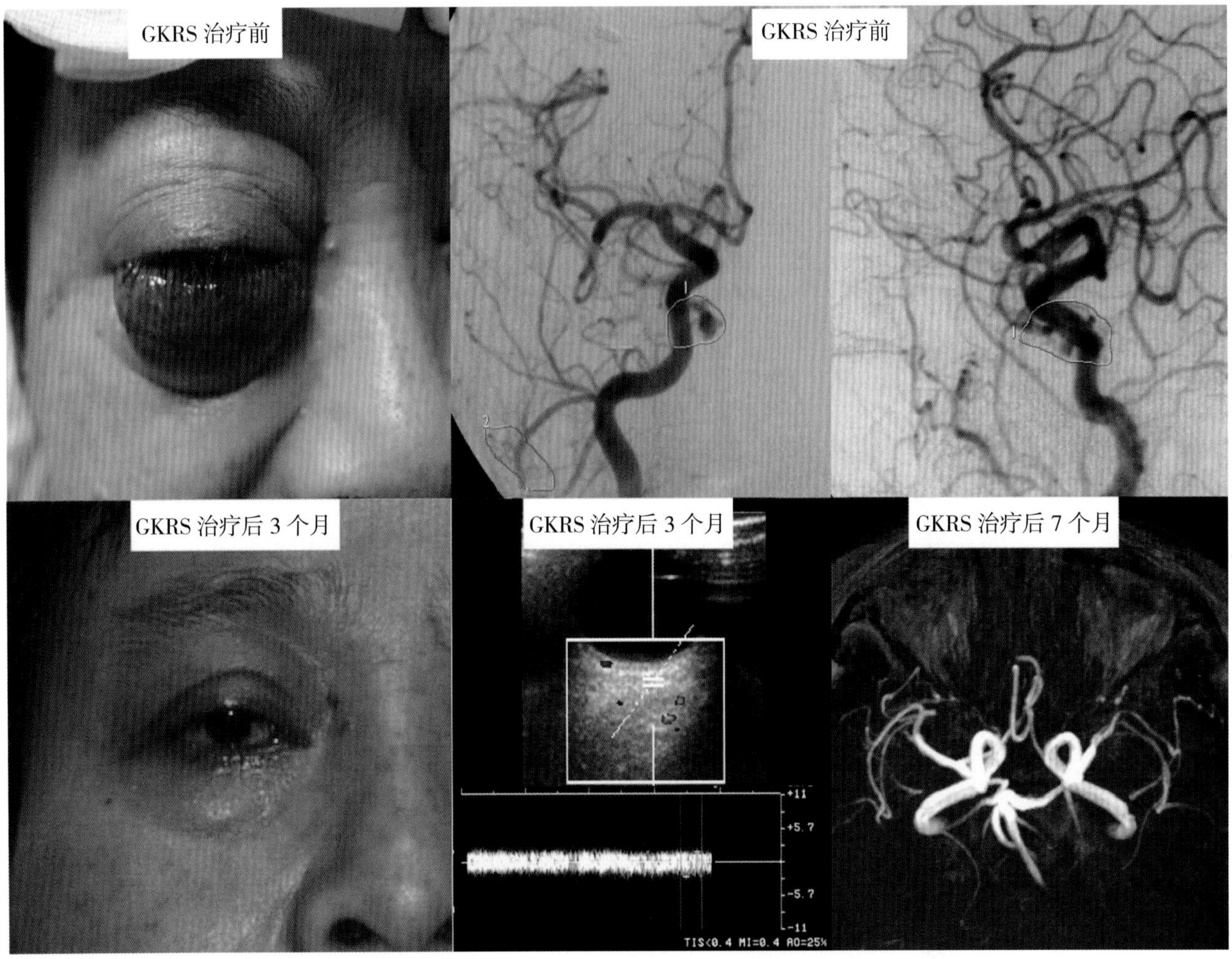

图 26.4　海绵窦区硬脑膜动静脉瘘案例。50 岁的女性，患右侧海绵窦区硬脑膜动静脉瘘，表现为突眼、球结膜水肿、红眼和颅内杂音，视力和视野正常。脑血管造影显示 Barrow D 型硬脑膜动静脉瘘。进行单次伽马刀放射外科（GKRS）治疗，边缘剂量为 17.5Gy。治疗后 3 个月，眼部症状消失，未见并发症。治疗后 7 个月的 MRA 显示病灶完全闭塞

分级和 Borden 分型，我们进一步分析了 108 例非海绵窦区患者的治疗效果（表 26.6、表 26.7），结果显示放射外科治疗对于 Cognard Ⅰ型和Ⅱa 型（良性病灶）效果显著，完全闭塞率分别为77% 和68%。然而，对于Cognard Ⅱb型、Ⅱa+b 型硬脑膜动静脉瘘，治愈率分别仅为 57% 和 32%。对于 Cognard Ⅲ型、Ⅳ型、Ⅴ型硬脑膜动静脉瘘，完全闭塞率分别为 80%、50% 和 33%（表 26.6）。

另一方面，与 Borden 分型得到的结果相同，对于 Borden Ⅰ型病灶，完全闭塞率为 72%，另外 28% 为部分闭塞。对于 Borden Ⅱ型、Ⅲ型病灶，治愈率较低[48]，Borden Ⅱ型、Ⅲ型患者中，21 例（44%）达到完全闭塞，48% 的患者达到部分闭塞，4% 的患者稳定，2% 的患者进展。1 例（2%）Borden Ⅱ ~ Ⅲ型硬脑膜动静脉瘘患者在后期死亡（表 26.7）。

对于海绵窦区硬脑膜动静脉瘘，MRI 或 MRA 显示的平均闭塞时间为 21.4 个月，脑血管造影显示的闭塞时间为 24.2 个月。对于非海绵窦区硬脑膜动静脉瘘，MRI 或 MRA 显示的平均闭塞时间为 31.1 个月，脑血管造影显示的闭塞时间为 32.8 个月。然而，症状缓解通常出现在影像学闭塞之前。对于海绵窦区硬脑膜动静脉瘘，预估第一年的临床或症状缓解率为 70%，第二年为 90%（图 26.6）。非海绵窦区

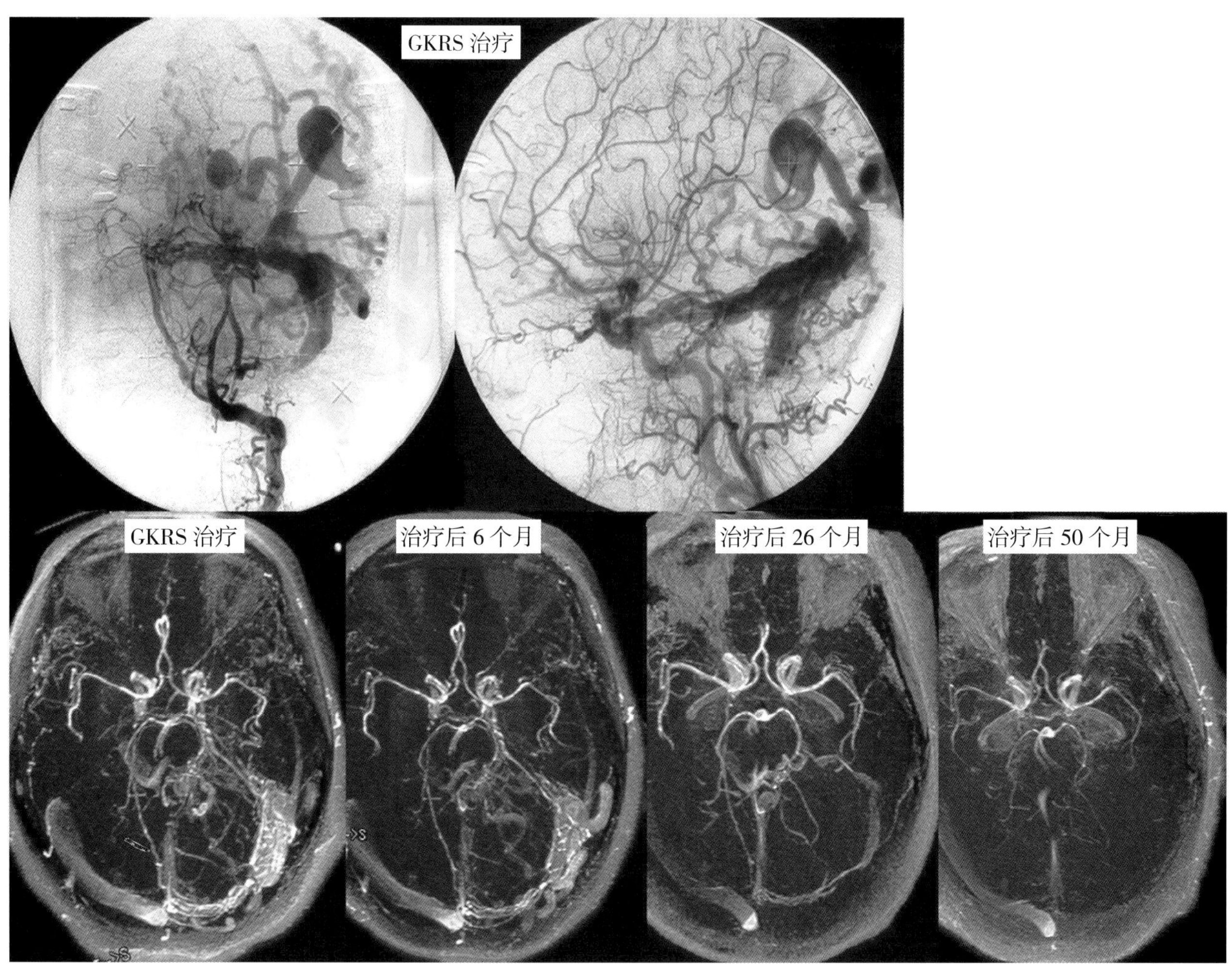

图 26.5　非海绵窦区硬脑膜动静脉瘘案例。55 岁的女性，患右侧横窦 – 乙状窦硬脑膜动静脉瘘，伴有搏动性耳鸣。做过 3 次经动脉栓塞，但症状仍然存在。血管造影显示伴有皮质静脉引流，Cognard 分型为Ⅱa+b 型。行单次伽马刀放射外科（GKRS）治疗，边缘剂量为 17.5Gy，辐射体积为 20.9mL。GKRS 治疗后 26 个月，病灶分流消失，伴有不良症状。治疗后第 50 个月的 MRA 显示病灶完全闭塞

表 26.6 108 例非海绵窦区硬脑膜动静脉瘘患者 GKRS 治疗后结果及 Cognard 分型（单位：例）

Cognard 分型	完全闭塞	部分闭塞	稳定	进展	死亡	总计	闭塞率
Ⅰ	17	5	0	0	0	22	77%
Ⅲ	26	12	0	0	0	38	68%
Ⅱb	4	3	0	0	0	7	57%
Ⅱa+b	8	14	1	1	1	25	32%
Ⅲ	4	1	0	0	0	5	80%
Ⅳ	4	3	1	0	0	8	50%
Ⅴ	1	2	0	0	0	3	33%
总计	64	40	2	1	1	108	59%

GKRS：伽马刀放射外科治疗

表 26.7 108 例非海绵窦区硬脑膜动静脉瘘患者 GKRS 治疗后结果及 Borden 分型（单位：例）

Borden 分型	完全闭塞	部分闭塞	稳定	进展	死亡	总计	闭塞率
Ⅰ	43	17	0	0	0	60	72%
Ⅱ	12	18	1	1	0	32	38%
Ⅲ	9	5	1	0	1	16	56%
总计	64	40	2	1	1	108	59%

GKRS：伽马刀放射外科治疗

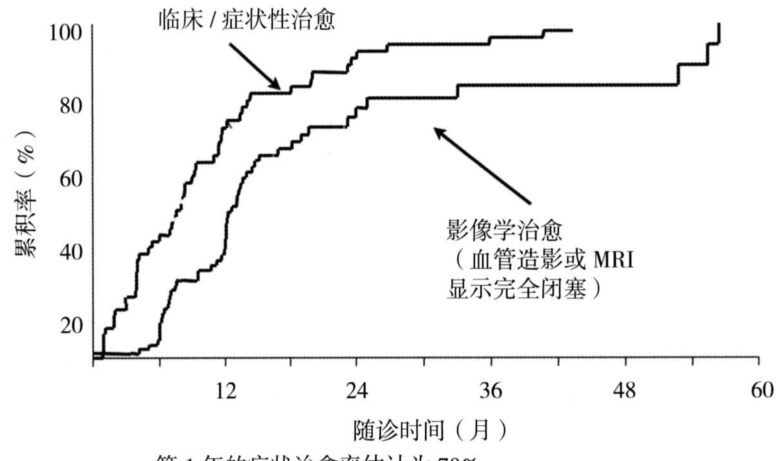

图 26.6 海绵窦区硬脑膜动静脉瘘的 Kaplan-Meier 图。在海绵窦组中，大部分眼部症状在窦完全闭塞前就已经消失

硬脑膜动静脉瘘需要更长的时间，估计临床或症状缓解率在第一年为60%，第二年为80%（图26.7）。包括作者所写的几个报道指出，放射治疗到硬脑膜动静脉瘘闭塞的时间可短于6个月[5,34,57–59]。由于靠近窦壁的硬脑膜动静脉瘘的血管通常较小，因此硬脑膜动静脉瘘与动静脉畸形相比似乎对放射的反应更迅速[38]。

如前所述，对于海绵窦区和非海绵窦区硬脑膜动静脉瘘，眼征在病灶完全闭塞前大多数都已经消退。表26.8展示了156例海绵窦区硬脑膜动静脉瘘患者在常规临床随访中的各种眼部症状。SRS治疗后，几乎所有患者的一些像红眼、球结膜水肿、眼球突出、颅内杂音、头痛、眼痛、视力障碍、复视等表现都会缓解。仅2例眼球突出患者没有任何缓解。有几例患者在临床症状改善前视力和视野暂时恶化。我们认为在SRS治疗后，静脉血流速度和方向的逐渐改变需要3~9个月的时间使眼静脉反流恢复正常[56]。详细情况见下文并发症章节（表26.9）。

文献中有大量报告已经证明GKRS治疗硬脑膜动静脉瘘的有效性。表26.10总结了自

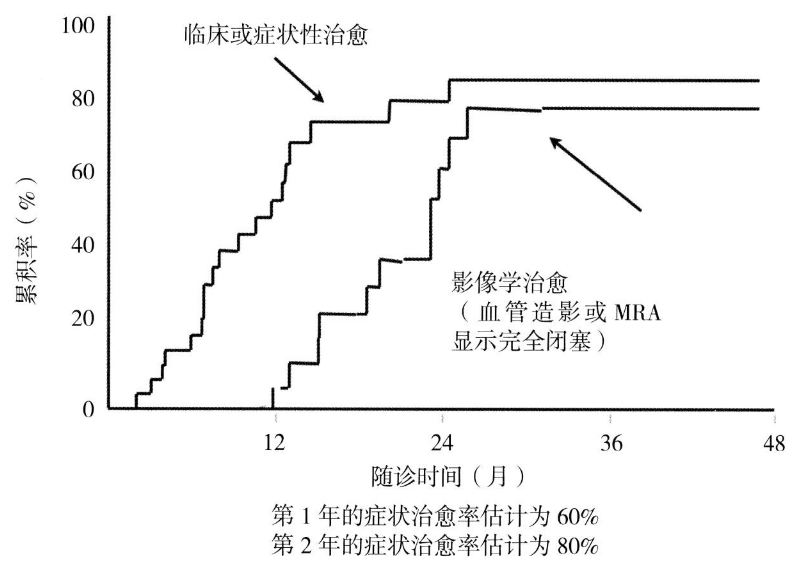

图26.7 非海绵窦区硬脑膜动静脉瘘的Kaplan-Meier图。在非海绵窦组中，大部分眼部症状在瘘完全闭塞前已经消失

表26.8 海绵窦区硬脑膜动静脉瘘GKRS治疗后的症状、体征和结果（n=156；单位：例）

改善程度	红眼	球结膜水肿	突眼	耳鸣	头痛或眼痛	视觉障碍	复视
完全	78	39	29	23	21	20	31
次完全	17	10	2	2	5	8	105
部分	11	3	3	4	8	10	5
无	—	—	2	—	—	—	—
总计	106	52	36	29	34	39	49

GKRS：伽马刀放射外科治疗

表 26.9　硬脑膜动静脉瘘 GKRS 治疗后的并发症

海绵窦区（n=156）	病例数	发生率
复视伴脑神经麻痹	2	1.3%
视力减退	0	0
非海绵窦区（n=108）	**病例数**	**发生率**
静脉出血（脑出血）	2	1.9%
放射引起的局部水肿	6	5.5%
脑神经功能缺损	1	0.9%
无症状性硬脑膜窦闭塞	10	9%
慢性包膜血肿	4	3.7%

1994 年以来行 SRS 治疗的硬脑膜动静脉瘘病例。Guo[34] 和 Pollock[39] 等分别报道了单纯行伽马刀或联合血管内介入栓塞治疗海绵窦区硬脑膜动静脉瘘的完全闭塞率约为 80%。2005 年匹兹堡大学医学中心的报道称，他们治疗的 18 例脑动静脉瘘患者的症状完全或几乎完全消失。2006 年 Soderman 等报告了 49 例患者的 52 个硬脑膜动静脉瘘，闭塞率为 68%，另外的 24% 在治疗后 2 年出现好转 [5]。2010 年弗吉尼亚大学的 Cifarelli 等报道，在治疗的 55 例硬脑膜动静脉瘘患者中达到 65% 的闭塞率 [60]。O'Leary 报道，完全闭塞率达到 77%，另外有 15% 的患者好转 [43]。2010 年 Yang 报道了在匹兹堡大学医学中心治疗的 40 例硬脑膜动静脉瘘患者，他们发现在平均 45 个月的随访期内（23~116 个月），放射联合血管内介入栓塞治疗的硬脑膜动静脉瘘闭塞率为 83%，单纯放射外科治疗的闭塞率为 67%[61]。与横窦 – 乙状窦区的瘘相比，颈动脉 – 海绵窦瘘可实现高的闭塞率（P=0.012）和症状改善率（P=0.010）[61]（表 26.11）。

文献中报道了一些患者在放射外科治疗前行手术或血管内介入栓塞治疗，这些患者可能还需要通过放射外科疗法进一步治疗残留的硬脑膜动静脉瘘。根据这些研究我们可估算出硬脑膜动静脉瘘放射外科治疗的完全闭塞率为 65%~77%，有更多患者经放射外科治疗症状得到缓解。

几项研究指出，与动静脉畸形放射外科治疗的结果相比，硬脑膜动静脉瘘放射外科治疗的闭塞时间较短 [5,34,57–59]。关于放射外科治疗后硬脑膜动静脉瘘的闭塞是由于治疗引起，还是疾病的自然病程，存在不同的观点，已有几个病例报告显示硬脑膜动静脉瘘自发性消失 [21,62–64]。早期闭塞瘘可缩短患者的搏动性头痛、耳鸣或眼征带来的痛苦。对于伴有皮质静脉引流的病例，放射外科治疗联合血管内栓塞介入栓塞治疗可降低脑出血或疾病进展的风险。

26.1.9 并发症

放射外科治疗后的潜在并发症包括持续静脉高压，脑出血，神经功能缺损，静脉窦狭窄伴血栓形成，迟发性囊肿，以及放射性脑水肿。

对于伴有皮质静脉反流的硬脑膜动静脉瘘，放射外科治疗后脑出血的风险一直存在，直到静脉反流停止，动静脉瘘消失。瘘闭塞前的潜伏期内出血的风险较低，Söderman 发现 SRS 治疗后的年出血风险为 2.5%[5]，我们的研究显示出血率为 0.8%（2/264）[4]（表 26.9）。

海绵窦区硬脑膜动静脉瘘一般在伽马刀治疗后 3~9 个月眼上静脉反流消失 [56]，说明静脉血流速度和方向逐渐发生改变。治疗后，在临床改善开始前出现症状和体征暂时性恶化的患者中，有时可通过 MRI 观察到眼上静脉血栓形成 [65]。Lau 等报道过一例伽马刀治疗后 1 个月的患者出现眼上静脉和前海绵窦血栓形成。Barcia-Salorio 等报道了 25 例患者中有 2 例在分流消失前出现了暂时性症状恶化 [57]。

对于非海绵窦区硬脑膜动静脉瘘，放射外科治疗后可发生静脉出血、放射性脑水肿、新发脑神经功能缺损、迟发性囊肿等。临床上有时也可见到无症状性硬脑膜窦闭塞，可不予干预（表 26.9）。

其他的放射相关并发症较少见。目前还没

表 26.10 硬脑膜动静脉瘘 SRS 治疗的系列研究总结

作者（年份）	病例数（n）	年龄（y）	SRS 方式	栓塞前（n/n）	微创手术治疗前（n/n）	边缘剂量（Gy）	放射体积（mL）	平均随访时间（月）	完全闭塞（n/n）	SRS 后出血（n）	SRS 后 NHND（n）	死亡（n）
Pan 等（2013）[4]	321	58	GKRS	41/321	13/321	17.2	海绵窦 4.7，非海绵窦 16.9	海绵窦区 21，非海绵窦区 28	173/264	2	0	1
Söderman 等（2013）[73]	65	—	GKRS	10/67	3/67	20~25	—	—	37/63	2	2	0
Piippo 等（2013）[74]	16	—	LINAC	13/17	0/17	18	—	—	9/17	0	0	0
Oh 等（2012）[75]	43	—	GKRS	30/43	0/43	19	6.9	—	32/43	1	1	0
Hanakita 等（2012）[76]	22	57	GKRS	10/22	2/22	21	1.5	27	12/22	0	0	0
Gross 等（2012）[77]	8	57	LINAC	4/9	0/9	17.7	1	35	8/9	0	0	0
Cifarelli 等（2010）[60]	55	50	GKRS	36/55	11/55	21	—	36	30/46	3	1	0
Yang 等（2010）[61]	40	69	GKRS	19/44	0/44	20	2	45	32/44	1	0	1
Kida（2009）[78]	13	54	GKRS	7/13	0/13	18.9	—	24	5/13	0	0	0
Söderman 等（2006）[5]	49	—	GKRS	7/52	3/52	22	—	—	28/41	2	1	0
Koebbe 等（2005）[10]	18	65	GKRS	13/23	0/23	20	2.16	46	15/18	0	1	0
Pan 等（2002）[38]	20	53	GKRS	—	—	16.5~19	1.7~40.7	19	11/19	0	0	0
O'Leary 等（2002）[48]	16	56	GKRS	—	—	25	—	24	10/13	0	1	0

SRS：立体定向放射外科；NHND：非出血性神经功能缺损；GKRS：伽马刀放射外科治疗；LINAC：直线加速器放射外科

表 26.10（续）

作者（年份）	病例数（n）	年龄（y）	SRS 方式	栓塞前（n/n）	微创手术治疗前（n/n）	边缘剂量（Gy）	放射体积（mL）	随访时间（月）	完全闭塞（n/n）	SRS 后出血（n）	SRS 后 NHND（n）	死亡（n）
Chung 等（2002）[79]	8	56	GKRS	3/8	1/8	20	—	17	1/8	0	1	0
Friedman 等（2001）[33]	23	57	GKRS	2/23	0/23	18	9.6	21	7/17	0	0	0
Shin 等（2000）[40]	2	65	GKRS	0/2	0/2	20	—	28	2/2	0	0	0
Pollock 等（1999）[39]	20	67	GKRS	2/20	0/20	20	2.8	12	13/15	0	1	0
Link 等（1996）[36]	29	61	GKRS	2/29	1/29	19.2	3.3	—	13/18	0	0	0
Lewis 等（1994）[35]	7	61	LINAC	7/7	0/7	15.6	—	24	3/7	0	1	0

表 26.11 影响硬脑膜动静脉瘘 SRS 治疗后闭塞的相关因素

作者（年份）	与闭塞相关的有利因素	与闭塞相关的不利因素	与闭塞不相关的因素
Yang 等（2013）[80]	海绵窦区硬脑膜动静脉瘘	—	—
Cifarelli（2010）[60]	Borden Ⅰ型硬脑膜动静脉瘘	任何伴有皮质引流静脉的硬脑膜动静脉瘘	性别， 曾行血管内介入栓塞治疗， 曾行手术治疗， 位置， 大小， 瘘数目
Hanakita 等（2012）[76]	出血 靶区体积< 1.5mL Cognard Ⅲ型或Ⅳ型硬脑膜动静脉瘘	任何伴有皮质引流静脉的硬脑膜动静脉瘘	年龄， 性别， 位置， 曾行治疗
Söderman 等（2006）[5]		—	最小放射剂量

SRS：立体定向放射外科

有放射性颞叶坏死、下丘脑—垂体轴功能障碍或放射相关肿瘤的报道。

26.1.10 复杂硬脑膜动静脉瘘的窦腔开通联合 SRS 治疗

关于硬脑膜动静脉瘘的病理生理学机制有两种假设。一种是由于窦和静脉压力的增加形成的生理性动静脉分流。另一种是血管生成，当静脉流出道阻塞导致静脉高压时，可减少脑灌注，导致缺氧，并形成新生血管[66]。基于这些理论，降低窦内静脉高压能减轻脑水肿，扭转硬脑膜动静脉瘘形成的恶性循环。通过球囊血管成形术或在窦内放置支架可以纠正这种静脉高压。

这些理论对于处理复杂的硬脑膜动静脉瘘至关重要，比如多发硬脑膜动静脉瘘，异常静脉引流（如双侧横窦 - 乙状窦或上矢状窦近全闭塞），皮质静脉引流弥散导致的静脉充血，以及复发性硬脑膜动静脉瘘。血管内介入栓塞或手术切除静脉窦有破坏引流静脉的风险，可能造成灾难性的后果。血流变化可能会抑制大脑的正常血流。在这些情况下，任何治疗都应该在明确瘘管没有引流功能后再进行。面对以上困难，窦腔开通联合 SRS 治疗可能是静脉流出和纠正静脉高压的可行选择。最近，我们开始使用球囊扩张或支架植入联合 GKRS 治疗一些部分阻塞的硬脑膜动静脉瘘。一些作者的报告也提出了血管成形术的概念[67-72]。2000 年 Murphy 报道了一例 TSS 硬脑膜动静脉瘘患者，通过血管成形术和支架植入治疗部分血栓性瘘管[48,71]。随后，其他作者也报道了支架植入是一种有效的技术，应该作为一线治疗方案[68-69]。

我们认为，球囊扩张或支架植入确实改善了静脉反流的方向和流动，如果继续行伽马刀治疗，将有助于硬脑膜动静脉瘘闭塞（图 26.8）。静脉血管成形术可以降低静脉压力，减少静脉反流。硬脑膜窦支架植入可重建静脉通道和静脉出口，恢复生理性静脉引流。辅助立体定向放射外科治疗可以在自体适应条件下逐渐闭塞瘘管。患者行 SRS 治疗后需要接受一段时间的抗凝药物治疗。复杂硬脑膜动静脉瘘的治疗对技术要求很高，关于血管成形术联合

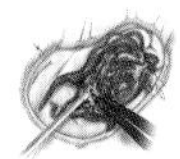

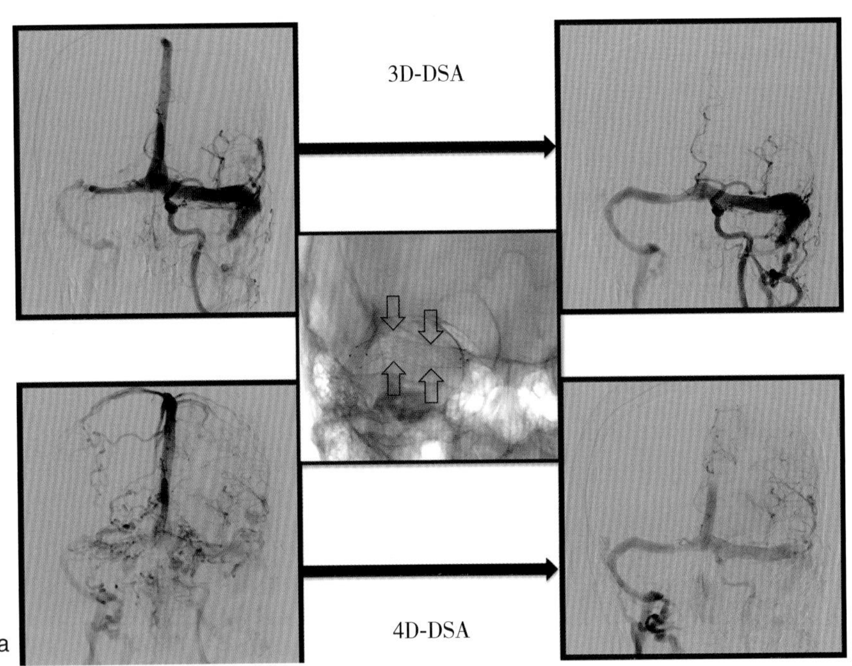

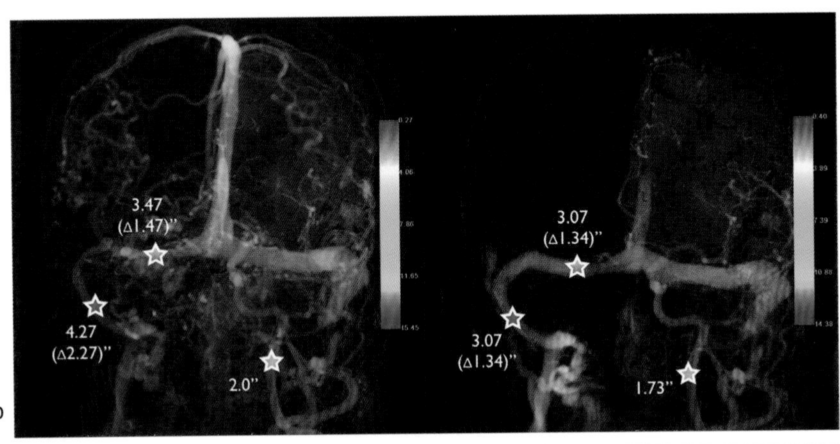

图 26.8 a. 联合窦再通和伽马刀放射外科（GKRS）治疗复杂的硬脑膜动静脉瘘。63 岁的女性患者，出现左侧搏动性耳鸣、红眼（Rt > Lt），近 1 年记忆力逐渐减退。发现左侧 Cognard Ⅱa+b 型硬脑膜动静脉瘘双侧窦闭塞。左侧乙状窦完全闭塞，在右侧横窦偏中发现静脉引流部分闭塞。为保持颅内引流通畅，行右侧横窦支架成形术。b. 4D-DSA 发现，支架植入术后血流通过时间变快（从 2.27ms 到 1.43ms），皮质静脉反流次数减少。1 周后，患者行 GKRS 治疗左侧硬脑膜动静脉瘘残留部分

SRS 治疗的疗效和安全性的研究仍在进行中，还需要更多的病例来验证其临床效果。

参考文献

[1] Awad IA, Little JR, Akarawi WP, et al. Intracranial dural arteriovenous malformations: factors predisposing to an aggressive neurological course. J Neurosurg, 1990, 72(6): 839–850

[2] Hamada Y, Goto K, Inoue T, et al. Histopathological aspects of dural arteriovenous fistulas in the transverse-sigmoid sinus region in nine patients. Neurosurgery,1997, 40(3):452–456, discussion 456–458

[3] Newton TH, Cronqvist S. Involvement of dural arteries in intracranial arteriovenous malformations. Radiology, 1969, 93(5):1071–1078

[4] Pan DH,Wu HM, Kuo YH, et al. Intracranial dural arteriovenous fistulas: natural history and rationale for treatment with stereotactic radiosurgery. Prog Neurol Surg, 2013, 27: 176–194

[5] Söderman M, Edner G, Ericson K, et al. Gamma knife surgery for dural arteriovenous shunts: 25 years of experience.

J Neurosurg, 2006, 104(6):867–875
[6] Aminoff MJ. Vascular anomalies in the intracranial dura mater. Brain, 1973, 96(3):601–612
[7] Goto K, Sidipratomo P, Ogata N, et al. Combining endovascular and neurosurgical treatments of high-risk dural arteriovenous fistulas in the lateral sinus and the confluence of the sinuses. J Neurosurg, 1999, 90(2): 289–299
[8] Satomi J, van Dijk JM, Terbrugge KG, et al. Benign cranial dural arteriovenous fistulas: outcome of conservative management based on the natural history of the lesion. J Neurosurg, 2002, 97(4):767–770
[9] Cognard C, Gobin YP, Pierot L, et al. Cerebral dural arteriovenous fistulas: clinical and angiographic correlation with a revised classification of venous drainage. Radiology, 1995, 194(3):671–680
[10] Koebbe CJ, Singhal D, Sheehan J, et al. Radiosurgery for dural arteriovenous fistulas. Surg Neurol, 2005, 64(5):392–398, discussion 398–399
[11] Brown RD Jr, Wiebers DO, Nichols DA. Intracranial dural arteriovenous fistulae: angiographic predictors of intracranial hemorrhage and clinical outcome in nonsurgical patients. J Neurosurg, 1994, 81(4):531–538
[12] Duffau H, Lopes M, Janosevic V, et al. Early rebleeding from intracranial dural arteriovenous fistulas: report of 20 cases and review of the literature. J Neurosurg, 1999, 90(1): 78–84
[13] Söderman M, Pavic L, Edner G, et al. Natural history of dural arteriovenous shunts. Stroke, 2008, 39(6):1735–1739
[14] van Dijk JM, terBrugge KG, Willinsky RA, et al. Clinical course of cranial dural arteriovenous fistulas with long-term persistent cortical venous reflux. Stroke, 2002, 33(5): 1233–1236
[15] Chaudhary MY, Sachdev VP, Cho SH, et al. Dural arteriovenous malformation of the major venous sinuses: an acquired lesion. Am J Neuroradiol, 1982, 3(1):13–19
[16] Houser OW, Campbell JK, Campbell RJ, et al. Arteriovenous malformation affecting the transverse dural venous sinus-an acquired lesion. Mayo Clin Proc,1979, 54(10): 651–661
[17] Awad IA. The diagnosis and management of intracranial dural arteriovenous malformations. Contemporary Neurosurgery, 1991, 13(4):1–5
[18] Cognard C, Houdart E, Casasco A, et al. Longterm changes in intracranial dural arteriovenous fistulae leading to worsening in the type of venous drainage. Neuroradiology, 1997, 39(1):59–66
[19] Borden JA, Wu JK, Shucart WA. A proposed classification for spinal and cranial dural arteriovenous fistulous malformations and implications for treatment. J Neurosurg, 1995, 82(2):166–179
[20] Davies MA, Ter Brugge K, Willinsky R, et al. The natural history and management of intracranial dural arteriovenous fistulae. Part 2: aggressive lesions. Interv Neuroradiol, 1997, 3(4):303–311
[21] Luciani A, Houdart E, Mounayer C, et al. Spontaneous closure of dural arteriovenous fistulas: report of three cases and review of the literature. Am J Neuroradiol, 2001, 22(5):992–996
[22] Barrow DL, Spector RH, Braun IF, et al. Classification and treatment of spontaneous carotid-cavernous sinus fistulas. J Neurosurg, 1985, 62(2):248–256
[23] Sarma D, ter Brugge K. Management of intracranial dural arteriovenous shunts in adults. Eur J Radiol, 2003, 46(3): 206–220
[24] Zipfel GJ, Shah MN, Refai D, et al. Cranial dural arteriovenous fistulas: modification of angiographic classification scales based on new natural history data. Neurosurg Focus, 2009, 26(5):E14
[25] Kawaguchi T, Hosoda K, Shibata Y, et al. Direct surgical removal of the dural arteriovenous fistulas involving transversesigmoid sinuses. J Clin Neurosci, 2002, 9 Suppl 1:16–18
[26] Liu JK, Dogan A, Ellegala DB, et al. The role of surgery for high–grade intracranial dural arteriovenous fistulas: importance of obliteration of venous outflow. J Neurosurg, 2009, 110(5):913–920
[27] Sundt TM Jr, Piepgras DG. The surgical approach to arteriovenous malformations of the lateral and sigmoid dural sinuses. J Neurosurg, 1983, 59(1):32–39
[28] Collice M, D'Aliberti G, Talamonti G, et al. Surgical interruption of leptomeningeal drainage as treatment for intracranial dural arteriovenous fistulas without dural sinus drainage. J Neurosurg, 1996, 84(5):810–817
[29] Hoh BL, Choudhri TF, Connolly ES, et al. Surgical management of high-grade intracranial dural arteriovenous fistulas: leptomeningeal venous disruption without nidus excision. Neurosurgery, 1998, 42(4):796–804, discussion 804–805
[30] Thompson BG, Doppman JL, Oldfield EH. Treatment of cranial dural arteriovenous fistulae by interruption of leptomeningeal venous drainage. J Neurosurg, 1994, 80(4): 617–623
[31] van Dijk JM, TerBrugge KG, Willinsky RA, et al. Selective disconnection of cortical venous reflux as treatment for cranial dural arteriovenous fistulas. J Neurosurg, 2004, 101(1): 31–35
[32] Chandler HC Jr, Friedman WA. Successful radiosurgical treatment of a dural arteriovenous malformation: case report. Neurosurgery, 1993,33(1):139–141, discussion 141–142
[33] Friedman JA, Pollock BE, Nichols DA, et al. Results of combined stereotactic radiosurgery and transarterial embolization for dural arteriovenous fistulas of the transverse and sigmoid sinuses. J Neurosurg, 2001,94(6): 886–891
[34] Guo WY, Pan DH, Wu HM, et al. Radiosurgery as a treatment alternative for dural arteriovenous fistulas of the cavernous sinus. Am J Neuroradiol, 1998,19(6): 1081–1087
[35] Lewis AI, Tomsick TA, Tew JM Jr. Management of tentorial dural arteriovenous malformations: transarterial embolization combined with stereotactic radiation or surgery. J Neurosurg, 1994, 81(6):851–859
[36] Link MJ, Coffey RJ, Nichols DA, et al. The role of radio-

surgery and particulate embolization in the treatment of dural arteriovenous fistulas. J Neurosurg, 1996, 84(5): 804–809

[37] Maruyama K, Shin M, Kurita H, et al. Stereotactic radiosurgery for dural arteriovenous fistula involving the superior sagittal sinus. Case report. J Neurosurg, 2002, 97(5) Suppl:481–483

[38] Pan DH, Chung WY, Guo WY, et al. Stereotactic radiosurgery for the treatment of dural arteriovenous fistulas involving the transverse-sigmoid sinus. J Neurosurg, 2002, 96(5):823–829

[39] Pollock BE, Nichols DA, Garrity JA, et al. Stereotactic radiosurgery and particulate embolization for cavernous sinus dural arteriovenous fistulae. Neurosurgery, 1999, 45(3):459–466, discussion 466–467

[40] Shin M, Kurita H, Tago M, et al. Stereotactic radiosurgery for tentorial dural arteriovenous fistulae draining into the vein of Galen: report of two cases. Neurosurgery, 2000, 46(3):730–733, discussion 733–734

[41] Wu HM, Pan DH, Chung WY, et al. Gamma Knife surgery for the management of intracranial dural arteriovenous fistulas. J Neurosurg, 2006, 105 Suppl:43–51

[42] Brown RD Jr, Flemming KD, Meyer FB, et al. Natural history, evaluation, and management of intracranial vascular malformations. Mayo Clin Proc, 2005, 80(2):269–281

[43] O'Leary S, Hodgson TJ, Coley SC, et al. Intracranial dural arteriovenous malformations: results of stereotactic radiosurgery in 17 patients. Clin Oncol (R Coll Radiol), 2002, 14(2):97–102

[44] Pan HC, Sun MH, Yang DY, et al. Multidisciplinary treatment of cavernous sinus dural arteriovenous fistulae with radiosurgery and embolization. J Clin Neurosci, 2005, 12(7):744–749

[45] Heros RC. Gamma knife surgery for dural arteriovenous fistulas. J Neurosurg, 2006, 104(6):861–863, discussion 865–866

[46] Jiang C, Lv X, Li Y, et al. Endovascular treatment of high-risk tentorial dural arteriovenous fistulas: clinical outcomes. Neuroradiology, 2009, 51(2):103–111

[47] van Rooij WJ, Sluzewski M, Beute GN. Dural arteriovenous fistulas with cortical venous drainage: incidence, clinical presentation, and treatment. Am J Neuroradiol, 2007, 28(4):651–655

[48] Lucas CdeP, Caldas JG, Prandini MN. Do leptomeningeal venous drainage and dysplastic venous dilation predict hemorrhage in dural arteriovenous fistula? Surg Neurol, 2006, 66 Suppl 3:S2–S5, discussion S5–S6

[49] Klisch J, Kubalek R, Scheufler KM, et al. Plasma vascular endothelial growth factor and serum soluble angiopoietin receptor sTIE-2 in patients with dural arteriovenous fistulas: a pilot study. Neuroradiology, 2005, 47(1):10–17

[50] Kojima T, Miyachi S, Sahara Y, et al. The relationship between venous hypertension and expression of vascular endothelial growth factor: hemodynamic and immunohistochemical examinations in a rat venous hypertension model. Surg Neurol, 2007, 68(3):277–284, discussion 284

[51] Terada T, Tsuura M, Komai N, et al. The role of angiogenic factor bFGF in the development of dural AVFs. Acta Neurochir (Wien), 1996,138(7):877–883

[52] Zhu Y, Lawton MT, Du R, et al. Expression of hypoxia–inducible factor-1 and vascular endothelial growth factor in response to venous hypertension. Neurosurgery, 2006, 59(3):687–696, discussion 687–696

[53] Schneider BF, Eberhard DA, Steiner LE. Histopathology of arteriovenous malformations after Gamma Knife radiosurgery. J Neurosurg, 1997, 87(3):352– 357

[54] Graeb DA, Dolman CL. Radiological and pathological aspects of dural arteriovenous fistulas. Case report. J Neurosurg, 1986, 64(6):962–967

[55] Nishijima M, Takaku A, Endo S, et al. Etiological evaluation of dural arteriovenous malformations of the lateral and sigmoid sinuses based on histopathological examinations. J Neurosurg, 1992, 76(4):600–606

[56] Chiou HJ, Chou YH, Guo WY, et al. Verifying complete obliteration of carotid artery-cavernous sinus fistula: role of color Doppler ultrasonography. J Ultrasound Med, 1998, 17(5):289–295

[57] Barcia-Salorio JL, Soler F, Barcia JA, et al. Stereotactic radiosurgery for the treatment of low-flow carotid-cavernous fistulae: results in a series of 25 cases. Stereotact Funct Neurosurg, 1994, 63(1–4):266–270

[58] Hasuo K, Mizushima A, Matsumoto S, et al. Type D dural carotid-cavernous fistula. Results of combined treatment with irradiation and particulate embolization. Acta Radiol, 1996, 37(3, Pt 1):294–298

[59] Onizuka M, Mori K, Takahashi N, et al. Gamma knife surgery for the treatment of spontaneous dural carotid-cavernous fistulas. Neurol Med Chir (Tokyo), 2003, 43(10): 477–482, discussion 482–483

[60] Cifarelli CP, Kaptain G, Yen CP, et al. Gamma knife radiosurgery for dural arteriovenous fistulas. Neurosurgery, 2010, 67(5):1230–1235, discussion 1235

[61] Yang HC, Kano H, Kondziolka D, et al. Stereotactic radiosurgery with or without embolization for intracranial dural arteriovenous fistulas. Neurosurgery, 2010, 67(5): 1276–1283, discussion 1284–1285

[62] Olutola PS, Eliam M, Molot M, et al. Spontaneous regression of a dural arteriovenous malformation. Neurosurgery, 1983, 12(6):687–690.

[63] Pritz MB, Pribram HF. Spontaneous closure of a high-risk dural arteriovenous malformation of the transverse sinus. Surg Neurol, 1991, 36(3):226–228

[64] Saito A, Furuno Y, Nishimura S, et al. Spontaneous closure of transverse sinus dural arteriovenous fistula: case report. Neurol Med Chir (Tokyo), 2008, 48(12):564–568

[65] Lau LI, Wu HM, Wang AG, et al. Paradoxical worsening with superior ophthalmic vein thrombosis after gamma knife radiosurgery for dural arteriovenous fistula of cavernous sinus: a case report suggesting the mechanism of the phenomenon. Eye (Lond), 2006, 20(12):1426–1428

[66] Tirakotai W, Bertalanffy H, Liu-Guan B, et al. Immunohistochemical study in dural arteriovenous fistulas and

possible role of local hypoxia for the de novo formation of dural arteriovenous fistulas. Clin Neurol Neurosurg, 2005, 107(6):455–460
[67] Choi BJ, Lee TH, Kim CW, et al. Reconstructive treat-ment using a stent graft for a dural arteriovenous fistula of the transverse sinus in the case of hypoplasia of the contralateral venous sinuses: technical case report. Neurosurgery, 2009, 65(5):E994–E996, discussion E996
[68] Levrier O, Métellus P, Fuentes S, et al. Use of a self-expanding stent with balloon angioplasty in the treatment of dural arteriovenous fistulas involving the transverse and/or sigmoid sinus: functional and neuroimaging–based outcome in 10 patients. J Neurosurg, 2006, 104(2):254–263
[69] Liebig T, Henkes H, Brew S, et al. Reconstructive treatment of dural arteriovenous fistulas of the transverse and sigmoid sinus: transvenous angioplasty and stent deployment. Neuroradiology, 2005, 47(7): 543–551
[70] Malek AM, Higashida RT, Balousek PA, et al. Endovascular recanalization with balloon angioplasty and stenting of an occluded occipital sinus for treatment of intracranial venous hypertension: technical case report. Neurosurgery, 1999, 44(4):896–901
[71] Murphy KJ, Gailloud P, Venbrux A, et al. Endovascular treatment of a grade IV transverse sinus dural arteriovenous fistula by sinus recanalization, angioplasty, and stent placement: technical case report. Neurosurgery, 2000, 46(2): 497–500, discussion 500–501
[72] Yeh PS, Wu TC, Tzeng WS, et al. Endovascular angioplasty and stent placement in venous hypertension related to dural arteriovenous fistulas and venous sinus thrombosis. Clin Neurol Neurosurg, 2010, 112(2):167–171
[73] Söderman M, Dodoo E, Karlsson B. Dural arteriovenous fistulas and the role of gamma knife stereotactic radiosurgery: the Stockholm experience. Prog Neurol Surg, 2013, 27:205–217
[74] Piippo A, Niemela M, van Popta J, et al. Characteristics and long-term outcome of 251 patients with dural arteriovenous fistulas in a defined population. J Neurosurg, 2013, 118(5): 923–934.
[75] Oh JT, Chung SY, Lanzino G, et al. Intracranial dural arterio-venous fistulas: clinical characteristics and management based on location and hemodynamics. J Cerebrovasc Endovasc Neurosurg, 2012, 14(3):192–202
[76] Hanakita S, Koga T, Shin M, et al. Role of Gamma Knife surgery in the treatment of intracranial dural arteriovenous fistulas. J Neurosurg, 2012, 117 Suppl:158–163
[77] Gross BA, Ropper AE, Popp AJ, et al. Stereotactic radiosurgery for cerebral dural arteriovenous fistulas. Neurosurg Focus, 2012, 32(5):E18
[78] Kida Y. Radiosurgery for dural arteriovenous fistula. Prog Neurol Surg, 2009, 22:38–44
[79] Chung WY, Shiau CY, Wu HM, et al. Staged radiosurgery for extra-large cerebral arteriovenous malformations: method, implementation, and results. J Neurosurg, 2008, 109 Suppl:65–72
[80] Yang HC, Kano H, Kondziolka D, et al. Stereotactic radiosurgery with or without embolization for intracranial dural arteriovenous fistulas. Neurosurgery, 2010, 67(5): 1276–1283, discussion 1284–1275

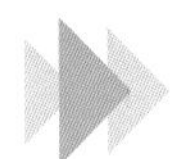

第二十七章 脑动静脉畸形的多模式治疗

Federico Cagnazzo, Thomas J. Sorenson, Giuseppe Lanzino

摘要： 目前对复杂脑动静脉畸形往往采用多模式治疗，包括血管内介入栓塞、手术和立体定向放射外科（SRS）等方法。目前已经报道了脑动静畸形多学科管理的 4 种组合模式。术前血管内介入栓塞主要适用于高级别动静脉畸形或动静脉畸形病灶中很难用手术处理的部分。而术前 SRS 主要用于缩小畸形团体积、减少血流或缩小深部或功能区畸形团体积以降低显微外科手术难度。然而，SRS 治疗后必须慎重考虑手术的时机，因为 SRS 治疗造成的组织学改变需要至少 3 年的时间，在此期间患者出血的概率将大大增加。SRS 治疗前行血管内介入栓塞是否有效目前仍然不确定，因为许多文献报道这一方案导致闭塞率降低。此外，有关联合使用这 3 种治疗方法的有效性的权威研究非常少，但联合使用时增加的操作风险必须引起重视。对脑动静脉畸形合并动脉瘤进行血管内介入栓塞治疗是安全、有效的，根据病灶位置和大小可以使用弹簧圈或液体栓塞剂。目前复杂脑动静脉畸形可以采用多种方式组合治疗，但是多学科合作的前提应考虑患者的个体情况，以降低多种治疗方式带来的操作风险累加。

关键词： 脑动静脉畸形；多模式治疗；外科手术；SRS；血管内介入栓塞治疗；动静脉畸形合并动脉瘤

要　点

- 高级别脑动静脉畸形是一种需要多模式方法治疗的复杂疾病。
- 多模式治疗方法包括外科手术、血管内介入栓塞和立体定向放射外科治疗。
- 考虑到多种治疗方式的风险累加，应该精心筛选患者。
- 术前血管内介入栓塞和 SRS 常用于缩小大型动静脉畸形的体积，从而使手术切除更加安全、有效。
- SRS 治疗前是否需要血管内介入栓塞仍存在争议，但是出于提高完全切除概率的考虑时可以使用。
- 血管内介入栓塞治疗对脑动静脉畸形合并动脉瘤是安全、有效的。

27.1 引　言

脑动静脉畸形患者的治疗需要把握好破裂风险和治疗相关风险之间的复杂平衡。因此，现在对脑动静脉畸形常常采用多模式治疗，包括血管内介入栓塞、手术切除和立体定向放射外科（SRS）治疗。每一种方式都不适合单独用于治疗复杂动静脉畸形，手术切除往往伴随高致残率，SRS 与血管内介入栓塞治疗的闭塞率较低。为了弥补每种治疗方式本身的不足，对于大型、位于脑深部或大脑重要区域的具有复杂血管结构的高级别动静脉畸形应当考虑采用多模式联合治疗。

27.2 资料与方法

本章回顾了目前所有与脑动静脉畸形多模式治疗相关的文献，并报道了文献中组合使用显微外科手术切除、血管内介入栓塞和 SRS 等治疗方式的结果。

27.3 结果与讨论

针对高级别脑动静脉畸形患者的多模式治疗包括 4 种方式：

- 显微外科手术切除联合血管内介入栓塞治疗。
- SRS 联合血管内介入栓塞。
- 显微外科手术联合 SRS。
- SRS、血管内介入栓塞和显微外科手术三者联合。

因为每种治疗方式和每一种组合都具有一定的有效性和并发症发生率，所以治疗前首先要明确各种治疗方式的适应证。

27.3.1 多模式治疗：术前血管内介入栓塞

对具有复杂血管结构的 Spetzler-Martin 高级别脑动静脉畸形，无论是单纯血管内介入栓塞还是手术切除都很难实现完全闭塞，因此联合治疗就显得格外重要[1]。联合治疗方案是，通常在术前进行血管内介入栓塞以减少动静脉畸形的血供，从而减少术中出血，方便手术操作，使后续的手术切除更加简单、安全和有效[2]。而且血供的进行性减少也可以促使病灶周围脑实质逐渐适应血流动力学变化，降低正常灌注压升高过快的风险。

作为手术切除的辅助手段，血管内介入栓塞也可以用于治疗复杂动静脉畸形的特定部分。在动静脉畸形手术切除后期常常需要处理深部供血动脉，这是一个非常棘手的问题，而血管内介入栓塞可以识别并闭塞深部供血动脉[2]。此外，动静脉畸形合并动脉瘤通常会造成脑出血，血管内介入栓塞治疗可以安全并有效地对其进行处理[3]。

然而，联合使用不同治疗方法的同时也会带来更高的并发症发生率。血管内介入栓塞治疗部分闭塞动静脉畸形后会影响病灶和周围脑实质的血流动力学状态，减少流入畸形团的血流并增加流入正常脑血管的血流。类似地，静脉血流闭塞或流速减慢也会增加破裂的风险。为了降低这些风险，建议栓塞后及时进行手术切除[4]。在不同的临床报道中术前血管内介入栓塞的结果也呈现出明显的异质性（表 27.1）。

Theofanis 等报道术前尝试多次血管内栓塞的动静脉畸形患者有更高的并发症发生率。在接受显微外科手术切除的 264 例脑动静脉畸形患者中，38.3% 的患者行术前血管内介入栓塞，并发症发生率为 7.2%，多因素分析表明这与多次血管内介入栓塞有关（OR=1.6）。7 例患者在手术前出现了与血管内介入栓塞治疗有关的出血[3]。

表 27.1　血管内介入栓塞辅助显微外科手术治疗脑动静脉畸形的研究结果

作者（年份）	病例数	栓塞率	SM 分级	终生致残率	致死率	术后闭塞率
Lawton（2003）[5]	76	98.6%	Ⅱ	3.9%	3.9%	97.4%
Hartmann 等（2005）[1]	119	100%	Ⅰ ~ Ⅴ	5%	0	NA
Weber（2007）[6]	47	100%	Ⅰ ~ Ⅴ	7.1%	0	97.8%
Natarajan 等（2008）[2]	28	100%	Ⅰ ~ Ⅴ	3.6%	3.6%	96.4%
Bradac（2013）[28]	76	35.5%	Ⅰ ~ Ⅴ	3.9%	0	97.1%
Nataraj 等（2014）[4]	265	38%	Ⅰ ~ Ⅴ	6%	1%	99%
Theofanis 等（2014）[3]	264	38.3%	Ⅰ ~ Ⅴ	1.9%	2.7%	100%
Korja（2014）[7]	562	9.3%	Ⅰ ~ Ⅲ	7.7%	1.4%	NA
Potts（2015）[8]	232	42.7%	Ⅰ ~ Ⅱ	3%	0.4%	100%

SM 分级：Spetzler-Martin 分级
NA：不详

Natarajan 等也报道了类似的结果。尽管血管内介入栓塞治疗联合手术治疗取得了更高的闭塞率，但术后并发症发生率也明显上升（14%）。55 个病例中有 28 例（动静脉畸形平均直径 3.56cm，平均体积 13.03mL）在术前使用了 Onyx 栓塞，平均畸形团消除率最终达到了 74.11%。长期影像学随访仅在 1 例曾接受过 SRS 治疗的患者中发现了动静脉畸形残留[2]。

然而，血管内介入栓塞治疗联合手术治疗带来的高并发症发生率也可能与接受治疗的动静脉畸形本身具有更加复杂的血管构筑有关。Nataraj 等对 101 例患者进行了术前血管内介入栓塞，结果发现 100 例（99%）患者的病灶在治疗周期结束时实现了闭塞，87 例（86%）取得了理想的结果。总的来说，37% 的 Spetzler-Martin（SM）Ⅳ ~ Ⅴ 级的脑动静脉畸形患者同时接受了血管内介入栓塞和手术治疗，只有 7% 的高级别动静脉畸形患者接受了单纯手术治疗。考虑到联合治疗组纳入的患者的 SM 分级更高，其致残率（新发严重并发症发生率为 6%）比手术组（新发严重并发症发生率为 0）略高。

尽管联合治疗与单纯手术治疗相比具有更高的并发症发生率，但上述病例报道证实了其有效性。从治疗选择上来说，术前血管内介入栓塞更适合高级别动静脉畸形、手术中较难处理的病灶部分以及动静脉畸形合并动脉瘤[9]。术前血管内介入栓塞并不适用于直径＜ 3cm 的动静脉畸形，因为此类病变单纯手术切除的致残率不高。

27.3.2 多模式治疗：术前立体定向放射外科治疗

正如之前提到的，大型高级别脑动静脉畸形的手术切除风险很高，甚至一些病灶由于体积和血管构筑的原因无法手术切除。因此，术前应用 SRS 治疗可以起到缩小动静脉畸形体积或处理动静脉畸形深部组织的作用，使后续的手术切除更加安全、有效[10]。

目前 SRS 治疗的具体方法有两种：单次电子束放射（SS）和体积分割（VS）。单次电子束放射是指一次性进行大剂量放射治疗，最适用于小型动静脉畸形，但对血管团直径超过 3cm 的病灶效果欠佳，因为这个方法要求边缘剂量减少至可接受的范围内，从而使总体闭塞率不超过 70%[11]。

体积分割 SRS 治疗最适用于大型动静脉畸形。这个方法将大型动静脉畸形分为较小的部分，再分别对各部分进行大剂量的放射治疗，并将 SRS 后并发症发生率控制在较低的水平[12–13]。

Abla 等报道了一系列术前接受体积分割立体定向放射外科治疗的病例（表 27.2）。16 例动静脉畸形患者（平均 SM 分级为Ⅳ级，平均直径 5.9cm）接受治疗后平均 SM 分级下降到 2.5，而动静脉畸形平均最大直径减小到 3cm。病灶在经过平均 5.7 年的间隔期后接受了手术切除。术后血管造影证实 15 例患者的动静脉畸形得到治愈（93.8%）[11]。

表 27.2　脑动静脉畸形立体定向放射外科联合手术治疗的研究结果

作者（年份）	病例数	接受 SRS 病例数	SM 分级	SRS 治疗与手术的间隔时间	术前出血率	术后闭塞率	临床结局良好比例
Asgari（2009）[14]	8	8	Ⅲ ~ Ⅳ	7	25%	100%	62%
Sanchez-Mejia 等（2009）[15]	42	21	Ⅰ ~ Ⅳ	4.7	33%	NA[a]	NA[b]
Abla 等（2007）[11]	16	16	Ⅲ ~ Ⅳ	5.7	56%	93.8%	62%
Tong 等（2008）[10]	42	42	Ⅱ ~ Ⅳ	5.1	40%	100%	81%

SM 分级：Spetzler-Martin 分级；SRS：立体定向放射外科；NA：不详

a 术前行 SRS 组患者动静脉畸形残留的发生率更低

b 所有 SRS 组和非 SRS 组患者在确诊后到手术前的时间段内都发生了神经功能恶化

Tong 等将术前接受过 SRS 治疗的脑动静脉畸形患者与术前未接受 SRS 治疗的脑动静脉畸形患者进行比较，发现在 42 例术前接受过 SRS 治疗的患者中，病灶的平均体积缩小了 76.8%，平均大小缩小了 41%，平均 SM 分级降低了 61.9%，而手术时间、出血量及围手术期神经功能缺损都明显减少。作者得出结论，术前 SRS 有助于手术切除[10]。

其他研究者也证明了术前 SRS 的有效性。Sanchez-Mejia 等将 21 例术前接受过 SRS 的 SM Ⅲ ~ Ⅳ级脑动静脉畸形患者与未接受 SRS 的患者进行对比，发现 SRS 可以减少术中出血量、缩短手术时间及降低术前栓塞率[15]。术中出血减少可能是由于 SRS 治疗造成了管腔内的血栓持续进展从而使管腔逐渐狭窄、血管闭塞。因此，动静脉畸形病灶的血供减少，硬化动脉的凝血能力增强，尤其是细小的穿支动脉[10-11,15-16]。

尽管理论上脑动静脉畸形手术前进行 SRS 治疗是有效的，但效果并不是即刻出现。事实上，SRS 治疗需要至少 3 年的时间完成病灶组织学上的改变[15]。在这段时间内，患者仍然有出血的可能，这是必须重点考虑的治疗风险。

术前 SRS 治疗适用于经过选择的大型脑动静脉畸形患者，目的是缩小畸形团体积，减少血供和位于深部、重要部位的畸形团，有利于手术切除。然而，SRS 治疗后手术时机的选择必须要考虑 SRS 治疗起效和潜伏期内出血风险之间的平衡。

27.3.3 多模式治疗：SRS 治疗前血管内介入栓塞

在经过选择的脑动静脉畸形患者中，SRS 可以作为一种有效的治疗手段，但对于大型动静脉畸形，SRS 治疗剂量过高不仅闭塞率不理想，还会导致较多的不良反应[3-4]。所以对这些患者的 SRS 治疗需要借助血管内介入栓塞来减小病灶的尺寸，从而实现病灶完全闭塞。该方法也有助于控制病灶中对放射外科治疗并不敏感却有较高出血风险的部分，如畸形团内的动脉瘤或高流量的瘘口。因此，术前针对这些特定部分进行靶向血管内介入栓塞会使后续的手术切除更加容易。例如，高流量瘘口行血管内介入栓塞可以降低畸形团内的静脉压力，降低出血和 SRS 治疗相关血管源性水肿的发生风险[9]。Zabel-du Bois 等报道了一批 SRS 治疗前行血管内介入栓塞的脑动静脉畸形患者的 4 年随访结果，总体完全闭塞率达到了 78%，其中 SM Ⅰ ~ Ⅱ级的完全闭塞率为 90%，SM Ⅲ ~ Ⅳ级的完全闭塞率为 59%[17]。

然而，血管内介入栓塞联合 SRS 治疗脑动静脉畸形是否真正有效仍然存在争议。许多报道显示 SRS 治疗前行血管内介入栓塞会导致更低的闭塞率和更差的临床结局。Andrade-Souza 等的报道显示，47 例 SRS 治疗前接受血管内介入栓塞的患者的闭塞率低于 47 例接受单纯 SRS 治疗的患者（47% *vs*. 70%）[18]。此外，Schwyzer 等也报道了 215 例在 SRS 治疗前接受部分血管内介入栓塞的脑动静脉畸形患者的血管造影结果（总闭塞率 33%）比接受单纯 SRS 治疗的患者更差（总闭塞率 60.9%）[19]。而且，SRS 治疗前血管内介入栓塞还会造成更高的并发症发生率（2.7% *vs*. 1.3%）[13]。

Xu 等在一项纳入了 10 项研究，共包含 1 988 例患者的大型系列荟萃分析中比较了 SRS 治疗前接受与未接受过血管内介入栓塞的动静脉畸形患者的闭塞率差异，发现栓塞组患者的 3 年闭塞率显著低于未栓塞组（41% *vs*. 59%），两组在出血和 SRS 治疗相关永久性神经功能缺损的发生率上没有显著差异[20]。其他研究者也先后报道了 SRS 治疗前行血管内介入栓塞的患者具有更低的动静脉畸形闭塞率（Schienger：54% *vs*. 71%[21]；Kano：59% *vs*. 76%[16]）（表 27.3）。

SRS 治疗前血管内介入栓塞效果不佳的可能原因包括栓塞后血管团再通，缺氧诱导形成的新生血管对放射治疗敏感性更低等[9]。

表 27.3 血管内介入栓塞联合立体定向放射外科治疗脑动静脉畸形的研究结果

作者（年份）	病例数	栓塞比例	SM 分级	终生致残率	致死率	SRS 后闭塞率
Gobin（1996）[22]	125	100%	Ⅰ～Ⅴ	12.8%	1.6%	69%
Zabel-du Bois 等（2007）[17]	50	100%	Ⅰ～Ⅳ	0	0	78%
Andrade-Souza（2007）[18]	244	25%	Ⅰ～Ⅳ	6%	0	47%
Blackburn（2011）[23]	21	100%	Ⅱ～Ⅴ	14%	0	81%
Schwyzer（2012）[19]	215	100%	Ⅰ～Ⅳ	7.9%	1.9%	33%
Kano 等（2012）[12]	120	100%	Ⅰ～Ⅴ	2.5%	5.8%	59%
Xu 等（2014）[20]	1 988	30%	NA	3.3%	NA	41%
Oermann（2015）[24]	1 010	24%	Ⅰ～Ⅳ	2.5%	NA	49%

SM 分级：Spetzler-Martin 分级；SRS：立体定向放射外科；NA：不详

血管内介入栓塞也可能引起后续治疗中放射剂量不足的问题[25-26]。

在完全放弃 SRS 治疗前行血管内介入栓塞方案之前，这一联合方案仍然经常用于治疗复杂的脑动静脉畸形。因此，较低的闭塞率可能与选择偏倚有关，而不是治疗方式本身造成的[26]。然而，由于支持 SRS 治疗前行血管内介入栓塞的报道太少，所以不再推荐这个方案。

27.3.4 复杂脑动静脉畸形的多模式治疗

所有侵袭性治疗方式对位置深、SM 级别高以及具有复杂血管构筑（包括供血动脉和引流静脉）的脑动静脉畸形在治疗时都极具挑战。许多巨大动静脉畸形（血管团直径＞6cm）的组成部分位于基底节、丘脑或其他功能区，考虑到它们的大小和位置，通常认为这类病变不适合治疗。

最近 20 年来，显微外科手术技术、电生理监测、术前血管内介入栓塞和 SRS 技术的进步使得这类病变可以通过多模式方法安全地治疗[27]。由于治疗方法本身的风险，对于未破裂的 SM Ⅳ～Ⅴ级脑动静脉畸形往往建议随访观察。对于一些年轻患者或已发生破裂的脑动静脉畸形，应考虑采用多模式治疗[28]。

所有治疗方法联合使用的概率在已有的文献中各不相同。在 ARUBA 研究（对未破裂脑动静脉畸形的一项随机研究）中，28 例（25%）患者被随机分配并接受多模式治疗[29]，其中 12 例患者接受了血管内介入栓塞联合手术治疗，15 例患者接受了血管内介入栓塞联合 SRS 治疗，仅有 1 例患者接受了所有 3 种治疗方法。同样地，在苏格兰的多中心脑血管畸形研究中，35 例（34%）接受多模式治疗的患者中仅有 1 例接受了所有治疗方法[30]。

Theofanis 等报道，在 264 例患者中有 10 例接受了所有治疗方法（3.8%），并且这 10 例患者最终都通过手术切除实现了完全闭塞及动静脉畸形治愈[3]。

Chang 等报道了 53 例巨大动静脉畸形（畸形团直径＞6.8cm）患者。这些患者大多数都接受了多模式治疗，其中 23 例患者接受了血管内介入栓塞、SRS 和外科手术的联合治疗。最终的临床结果为 27 例患者的效果很好，15 例患者良好，3 例患者较差。生存患者的长期并发症发生率为 15%，大多数源于各种操作风险的累加[26]。通过合适的病例筛选，有症状的巨大脑动静脉畸形患者可以从多模式治疗中获益，并且可以接受治疗风险。

Nataraj 等报道了 265 例接受单一或联合治疗的脑动静脉畸形患者，其中包括 1 例 SM Ⅱ级、6 例 SM Ⅲ级和 7 例 SM Ⅳ级的共 14 例（5.3%）患者接受了所有治疗。结果显示 SM 分级与治疗效果存在负相关。共有 13 例（93%）接受所有治疗方法的患者取得良好的效果，其中 92% 的 SM Ⅰ ~ Ⅳ级患者得到了治愈，只有 53% 的 SM Ⅴ级患者得到了治愈[4]。

颅后窝动静脉畸形相对少见（占脑动静脉畸形的 5%~18%），并且治疗非常困难。同幕上病灶相比，这个部位的动静脉畸形更容易发生出血。Kelly 等报道了对 48 例 SM Ⅲ ~ Ⅳ级颅后窝动静脉畸形患者进行多模式治疗的研究结果，其中包括 13 例小脑动静脉畸形、29 例脑干动静脉畸形和 6 例同时累积这两个部位的动静脉畸形。23 例患者接受了手术联合血管内介入栓塞治疗，结果显示多模式治疗在这些病例中取得了良好的临床结果（81%），而且并发症的发生率也是可以接受的[31]。

在处理复杂脑动静脉畸形时需要考虑采用血管内介入栓塞、SRS 和显微外科手术联合治疗。尽管已有大量文献报道过联合使用两种治疗方式的效果，但关于 3 种治疗方式联合使用的权威研究仍然很少。考虑到各种治疗方法的累加风险，接受这 3 种方式联合治疗的患者应当经过慎重的筛选。

27.3.5 脑动静脉畸形合并动脉瘤的处理

脑动静脉畸形合并动脉瘤的处理取决于各种因素。目前达成的共识是一旦出血就需要治疗，因此鉴别出血的原因是动脉瘤还是畸形团就显得格外重要。

动脉瘤可以分为血管团内型（血管团内并在血管造影早期快速充盈）、血流相关型（位于近端或远端的供血动脉）和非血流相关型（动脉与动静脉畸形血流无关），关于其发病机制尚未完全清楚，但普遍认为血流动力学因素和高流量循环发挥了重要作用。这一理论的基础是脑动静脉畸形合并动脉瘤常发生在病灶的供血动脉上，而动静脉畸形切除后动脉瘤常自发好转[32]。

脑动静脉畸形患者发生动脉瘤的比例为 5%~20%[32-33]。脑动静脉畸形合并脑动脉瘤会增加动静脉畸形的出血风险和治疗难度[32]。已有报道称动静脉畸形合并动脉瘤在初步处理后 1 年内再出血的概率为 6%~16%[34]。考虑到脑动脉瘤再出血造成的严重神经功能缺损，对破裂的动脉瘤应在早期采取血管内介入栓塞治疗，并根据位置和大小使用弹簧圈或液体栓塞剂。

脑动静脉畸形合并动脉瘤的治疗取决于多种因素。对破裂的动脉瘤来说，一旦确认出血原因是流量相关的动脉瘤，处理方式则类似于伴随蛛网膜下腔出血的孤立小动脉瘤。对未破裂的动脉瘤，处理方式则可以借鉴偶发动脉瘤。远端的流量相关动脉瘤常在治疗动静脉畸形后自发好转[32,35]。Redekop 等报道，脑动静脉畸形闭塞后远端流量相关动脉瘤的完全消失率达到了 80%，而在动静脉畸形未治愈但畸形团体积已缩小超过 50% 的条件下动脉瘤的好转率达到了 67%。基于这些报道，我们认为，如果脑动静脉畸形已经得到了治疗，对小的远端流量相关动脉瘤应当采取保守处理。

27.4 结 论

脑动静脉畸形是一类需要多模式治疗的复杂疾病。其处理方法包括显微外科手术、血管内介入栓塞和 SRS 治疗。接受多模式治疗的患者需要经过仔细的筛选以避免多种治疗方式的风险累加。

参考文献

[1] Hartmann A, Mast H, Mohr JP, et al. Determinants of staged endovascular and surgical treatment outcome of brain arteriovenous malformations. Stroke, 2005, 36(11):2431–2435

[2] Natarajan SK, Ghodke B, Britz GW, et al. Multimodality treatment of brain arteriovenous malformations with microsurgery after embolization with onyx: single-center experience and technical nuances. Neurosurgery, 2008, 62(6):1213–1225, discussion 1225–1226

[3] Theofanis T, Chalouhi N, Dalyai R, et al. Microsurgery for cerebral arteriovenous malformations: postoperative outcomes and predictors of complications in 264 cases. Neurosurg Focus, 2014, 37(3):E10

[4] Nataraj A, Mohamed MB, Gholkar A, et al. Multimodality treatment of cerebral arteriovenous malformations. World

Neurosurg, 2014, 82(1–2):149–159.
[5] Lawton MT. Spetzler-Martin grade III arteriovenous malformations: Surgical results and a modification of the grading scale. Neurosurgery, 2003,52:740–749
[6] Weber W, Kis B, Siekmann R, et al. Preoperative embolization of intracranial arteriovenous malformations with Onyx. Neurosurgery, 2007, 61:244–252, discussion 252–254
[7] Korja M, Bervini D, Assaad N, et al. Role of surgery in the management of brain arteriovenous malformations: prospective cohort study. Stroke, 2014, 45:3549–3555.
[8] Potts MB, Lau D, Abla AA, et al. Current surgical results with low-grade brain arteriovenous malformations. J Neurosurg, 2015, 122:912–920
[9] Morgan MK, Zurin AA, Harrington T, et al. Changing role for preoperative embolisation in the management of arteriovenous malformations of the brain. J Clin Neurosci, 2000, 7(6):527–530
[10] Tong X, Wu J, Pan J, et al. Microsurgical resection for persistent arteriovenous malformations following Gamma Knife radiosurgery: a case-control study. World Neurosurg, 2016, 88:277–288
[11] Abla AA, Rutledge WC, Seymour ZA, et al. A treatment paradigm for highgrade brain arteriovenous malformations: volume-staged radiosurgical downgrading followed by microsurgical resection. J Neurosurg, 2015, 122(2): 419–432
[12] Kano H, Kondziolka D, Flickinger JC, et al. Stereotactic radiosurgery for arteriovenous malformations, Part 6: multistaged volumetric management of large arteriovenous malformations. J Neurosurg, 2012, 116(1):54–65
[13] Pollock BE, Kline RW, Stafford SL, et al. The rationale and technique of staged-volume arteriovenous malformation radiosurgery. Int J Radiat Oncol Biol Phys, 2000, 48(3):817–824
[14] Asgari S, Bassiouni H, Gizewski E, et al. AVM resection after radiation therapy-clinico-morphological features and microsurgical results. Neurosurg Rev, 2010, 33:53–61.
[15] Sanchez-Mejia RO, McDermott MW, Tan J, et al. Radiosurgery facilitates resection of brain arteriovenous malformations and reduces surgical morbidity. Neurosurgery, 2009, 64(2):231–238, discussion 238–240
[16] Yen CP, Schlesinger D, Sheehan JP. Natural history of cerebral arteriovenous malformations and the risk of hemorrhage after radiosurgery. Prog Neurol Surg, 2013, 27:5–21
[17] Zabel-du Bois A, Milker-Zabel S, Huber P, et al. Risk of hemorrhage and obliteration rates of LINAC-based radiosurgery for cerebral arteriovenous malformations treated after prior partial embolization. Int J Radiat Oncol Biol Phys, 2007, 68:999–1003
[18] Andrade-Souza YM, Ramani M, Scora D, et al. Embolization before radiosurgery reduces the obliteration rate of arteriovenous malformations. Neurosurgery, 2007, 60:443–451, discussion 451–452
[19] Schwyzer L, Yen CP, Evans A, et al. Long-term results of gamma knife surgery for partially embolized arteriovenous malformations. Neurosurgery, 2012, 71:1139–1147, discussion 1147–1148
[20] Xu F, Zhong J, Ray A, et al. Stereotactic radiosurgery with and without embolization for intracranial arteriovenous malformations: a systematic review and meta-analysis. Neurosurg Focus,2014, 37:E16
[21] Schlienger M, Atlan D, Lefkopoulos D, et al. Linac radiosurgery for cerebral arteriovenous malformations: results in 169 patients. Int J Radiat Oncol Biol Phys, 2000, 46:1135–1142
[22] Gobin YP, Laurent A, Merienne L, et al. Treatment of brain arteriovenous malformations by embolization and radiosurgery. J Neurosurg,1996,85:19–28
[23] Blackburn SL, Ashley WW Jr, Rich KM, et al. Combined endovascular embolization and stereotactic radiosurgery in the treatment of large arteriovenous malformations. J Neurosurg, 2011, 114:1758–1767
[24] Oermann EK, Ding D, Yen CP, et al. Effect of prior embolization on cerebral arteriovenous malformation radiosurgery outcomes: A case-control study. Neurosurgery, 2015, 77:406–417, discussion 417
[25] Lunsford LD, Niranjan A, Kondziolka D, et al. Arteriovenous malformation radiosurgery: a twenty year perspective. Clin Neurosurg, 2008, 55:108–119
[26] Chang SD, Marcellus ML, Marks MP, et al. Multimodality treatment of giant intracranial arteriovenous malformations. Neurosurgery, 2003, 53(1):1–11, discussion 11–13
[27] Chang SD, Lopez JR, Steinberg GK. The usefulness of electrophysiological monitoring during resection of central nervous system vascular malformations. J Stroke Cerebrovasc Dis,1999, 8(6):412–422
[28] Bradac O, Charvat F, Benes V. Treatment for brain arteriovenous malformation in the 1998–2011 period and review of the literature. Acta Neurochir (Wien), 2013, 155(2): 199–209
[29] Mohr JP, Parides MK, Stapf C, et al. international ARUBA investigators. Medical management with or without interventional therapy for unruptured brain arteriovenous malformations (ARUBA): a multicentre, non-blinded, randomised trial. Lancet, 2014, 383(9917):614–621
[30] Al-Shahi Salman R, White PM, Counsell CE, et al. Scottish Audit of Intracranial Vascular Malformations Collaborators. Outcome after conservative management or intervention for unruptured brain arteriovenous malformations. JAMA, 2014, 311(16):1661–1669
[31] Kelly ME, Guzman R, Sinclair J, et al. Multimodality treatment of posterior fossa arteriovenous malformations. J Neurosurg, 2008, 108(6):1152–1161
[32] Redekop G, TerBrugge K, Montanera W, et al. Arterial aneurysms associated with cerebral arteriovenous malformations: classification, incidence, and risk of hemorrhage. J Neurosurg, 1998, 89(4):539–546
[33] Lv X, Wu Z, Li Y, et al. Endovascular treatment of cerebral aneurysms associated with arteriovenous malformations. Eur J Radiol, 2012, 81(6):1296–1298
[34] Gross BA, Du R. Rate of re-bleeding of arteriovenous malformations in thefirst year after rupture. J Clin Neurosci, 2012, 19(8):1087–1088
[35] Meisel HJ, Mansmann U, Alvarez H, et al. Cerebral arteriovenous malformations and associated aneurysms: analysis of 305 cases from a series of 662 patients. Neurosurgery, 2000, 46(4):793–800, discussion 800–802

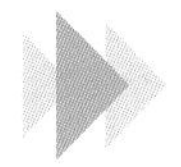

第二十八章 不可手术脑动静脉畸形的治疗

Marshall C. Cress, Jason M. Davies, Elad I. Levy

摘要： 本章讨论了不可手术（inoperable）脑动静脉畸形的类型及临床治疗策略。由于技术的进步，不可手术脑动静脉畸形所占的比例越来越小，其主要分为两型：Ⅰ型由于外科干预风险较大，更适合放射外科治疗或血管内介入栓塞治疗；Ⅱ型的各种治疗策略风险都很大，除非患者伴有严重的神经功能缺损或出血，否则均宜保守治疗。本章将讨论不可手术脑动静脉畸形的治疗依据，以及不同患者的治疗决策选择。

关键词： 不可手术脑动静脉畸形；放射外科治疗；血管内介入栓塞治疗；病变解剖

要　点

- 成功治疗不可手术脑动静脉畸形需要神经外科医生转变传统的显微外科手术方法。
- 由于科技和手术技术的不断进步，以及病变的动态性质，需要对不可手术脑动静脉畸形患者进行不断的评估，以确保其病变未转变为可治疗的动静脉畸形。
- 多模式治疗方案可用于治愈不可手术脑动静脉畸形，降低患者承受显微外科手术或单纯血管内介入栓塞治疗或放射外科治疗的风险。

28.1 引　言

目前认为外科切除是脑动静脉畸形治疗的"金标准"。虽然治疗技术在不断革新，手术显微镜、血管影像及神经导航相继在外科手术中应用，但治疗原则依旧未发生变化。而且外科医生的决策因此变得更加复杂，不仅要考虑是否应该对动静脉畸形进行治疗，还需要考虑应该如何治疗。

Spetzler-Martin（SM）动静脉畸形分级系统是根据解剖学特点来评估动静脉畸形手术治疗的风险（表 28.1）[1]，虽然其广泛应用于描述动静脉畸形，但是否适用于放射外科治疗和（或）血管内介入栓塞治疗还不明确，但可以明确的是，与外科手术相关的并发症发病率及死亡率并不适用于非手术治疗[2-3]。

哪些脑动静脉畸形是真正不可手术干预的？虽然患者的治疗风险可能很高，但是否有一部分患者可以采取恰当的干预方式（通过任何方式）？某些动静脉畸形在首次评估时就被

表 28.1　脑动静脉畸形的 Spetzler-Martin 分级

分级特征	得分
大小	
小（＜ 3cm）	1
中等（3~6cm）	2
大（＞ 6cm）	3
相邻脑的语言区	
非语言区	0
语言区	1
静脉引流方式	
只有浅静脉	0
有深静脉	1

经允许引自 Spetzler, Martin[1]

注意：动静脉畸形评分 = 大小得分 + 语言区得分 + 静脉引流得分，即（1，2 或 3）+（0 或 1）+（0 或 1）

诊断为“不可手术”。而一些严重的、有复发性出血或神经功能缺损的患者也可能被认为无法干预或者干预时存在高风险，对于此类患者应该在治疗过程中权衡利弊,采取恰当的措施。因此，血管神经外科医生应该了解如何妥善处理这些难治的脑动静脉畸形。本章介绍了对一般情况下认为不能进行手术治疗的脑动静脉畸形进行干预的证据，还描述了临床上很少见到的处理这些病变的方法。

28.2 资料与方法

对不可手术脑动静脉畸形的治疗必须综合考虑各个方面，以充分了解病变。本章提供的信息是基于已发表的文章、评论和病例报告，并提供了关于不可手术脑动静脉畸形的简明摘要。

28.3 结　果

28.3.1 不可手术脑动静脉畸形的参考框架

讨论如何处理不可手术脑动静脉畸形的意义不大。“不可手术”是一个模糊的概念，即使是最有经验的外科医生面对这种情况也可能对“能否手术”展开专门的讨论。如果不考虑疗效，几乎所有病例都可以手术治疗，但这样的做法明显不符合实际。因此，在讨论如何治疗这种病变之前，我们必须对不可手术的脑动静脉畸形达成共识。

管理不可手术脑动静脉畸形时，要先明确“非手术治疗”和“不可手术”的差异。首先，血管神经外科医生在面对这种情况时必须克服心理障碍。需要强调的是，观察虽然不是积极的治疗方式，却是合理的管理选择，尤其是对病情评估后认为干预（通过任何方式）比观察有更高的风险时，观察就是完全合理的。请读者在阅读本章节务必牢记这一点。

一项关于未破裂脑动静脉畸形（ARUBA）的随机试验[4]报道，药物保守治疗优于手术干预，这使医生们在脑动静脉畸形最佳治疗方案选择上产生了极大的分歧。然而，需要指出的是，该试验的结果存在争议，它仅凭几个因素就推断出某些动静脉畸形“不可手术”。而且，该试验提前终止，长期结果尚不清楚。许多认为“干预更优”的结论可能会随着时间的推移而逐渐变得不那么肯定，也许在完成 10 年随访后会得出截然不同的结论。另外，有人对该研究的方法提出了几个问题，这些问题通过进一步的研究已经得到了一定程度的证实。对该试验的争议包括以下几点：首先，该疾病在进展中异质性很大，应严格遵循随机对照试验的要求。第二，对非手术治疗存在偏倚，没有关于其治愈率的数据。第三，在接受干预的患者中，只有少数病例进行手术切除，其余病例被认为在短期内不需要治疗，这表明 ARUBA 研究中不完全闭塞的动静脉畸形比例很高，因此病变会继续进展,可能会因发生破裂而被排除。第四，每年仅管理 10 例脑动静脉畸形患者的医疗中心就有资格入组，并且对神经外科医生没有最低要求，这使人们对试验中采用的显微神经外科手术的专业性产生了质疑[5–7]。第五，ARUBA 没有纳入 Spetzler-Martin Ⅳ级以上的患者。事实上，大多数患者（62%）得分为 2 分或＜2 分，且根据研究的纳入标准，所有患者的 mRS 评分为 1 分或＞1 分[4]。最后，ARUBA 是一项针对未破裂脑动静脉畸形的试验，排除了有出血（有症状或无症状）的动静脉畸形，而出血是可能改变不可手术脑动静脉畸形患者的风险 – 收益因素之一，且可能在神经外科医生重新考虑治疗时带来一些风险。由于上述原因，完全根据 ARUBA 试验得出的结论推断哪些脑动静脉畸形患者不可手术，可能会导致治疗措施的误判。

我们认为，对手术治疗风险高的脑动静脉畸形采用保守治疗时，如果存在以下两种情况，说明保守治疗失败，此时才应考虑手术治疗：

- 当患者因脑动静脉畸形产生更加严重的

症状时，与治疗的风险相比，持续观察的风险不可接受。

- 当患者出现脑动静脉畸形破裂时，预示着持续观察的风险很大。对这一点还需要仔细分辨，将在下文进行讨论。

当脑动静脉畸形患者发生脑出血及其后遗症时会促使患者及外科医生做出决策。但是仅出现动静脉畸形相关的出血并不是手术治疗的原因。有证据表明，有脑动静脉畸形出血（以原发性或再出血形式）的患者相比于非脑血管畸形的自发性脑出血患者，其神经系统预后可能更差[8-9]。还有证据表明，高级别的脑动静脉畸形（如不可手术的病例）在原发性出血或再出血时可能发生更严重的后果[10]。当然，动静脉畸形破裂患者相对于未破裂患者具有更高的再出血风险[8,11]。因此，我们认为，只有当外科医生已经权衡了患者的病情、未来出血风险、神经功能缺损的发病率和死亡率，并可恰当地应对治疗中可能面临的巨大风险时，动静脉畸形破裂才是手术治疗不可手术脑动静脉畸形的合理原因。

28.3.2 放射外科治疗或血管内介入栓塞治疗的要点

如果认为患者不适合外科手术，但适合血管内介入栓塞治疗、放射外科治疗或两者联合时，医生必须权衡一些特定因素。如果考虑血管内介入栓塞治疗和（或）放射外科治疗，医生必须精确地了解病变的解剖结构。我们认为在做出任何治疗决定之前对患者进行诊断性脑血管造影都非常重要。有时，对于复杂的病变在初始血管造影时可以进行微导管超选造影，以明确具体供血动脉的解剖结构，用于评估治疗方式的风险，也便于治疗团队有充分的时间针对患者及其病变的细节制订周到的治疗计划。

虽然经典的Spetzler-Martin（SM）分级量表更容易理解且有利于讨论，但并不适用于评估放射外科治疗或血管内介入栓塞治疗的风险。因此，有学者开发了新的专用量表。

Pollock-Flickinger量表[3,12]可以评估在放射外科治疗中比SM评分更加特异或关键的因素。病灶体积、年龄和位置（浅或深）等指标可用于预测动静脉畸形闭塞和神经功能缺损的概率[12]。弗吉尼亚大学的动静脉畸形分级系统也可以很好地预测脑动静脉畸形立体定向放射外科（SRS）治疗的效果。通过使用剂量或体积分割，SRS已能用于大型且不能行外科手术的动静脉畸形。文献表明体积分割方法效果可能更好[13-16]，还描述了使用体积分割放射治疗技术消除或缩小动静脉畸形，可以更安全地处理残留的病变[16]。

放射外科治疗对不可手术脑动静脉畸形来说是一个很好的选择，但也存在一定的风险。在动静脉畸形闭塞过程中仍然存在出血的风险。最近对大型脑动静脉畸形SRS治疗的荟萃分析发现，有出血患者的死亡率为40.08%，有破裂患者的年再出血风险为6.1%[17]。此外，随着对SRS治疗引起的继发性危害的认识不断深入，对于正在考虑接受该治疗的年轻患者，医生很难完全了解SRS在患者长期预期寿命中所存在的风险，比如继发性肿瘤。虽然还没有确切的支持性证据，但是只要放射治疗与继发性肿瘤发生之间存在关联的可能性，就应该停止对儿童和青少年进行放射治疗[18-23]。其他更明确的SRS治疗的并发症包括放射性坏死、病灶周围缺血性卒中和放射性囊肿[24-26]。特别是SRS治疗脑动静脉畸形时，引流静脉闭塞可能会增加放射治疗后出血的可能性[27-28]。因此，外科医生需要了解相关解剖学并考虑具有独立引流的大型动静脉畸形是否适合放射外科治疗，如果认为合适，在制订治疗计划时必须考虑到这种可能性。总体而言，放射外科治疗报告的治愈率令人鼓舞，但实际治愈情况并不确定。因此，我们认为外科医生应该仔细地权衡治疗利弊后再制订放射治疗计划。

针对血管内介入栓塞治疗学者们同样开发了专门的分级方案，因为 SM 分级系统并不能很好地预测血管内介入栓塞治疗的并发症。已发表的两个用于预测动静脉畸形血管内介入栓塞治疗效果的量表是 Buffalo 量表[2]和动静脉畸形栓塞量表（AVMES[29]；表 28.2）。然而，这两个系统都没有经过外部验证，并且它们之间存在显著差异。

AVMES 旨在将与脑动静脉畸形栓塞治疗的相关风险进行分层，对病灶的大小、供血动脉的数量、引流静脉的数量和血管功能进行评分。最后一个变量是 SM 分级评估中功能的推论，SM 分级试图对血管内介入栓塞对邻近关键结构的风险进行定义。AUMES 将血管功能定义为来自颈内动脉且直径＜ 20mm 的血管或者插管难度大的血管。我们认为 AVMES 对并发症和完全闭塞具有良好的识别力，分数越高，并发症发生率越高，闭塞率越低。

Buffalo 评分也对脑动静脉畸形血管内介入栓塞治疗的风险进行了分层，既用于血管内介入栓塞治疗的评估，还用于多模式联合治疗消除畸形团的评估。该系统对供血动脉数量、供血动脉直径和病灶位置的功能区进行了评估。作者直接比较了 Buffalo 评分与 SM 评分预测并发症的能力，发现前者分值增加（但 SM 评分未升高）与并发症发生率增加密切相关。Buffalo 评分与血管完全栓塞无关，这是与 AVMES 的重要区别。

表 28.2 Buffalo 评分系统和动静脉畸形栓塞评分（AVMES）

Buffalo 评分[a]		AVMES[b]	
分级特征	得分	分级特征	得分
供血动脉数量		**供血动脉数量**	
1 或 2	1	1~3	1
3 或 4	2	4~6	2
≥ 5	3	≥ 7	3
供血动脉直径		**病灶大小**	
最大值＞ 1	0	＜ 3cm	1
最大值≤ 1	1	3~6cm	2
		＞ 6cm	3
病灶位置		**血管功能**	
非功能区	0	无功能	0
功能区	1	有功能	1

a 经允许引自 Dumont 等[2]
b 经允许引自 Lopes 等[29]

如果治疗的目标是以尽可能安全的方式完全消除动静脉畸形，单纯栓塞通常很难实现。尽管 AVMES 确实与并发症相关，血管内完全栓塞与将血管内介入栓塞治疗作为辅助治疗的患者相比，预后仍然不良。相比于单纯栓塞，在多模式联合治疗中可以更加积极地采用栓塞治疗。从这个意义上说，Buffalo 分级更加灵活，当计划进行多模式治疗时，它可以提供一种更实用的方法来评估脑动静脉畸形栓塞相关的风险。

28.3.3 不可手术脑动静脉畸形的定义和分类

基于以上观点，我们有必要明确如何定义不可手术脑动静脉畸形，以便读者在决定治疗方式时充分理解我们的参考框架。我们将不可手术脑动静脉畸形分为两种类型。

第一种类型是根据任何标准和病变特点（如位置和复杂性），不适合外科干预（不可手术或需采用血管内介入栓塞辅助治疗），但可能适合单纯血管内介入栓塞、单纯放射外科治疗或者二者联合治疗的病变。该类型不包括既适用外科手术，又更适合血管内栓塞或放射外科治疗的病变，而是只包括不适合外科手术的病变。不论病变有无症状，是否发生出血，如果非手术治疗后有手术治愈的机会，手术治疗仍是可行的。为方便讨论，我们将此类型称为 I 型不可手术动静脉畸形。

Ⅱ型不可手术脑动静脉畸形是指无论病变

形态如何，只要是以无症状的方式呈现，将被判断为不适合手术治疗的病变。此类型病变只有在采用上述两种保守治疗方式之一失败后出现进展、严重症状或出血时，才可接受手术治疗。

然而，尽管有大量的数据和分类方案，但是医生还是会根据患者的状态，动静脉畸形的解剖结构，以及手术或血管内治疗的效果来进行治疗的决策。对于许多动静脉畸形，外科医生在管理和选择上可能因自身的技术和偏好而有很大差异。我们认为，面对此类患者，无论任何医生，都会对上述分型做出判断。

28.3.4 不可手术脑动静脉畸形案例

下面将展示几个案例，对一致认为符合上述类型并进行非手术治疗的动静脉畸形进行阐述。此外，我们还提供了与案例治疗方式相关的参考文献和证据。

Ⅰ型不可手术脑动静脉畸形

病例 1　48 岁的男性患者，癫痫发作。影像学检查发现左额顶叶 Spetzler-Martin V 级未破裂动静脉畸形，由左大脑中动脉、豆状核、睫状体、胼周动脉和胼缘动脉供血。由于靠近运动区、运动前区和语言皮质，手术干预的风险太大。在讨论了治疗方案后，决定对患者进行多次血管内介入栓塞治疗。栓塞材料选用 Onyx-18 和 n-BCA，共栓塞 10 次，几乎达到完全栓塞（如果目标血管太细而不能进行远端导管插入，我们会用 n-BCA 进行栓塞）。栓塞后，只剩下豆纹动脉供血的小的前端残留（图 28.1）。在栓塞过程中，患者出现右臂和下肢短暂的感觉功能障碍、构音障碍和脱发，但这些症状随着时间的推移显著改善。

由于栓塞降低了动静脉畸形等级，考虑到功能区对治疗方案的影响，为患者提供了放射外科治疗或手术切除残留病变的治疗选择，患者选择了手术切除。

使用神经导航、运动和感觉诱发电位监测来进行左额顶开颅术。进行直接皮质刺激以识别运动带，并且通过术中定位确定动静脉畸形病灶位于语言功能区前部。

术前栓塞是为了避免神经功能缺损，由于切断了通过动静脉畸形的所有血流，术后血管造影未发现动静脉畸形残留。患者术后恢复良好，且在随访期间并未出血。

本案例说明了手术策略选择是可变的。尽管最初认为病变位于优势半球的运动和语言皮质，手术切除风险太大，但通过靶向血管内介入栓塞很大程度上降低了这些风险。虽然单纯血管内介入栓塞不能完全治愈，但是使手术的风险降低了，并实现了没有长期并发症的完全治愈。在每次随访时，必须重新考虑治疗计划，以评估之前的治疗是否合理，如果无效，后续可以采取哪些措施来帮助患者获得最佳的预后。

Ⅱ型不可手术脑动静脉畸形

脑干动静脉畸形

病例 2　28 岁的男性患者，出现视力模糊或复视，左侧面部麻木和自感左侧肢体无力。影像学（CT 和 MRI）显示中脑后部出血（图 28.2a~c）。血管造影确定 SM Ⅲ级、由基底动脉尖穿支动脉供血并通过直窦引流至深静脉系统的动静脉畸形（图 28.2d~f）。在没有任何干预的情况下，患者 8d 后出院，仅遗留了核间眼肌麻痹（internuclear ophthalmoplegia，INO）。

考虑到中脑出血及其预期寿命，我们认为应对该患者进行治疗。为了等待患者的神经损伤恢复，手术延迟进行。此外，由于出血常常掩盖血管结构，通过延迟血管造影可以更准确地显示病变的程度。有两个系列报告显示，脑干动静脉畸形行放射外科治疗后的闭塞率分别为 59% 和 76%，ARE 发生率分别为 6% 和 10%[24,30]。同时，考虑到该患者存在以下 3 个问题，因此，我们选择了其他治疗方式。首先，患者发生出血，因此。在恢复前有持续出血的

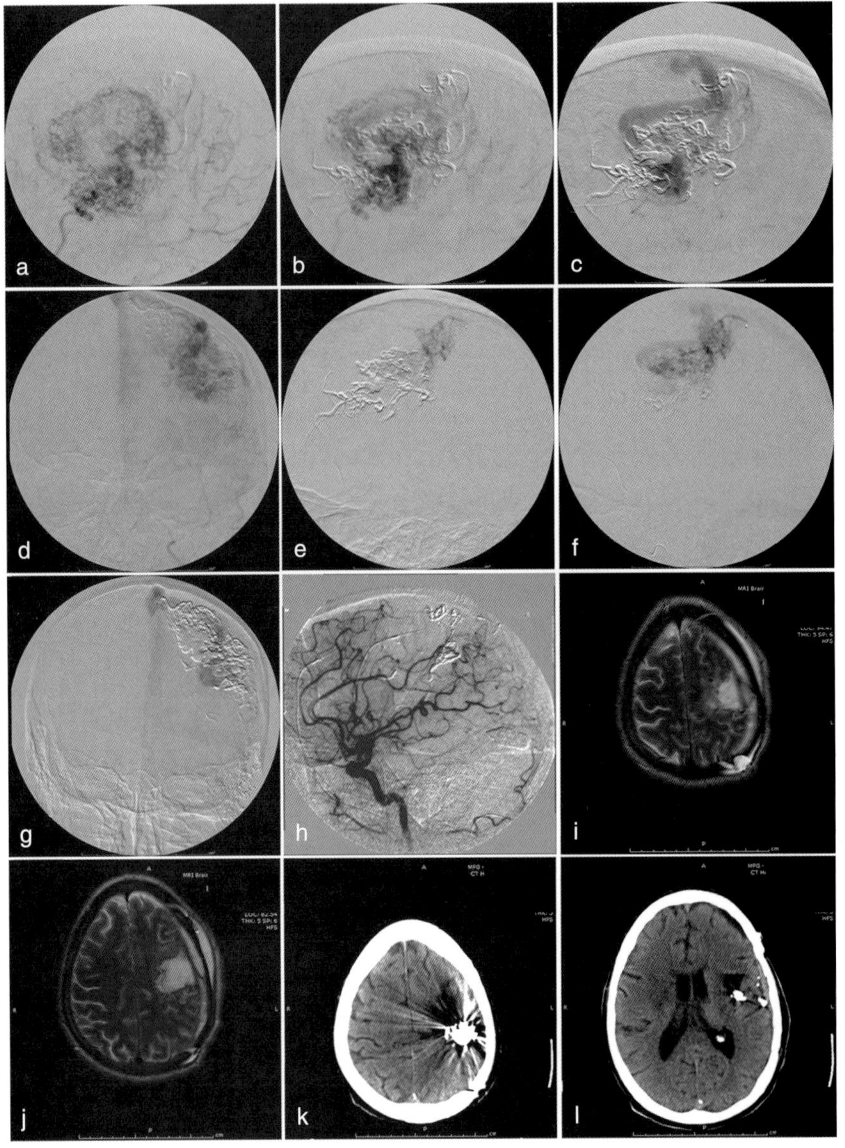

图 28.1 病例 1：Spetzler-Martin Ⅴ级左额顶动静脉畸形，患者接受了 10 次血管内介入栓塞治疗。a~c. 侧位造影显示用 Onyx-18 和 Trufill 4 次栓塞后残留的动静脉畸形病灶。d. 前后位造影显示经大脑中动脉 6 次栓塞后残留的动静脉畸形病灶。e、f. 在第 8 次栓塞之前，大脑中动脉微导管超选栓塞的各个序列影像。g. 前后位造影显示第 10 次栓塞后残留的动静脉畸形病灶。h. 侧位造影显示动静脉畸形病灶完全闭塞。i~j. 经动静脉畸形切除部位的 CT 扫描。k、l. 同一水平显示动静脉畸形消失，没有残留。术中定位可见栓塞的血管团位于切除部位后方

风险；其次，患者相对年轻，因此须慎重考虑中脑辐射；最后，我们仔细评估了患者的血管结构，认为如果满足以下两个条件，血管内介入栓塞治疗就合理可行：①主要供血动脉可插入导管；②可以实现足够的内膜穿透，从而间接栓塞残余基底动脉尖供血的病灶。

2 个月后患者入院行血管造影随访，并计划在条件允许的情况下行血管内介入栓塞治疗。主要供血动脉可以插入导管，进行超选 Wada 试验后患者没有症状[31]。用 Onyx 进行了栓塞，具有较好的病灶穿透性。血管造影发现，动静脉畸形达到了完全治愈（图 28.3a~d）。患者没有出现新的并发症或神经功能缺损，治疗后 1d 出院回家。

出院后 2d 患者的言语不请、辨距不良越来越严重，没有出现虚弱或新的视力障碍，于第

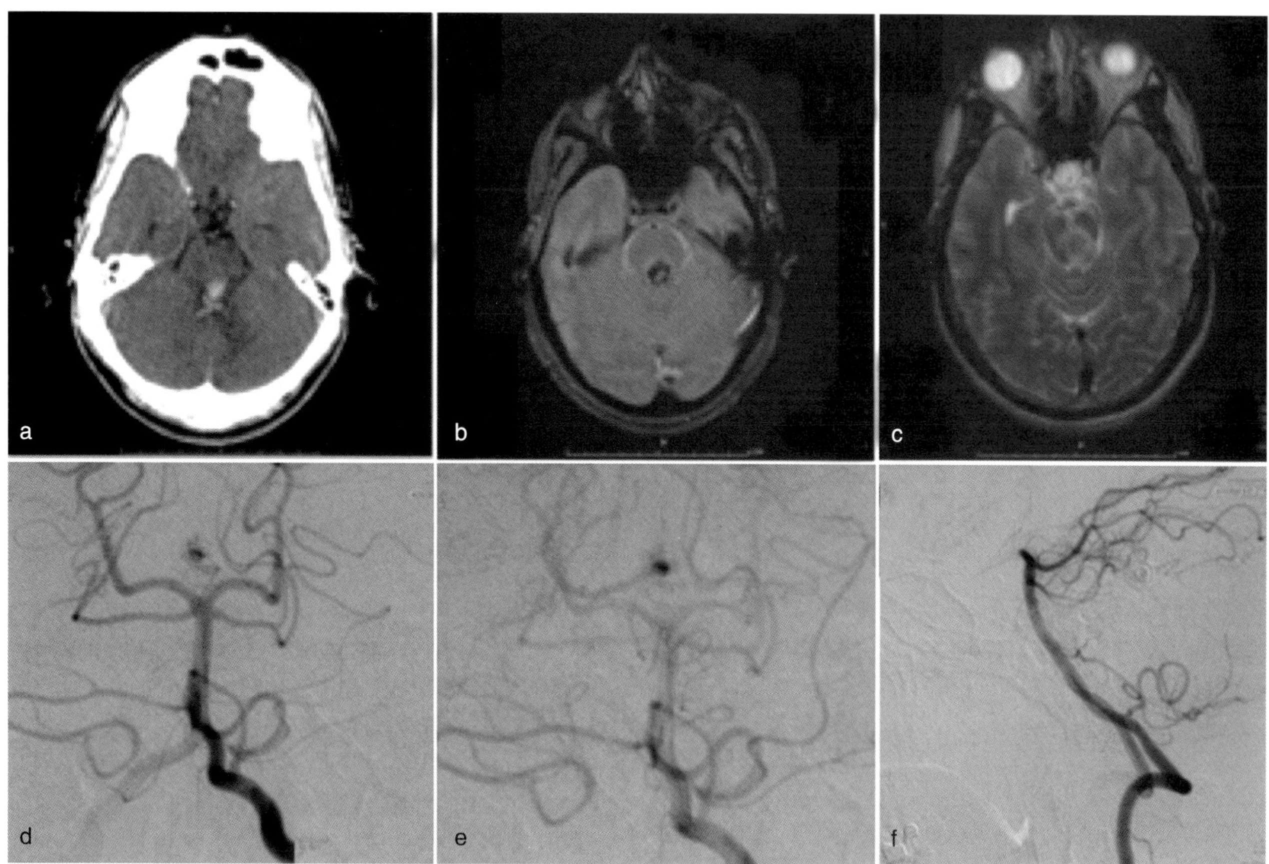

图 28.2　病例 2：患者的脑出血和影像学检查结果。a. 头部 CT 显示中脑后部出血。b、c. 梯度回声和 T2 MRI 清晰显示相同的出血。d. 前期前后位动脉造影可见基底动脉穿支供血的动静脉畸形。e. 晚期动脉造影可见引流静脉。f. 前期侧位动脉造影可见动静脉畸形

8 天再次入院，无创成像显示病灶与先前栓塞一致，没有出血迹象。DSA 通过基底动脉尖穿支血管确定动静脉畸形新的引流，其静脉引流方式与之前的判断相同（图 28.3e、f）。

由于持续的动静脉畸形引流和进行性症状恶化，需要对患者进行进一步治疗。由于外科手术风险太大，再次考虑放射外科治疗，但存在与第一次治疗前相同的顾虑。是否可以再次尝试血管内介入栓塞治疗？同样地，关键在于明确动静脉畸形的解剖结构。由于供血动脉太细导管无法进入，所以我们考虑经静脉途径栓塞。已有报道使用这种技术治愈不适合动脉途径栓塞的脑动静脉畸形病例[32-36]。这些病变通常具有引流静脉，该患者的病变也是如此。

基于上述分析，我们选择尝试经静脉栓塞。我们通常是在患者清醒镇静状态下进行动静脉畸形栓塞，这样更容易对整个手术过程进行临床监测。对此我们已发表了相关文章，与全身麻醉相比，清醒镇静的结果令人满意，我们认为，清醒镇静下行血管内介入栓塞治疗更加安全[37-41]。但此病例采用了全身麻醉下神经监测，以便进行经静脉栓塞。麻醉师准备腺苷诱导的血流阻滞以允许充分的病灶渗透。将导管植入静脉系统，引导微导管至从动静脉畸形发出后的静脉近端部分。动脉造影确定导管位置适当（图 28.3g~i）。为了使微导管向前移动，以最大限度地提高 Onyx 的渗透率，并防止静脉回流，在路图下将微导管尖端低于静脉方向。显微注射证实微导管在血管外。此时麻醉师立即用腺苷开始血流阻滞。Onyx 在蛛网膜下腔开始栓塞

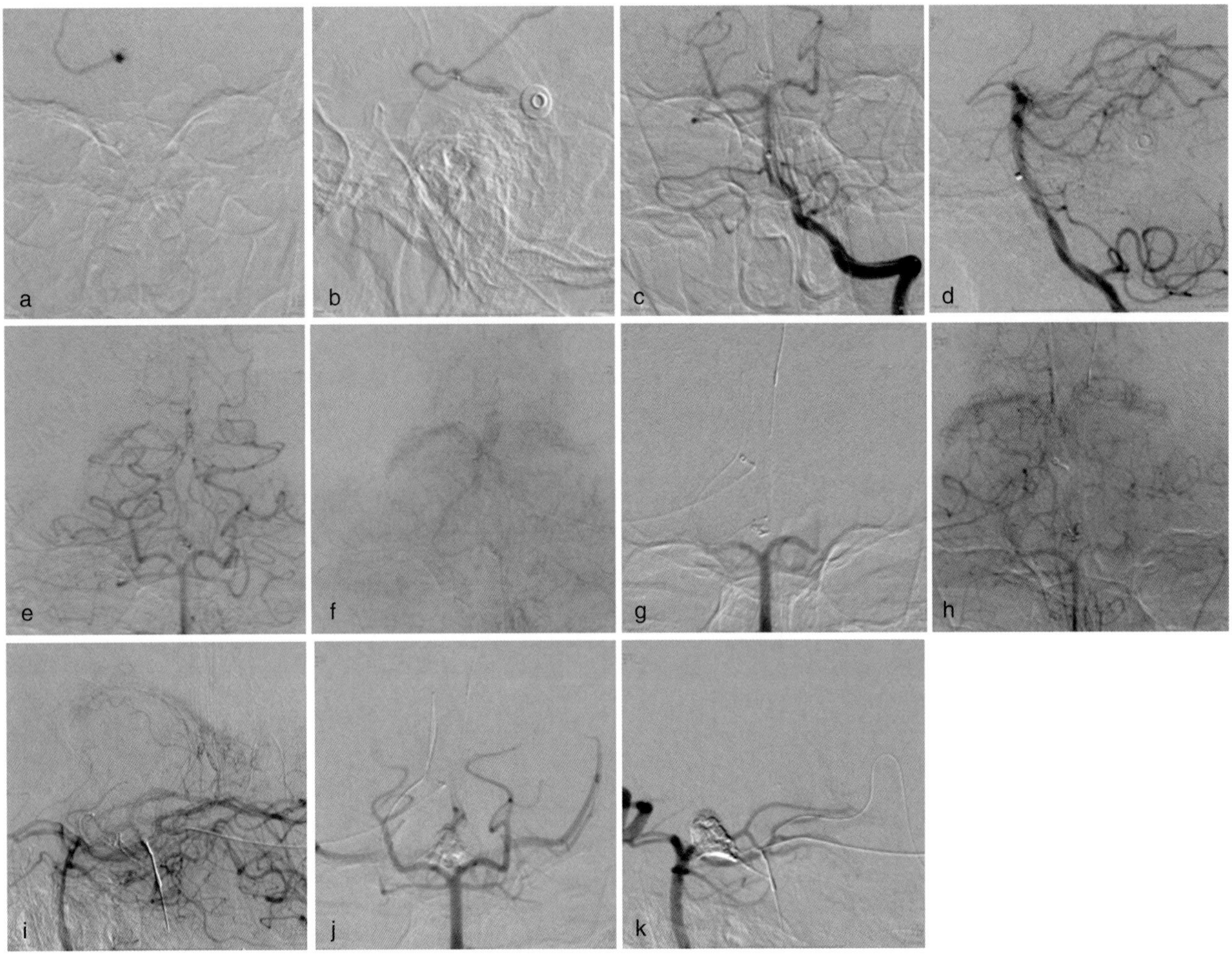

图 28.3 病例2：患者接受了2次血管内介入栓塞（均用Onyx），一次动脉途经栓塞和一次静脉途经栓塞。a. 前后位微导管超选造影可见动静脉畸形充盈并早期引流至静脉。b. 侧位微导管超选造影可见动静脉畸形充盈并早期引流至静脉。c. 动脉栓塞后前后位血管造影可见部分栓塞的动静脉畸形及早期引流静脉。d. 动脉栓塞后侧位血管造影可见部分栓塞的动静脉畸形及早期引流静脉。e、f. 患者再次入院且症状恶化后的前后位血管造影（e. 动脉早期显示残留动静脉畸形病灶；f. 血管弥散期可见早期引流静脉）。g、h. 前后位造影显示经静脉栓塞微导管已经到达引流静脉的近端（g），不再充盈（h），微导管被封堵。i. 经静脉栓塞前的侧位血管造影，微导管已经到达引流静脉近端。j. 经静脉栓塞后的前后位血管造影。动静脉畸形完全闭塞，Onyx 铸形与脚间池的形状一致。k. 经静脉栓塞后的侧位血管造影。动静脉畸形部分闭塞，Onyx 铸形与脚间池的形状一致

以阻塞血管损伤，并将导管缓慢地撤回到血管中继续栓塞。维持血流停止直到栓塞完成（约1min）。血管造影显示动静脉畸形没有残留充盈（图 28.3j、k）。

患者的神经监测没有显示任何变化，立即拔管。在离开血管造影室之前，患者能够数出手指并移动四肢。其检查结果与术前相比得到了改善，经物理和专科治疗后患者在术后第5天清醒出院。在出院时瞳孔较大，但双侧对光反射灵敏，部分凝视麻痹，核间眼肌麻痹症状有所改善，四肢肌力正常。3个月后 DSA 随访显示动静脉畸形完全闭塞。

大型双侧丘脑和基底神经节动静脉畸形[42]

病例3 12岁的男孩，3个月来发生渐进性步态异常。脑部 MRI（图 28.4）显示双侧基底神经节和丘脑动静脉畸形，右侧动静脉畸形附近有出血和小面积脑软化症。DSA 证实双侧丘脑和基底神经节部位的 Spetzler-Martin Ⅳ级动静脉畸形，由右侧后交通动脉、大脑后动脉P2 或 P3 段及左侧脉络膜前动脉供血。动静脉

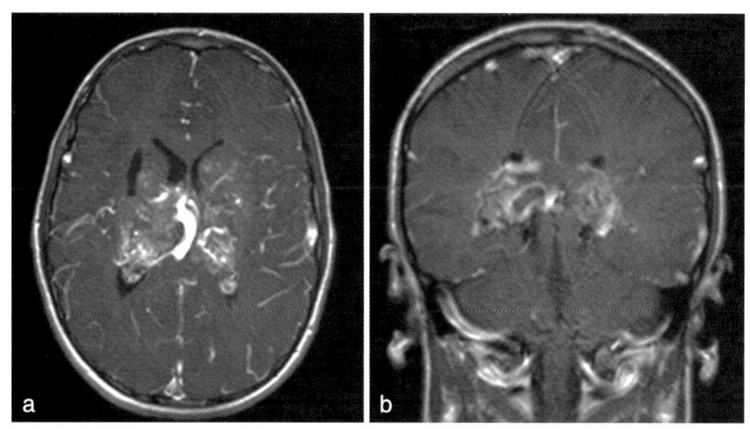

图 28.4　病例 3：初始期 MRI。在室间孔水平的轴位 T1 加权钆增强图像。第三脑室冠状位 T1 加权钆增强图像（经允许引自 Lee 等 [42]，根据知识共享署名许可协议发布）

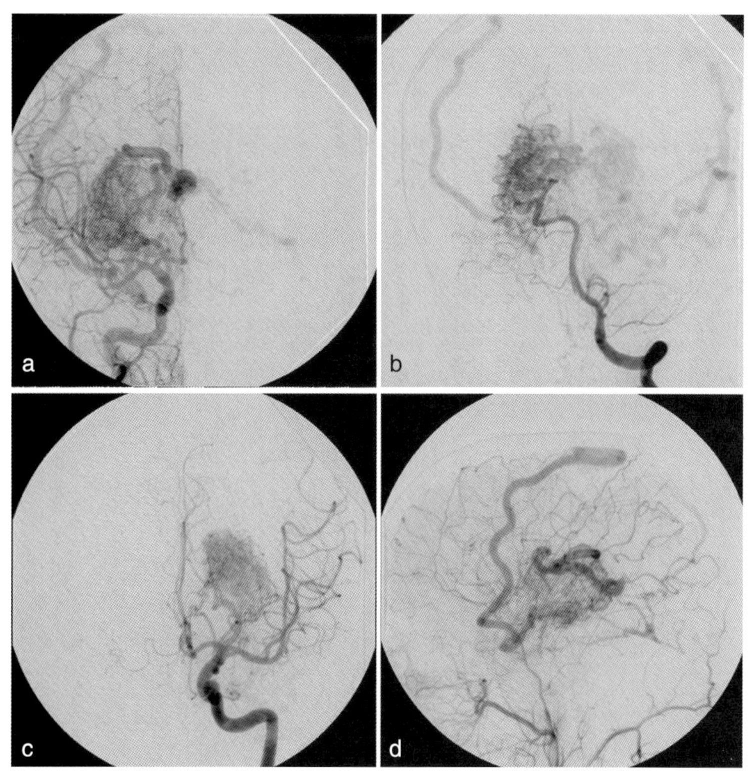

图 28.5　病例 3：初次诊断时的脑血管造影。a. 右颈动脉前后位造影。b. 左椎动脉前后位造影。c. 颈内动脉前后位造影。d. 右侧颈外动脉造影（经允许引自 Lee 等 [42]，根据知识共享署名许可协议发布）

畸形的引流在右侧上矢状窦、左侧上矢状窦、岩下窦和左侧横窦（图 28.5）。评估后最终决定对患者进行观察，并服用左乙拉西坦预防癫痫发作。

对此类患者制订治疗决策时须谨慎，因为症状较轻，而病变解剖复杂。两种动静脉畸形都具有复杂的动脉供应，可能存在导管难以进入血管的情况。我们不建议对这例 12 岁的无症状患者进行放射外科治疗。实际上，对于接受放射外科治疗的深部动静脉畸形患者，病灶周围会发生卒中 [25]。因此，我们建议对这种情况进行观察。

8个月后，患者为了评估癫痫发作状态再次入院，持续脑电图监测结果为阴性。患者出院回家，停用左乙拉西坦。3d后，再次以癫痫发作入院，格拉斯哥昏迷量表（GCS）评分为4分，对其进行气管插管并给予抗癫痫药物，脑部MRI显示脑室内出血伴有脑积水（图28.6）。进行脑室引流两周以控制颅内压增高。最终因患者出现出血后脑积水，进行脑室－腹腔分流术。

1周后患者出院到康复中心治疗。出院时意识清晰，可回答简短问题，并执行一些命令，伴有弥漫性对称性四肢瘫痪，但可以用辅助设备行走。

患者的父母非常担心其再次出血和发生进一步的神经功能缺损。经过与医生多次讨论，决定对患者进行低剂量放射外射治疗。如前所述，单纯血管内介入栓塞治疗的治愈率非常低。然而，考虑到血管内介入栓塞治疗可作为减少病灶体积的辅助手段，可能有利于放射外科治疗。但是考虑到此类动静脉畸形的复杂性和体积，术前可能需要多次血管内介入栓塞治疗才能将破裂出血的风险降至最低[43]。此患者已经发生出血，病情较重，显然血管内介入栓塞不可取。因此，通过直接进行放射外科治疗来减少分期干预带来的风险是明智的。

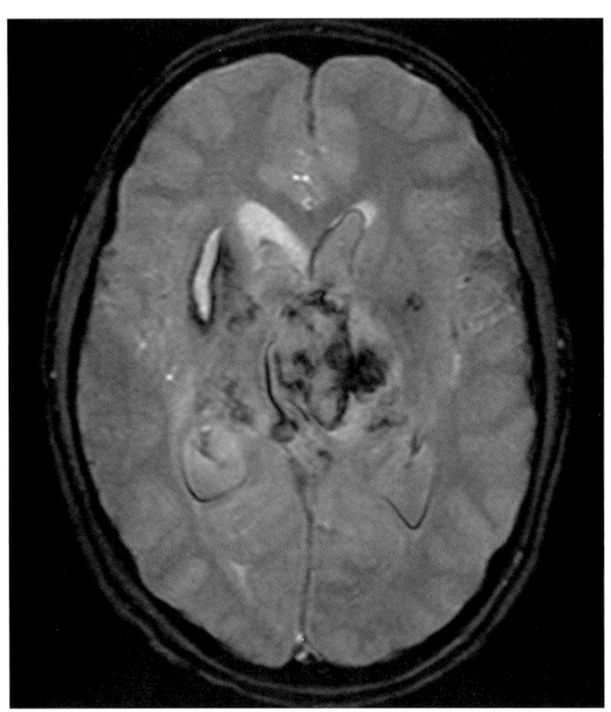

图28.6 确诊后8个月行轴位血红素序列MRI检查，癫痫持续状态（经允许引自Lee等[42]，根据知识共享署名许可协议发布）

患者出院至两个月的康复治疗后，进行无框架立体定向放射外科治疗。放射总剂量为30Gy，分5个部分进行。前4个部分每隔一天进行一次，第5部分由于患者住院期间癫痫发作，休息1周后进行。由于双侧靶区形状复杂，使用微型多叶准直和强度调制放射治疗，并使用9个静态射束提供辐射（图28.7）。患者很好地耐受了治疗。

治疗后对患者进行密切随访，其在接下来的1年中有几次因癫痫发作入院，因出现下肢挛缩进行跟腱松解术。此外，他患有肌张力障碍和痉挛，采用鞘内置入巴氯芬泵治疗。放射外科治疗后10个月再次进行DSA检查显示病灶消失，动静脉畸形无充盈（图28.8）。MRI结果（图28.9）显示先前动静脉畸形区域囊性变。

治疗两年后，患者能够坐下，双侧肢体达到4+/5至5/5的肌力。对患者进行家庭教导后他能够演奏简单的钢琴曲目，但依然遗留肌张力障碍和言语交流不利，未再发生出血。

28.4 结　论

以前因为神经外科医生没有治疗方案可供选择，对不可手术脑动静脉畸形的治疗仍处于起步阶段。随着现代技术的进步，我们能够提供具体的治疗选择，为不可手术脑动静脉畸形患者提供治愈的机会，特别是I型不可手术脑动静脉畸形患者。这些患者现在可以选择非手术治疗，不必因为未来可能发生的致命性事件，导致开颅手术或者再次出血。I型不可手术脑动静脉畸形通常可行放射外科和（或）血管内介入栓塞治疗。对此类患者，Spetzler-Martin

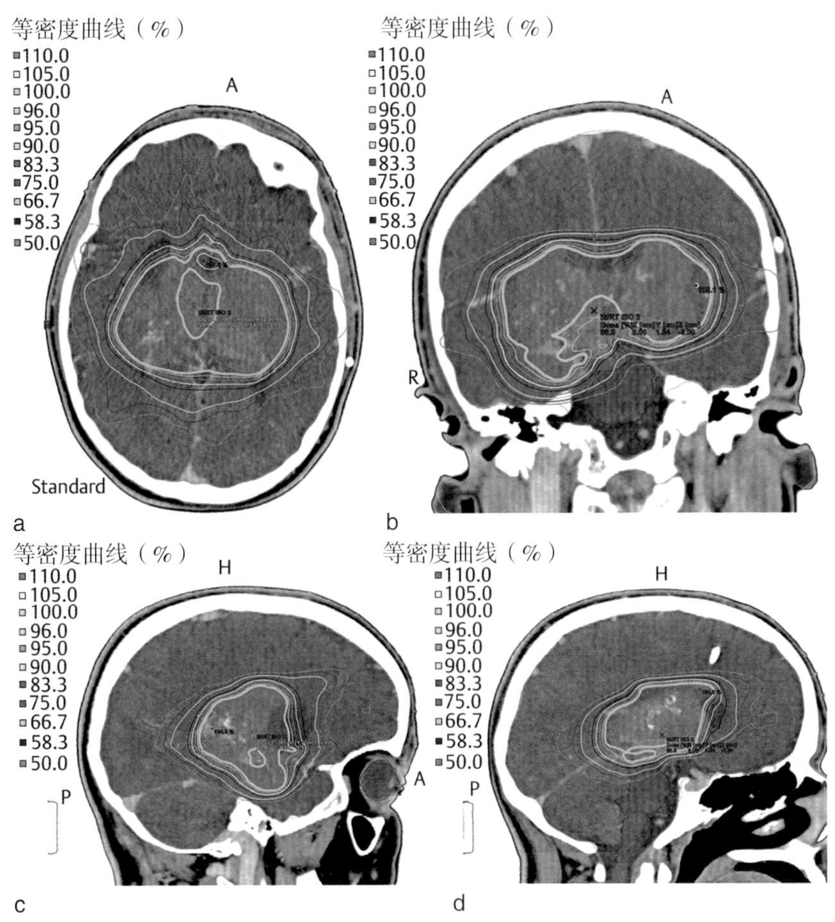

图 28.7 病例 3：立体定向放射外科治疗计划。a. 轴位。b. 冠状位。c. 左侧矢状位。d. 右侧矢状位（经允许引自 Lee 等[42]，根据知识共享署名许可协议发布）

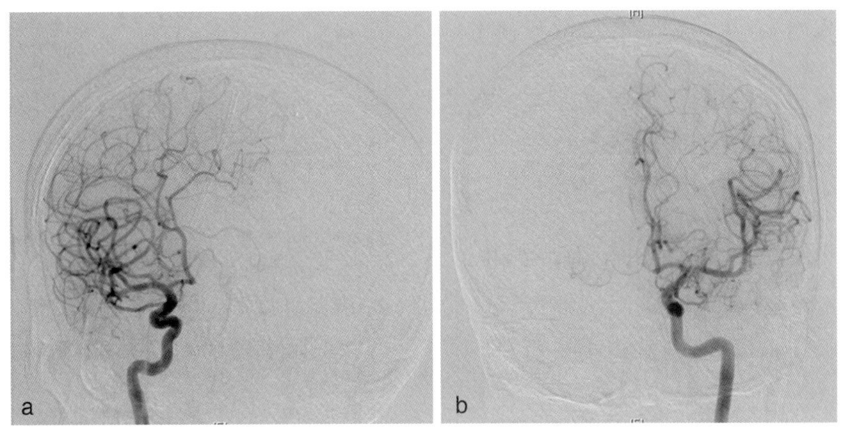

图 28.8 病例 3：放射外科治疗后 10 个月的诊断性脑血管造影。a. 右侧颈内动脉前后位造影。b. 左侧颈内动脉前后位造影（经允许引自 Lee 等[42]，根据知识共享署名许可协议发布）

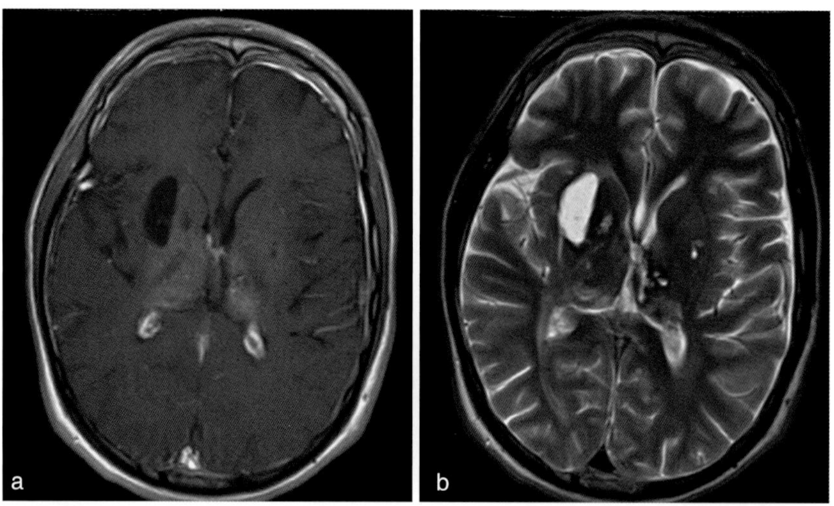

图 28.9 病例 3：放射外科治疗后 10 个月的 MRI。a. 在室间孔水平轴位钆增强 T1 加权 MRI 图像。b. 相同水平的轴位 T2 加权 MRI 图像（经允许引自 Lee 等[42]，根据知识共享署名许可协议发布）

分级与治疗风险相关性不大，较新的分级方案如 Buffalo、University of Virginia 或 Pollock-Flickinger 评分，往往更适合预测并发症发生的可能性，对 Spetzler-Martin 高级别动静脉畸形患者的风险和结果也可以进行更具模式特异性的评估。

目前，仍有一些患者更适合观察而不是干预。Ⅱ型不可手术脑动静脉畸形患者有时确实可从多模式治疗方式中获益。随着技术的不断发展和对目前治疗方法更好的认识，对Ⅱ型不可手术动静脉畸形的建议可能会从观察改变为某种形式的干预。

脑动静脉畸形是一种不常见的临床病变，其中不可手术脑动静脉畸形所占的比例更小，目前指导其治疗的证据有限。本章提供的证据水平较低——基本上都是病例回顾、案例报道及专家意见。为了减少患者的手术并发症，学习和吸取他人的经验和教训非常重要。不可手术脑动静脉畸形的治疗仍有一些问题亟待解决。血管内介入栓塞或放射外科治疗脑动静脉畸形的结果表明，达到完全闭塞，预后具有持久性。相对于外科手术，需要更长时间的随访来验证这些治疗方法的效果。此外，由于许多脑动静脉畸形患者是儿童和年轻人，因此需要了解放射外科治疗的长期预后，以明确应用于该人群时是否安全。

总之，成功治疗不可手术脑动静脉畸形需要神经外科医生精通各种治疗策略，掌握放射外科治疗和血管内介入栓塞的优缺点。科技和治疗技术的发展使医生可以对不可手术脑动静脉畸形患者进行重新评估，使他们能够接受更新、更安全的治疗方式，从而获得良好的预后。无论该领域如何发展，有一点是明确的，脑动静脉畸形是一种异质性疾病，应谨慎对待。总之，最成功的外科医生往往是那些技术实力过硬，对复杂棘手的病情和可能用到的治疗方式都有深刻理解的医生。

参考文献

[1] Spetzler RF, Martin NA. A proposed grading system for arteriovenous malformations. J Neurosurg, 1986, 65(4):476–483
[2] Dumont TM, Kan P, Snyder KV, et al. A proposed grading system for endovascular treatment of cerebral arteriovenous malformations: Buffalo score. Surg Neurol Int, 2015, 6:3
[3] Pollock BE, Flickinger JC. A proposed radiosurgery-based grading system for arteriovenous malformations. J Neurosurg, 2002, 96(1):79–85
[4] Mohr JP, Parides MK, Stapf C, et al. international ARUBA

investigators. Medical management with or without interventional therapy for unruptured brain arteriovenous malformations (ARUBA): a multicentre, non–blinded, randomised trial. Lancet, 2014, 383(9917):614–621

[5] Conger A, Kulwin C, Lawton MT, et al. Endovascular and microsurgical treatment of cerebral arteriovenous malformations: current recommendations. Surg Neurol Int, 2015, 6:39

[6] Day AL, Dannenbaum M, Jung S. A randomized trial of unruptured brain arteriovenous malformations trial: an editorial review. Stroke, 2014, 45(10): 3147–3148

[7] Lawton MT. The role of AVM microsurgery in the aftermath of a randomized trial of unruptured brain arteriovenous malformations. Am J Neuroradiol, 2015, 36(4):617–619

[8] Choi JH, Mast H, Sciacca RR, et al. Clinical outcome after first and recurrent hemorrhage in patients with untreated brain arteriovenous malformation. Stroke, 2006, 37(5): 1243–1247

[9] van Beijnum J, Lovelock CE, Cordonnier C, et al. Outcome after spontaneous and arteriovenous malformation-related intracerebral haemorrhage: population-based studies. Brain, 2009, 132 (Pt 2):537–543

[10] Laakso A, Dashti R, Juvela S, et al. Risk of hemorrhage in patients with untreated Spetzler-Martin grade IV and V arteriovenous malformations: a long-term follow-up study in 63 patients. Neurosurgery, 2011, 68(2):372–377, discussion 378

[11] Al-Shahi R, Warlow C. A systematic review of the frequency and prognosis of arteriovenous malformations of the brain in adults. Brain, 2001, 124(Pt 10): 1900–1926

[12] Pollock BE, Flickinger JC. Modification of the radiosurgery-based arteriovenous malformation grading system. Neurosurgery, 2008, 63(2):239–243, discussion 243

[13] Hattangadi JA, Chapman PH, Bussière MR, et al. Planned two-fraction proton beam stereotactic radiosurgery for high-risk inoperable cerebral arteriovenous malformations. Int J Radiat Oncol Biol Phys, 2012, 83(2):533–541

[14] Fogh S, Ma L, Gupta N, et al. High-precision volume-staged Gamma Knife surgery and equivalent hypofractionation dose schedules for treating large arteriovenous malformations. J Neurosurg, 2012, 117 Suppl: 115–119

[15] AlKhalili K, Chalouhi N, Tjoumaka ris S, et al. Staged-volume radiosurgery for large arteriovenous malformations: a review. Neurosurg Focus, 2014, 37(3):E20

[16] Seymour ZA, Sneed PK, Gupta N, et al. Volume-staged radiosurgery for large arteriovenous malformations: an evolving paradigm. J Neurosurg, 2016, 124 (1):163–174

[17] Mau CY, Sabourin VM, Gandhi CD, et al. SLAM: Stereotactic radiosurgery of Large Arteriovenous Malformations: metaanalysis of hemorrhage in high-grade Pollock-Flickinger AVMs. World Neurosurg, 2016, (85): 32–41

[18] Yu JS, Yong WH, Wilson D, et al. Glioblastoma induction after radiosurgery for meningioma. Lancet, 2000, 356(9241): 1576–1577

[19] Strojan P, Popović M, Jereb B. Secondary intracranial meningiomas after highdose cranial irradiation: report of five cases and review of the literature. Int J Radiat Oncol Biol Phys, 2000, 48(1):65–73

[20] Kaido T, Hoshida T, Uranishi R, et al. Radiosurgery-induced brain tumor. Case report. J Neurosurg, 2001, 95(4): 710–713

[21] Akamatsu Y, Murakami K, Watanabe M, et al. Malignant peripheral nerve sheath tumor arising from benign vestibular schwannoma treated by gamma knife radiosurgery after two previous surgeries: a case report with surgical and pathological observations. World Neurosurg, 2010, 73(6):751–754

[22] You SH, Lyu CJ, Kim DS, et al. Second primary brain tumors following cranial irradiation for pediatric solid brain tumors. Childs Nerv Syst, 2013, 29(10):1865–1870

[23] Marta GN, Murphy E, Chao S, et al. The incidence of second brain tumors related to cranial irradiation. Expert Rev Anticancer Ther, 2015, 15(3):295–304

[24] Yen CP, Steiner L. Gamma Knife surgery for brainstem arteriovenous malformations. World Neurosurg, 2011, 76(1–2):87–95, discussion 57–58

[25] Kim DH, Kang DH, Park J, et al. Delayed perilesional ischemic stroke after Gamma-Knife radiosurgery for unruptured deep arteriovenous malformation: two case reports of radiation-induced small artery injury as possible cause. J Cerebrovasc Endovasc Neurosurg, 2015, 17(1):36–42

[26] Herbert C, Moiseenko V, McKenzie M, et al. Factors predictive of symptomatic radiation injury after linear accelerator-based stereotactic radiosurgery for intracerebral arteriovenous malformations. Int J Radiat Oncol Biol Phys, 2012, 83(3):872–877

[27] Celix JM, Douglas JG, Haynor D, et al. Thrombosis and hemorrhage in the acute period following Gamma Knife surgery for arteriovenous malformation. Case report. J Neurosurg, 2009, 111(1):124–131

[28] Yen CP, Khaled MA, Schwyzer L, et al. Early draining vein occlusion after gamma knife surgery for arteriovenous malformations. Neurosurgery, 2010, 67(5):1293–1302, discussion 1302

[29] Lopes DK, Moftakhar R, Straus D, et al. Arteriovenous malformation embocure score. J Neurointerv Surg, 2016, 8(7):685–691

[30] Kano H, Kondziolka D, Flickinger JC, et al. Stereotactic radiosurgery for arteriovenous malformations, part 5: management of brainstem arteriovenous malformations. J Neurosurg, 2012, 116(1):44–53

[31] Tawk RG, Tummala RP, Memon MZ, et al. Utility of pharmacologic provocative neurological testing before embolization of occipital lobe arteriovenous malformations. World Neurosurg, 2011, 76(3–4):276–281

[32] Nguyen TN, Chin LS, Souza R, et al. Transvenous embolization of a ruptured cerebral arteriovenous malformation with en-passage arterial supply: initial case report. J Neurointerv Surg, 2010, 2(2):150–152

[33] Consoli A, Renieri L, Nappini S, et al, Mangiafico S. Endovascular treatment of deep hemorrhagic brain arteriovenous malformations with transvenous onyx embolization. Am J

Neuroradiol, 2013, 34(9):1805–1811

[34] Martínez-Galdámez M, Saura P, Saura J, et al. Transvenous onyx embolization of a subependymal deep arteriovenous malformation with a single drainage vein: technical note. BMJ Case Rep, 2013, 2013:bcr2012010603

[35] Mendes GA, Silveira EP, Caire F, et al. Endovascular management of deep arteriovenous malformations: single institution experience in 22 consecutive patients. Neurosurgery, 2016, 78(1):34–41

[36] Iosif C, Mendes GA, Saleme S, et al. Endovascular transvenous cure for ruptured brain arteriovenous malformations in complex cases with high Spetzler-Martin grades. J Neurosurg, 2015, 122(5):1229–1238

[37] Abou-Chebl A, Lin R, Hussain MS, et al. Conscious sedation versus general anesthesia during endovascular therapy for acute anterior circulation stroke: preliminary results from a retrospective, multicenter study. Stroke, 2010, 41(6):1175–1179

[38] Chamczuk AJ, Ogilvy CS, Snyder KV, et al. Elective stenting for intracranial stenosis under conscious sedation. Neurosurgery, 2010, 67(5):1189–1193, discussion 1194

[39] Ogilvy CS, Yang X, Jamil OA, et al. Neurointerventional procedures for unruptured intracranial aneurysms under procedural sedation and local anesthesia: a large-volume, single-center experience. J Neurosurg, 2011, 114(1):120–128

[40] Kan P, Jahshan S, Yashar P, et al. Feasibility, safety, and periprocedural complications associated with endovascular treatment of selected ruptured aneurysms under conscious sedation and local anesthesia. Neurosurgery, 2013, 72(2): 216–220, discussion 220

[41] Rangel-Castilla L, Cress MC, Munich SA, et al. Feasibility, safety, and periprocedural complications of pipeline embolization for intracranial aneurysm treatment under conscious sedation: university at buffalo neurosurgery experience. Neurosurgery, 2015, 11 Suppl 3:426–430

[42] Lee J, Tanaka T, Westgate S, et al. Hypofractionated stereotactic radiosurgery in a large bilateral thalamic and basal ganglia arteriovenous malformation. Case Rep Neurol Med, 2013, 2013:631028

[43] Ovalle F, Shay SD, Mericle RA. Delayed intracerebral hemorrhage after uneventful embolization of brain arteriovenous malformations is related to volume of embolic agent administered: multivariate analysis of 13 predictive factors. Neurosurgery, 2012, 70(2) Suppl Operative: 313–320

第二十九章 儿童脑动静脉畸形的治疗

Ameet V. Chitale, David M. Sawyer, Ricky Medel,
Aaron S. Dumont, Peter S. Amenta

摘要：儿童脑动静脉畸形与成人有着显著的不同。尽管儿童的脑出血更为常见，但破裂率是否高于成人仍然存在争议。儿童脑动静脉畸形患者具有较高的终生发病率，同时由于正在发育的大脑的可塑性，似乎比成人更能耐受侵入性治疗。由于患者和病灶的特异性，需要多学科联合治疗，包括外科手术、放射外科治疗和（或）血管内介入栓塞。外科手术切除的闭塞率更高，当动静脉畸形的大小、位置和形态处于可控范围内时，手术切除可作为根治性治疗措施。儿童脑动静脉畸形完全闭塞后复发已有报道。这些复发的脑动静脉畸形的性质尚不清楚，但相较于成人患者，其复发的风险也致使许多儿童患者需要更长时间的影像学随访。

关键词：儿童；先天性动静脉畸形；破裂风险；完全闭塞；复发；影像学检查

要　点

- 脑动静脉畸形是儿童最常见的脑出血原因，有很高的发病率和死亡率。
- 儿童脑动静脉畸形常继发高的终生出血风险、癫痫发作、肿块占位效应和（或）脑积水。
- 治疗措施包括观察和药物控制癫痫发作、手术切除、血管内介入栓塞、放射外科治疗或多模式联合治疗。
- 病灶大小、位置和血管构筑是制订最有效的治疗策略的重要因素。
- 儿童脑动静脉畸形成功闭塞后仍有复发的风险，因此需要长期的影像学随访。

29.1 引　言

通常认为，脑动静脉畸形是先天性病变，儿童脑动静脉畸形代表了一个亚群。有证据表明，在童年时期出现的脑动静脉畸形具有独特的性质，它们似乎在临床表现和形态特征方面都与成人脑动静脉畸形有所不同，同时有着随时间演变的潜力。

60%~85% 的儿童脑动静脉畸形患者表现为出血 [1–2]，大多数作者认为，与成人患者相比，儿童患者更有可能以出血为首发症状 [2–4]。由于该病的基线患病率尚未阐明，目前无法精准预测儿童患者的实际出血风险 [2]。一些回顾性研究对儿童脑动静脉畸形的年出血风险进行了估计，根据诊断时间或出生时间的不同，年出血风险为 2%~10%[5]。因此，目前尚不清楚儿童患者的出血风险是否大于目前公认的成年患者（2%~4%）。重要的是，由于儿童的脑动静脉畸形多位于深部，已有证据表明儿童患者的动静脉畸形破裂可能更严重，可导致更高的并发症发生率和死亡率 [3,6]。

与成人患者相比，由于多种原因，儿童的脑动静脉畸形可能更容易发生破裂。多个系列研究已证明病灶体积与出血风险成反比，较小的病灶反而有着更大的出血倾向 [6–8]。已观察到儿童脑动静脉畸形会随着时间的推移而增大，可能会降低出血的风险。但是，有些研究也报道了病灶体积和出血风险可能成正比 [9–11]。儿童患者的脑血管系统尚未发育成熟也增加了动静脉畸形破裂的风险。如果儿童患者的脑血流的自动调节能力受损，会导致血流动力学不稳定。反过来，流量的显著波动对动静脉畸形壁产生了频繁且强烈的压力，也增加了破裂的可能性。幕下动静脉畸形在儿童中也很常见，其出血风险更高[12]。

然而，儿童患者很少出现其他症状，包括头痛、癫痫发作和进行性神经功能缺损。存在大型动静脉畸形和大脑大静脉畸形的新生儿具有一种独特的临床表现，即通过病灶分流引起的高输出性心力衰竭[13-14]。

29.2 儿童脑动静脉畸形的治疗措施

29.2.1 手术治疗

采用显微外科手术完全切除脑动静脉畸形已是明确的治疗选择，尤其是对小儿脑动静脉畸形的治疗非常重要（图 29.1）。这部分人群随着生命的延长，动静脉畸形破裂的风险也会增加。不仅如此，部分切除导致的病变复发和生长更加突出了完全切除病变的重要性。高频率的出血会导致临床急诊病例数量增加，急诊状况下须行开放手术消除占位性血肿并切除破裂的动静脉畸形。

最近的回顾性研究报道了手术治疗儿童脑动静脉畸形的有效性和安全性。判断治疗成功的依据为术后血管造影提示病变完全消失。关于显微外科手术切除病灶的多项系列研究证实动静脉畸形的切除率（通过血管造影明确）为 65%~100%，很多研究显示完全切除的病例超过 80%[15]。重要的是，手术切除可以立即消除病变以及未来的破裂风险。手术治疗的效果对于已经出现动静脉畸形破裂的患者更加显著，因为这类患者在 1 年内有发生再次出血的巨大风险[15-16]。深静脉引流似乎更适用于未完全切除的脑动静脉畸形患者[15]。

另一种量化儿童脑动静脉畸形切除后效果的方法是利用改良 Rankin 量表（mRS）对比患者术前和术后的神经功能缺损情况。在 Sanchez-Mejia 等进行的一系列比较儿童和成人患者的手术治疗结果的报道中，儿童患者的 mRS 值为 0~2 分（独立生活）者占 90.6%，成人患者占 71.4%。此外，93.8% 的儿童患者的 mRS 有所改善，成人患者的改善率为 69.8%[17]。这种效果无法通过患者或其病变特征的可测量差异来解释，因此作者提出，通过神经可塑性来促进儿童从动静脉畸形手术切除中恢复。其他研究人员也注意到，儿童患者因合并症较少，使其在接受手术治疗时比成人更能快速从大量出血中恢复。

儿童患者手术切除的并发症发生率为 5%~33%。临床上有关动静脉畸形手术安全性的考虑通常集中在出血的直接风险和神经功能缺损的长期风险上。由于儿童的血容量相对较

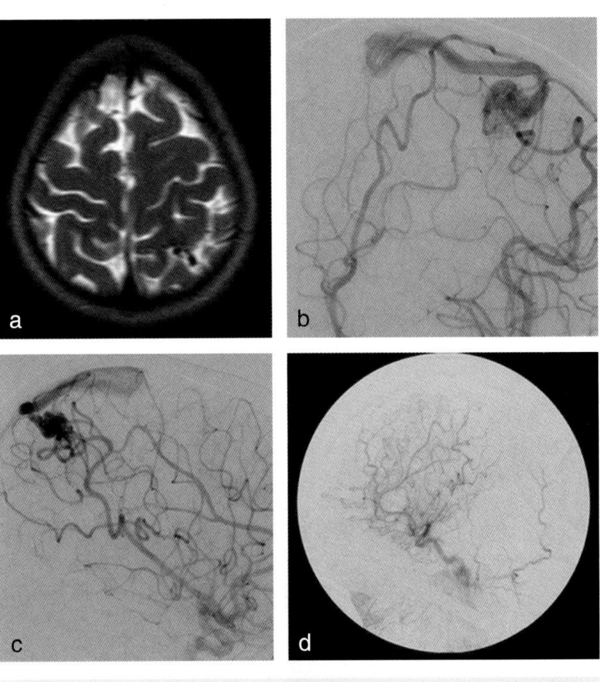

图 29.1 13 岁的女性患者，症状为头痛，神经功能完整。a. 轴位 T2 加权 MRI 显示以中央后回为中心、大小为 1.4cm × 1.5cm 的左侧顶叶动静脉畸形。b. 左前斜位血管造影显示由左侧大脑中动脉和大脑前动脉远端分支供血、相对紧凑的病灶。一条巨大的浅表引流静脉引流至上矢状窦。c. 侧位血管造影显示动静脉畸形。d. 术中左侧颈内动脉血管造影显示动静脉畸形完全切除。患者出现轻度右侧偏身麻木。随访 6 个月，右侧偏身麻木已经好转，但是持续的右下肢深感觉障碍仍未好转

少，因此需要特别关注术中出血[18]。一系列研究表明，在适当的条件下可将术中出血量持续控制在可接受的水平[15]，具体方法包括在整个手术过程中仔细地止血，或者术前行血管内介入栓塞以闭塞可能存在问题的动脉蒂。此外，通过中心静脉和动脉导管以及神经生理学监测，在手术期间密切监测患者的血流动力学和脑灌注也很重要[18]。

对于儿童患者，必须切除整个动静脉畸形病灶以消除破裂的风险，并且需要进行准确成像以确保无病变残留。血管造影是“金标准”，术中血管造影已被证明可以提高显微外科手术的完全闭塞率[19]。当手术切除完毕，可以在患者仍处于全身麻醉状态时在手术室或血管造影室进行血管造影。若发现有残留动静脉畸形，应立即再次切除并行血管造影，直到完全切除整个病变。

切除脑实质引起的神经功能缺损是显微外科手术的一种常见并发症，可以根据病变的解剖结构和计划的手术入路在一定程度上进行预测。许多脑动静脉畸形可以实现成功切除，不会导致永久性神经功能缺损或只引起可预期的视野丧失。不过要注意的是，对病变位于脑功能区的患者进行手术更容易产生永久性神经功能缺损。而对于非常年轻的患者，有一点非常重要，就是不能固定头部，会导致无法使用无框架立体定向导航，从而使复杂病变的切除变得更加困难[18]。不需要固定头部的有导航功能的新型导航系统的出现，使我们可以克服之前面临的一些挑战。

29.2.2 放射外科治疗

对于特定的儿童脑动静脉畸形患者，放射外科治疗是主要的选择，尤其适用于位置较深或靠近运动性语言中枢但采用手术切除不安全的病灶（图 29.2）。

大量文献检验了放射外科治疗对儿童脑动静脉畸形的有效性和安全性，已发表的文献显示闭塞率为 51%~90%[20]。Nicolato 等报道，当单次放射治疗的病灶体积＞ 10mL 时，闭塞率会显著降低，而且这些患者发生出血和神经后遗症的概率也更高[20]。放射剂量是影响闭塞率、再出血率和急性放射毒性的重要因素。由于最适当的处方剂量可提高病灶闭塞率，并减少患者在潜伏期的出血风险，因此，当条件允许时，儿童患者应接受与成人患者相同的放射剂量[21]。在动静脉畸形体积较大或在单次治疗无法达到最佳剂量时，可能需要分阶段的放射外科治疗方案[20,22-24]。

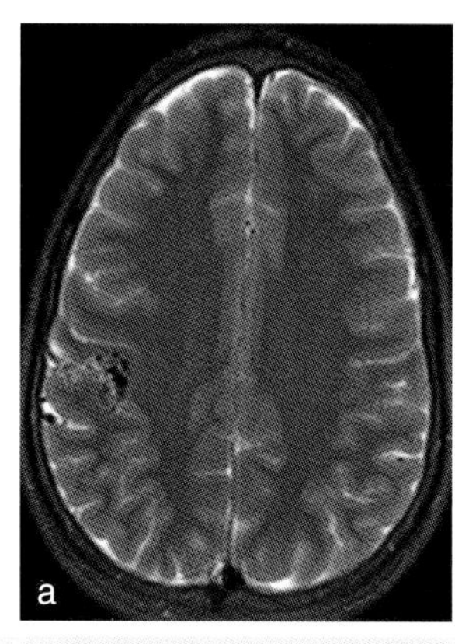

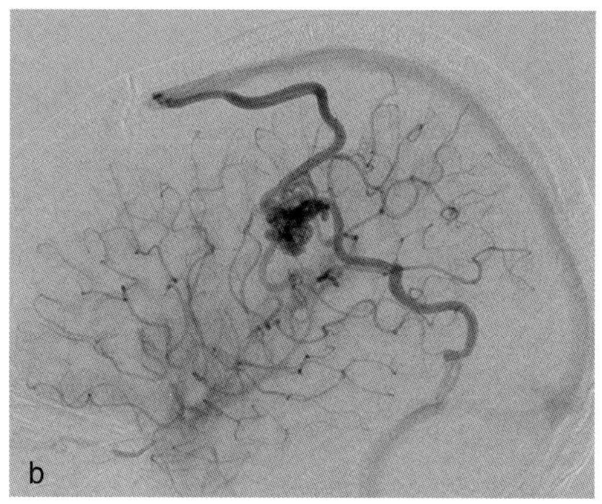

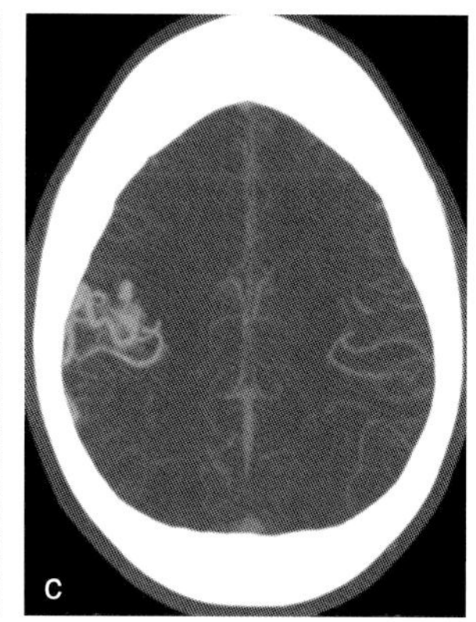

图 29.2 14 岁的男性患者，以癫痫起病，神经功能完整。a. 轴位 T2 加权 MRI 显示未破裂的 2.1cm × 2.6cm 右额叶动静脉畸形，且病灶位于主要运动功能区中心。b. 侧位血管造影显示病灶由多个右侧大脑中动脉远端分支供血，并通过浅表的引流静脉引流至上矢状窦和右横窦。c. 计算机体层成像血管造影（CTA）用于立体定向放射外科治疗计划

重要的是，放射外科治疗后闭塞是一个缓慢的进程，治疗后平均 2 年时会出现病变复发[20]。这一潜伏期引起了人们的关注，因为在潜伏期内，病灶完全闭塞之前依然存在出血的风险，文献报道的潜伏期出血发生率为 0~22.7%[20]。一些证据表明，这一概率与未开始治疗情况下的自然史风险并无显著差异[5]，但它代表了在接受手术治疗的患者中并不存在的一段脆弱期。

儿童放射外科治疗的永久性并发症发生率一般较低（0~17.6%）[20]，但辐射对儿童大脑的长期影响仍让人担忧[25]。现在儿童恶性肿瘤的发病率在增加[26]，但是到目前为止还没有研究证实脑动静脉畸形的放射外科治疗是恶性肿瘤的诱因[21]。一些数据显示接受放射外科治疗的儿童在学校表现欠佳，这使得研究人员不得不考虑放射外科治疗对儿童认知能力更微妙和分散的影响[27]。

29.2.3 血管内介入栓塞治疗

血管内介入栓塞在儿童脑动静脉畸形的治疗中起重要作用，其并发症发生率相对较低。供血动脉数量有限的小病灶是栓塞治疗的潜在靶点[12]，但大多数研究报告的闭塞率仅约为 20%[28-31]。此外，儿童动静脉畸形患者出现复发的可能性更大[27,32]，因此一些医生更主张在完全栓塞后再通过外科手术切除栓塞的病变[15]。

这种治疗特征使血管内介入栓塞成为辅助治疗脑动静脉畸形的重要手段，通常作为手术或放射外科治疗的完善措施。为了提高显微外科手术的安全性，栓塞通常在术前进行。动静脉畸形的血管内介入栓塞可以显著减少病变的血管分布[12]，使术者能够更精确地切除病灶并保留正常的脑实质。另外，栓塞可以通过闭塞供血动脉来降低手术期间的出血风险，尤其是那些难以通过手术进入的病灶[15]。对于适合放射外科治疗的动静脉畸形，栓塞治疗的作用是缩小病灶体积[21,33-34]。对于位于运动型语言中枢的大型动静脉畸形，栓塞可能会减小畸形团的体积，并允许更高的放射治疗剂量，以提供更多的治愈机会。Reyns 等指出，术前血管内介入栓塞是放射外科治疗后完全栓塞的消极预测因素，但是当畸形团较大时，很可能需要在放射外科治疗前先进行血管内介入栓塞治疗[21]。

29.2.4 多模式治疗

由于手术切除的病灶消除率最高，因此许多作者认为应该将其用于任何可以安全切除的病变[15,20]。放射外科治疗可以作为难以手术切除病变的主要治疗方式，但是关于究竟有多少脑动静脉畸形符合此描述仍存在争议。放射外科治疗的支持者认为，大量的儿童脑动静脉畸形位于深部或运动型语言中枢区，适合进行放射外科治疗[20-21]。其他作者则认为，大多数进行了动静脉畸形放射外科治疗的病灶均可以被安全地切除，使患者获得更好的预后[15]。实际上，排除了严格标准的划分，任何特定脑动静脉畸形的手术治疗和放射外科治疗的风险 – 收益都受到医疗机构专业知识和经验的影响。

29.3 儿童脑动静脉畸形的复发与监测

传统观念认为，脑动静脉畸形是胚胎早期形成的先天性畸形，在出生时已达到其最终解剖形态。然而，对儿童及成人患者的研究均发现了动静脉畸形增长，以及可能导致的神经症状进行性加重。持续性血流动力学压力使异常血管扩张可能是导致动静脉畸形扩张的原因。也有证据支持动静脉畸形扩张是儿童脑血管系统随时间变化逐渐形成的。

脑动静脉畸形复发是指延迟成像确认原发畸形完全消失后，无论在症状还是影像学上出现的新的病变[5]。脑动静脉畸形复发在成人患者中十分罕见，但在儿童患者中较为多见。虽然只有 1/5 的脑动静脉畸形患者为儿童，但文献报道的复发病例主要是儿童。中等规模的队列研究表明，儿童患者的复发率为4.2%~15%[35-37]，且文献记录的复发时间可长至原发病灶治愈后19年[38]。儿童患者复发率较高的原因尚不清楚，有些学者认为儿童的脑血管系统尚不成熟，手术切除后更容易发生血管再生，随时间的推移导致病变持续发展[32]。其他学者则认为是由血管造影未发现的残留病灶形成的。复发带来的重要风险应该通过患者长期的临床及影像学随访确定，然而，如何实现这一点，目前还没有明确的共识。

有多种影像学检查方式可用于患者随访，包括数字减影血管造影（DSA）及核磁共振血管成像（MRI/MRA）。DSA是评估脑动静脉畸形的金标准；MRI是评估任何年龄脑动静脉畸形患者多阶段治疗或放射外科治疗进展的主要方法，也常用于病灶清除后儿童的长期监测。虽然儿童患者进行MRI及DSA检查时均需要镇静或全身麻醉，但与DSA相比，MRI具有无放射性的优点。由于MRI/MRA阴性患者中有出现DSA阳性者，一些学者质疑MRI在发现儿童复发病变中的敏感性。这也表明，在大部分患者采用MRI随访的情况下，脑动静脉畸形的实际复发率可能高于报道的数据[37,39]。

儿童脑动静脉畸形患者复发的平均潜伏期为33.6~108个月，也有一些患者的潜伏期更长[32,35,37,40]。这也就提出了一个问题，即复发评估应持续多长时间？如何掌握频率？有学者建议随访时间至少持续6~12个月[6,32,36,41]，也有更多的学者建议有必要监测更长时间（包括5年或更长时间的影像学复查）[2,37,40]。

由于早期发现病灶复发带来的益处远超过影像检查带来的风险，因此长期的影像学监测对儿童脑动静脉畸形患者是有益的。目前，随访方案主要还是根据医院和临床医生的建议决定；关于随访的最佳方式、频率和放射性检查的持续时间等仍需要进一步的研究确定，以使患者最大限度地获益。

29.4 结　论

与成人脑动静脉畸形患者相比，儿童患者的出血更多见，预后更差。由于在儿童患者的预期生存期中有出血或再出血的重大风险，因此对其动静脉畸形的积极治疗是非常有必要的。手术切除的病灶消除率最高，当手术安全、有效时，对儿童动静脉畸形患者应该采用手术切除治疗，当然在治疗过程中必须重点考虑到术中出血和术中监测等特殊事项。放射外科主要用于治疗不可手术切除的病灶。放射外科治疗从开始到病灶闭塞的潜伏期预计需要2年，从而使患者容易出现初次或复发性出血。放射外科治疗对儿童大脑的长期影响目前仍未明确。血管内介入栓塞的病灶的初次闭塞率较差，但作为动静脉畸形的辅助治疗却是行之有效的措施，该治疗方法可缩小动静脉畸形的体积，并可在手术或放射外科治疗前消除供血动脉。由于存在复发风险，即使闭塞成功后，儿童患者仍应接受长期的影像学随访。

参考文献

[1] Blount JP, Oakes WJ, Tubbs RS, et al. History of surgery for cerebrovascular disease in children. Part III. Arteriovenous malformations. Neurosurg Focus, 2006, 20(6): E11

[2] Bristol RE, Albuquerque FC, Spetzler RF, et al. Surgical management of arteriovenous malformations in children. J Neurosurg, 2006, 105(2) Suppl:88–93

[3] Kondziolka D, Humphreys RP, Hoffman HJ, et al. Arteriovenous malformations of the brain in children: a forty-year experience. Can J Neurol Sci, 1992,19(1):40–45

[4] Fullerton HJ, Achrol AS, Johnston SC, et al. UCSF BAVM Study Project. Longterm hemorrhage risk in children versus adults with brain arteriovenous malformations. Stroke, 2005, 36(10):2099–2104

[5] Darsaut TE, Guzman R, Marcellus ML, et al. Management of pediatric intracranial arteriovenous malformations: experience with multimodality therapy. Neurosurgery, 2011, 69(3):540–556, discussion 556

[6] Niazi TN, Klimo P Jr, Anderson RC, et al. Diagnosis and management of arteriovenous malformations in children. Neurosurg Clin N Am, 2010, 21(3): 443–456

[7] Celli P, Ferrante L, Palma L, et al. Cerebral arteriovenous malformations in children. Clinical features and outcome of treatment in children and in adults. Surg Neurol, 1984,

22(1):43–49

[8] Waltimo O. The relationship of size, density and localization of intracranial arteriovenous malformations to the type of initial symptom. J Neurol Sci, 1973, 19(1):13–19

[9] Hernesniemi JA, Dashti R, Juvela S, et al. Natural history of brain arteriovenous malformations: a long-term follow-up study of risk of hemorrhage in 238 patients. Neurosurgery, 2008, 63(5):823–829, discussion 829–831

[10] Stapf C, Mast H, Sciacca RR, et al. Predictors of hemorrhage in patients with untreated brain arteriovenous malformation. Neurology, 2006, 66(9):1350–1355

[11] Stefani MA, Porter PJ, terBrugge KG, et al. Large and deep brain arteriovenous malformations are associated with risk of future hemorrhage. Stroke, 2002, 33(5):1220–1224

[12] Zheng T, Wang QJ, Liu YQ, et al. Clinical features and endovascular treatment of intracranial arteriovenous malformations in pediatric patients. Childs Nerv Syst, 2014, 30(4):647–653

[13] Merritt C, Feit LR, Valente JH. A neonate with highoutflow congestive heart failure and pulmonary hypertension due to an intracranial arteriovenous malformation. Pediatr Emerg Care, 2011, 27(7):645–648

[14] Mascarenhas MI, Moniz M, Ferreira S, et al. High-output heart failure in a newborn. BMJ Case Rep, 2012, 2012: bcr 2012006289

[15] Gross BA, Storey A, Orbach DB, et al. Microsurgical treatment of arteriovenous malformations in pediatric patients: the Boston Children's Hospital experience. J Neurosurg Pediatr, 2015, 15(1):71–77

[16] Blauwblomme T, Bourgeois M, Meyer P, et al. Long-term outcome of 106 consecutive pediatric ruptured brain arteriovenous malformations after combined treatment. Stroke, 2014, 45(6):1664–1671

[17] Sanchez-Mejia RO, Chennupati SK, Gupta N, et al. Superior outcomes in children compared with adults after microsurgical resection of brain arteriovenous malformations. J Neurosurg, 2006,105(2) Suppl:82–87

[18] Rubin D, Santillan A, Greenfield JP, et al. Surgical management of pediatric cerebral arteriovenous malformations. Childs Nerv Syst, 2010, 26(10):1337–1344

[19] Kotowski M, Sarrafzadeh A, Schatlo B, et al. Intraoperative angiography reloaded: a new hybrid operating theater for combined endovascular and surgical treatment of cerebral arteriovenous malformations: a pilot study on 25 patients. Acta Neurochir (Wien), 2013, 155(11):2071–2078

[20] Nicolato A, Longhi M, Tommasi N, et al. Leksell Gamma Knife for pediatric and adolescent cerebral arteriovenous malformations: results of 100 cases followed up for at least 36 months. J Neurosurg Pediatr, 2015, 16(6): 736–747

[21] Reyns N, Blond S, Gauvrit JY, et al. Role of radiosurgery in the management of cerebral arteriovenous malformations in the pediatric age group: data from a 100-patient series. Neurosurgery, 2007, 60(2):268–276, discussion 276

[22] Potts MB, Sheth SA, Louie J, et al. Stereotactic radiosurgery at a low marginal dose for the treatment of pediatric arteriovenous malformations: obliteration, complications, and functional outcomes. J Neurosurg Pediatr, 2014, 14(1): 1–11

[23] Smyth MD, Sneed PK, Ciricillo SF, et al. Stereotactic radiosurgery for pediatric intracranial arteriovenous malformations: the University of California at San Francisco experience. J Neurosurg, 2002, 97(1):48–55

[24] Zabel-du Bois A, Milker-Zabel S, Huber P, et al. Pediatric cerebral arteriovenous malformations: the role of stereotactic linac-based radiosurgery. Int J Radiat Oncol Biol Phys, 2006, 65(4):1206–1211

[25] Zadeh G, Andrade-Souza YM, Tsao MN, et al. Pediatric arteriovenous malformation: University of Toronto experience using stereotactic radiosurgery. Childs Nerv Syst, 2007, 23(2):195–199

[26] Wilkins RH. Natural history of intracranial vascular malformations: a review. Neurosurgery, 1985,16(3):421–430

[27] Yeon JY, Shin HJ, Kim JS, et al. Clinico-radiological outcomes following gamma knife radiosurgery for pediatric arteriovenous malformations. Childs Nerv Syst, 2011, 27(7):1109–1119

[28] Fournier D, TerBrugge KG, Willinsky R, et al. Endovascular treatment of intracerebral arteriovenous malformations: experience in 49 cases. J Neurosurg, 1991, 75(2): 228–233

[29] Valavanis A, Yaşargil MG. The endovascular treatment of brain arteriovenous malformations. Adv Tech Stand Neurosurg, 1998, 24:131–214

[30] van Rooij WJ, Jacobs S, Sluzewski M, et al. Endovascular treatment of ruptured brain AVMs in the acute phase of hemorrhage. Am J Neuroradiol, 2012, 33(6):1162–1166

[31] Yu SC, Chan MS, Lam JM, et al. Complete obliteration of intracranial arteriovenous malformation with endova-scular cyanoacrylate embolization: initial success and rate of permanent cure. Am J Neuroradiol, 2004, 25(7): 1139–1143

[32] Kader A, Goodrich JT, Sonstein WJ, et al. Recurrent cerebral arteriovenous malformations after negative postoperative angiograms. J Neurosurg, 1996, 85(1):14–18

[33] Gobin YP, Laurent A, Merienne L, et al. Treatment of brain arteriovenous malformations by embolization and radiosurgery. J Neurosurg, 1996, 85(1): 19–28

[34] Pollock BE, Gorman DA, Coffey RJ. Patient outcomes after arteriovenous malformation radiosurgical management: results based on a 5-to 14-year follow-up study. Neurosurgery, 2003, 52(6):1291–1296, discussion 1296–1297

[35] Klimo P Jr, Rao G, Brockmeyer D. Pediatric arteriovenous malformations: a 15-year experience with an emphasis on residual and recurrent lesions. Childs Nerv Syst, 2007, 23(1):31–37

[36] Lang SS, Beslow LA, Bailey RL, et al. Follow-up imaging to detect recurrence of surgically treated pediatric arteriovenous malformations. J Neurosurg Pediatr, 2012, 9(5): 497–504

[37] Morgenstern PF, Hoffman CE, Kocharian G, et al. Postoperative imaging for detection of recurrent arteriovenous malformations in children. J Neurosurg Pediatr, 2015:1–7

[38] Higuchi M, Bitoh S, Hasegawa H, et al. Marked growth of arteriovenous malformation 19 years after resection: a case report. No Shinkei Geka, 1991, 19(1):75–78
[39] Ali MJ, Bendok BR, Rosenblatt S, et al. Recurrence of pediatric cerebral arteriovenous malformations after angiographically documented resection. Pediatr Neurosurg, 2003, 39(1):32–38
[40] Andaluz N, Myseros JS, Sathi S, et al. Recurrence of cerebral arteriovenous malformations in children: report of two cases and review of the literature. Surg Neurol, 2004, 62(4): 324–330, discussion 330–331
[41] Weil AG, Li S, Zhao JZ. Recurrence of a cerebral arteriovenous malformation following complete surgical resection: a case report and review of the literature. Surg Neurol Int, 2011, 2:175.

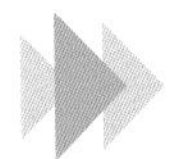

第三十章 脑动静脉畸形残留和复发的处理

Daniel Raper, David M. Sawyer, Peter S. Amenta, Ricky Medel

摘要: 在临床实践中，由于初期治疗方案失败、放射外科延迟的治疗效果或病变复发，经常会出现脑动静脉畸形未完全消除的情况。大多数情况下，局部治疗并没有给患者带来保护作用，通常还会导致比自然史更高的出血率。病灶的评估需要从动静脉畸形等级，血管构筑和位置，既往治疗经过，以及目前的神经功能缺损等方面来考虑。对于符合手术条件的病灶，应进行手术切除；对于不符合手术条件的病灶，可行放射外科治疗。血管内介入栓塞通常仅作为多模式治疗方案的一部分，但对于合并动脉瘤、有血管窃血或者少部分可经栓塞治愈的患者，效果可能较佳。医生应当根据患者的自然史以及可采用的治疗措施的利弊来为患者提出建议。高级别（Spetzler-Martin Ⅳ ~ Ⅴ级）脑动静脉畸形最好采取保守治疗。

关键词: 动静脉畸形复发；动静脉畸形残留；隐室；不完全清除；部分切除；阶段性治疗；影像学监测；风险评估；多模式治疗

要　点

- 脑动静脉畸形残留和复发主要见于复杂动静脉畸形、长期接受放射外科治疗以及应用多阶段治疗方案的病例。
- 在几乎所有情况下，不完全清除病灶均无益处，甚至可能提高出血率。
- 持续的影像学监测对于评估动静脉畸形残留和复发是必不可少的，且对任何可疑病变均需进行诊断性脑血管造影（DSA）。
- 对于位于非功能区的低级别脑动静脉畸形（Spetzler-Martin Ⅰ ~ Ⅱ级），手术切除是其治疗的“金标准”。
- 对于采取外科手术的患者，均应在术中或者术后即刻行 DSA 以明确病灶被完全切除。

30.1 引　言

脑动静脉畸形残留与复发的处理仍然是一个棘手的临床问题。脑动静脉畸形的治疗选择包括有计划的分阶段治疗，效果延期数年的治疗，以及旨在通过降低动静脉畸形体积从而加强其他治疗效果的姑息治疗。目前对脑动静脉畸形残留与复发的自然史还不能给出准确定义。这些病灶的血流动力学可随时间而改变，且经过部分治疗后，出血和再出血的风险不容易推断。此外，脑动静脉畸形的治疗风险取决于初始治疗方式和一系列特异性损伤因素。

未治疗的脑动静脉畸形的自然史显示：未破裂病灶的年出血率为 2.2%，已破裂病灶的年出血率为 4.5%[1]，而诸如完全深静脉引流、合并动脉瘤等因素大大提高了这一概率[1]。对于年轻患者来说，这就预示着在未来的生活中有巨大的出血风险。如果发生出血，则发病率和死亡率分别为 16%~45% 和 1%~20%[2-4]，且高达 45% 的患者不能恢复其功能独立性[5]。一项关于未破裂脑动静脉畸形（ARUBA）的随机试验早期即被叫停，其结果显示，对于未破裂脑动静脉畸形，药物治疗优于血管内介入栓塞治疗。这一结果因其应用的血管内介入栓塞治疗方式是否恰当而广受质疑。具体而言，在接受随机血管内介入栓塞治疗的 116 例患者中，只有 18 例（15%）接受了手术治疗[6]。此外，73 例患者（其中 53 例正在治疗，20 例等待治疗）在进行数据分析时还未接受关键治疗环节[6]。这一结果更突出强调了治疗方案对脑动静脉畸形患者的重要性：只要条件允许，显微外科手术切除仍然是脑动静脉畸形的治疗金标准。

2011 年发表的一篇包含超过 13 000 例脑动静脉畸形患者的综合文献显示，在经过初始治疗的动静脉畸形患者中发现病灶残留非常常见[7]，表明制订治疗计划非常重要，以及临床医生在处理动静脉畸形患者时经常要面对有病灶残留或者复发的患者。

与遇到新发病灶一样，对于动静脉畸形残留或复发患者的评估和治疗有赖于对血管解剖结构、出血风险等级的全面评估，同时制订和调整治疗方案时要从多学科角度分析利弊。

30.2 资料与方法

除了根据笔者的个人经验外，我们还使用 incomplete obliteration brain arteriovenous malformations, incomplete resection brain arteriovenous malformations, residual brain arteriovenous malformations, residual cerebral arteriovenous malformations, recurrent brain arteriovenous malformations 等关键词来进行 PubMed 文献检索。本文包含了近 15 年的文献资料并请资深专家审阅了所有相关文章。本章也参考了美国心脏学会（AHA）指南及主要出版物。

30.3 概　述

对于复杂的脑动静脉畸形，采用分阶段疗法延续已久[8-9]，因此关于放射外科治疗或其后续常规治疗的综述颇多，而关于急症处理的文献很少。另外，脑动静脉畸形残留或复发可以引起很多临床症状，包括出血（脑出血、蛛网膜下腔出血及脑室内出血），癫痫发作，以及因窃血现象引起的神经症状。对于儿童患者，癫痫复发或突然加重、脑积水日益恶化或进展性心力衰竭都有可能是先前治疗计划失败的信号。

30.4 影像学监测

在接受过治疗（无论是治愈，还是实施了多阶段治疗计划中的一部分）的脑动静脉畸形患者中，后续的影像学检查在监测动静脉畸形进展方面起着举足轻重的作用。在无临床表现的患者中，MRI 和 MRA 能提供详尽的解剖细节图像，且是无创性的。液体衰减反转恢复（FLAIR）序列可以描绘出治疗方案对大脑周围组织的影响和辐射诱发的脑实质改变。磁敏感加权成像和梯度加权成像可以发现动静脉畸形区域的出血。现代 MRA 的分辨率已经达到了 CTA 的水准，提供了一种持续监测这些损伤变化的更加安全的方式。然而，对于仍不确定或者再次治疗有困难的病例，脑血管造影术仍然是“金标准”。术中血管造影常常被用来确定动静脉畸形是否完全清除[10]。脑血管造影对于评价动静脉畸形残留或复发具有非常重要的作用，可以用来监测病灶大小、动脉供应以及相关因素的进展，如脑动脉瘤、静脉扩张或狭窄的任何变化。

30.5 脑动静脉畸形复发

关于脑动静脉畸形自然病程的传统理解是，病灶完全切除之后没有复发的风险，而且很多有关成人患者的大数据报告支持这一观点[11-13]。然而，儿童患者中却有病灶行全切术之后又复发的情况[14-17]。Yasargil 首次报告了儿童脑动静脉畸形患者复发的案例，该患者在行右额叶动静脉畸形手术切除后，经术后血管造影确定病灶完全切除和早期静脉回流[17]。一组研究数据显示，14.3% 的患者在血管造影中有复发现象，且这些患者都是在初始治疗（即外科手术切除）后 4~5 年复发的[15]。另一组数据显示，在脑动静脉畸形完全手术切除平均 9 年后，有 5.5% 的复发率[16]。在一组对儿童脑动静脉畸形患者术后 MRI 的随访数据中显示，复发平均发生在初次治疗后 5.5 年（年龄为 1~9 岁）[14]。甚至在经过多次血管内介入栓塞治疗完全切除病灶[18]且经术中血管造影证实的患者中也有复发的报告[10]。虽然在成人和儿童患者中均有复发的案例，但是成人复发比儿童复发要罕见得多[10,19]。对于这些案例的解释与“隐室”有关。“隐室”内部窃血导致部分动静脉畸形残留病灶在血管造影中隐匿[20]。另外，儿童的脑血管系统发育不成熟可能是导致残留病灶形成又一个动静脉畸形的因素之一[10]。由于受到血管痉挛、动静脉畸形病灶内短期血栓或水肿的影响，术后早期血管造影可能遗漏动静脉畸形残留[10]。在最大的脑动静脉畸形复发调查数据中显示，低龄和深静脉回流是预测复发的最重要因素[19]。然而，鉴于从整体来看复发概率较小，这些作者建议对于完全切除和术后血管造影阴性的成年患者无须进行定期血管造影监测。

30.6 治疗方法

30.6.1 立体定向放射外科治疗

对于手术或血管内介入栓塞治疗难以触及的病灶，无论是作为治愈手段，还是作为多模式治疗方案的一部分，SRS 都可能是最有效的治疗方法。立体定向放射外科（SRS）治疗的放射生物学反应需要两年或者更长的时间才能完全显现。影响 SRS 治愈效果的最重要因素是病灶的体积，病灶体积＜ 3mL 时的治疗效果最佳。有学者已经提出了许多分级量表来评估脑动静脉畸形的放射外科治疗反应[21]。

脑动静脉畸形经 SRS 治疗不能完全治愈或者 SRS 治疗后复发与很多因素有关，其中最主要的两个因素是出血与动静脉畸形病灶[22]。高流量瘘患者在经过放射外科治疗后，有 42% 的患者的病灶未完全清除[23]。在一项包含 139 例行 SRS 治疗的患者的回顾性研究中显示，血管构筑特点导致的流量越高，病灶完全切除的概率就越低，如周围血管形成和动脉扩张等[24]。对 14 项研究中的 733 例接受多次放射外科治疗而未完全治愈的动静脉畸形患者进行了系统回顾，发现其闭塞率为 61%，而发生与动静脉畸形相关出血的概率为 7.6%，发生放射诱发改变的概率为 7.4%[25]。初始治疗方式也影响随后 SRS 治疗的效果。研究表明，在接受放射外科治疗的 169 例患者中，先前接受血管内介入栓塞治疗患者的闭塞率低于直接接受 SRS 治疗的患者[26]。

对于巨大的脑动静脉畸形，根据体积行分阶段放射外科治疗是一种可行的选择。该方式将动静脉畸形分为数个小“病灶”以达到个体化治疗的目的[27]。通过这种方式，动静脉畸形残留病灶可以随时间推移逐步得到处理，治疗期可以间隔 3~9 个月。在一小部分患者中，此治疗方案下的 10 年血管造影性完全闭塞率达到了 89%，但出血率为 27.8%[28]。在对经历多阶段 SRS 治疗的脑动静脉畸形患者的数据研究中，5 年总闭塞率达到了 62%，但是累计出血率在第 1 年、2 年、5 年和 10 年分别为 4.3%、8.6%、13.5% 和 36%[27]。想要准确定义这些被认为“不可手术”病变的出血风险很难，但是这些结果似乎显示出其自然病程有所改善。有必要提出的是，制订治疗方案和放射外科治疗计划所依据的影像方式的选择对病灶清除率是有影响的。因为不同的影像方式对于更好地显现动静脉畸形病灶有着不同的作用[29]。

任何在初始治疗之后的复发均有可能改变动静脉畸形的血流模式，尤其是在形成了新病灶的情况下。对于未治疗的动静脉畸形，血管造影证实复发的相同病灶的出血概率大体上也是一样的。然而，已有确凿的证据表明，经过手术治疗后几乎完全清除的病灶的出血概率降低[30]。Abu-Salma 等对 121 例脑动静脉畸形几乎全部手术切除的患者进行了研究，界定了在有早期回流静脉存在的情况下病灶清除的定义，即平均随访 44 个月而没有出血发生[30-31]。当然这只代表了一组经过选择的患者，但是却也显示出这组患者以后可能不需要进一步的血管内介入栓塞治疗。更重要的是，这一血管构筑特点可能表示动静脉畸形可经手术切除，或者代表此类动静脉畸形不再进展[32-33]。

30.6.2 血管内介入栓塞治疗

对于小部分脑动静脉畸形患者来说，单一的血管内介入栓塞治疗就可能达到治愈的目的，尤其对于仅有 1 或 2 个供血动脉且与供应其他正常脑组织的动脉分支具有相对安全距离的病灶。对于初次治疗使动静脉畸形病灶未完全栓塞的病例，复发是可预见的；而且根据动静脉畸形血管构筑的不同和初次应用的栓塞材料不同，复发可能会伴随新的动静脉畸形病灶的动脉滋养血管形成或原始滋养动脉再通。

氰基丙烯酸正丁酯（n-BCA）是一种快干液体黏合剂,通常用于动静脉畸形的栓塞治疗，此治疗是以治愈为目的或作为综合治疗方案的一部分。Onyx 是一种新型栓塞剂，同样被广泛应用于动静脉畸形的栓塞治疗，有 6%（Onyx 18）和 8%（Onyx 34）两种浓度，两种浓度具有不同的黏度，像岩浆一样穿过栓塞的血管。在一组随机对照试验中显示，n-BCA 和 Onyx 具有相同的安全性和有效性，且两种材料均可将动静脉畸形体积缩小 50% 以上[34]。然而，在几乎完全清除的动静脉畸形病例中，仍有因 Onyx 再吸收而导致的再通案例[9]。研究表明，在接受术前血管内介入栓塞治疗的患者中，约有 15% 存在再通的情况[35]。

更重要的是，血管内介入栓塞治疗后的病变可能会改变动静脉畸形的血流动力学性质。通常，对动静脉畸形最大的滋养血管栓塞后，导致动静脉分流速度降低和数量减小，从而降低了出血风险。然而，栓塞早期造影中未观察到的血管之后仍有形成侧支循环的风险。因此，对于以治愈为目的的栓塞，术后须密切随访，最好采用连续的血管造影来监测。

虽然以辅助行放射外科治疗为目的的栓塞在初期增加了并发症发生的风险[7,36]，但仍有研究者认为这是一种降低暂时出血风险和提高伽马刀放射外科治疗效果的方式[37]。对于 SRS 前是否行血管内介入栓塞目前仍然存在争议，因为这种方案可能提高随后放射外科治疗不能完全清除病灶的风险[38]。这一方案的应用依赖于病灶的血管构筑特点，如果应用得当，对比单纯放射外科治疗，这种方案可能会降低治疗的副作用[38]；血管内介入栓塞还可用来完善 SRS 治疗的后续治疗[39]。从这两方面来讲，能否对病灶血管进行栓塞取决于两个因素，分别为通过脑血管造影进行的精确判断和通过血管内途径可以到达病灶。

血管内介入栓塞治疗还可单独用于姑息性治疗大型、不能切除的脑动静脉畸形，而不期望完全消除病灶的情况。有文献显示，选择此种方式治疗的动静脉畸形往往是位于典型的大脑皮质功能区的巨大病灶，不适合手术切除或放射外科治疗。这些巨大的畸形往往与进展性神经功能缺损相关，这可能是窃血现象导致相邻脑组织低灌注、占位效应或者反复出血的结果[40-41]。姑息性血管内介入栓塞的目的就是减轻这些进展性神经功能缺损。

先前有过关于姑息性血管内介入栓塞应用于某个小群体中的疗效的报道，数据表明此治疗方式提高了周围脑组织的灌注量[42]。然而，更有力的证据显示，此方案的风险 – 效益情况不容乐观[43]。特别需要强调的是，已经得到多次证实，不可切除的巨大脑动静脉畸形在姑息性血管内介入栓塞治疗后继发出血的风险明显

提高 [44-46]。总体来说，对于不适合手术切除和放射外科治疗的患者，药物保守治疗是最恰当的方式 [47]，但是病灶周围有动脉瘤的患者除外，对这类患者可行血管内介入栓塞治疗。合并动脉瘤会导致出血的风险升高，在某些群体中此风险甚至达到了 10%[48]，因此，对此类患者应尽可能进行有效的治疗 [49-50]。

30.6.3 手术治疗

目前已经证实，对于大多数脑动静脉畸形患者来说，手术是一种安全、高效的治疗方式，仍被推荐为低级别（Spetzler-Martin Ⅰ级、Ⅱ级及部分Ⅲ级）脑动静脉畸形的初始治疗方式 [47,51]。许多小的半球形病灶可以通过手术治愈，且并发症较少 [52]。Pstts 等 [53] 发表了包含 232 例（120 破裂）的 Spetzler-Martin Ⅰ级（33%）和Ⅱ级（67%）脑动静脉畸形手术切除的相关报道。97% 的患者的情况对比基线水平有所好转或者没有改变，其中未破裂脑动静脉畸形患者的预后最佳。总体手术并发症发生率为 3%。最重要的是，部分手术切除对患者来说没有益处，且可能提高继发出血的风险。一项对接受部分切除术的高级别脑动静脉畸形患者的研究表明，术后出血风险是未经手术治疗患者的 10 倍 [46,52]。不完全切除的风险根据病灶等级和手术过程而变化，但已有文献表明风险为 1%~18%[54]。为避免此风险，手术治疗方案应包括术中或术后即刻血管造影，以保证病灶

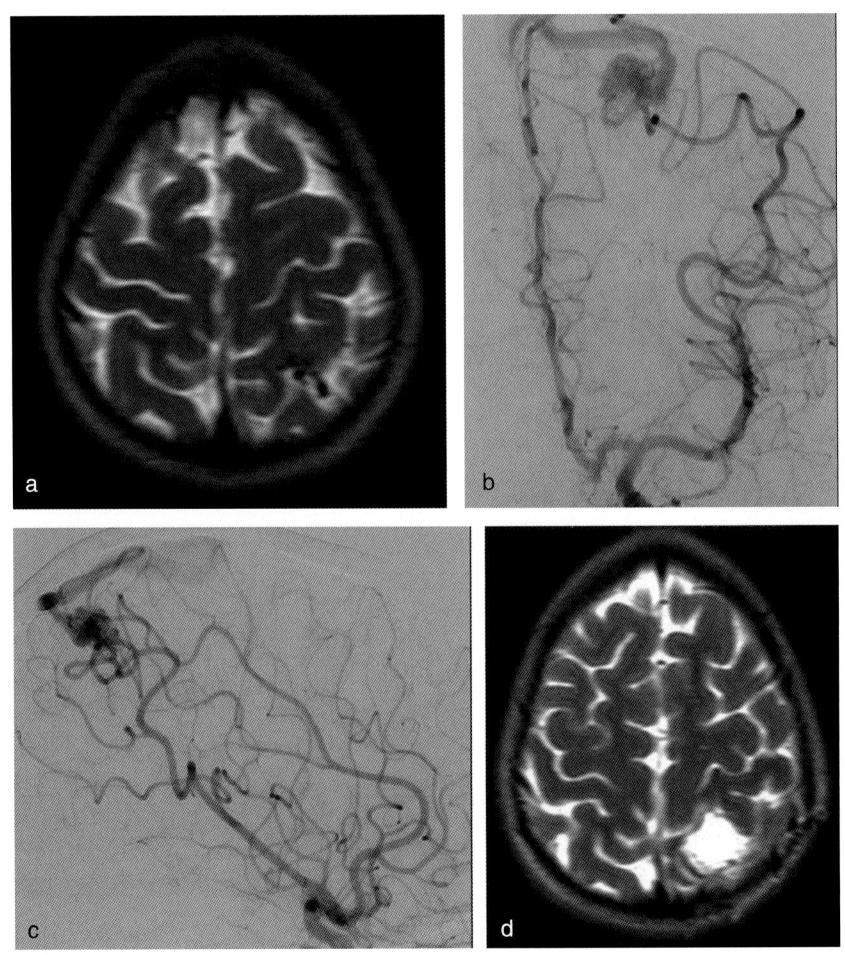

图 30.1　a. 13 岁的女性患者，临床表现为严重头痛，MRI 发现左侧顶叶动静脉畸形。b、c. 脑血管造影显示左侧顶叶动静脉畸形，尺寸为 2.1cm ×2cm ×1.7cm。d. 术中血管造影显示一小部分残留病灶，随后切除。术后血管造影和 MRI 证实病灶完全切除

完全切除。如果发现病灶残留，必须对患者实施二次手术切除[55]。图 30.1 展示了一例患者术中血管造影显示动静脉畸形残留，随后全部切除。

30.7 治疗方案选择

对脑动静脉畸形残留或复发病灶行血管内介入栓塞治疗风险的评估相比未经治疗的病灶复杂得多，不能仅应用如 Spetzler-Martin 分级量表（评估手术风险）[51]、Virginia 放射外科动静脉畸形分级量表[21]等进行评估。而其他血管内介入栓塞治疗风险的评分系统[56]还不够确切。对位于大脑非功能区 Spetzler-Martin Ⅰ级或Ⅱ级的病灶来说，手术切除仍是“金标准”。需要再次强调的是，病灶必须经过 DSA 确定已完全切除，且如有残留必须实施二次手术。对不适合手术切除的病灶，放射外科治疗的效果较好，但在血管闭塞之前仍有破裂的风险，唯一的例外是先前确定次全切除的患者。分阶段放射外科治疗为不适合单次手术治疗的巨大动静脉畸形患者提供了另外一种治疗方式。而血管内介入栓塞只尝试用于少数效果有很大把握的患者，可以作为多模式治疗的一种手段来解决病灶的某一个特定问题（即伴随动脉瘤）。大多数情况下，不应以“姑息治疗”为目的实施血管内介入栓塞。

总体来说，对于Ⅳ级和Ⅴ级病变，随自然病程发展比实施干预的患者预后好[46]。这类病灶的出血率比Ⅰ ~ Ⅲ级病灶低[46]。只有合并动脉瘤和窃血现象的患者需要进行干预。单一病灶可能可以治疗，但只能由具有丰富的处理动静脉畸形经验的外科医生来实施。

30.8 结 论

由于很多脑动静脉畸形性质复杂、放射外科治疗时间的不断延长和多阶段治疗方案的广泛应用，脑动静脉畸形残留和复发在临床上比较常见。鉴于残留或复发病灶的血管构筑和血流特点，其出血风险可能等于或者高于原始病灶。仅在少数情况下，部分治疗能降低出血的风险。

因此，对动静脉畸形残留或复发患者应采取类似于新发病灶的治疗方法。面对残留病灶的早期静脉充盈和复发动静脉畸形，需要牢记放射外科治疗持续效果是随时间的推移而产生。因此，在评估动静脉畸形干预的风险 – 收益时，要考虑到这些病灶不断变化的风险。持续影像学监测对于评估动静脉畸形残留和复发十分有必要，而且一旦发现任何可疑改变，均须进一步实施诊断性脑血管造影。

参考文献

[1] Gross BA, Du R. Natural history of cerebral arteriovenous malformations: a meta-analysis. J Neurosurg, 2013, 118(2): 437–443

[2] Hartmann A, Mast H, Mohr JP, et al. Morbidity of intracranial hemorrhage in patients with cerebral arteriovenous malformation. Stroke, 1998, 29(5):931–934

[3] Brown RD Jr, Wiebers DO, Torner JC, et al. Frequency of intracranial hemorrhage as a presenting symptom and subtype analysis: a populationbased study of intracranial vascular malformations in Olmsted Country, Minnesota. J Neurosurg, 1996, 85(1):29–32

[4] Al-Shahi R, Warlow C. A systematic review of the frequency and prognosis of arteriovenous malformations of the brain in adults. Brain, 2001, 124(Pt 10):1900–1926

[5] Majumdar M, Tan L, Chen M. Critical assessment of the morbidity associated with ruptured cerebral arteriovenous malformations. J Neurointerv Surg, 2016, 8(2):163–167

[6] Mohr JP, Parides MK, Stapf C, et al. international ARUBA investigators. Medical management with or without interventional therapy for unruptured brain arteriovenous malformations (ARUBA): a multicentre, non-blinded, randomized trial. Lancet, 2014, 383(9917):614–621

[7] van Beijnum J, van der Worp HB, Buis DR, et al. Treatment of brain arteriovenous malformations: a systematic review and meta-analysis. JAMA, 2011, 306(18):2011–2019

[8] Andrews BT, Wilson CB. Staged treatment of arteriovenous malformations of the brain. Neurosurgery, 1987, 21(3):314–323

[9] Bauer AM, Bain MD, Rasmussen PA. Onyx resorbtion with AVM recanalization after complete AVM obliteration. Interv Neuroradiol, 2015, 21(3):351–356

[10] Gaballah M, Storm PB, Rabinowitz D, et al. Intraoperative cerebral angiography in arteriovenous malformation resection in children: a single institutional experience. J Neurosurg Pediatr, 2014, 13(2):222–228

[11] Drake CG. Cerebral arteriovenous malformations: considerations for and experience with surgical treatment in 166

cases. Clin Neurosurg, 1979, 26:145–208

[12] Heros RC, Korosue K, Diebold PM. Surgical excision of cerebral arteriovenous malformations: late results. Neurosurgery, 1990, 26(4):570–577, discussion 577–578

[13] Jomin M, Lesoin F, Lozes G. Prognosis for arteriovenous malformations of the brain in adults based on 150 cases. Surg Neurol, 1985,23(4):362–366

[14] Kader A, Goodrich JT, Sonstein WJ, et al. Recurrent cerebral arteriovenous malformations after negative post-operative angiograms. J Neurosurg, 1996, 85(1):14–18

[15] Lang SS, Beslow LA, Bailey RL, et al. Follow-up imaging to detect recurrence of surgically treated pediatric arterio-venous malformations. J Neurosurg Pediatr, 2012, 9(5): 497–504

[16] Andaluz N, Myseros JS, Sathi S, et al. Recurrence of cerebral arteriovenous malformations in children: report of two cases and review ofthe literature. Surg Neurol, 2004, 62(4):324–330, discussion 330–331

[17] Yaşargil M. Microneurosurgery. Stuttgart: Thieme, 1987: 182–189

[18] Nagm A, Horiuchi T, Ichinose S, et al. Unique double recurrence of cerebral arteriovenous malformation. Acta Neurochir (Wien), 2015, 157(9):1461–1466

[19] Morgan MK, Patel NJ, Simons M, et al. Influence of the combination of patient age and deep venous drainage on brain arteriovenous malformation recurrence after surgery. J Neurosurg, 2012, 117(5):934–941

[20] Pellettieri L, Svendsen P, Wikholm G, et al. Hidden compartments in AVMs–a new concept. Acta Radiol, 1997, 38(1):2–7

[21] Starke RM, Yen CP, Ding D, et al. A practical grading scale for predicting outcome after radiosurgery for arteriovenous malformations: analysis of 1012 treated patients. J Neurosurg, 2013, 119(4):981–987

[22] Izawa M, Hayashi M, Chernov M, et al. Long-term complications after gamma knife surgery for arteriovenous malformations. J Neurosurg, 2005, 102 Suppl: 34–37

[23] Yuki I, Kim RH, Duckwiler G, et al. Treatment of brain arteriovenous malformations with high-flow arteriovenous fistulas: risk and complications associated with endovascular embolization in multimodality treatment. Clinical article. J Neurosurg, 2010, 113(4):715–722

[24] Taeshineetanakul P, Krings T, Geibprasert S, et al. Angioarchitecture determines obliteration rate after radiosurgery in brain arteriovenous malformations. Neurosurgery, 2012, 71(6): 1071–1078, discussion 1079

[25] Awad AJ, Walcott BP, Stapleton CJ, et al. Repeat radiosurgery for cerebral arteriovenous malformations. J Clin Neurosci, 2015, 22(6): 945–950

[26] Schlienger M, Atlan D, Lefkopoulos D, et al. Linac radiosurgery for cerebral arteriovenous malformations: results in 169 patients. Int J Radiat Oncol Biol Phys, 2000, 46(5): 1135–1142

[27] Kano H, Kondziolka D, Flickinger JC, et al. Stereotactic radiosurgery for arteriovenous malformations, Part 6: multistaged volumetric management of large arteriovenous malformations. J Neurosurg, 2012, 116(1):54–65

[28] Huang PP, Rush SC, Donahue B, et al. Long-term outcomes after staged-volume stereotactic radiosurgery for large arteriovenous malformations. Neurosurgery, 2012, 71(3):632–643, discussion 643–644

[29] Amponsah K, Ellis TL, Chan MD, et al. Retrospective analysis of imaging techniques for treatment planning and monitoring of obliteration for gamma knife treatment of cerebral arteriovenous malformation. Neurosurgery, 2012, 71(4):893–899

[30] Abu-Salma Z, Nataf F, Ghossoub M, et al. The protective status of subtotal obliteration of arteriovenous malformations after radiosurgery: significance and risk of hemorrhage. Neurosurgery, 2009, 65(4):709–717, discussion 717–718

[31] Abecassis IJ, Xu DS, Batjer HH, et al. Natural history of brain arteriovenous malformations: a systematic review. Neurosurg Focus, 2014, 37(3):E7

[32] Yen CP, Varady P, Sheehan J, et al. Subtotal obliteration of cerebral arteriovenous malformations after gamma knife surgery. J Neurosurg, 2007, 106(3):361–369

[33] Steiner L, Lindquist C, Adler JR, et al. Clinical outcome of radiosurgery for cerebral arteriovenous malformations. J Neurosurg, 1992, 77(1):1–8

[34] Loh Y, Duckwiler GR, Onyx Trial Investigators. A prospective, multicenter,randomized trial of the Onyx liquid embolic system and N-butyl cyanoacrylate embolization of cerebral arteriovenous malformations. Clinical article. J Neurosurg, 2010, 113(4):733–741

[35] Natarajan SK, Ghodke B, Britz GW, et al. Multimodality treatment of brain arteriovenous malformations with microsurgery after embolization with onyx: single-center experience and technical nuances. Neurosurgery, 2008, 62(6):1213–1225, discussion 1225–1226

[36] Pollock BE, Flickinger JC, Lunsford LD, et al. Factors associated with successful arteriovenous malformation radiosurgery. Neurosurgery, 1998, 42(6):1239–1244, discussion 1244–1247

[37] Xiaochuan H, Yuhua J, Xianli L, et al. Targeted embolization reduces hemorrhage complications in partially embolized cerebral AVM combined with gamma knife surgery. Interv Neuroradiol, 2015, 21(1):80–87

[38] Oermann EK, Ding D, Yen CP, et al. Effect of prior embolization on cerebral arteriovenous malformation radiosurgery outcomes: a case-control study. Neurosurgery, 2015, 77(3):406–417, discussion 417

[39] Hodgson TJ, Kemeny AA, Gholkar A, et al. Embolization of residual fistula following stereotactic radiosurgery in cerebral arteriovenous malformations. Am J Neuroradiol, 2009, 30(1):109–110

[40] Batjer HH, Devous MD Sr, Seibert GB, et al. Intracranial arteriovenous malformation: relationships between clinical and radiographic factors and ipsilateral steal severity. Neurosurgery, 1988, 23(3):322–328

[41] Choi JH, Mast H, Hartmann A, et al. Clinical and morphological determinants of focal neurological deficits in

patients with unruptured brain arteriovenous malformation. J Neurol Sci, 2009, 287(1–2):126–130

[42] Al-Yamany M, Terbrugge KG, Willinsky R, et al. Palliative embolisation of brain arteriovenous malformations presenting with progressive neurological deficit. Interv Neuroradiol, 2000, 6(3):177–183

[43] Başkaya MK, Heros RC. Indications for and complications of embolization of cerebral arteriovenous malformations. J Neurosurg, 2006, 104(2):183–186, discussion 186–187

[44] Miyamoto S, Hashimoto N, Nagata I, et al. Posttreatment sequelae of palliatively treated cerebral arteriovenous malformations. Neurosurgery, 2000, 46(3):589–594, discussion 594–595

[45] Kwon OK, Han DH, Han MH, et al. Palliatively treated cerebral arteriovenous malformations: follow-up results. J Clin Neurosci, 2000, 7 Suppl 1:69–72

[46] Han PP, Ponce FA, Spetzler RF. Intention-to-treat analysis of Spetzler-Martin grades IV and V arteriovenous malformations: natural history and treatment paradigm. J Neurosurg, 2003,98(1):3–7

[47] Baskaya MK, Jea A, Heros RC, et al. Cerebral arteriovenous malformations. Clin Neurosurg, 2006, 53(1): 114–144

[48] da Costa L, Wallace MC, Ter Brugge KG, et al. The natural history and predictive features of hemorrhage from brain arteriovenous malformations. Stroke, 2009, 40(1):100–105

[49] Platz J, Berkefeld J, Singer OC, et al. Frequency, risk of hemorrhage and treatment considerations for cerebral arteriovenous malformations with associated aneurysms. Acta Neurochir (Wien), 2014, 156(11):2025–2034

[50] Flores BC, Klinger DR, Rickert KL, et al. Management of intracranial aneurysms associated with arteriovenous malformations. Neurosurg Focus, 2014, 37(3):E11

[51] Sisti MB, Kader A, Stein BM. Microsurgery for 67 intracranial arteriovenous malformations less than 3cm in diameter. J Neurosurg, 1993, 79(5):653–660

[52] Sisti MB, Kader A, Stein BM. Microsurgery for 67 intracranial arteriovenous malformations less than 3cm in diameter. J Neurosurg, 1993, 79(5):653–660

[53] Potts MB, Lau D, Abla AA, et al. Current surgical results with low-grade brain arteriovenous malformations. J Neurosurg, 2015, 122(4):912–920

[54] Hoh BL, Carter BS, Ogilvy CS. Incidence of residual intracranial AVMs after surgical resection and efficacy of immediate surgical re-exploration. Acta Neurochir (Wien), 2004, 146(1):1–7, discussion 7

[55] Hoh BL, Carter BS, Ogilvy CS. Incidence of residual intracranial AVMs after surgical resection and efficacy of immediate surgical re-exploration. Acta Neurochir (Wien), 2004, 146(1):1–7, discussion 7

[56] Bell DL, Leslie-Mazwi TM, Yoo AJ, et al. Application of a novel brain arteriovenous malformation endovascular grading scale for transarterial embolization. Am J Neuroradiol, 2015, 36(7):1303–1309

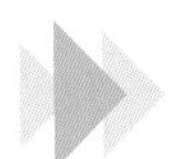

第三十一章
脑动静脉畸形的癫痫管理

Mark Quigg

摘要：大约 1/3 的脑动静脉畸形患者会出现癫痫，其中约 40% 的患者会进展为动静脉畸形相关性癫痫（AVM-related epilepsy，AVMRE）。而 15%~20% 的 AVMRE 患者即使服用最有效的抗癫痫药物（antiepileptic drug，AED）治疗，仍有癫痫发作。众多研究表明，进展为 AVMRE 的危险因素包括病灶位于额颞叶的浅层皮质和既往有脑出血史。脑动静脉畸形治疗的主要目的是降低脑出血的发生风险，手术、血管内介入栓塞或立体定向放射外科（SRS）治疗动静脉畸形病灶的同时，对 AVMRE 癫痫持续发作患者均显示出了相当高的缓解率，且相关对比研究表明，开颅手术对癫痫发作的缓解效果优于其他治疗方式。对术前无癫痫发作的脑动静脉畸形患者，与开颅手术治疗相比，SRS 治疗后新发癫痫、AVMRE 等并发症的发生率低。现代医学临床实践已证实，癫痫发作缓解与动静脉畸形病灶闭塞相关，而与采用何种治疗方式无关。

关键词：癫痫；抗癫痫药物；癫痫发作缓解；动静脉畸形；癫痫发作中突发意外死亡；蛛网膜下腔出血；放射外科；栓塞

要　点

- 大约 1/3 的脑动静脉畸形患者会表现为癫痫，其中约 40% 的患者将进展为动静脉畸形相关性癫痫（AVMRE）。
- 15%~20% 的 AVMRE 患者即使服用最有效的抗癫痫药物治疗，症状仍然无法缓解。
- 大多数研究表明，进展为 AVMRE 的危险因素包括：病灶位于浅层皮质（额颞叶）和既往有脑出血史。
- 手术、血管内介入栓塞或立体定向放射外科治疗以及多模式治疗均显示出 AVMRE 患者持续癫痫发作的缓解率相当高。
- 癫痫发作缓解与动静脉畸形病灶的闭塞相关，与采用何种治疗方式无关。

31.1 引　言

许多以抽搐为首发症状的脑动静脉畸形患者可被认为是癫痫发作，少数患者尽管接受了最大程度的治疗，仍然存在反复发作。虽然脑出血及其导致的致残率和死亡率一直是动静脉畸形研究的重点，但癫痫增加了动静脉畸形的风险，并且在动静脉畸形相关性癫痫（AVMRE）患者的综合治疗中值得进一步考虑。

本章将概述 AVMRE 的患病率、临床特点和治疗效果。并简要阐述癫痫的发生机制。

31.2 癫痫的定义、致残率和死亡率

临床上对癫痫的定义是“至少两次非诱发性癫痫发作，发作间期超过 24h”或“一次非诱发性癫痫发作，具有很高的再发作可能”[1]。服用至少两种抗癫痫药物（AED）仍无法终止的癫痫发作被称为“难治性癫痫”[2]。多数专家推荐单种 AED 持续治疗，因为两种或多种 AED 药物的副作用和致畸性显著增加，且多药

治疗可能会导致癫痫恶化[3]。

Laxer 等的一篇综述描述了癫痫的流行病学特点和危险因素[4]。发达国家的癫痫发病率约为 50/10 万人。发达国家的癫痫患病率为每年（4~10）/1 000 人。20%~30% 的癫痫患者可能为“难治性癫痫”，即使考虑到目前所有的治疗方法，每年预期也只有 4% 的成年患者能够得到缓解[4]。大约 50% 的患者通过单一种类、耐受良好的 AED 治疗预期可实现持续的无癫痫发作，加入第二种 AED 可使这一比例达到约 65%[5]。

癫痫手术治疗后评估预后最常用的方案是“Engels 标准”，将手术后 2 年的结果分为 4 个等级和亚组。Ⅰa 级：无癫痫发作；Ⅰb 级：没有致残性癫痫发作（除了单纯部分性癫痫发作或先兆外，实际上没有癫痫发作）；Ⅱ级：很少的致残性癫痫发作；Ⅲ级：有价值的改善；Ⅳ级：没有价值的改善[6]。“无损伤”癫痫手术后患者的生活质量（quality of life，QOL）或功能预后仅在Ⅰ级结果的情况下显示有意义或持久改善[7-9]。换句话说，癫痫的改善不是线性的，例如，癫痫发作频率改善 50% 不会使认知、驾驶或就业率提高 50%。癫痫治疗的大多数益处归于那些真正无癫痫发作的患者（Engles Ⅰ级），而不是那些癫痫发作仅有改善的患者（Engles Ⅱ级或更高级别）。

因此，难治性癫痫给患者带来的负担是相当大的。在 2011 年的一项比较研究中，全球范围内女性癫痫患者的负担大于乳腺癌，并且几乎是男性前列腺癌的 4 倍[10]。由于这种比较忽略了癫痫对于耻辱感和社会歧视的影响，实际负担可能更重。与匹配的美国人口普查机构的正常对照相比，患有癫痫的人受教育程度较低，不太可能结婚、就业或开车，并且更容易出现各种心理社会问题，主观上陷入更糟糕的生活状态[11]。不孕不育、性功能障碍等其他内分泌和睡眠失调所致的后果会使患者的整体生活质量恶化[12]。

关于脑动静脉畸形的研究多数集中在出血所致预期的死亡率或严重残疾率上。而癫痫本身还具有早死的风险。癫痫患者的死亡率高于无癫痫患者，包括癫痫不明原因猝死（sudden unexpected death in epilepsy，SUDEP），意外、自杀、血管疾病、肺炎以及与潜在原因直接相关的因素（如动静脉畸形，也包括脑肿瘤、神经退行性疾病和脑血管疾病等）。总体而言，癫痫患者的死亡率比预期高 1.6~11.4 倍[4,13]。许多医疗中心现在专注于 SUDEP，特别是考虑到标准随机对照 AED 试验中安慰剂对照组的发病率高于预期[14]。SUDEP 的平均发病率为每年 1/1 000 例癫痫患者。SUDEP 在难治性癫痫患者中更为常见。在患有难治性癫痫的成年患者中，发病率为每年 6/1 000 例，终生发病率为 7%~35%[15]。

因此，癫痫是一种常见且重要的，具有精神、心理和医学不良后果的疾病。本章将对 AVMRE 相关的信息进行评估。

31.3 AVMRE 的患病率、发病率和特征

在回顾有关脑动静脉畸形和癫痫发作的交叉文献时，一个很明显的缺点是：作者，尤其是早期研究中的作者，往往未能明确区分发作性癫痫、反复癫痫发作和难治性癫痫。

31.3.1 以癫痫发作为表现的脑动静脉畸形

一些研究关注脑动静脉畸形的首发症状或体征，而不是其他可能的症状或体征。例如，Hofmeister 等进行的一项大型多中心研究收集了来自 3 个中心的 1 289 例脑动静脉畸形患者，并评估了脑动静脉畸形的广泛人口统计学特征[16]。首发症状依次为出血（54%）、癫痫发作（40%）、慢性头痛（14%），以及不同时间段的局灶性神经功能缺损（持续性、进行性或短暂性，总计 20%）。一些 AVMRE 研究排除了出血患者。在对未破裂脑动静脉畸形的研究中，Al-Shahi Salman 等[17]和 Garcin

等[18]的研究中最大的一组患者(约50%)患有“偶发性”动静脉畸形。首次癫痫发作占所有体征的29%~41%。

31.3.2 脑动静脉畸形相关癫痫的患病率

表31.1总结了关于AVMRE发病率的研究结果，这些研究大多数没有明确区分癫痫发作和术前持续癫痫发作。由于此局限性，手术干预前AVMRE的平均患病率为32%（18%~57%）。

由于定义和研究设计的差异，对AVMRE的严重程度和难治性的估计很困难。有3项研究关注了明确表现为难治性癫痫的术前癫痫发作。Osipov等在328例患者的前瞻性队列中描述了未破裂脑动静脉畸形手术治疗前癫痫发作的特征，其中92例（28%）出现与出血无关的癫痫发作。在这92例患者中，62%在发作前只有一次癫痫发作，11%的患者每周发作一次，19%的患者每月一次，9%的患者每年一次癫痫发作。所有患者均接受AED治疗，难治性AVMRE的发生率占癫痫发作患者样本的35%，占未破裂动静脉畸形患者样本的11%。

Englot等使用了两种AED药物治疗“难治性癫痫”失败的严格定义，描述了术前和术后结果[19]。440例脑动静脉畸形患者中，共有130例（30%）经历过术前癫痫发作。在这些个体中，98例（75%）癫痫发作为其症状，23例（18%）发展为难治性AVMRE。应该指出的是，这一严格定义的估计值低于从表31.1中获得的平均患病率，并且通常被认为是医学难治性癫痫的较低范围。

Josephson等进行的一项前瞻性研究评估了首次出现AVMRE发作后，进展为癫痫发作的长期风险，患者样本包括那些有出血史以及未破裂的动静脉畸形患者[33]。5年进展为癫痫的风险为

表31.1 动静脉畸形相关癫痫（AVMER）研究中“术前持续癫痫发作”和癫痫发作率

第一作者（年份）	总病例数（*N*）	总生存（*N*，%）	单纯抽搐（*N*，%）	癫痫（*N*，%）
Murphy（1985）[22]	115	66（57%）	57（86%）	9（14%）
Crawford（1986）[21]	343	61（18%）	—	—
Heikkinen（1989）[28]	129	29（22%）	—	—
Steiner（1992）[29]	247	98（40%）	—	—
Sutcliffe（1992）[30]	160	48（30%）	—	—
Piepgras（1993）[25]	280	117（42%）	—	—
Turjman（1995）[23]	100	47（47%）	—	—
Gerszten（1996）[31]	72	15（21%）	—	—
Osipov（1997）[26]	328	92（28%）	57（62%）	35（38%）
Falkson（1997）[32]	101	24（24%）	—	—
Hoh（2002）[24]	424	141（33%）	—	—
Schäuble（2004）[27]	285	70（25%）	13（19%）	57（81%）
Englot（2012）[19]	440	130（30%）	98（81%）	23（5%）
Galletti（2014）[20]	101	31（31%）	6（19%）	25（81%）
Al-Shahi Salman（2014）[17]	204	85（42%）	41（48%）	44（52%）
总　计	3 329	1 054（32%）	272（58%）	193（42%）

58%［95%CI（40%~76%）］。未破裂脑动静脉畸形患者无癫痫发作达2年的比例占45%。因此，在未破裂脑动静脉畸形样本中，仍有55%存在癫痫发作。

31.3.3 脑动静脉畸形相关癫痫发作的类型和严重程度

一些研究根据频率、难治性或类型将癫痫发作的严重程度定义为"致残性"或"严重"癫痫发作，但未提供明确的定义，不仅这些研究如此，Engels 标准中的"致残性"也没有给出定义[6]。根据 Potter Stewart 在最高法院共识中的解释：残疾，如同色情，可能很难定义，但是当我们看到时就知道了。许多医生将意识的丧失或改变作为定义致残的主要考虑因素(例如复杂部分性癫痫发作的经历）。虽然单纯部分性癫痫发作时患者有意识，但其干扰性会导致患者焦虑，从而不同程度地影响生活质量评分，该观点通过评估不同癫痫发作类型患者的生活质量评分得到支持[34]。

基于动静脉畸形引起一个远隔的癫痫灶，或者最多是邻近癫痫病灶的边缘这个假设，理论上动静脉畸形伴发癫痫的发作类型应限于局灶性癫痫发作，有或无继发性全身发作。由于继发性全身发作可能表现为原发性全身发作（特别是那些从致痫灶迅速传播的癫痫发作），因此应该谨慎看待缺乏脑电图（EEG）支持的癫痫发作类型。在许多报道中，"全身性强直-阵挛性"癫痫发作的分布惊人得高，所有研究中该类型的比例平均为63%（5%~81%；表31.2）。在我们的亚专科临床诊所中，干预前后的单纯部分性癫痫发作是 AVMRE 的主要癫痫发作类型，这一结果来自最近的一项研究报告数据[20]以及一项更全面的早期研究中[21]。总的来说，单纯部分性癫痫发作的比例占所有癫痫发作类型的25%（表31.2）。

31.3.4 术前脑动静脉畸形相关癫痫的脑电图评估

脑电图是评估癫痫的一种常用工具，但关于 AVMRE 的研究很少报告脑电图的发现，只有一项研究在他们的样本中统一评估了脑电图。在一个针对接受手术治疗的难治性 AVMRE 患者的病例系列研究中，所有患者都接受了头皮脑电图记录，37% 的患者发生了发作间期癫痫样放电[37]（interictal epileptiform discharge, IED；在癫痫发作之间预测患者发生癫痫的主要异常）。

表 31.2 动静脉畸形相关性癫痫（AVMER）的癫痫发作类型分布

第一作者（年份）	单纯部分性	复杂部分性	部分性（总计）	全身性
Crawford（1986）[21]	45%	13%	58%	42%
Turjman（1995）[23]	25%	1%	26%	74%
Osipov（1997）[26]	31%	29%	60%	40%
Kurita（1998）[35]	31%	14%	44%	56%
Hoh（2002）[24]	9%	10%	19%	81%
Schäuble（2004）[27]	48%	14%	62%	38%
Yang（2012）[36]	19%	10%	29%	71%
Garcin（2012）[18]	18%	21%	39%	61%
Galletti（2014）[20]	74%	21%	95%	5%
总 计	25%	12%	37%	63%

其他研究报告了有脑电图结果的患者的IED发生率。一项关于AVMRE的病例系列研究记录了13%的病例有局灶性发作间期癫痫样放电[20]。早期研究表明常规脑电图的灵敏度为38%和86%[38-39]。相比之下，任何原因的癫痫患者行单次常规脑电图的灵敏度最佳估计值为29%~55%[40-42]。因此，AVMRE术前的IED发生率一般在报告的癫痫发生率范围内。

与常规脑电图相反，长程视频脑电图用于在手术前通过捕获癫痫发作来定位致痫区，而非仅仅捕获IED。然而，尚没有描述这种标准术前检查发现的研究。最接近的报道是Yeh等的研究，他使用术前慢性脑电图组合来捕获“脑电图异常”，使用术中电子植入（ECoG）来评估脑动静脉畸形相关癫痫病灶的位置[43]。他们记录，在46%的受试者中，通过使用这些组合技术发现了致痫病灶。尽管没有看到全身性癫痫发作，但在44%的IED患者中，在动静脉畸形区域之外发现了在内侧颞叶结构中的远隔病灶（导致继发性癫痫发作的潜在区域）。

31.3.5 脑动静脉畸形相关癫痫的危险因素

可能使患者有更高的癫痫发作或持续性AVMRE风险的人口统计学或动静脉畸形特征因不同研究而异（表31.3）[18-24,33,35,44-45]。在人口统计学方面，少数研究发现，男性[18-19,24]和年轻人[24]的AVMRE风险较高。有两项研究与先前的动静脉畸形手术结果相矛盾[21,24]。Ding等指出，先前的动静脉畸形栓塞增加了发生AVMRE的可能性[45]。有两项研究发现，有动静脉畸形相关神经功能缺损患者的AVMRE发生率较高[22,46]。

包括破裂脑动静脉畸形患者的研究几乎都评估了出血对于AVMRE进展的影响。大多数研究发现，脑动静脉畸形的前驱出血更可能发展为或出现AVMRE[19,21,46]。Josephson等进行了一项最审慎的研究，其非常具有前瞻性，并对患者进行仔细的长期随访[33]，研究显示，出现脑出血或局灶性神经功能缺损（23%）的脑动静脉畸形患者首次癫痫发作的5年风险高于偶发动静脉畸形患者（8%）。对一组包含343例长期随访患者进行的早期队列研究同样发现，在未行手术治疗的情况下，患者的癫痫发病率与有出血的患者相当，为每年1%[21]。Englot等最近发现，在有出血史的患者中43%患有AVMRE，而在没有出血史的患者中这一比例为13%[19]。与上述研究相反，Ding等的一项回顾性研究发现，那些在接受SRS治疗之前未发生过出血的患者出现术前AVMRE的可能性是有出血史者的22倍[45]。

不同研究报道的脑动静脉畸形特征对癫痫的相关影响有所不同。所有研究几乎都发现，较大的脑动静脉畸形具有较高的AVMRE率。Josephson等的前瞻性研究发现，脑动静脉畸形的大小对于AVMRE没有显著影响[46]。有共识认为，动静脉畸形的位置是AVMRE的预测因子，大多数研究证实额叶、颞叶或额颞部对AVMRE特别敏感[18-20,23-24,44,46]。支持这些发现的还有Galletti等和Ding等的研究，他们以互补的方式发现，枕骨区动静脉畸形特别不易受AVMRE影响[20,48]。动静脉畸形形态学的其他方面如假性动脉瘤，单个引流静脉，浅表和深静脉引流，以及Speltzer-Martin等级都与AVMRE有不同程度的关联。

31.3.6 术前AVMRE的致残率和死亡率

很少有研究独立于动静脉畸形之外来评估AVMRE的术前发病率或死亡率。关于致残率，一项研究对行SRS治疗的患者在SRS治疗后，临床有变化之前的潜伏期早期对患者进行了调查。与“可逆性”症状（如癫痫、头痛或短暂的躯体症状）相比，“不可避免的身体残疾”对生活质量的不良影响最大[49]。

关于脑动静脉畸形自然病程的前瞻性研究中可能有癫痫相关死亡率的隐藏数据。例如，

表 31.3 进展为动静脉畸形相关癫痫（AVMER）的因素（研究以第一作者和出版年份标记[47]）

因素			
性别	男性 Hoh（2002）[24] Garcin（2012）[18] Englot（2012）[19]	不明确 Crawford（1986）[21] Kurita（1998）[35] Josephson（2011）[33] Galletti（2014）[20] Ding（2015）[4–5]	女性
年龄	年轻 Crawford（1986）[21] Hoh（2002）[24]	不明确 Crawford（1986）[21] Kurita（1998）[35] Josephson（2011）[33] Englot（2012）[19] Galletti（2014）[20] Ding（2015）[4–5]	年老
神经功能缺损	存在 Murphy（1985）[22] Josephson（2011）[33]	不明确	不存在
手术史	有 Crawford（1986）[21]	不明确	无 Ding（2015）[45]
血管内介入栓塞史	有 Ding（2015）[45]	不明确	无
出血史	存在 Crawford（1986）[21] Josephson（2011）[33] Englot（2012）[19]	不明确 Murphy（1985）[22] Hoh（2002）[24]	不存在 Ding（2015）[45]
大小 / 体积	大 Crawford（1986）[21] Eisenschenk（1998）[24] Hoh（2002）[24] Englot（2012）[19] Garcin（2012）[18] Ding（2015）[45]	不明确 Turjman（1995）[23] Kurita（1998）[35] Josephson（2011）[33] Galletti（2014）[20]	小
位置	皮质 / 浅表 Crawford（1986）[21] Turjman（1995）[23] Hoh（2002）[24] Englot（2012）[19] Ding（2015）[45]	不明确 Kurita（1998）[35]	深部 / 幕下

表 31.3（续）

	更可能	不明确	不太可能
额部	Turjman（1995）[23] Eisenschenk（1998）[24] Englot（2012）[19] Garcin（2012）[18] Galletti（2014）[20]	Kurita（1998）[35]	
颞部	Turjman（1995）[23] Hoh（2002）[24] Josephson（2011）[33] Englot（2012）[19] Galletti（2014）[20]	Kurita（1998）[45]	
顶部			
枕部			Galletti（2014）[20] Ding（2015）[45]
假性动脉瘤	**有**	**不明确**	**无**
		Kurita（1998）[35] Ding（2015）[45]	Turjman（1995）[23]
单个引流静脉（*n*）	**存在**	**不明确**	**不存在**
		Kurita（1998）[35]	Ding（2015）[45]
引流静脉（*n*）	**深部**	**不明确**	**浅表**
		Kurita（1998）[35]	Turjman（1995）[23] Garcin（2012）[18] Galletti（2014）[20] Ding（2015）[45]
Spetzler-Martin 分级	**更严重**	**不明确**	**更轻微**
		Englot（2012）[19] Ding（2015）[45]	

Al-Shahi Salman 等对脑动静脉畸形干预与保守治疗的比较研究发现，12 年随访期间干预后与动静脉畸形相关的死亡总体风险高于保守治疗[17]。两组共有 41 人死亡；与动静脉畸形或干预相关的死亡相比，26 例（62%）患者的死因被列为 “其他”。当然，SUDEP，癫痫发作相关的创伤或癫痫的其他并发症可能隐藏在“其他”死因中。

31.4 AVMRE 的治疗和预后

AVMRE 只是进行干预的原因之一，包括未来出血、神经功能恶化等。几项比较干预和保守治疗的非随机化前瞻性研究中，经干预的患者通常比保守治疗组患者更年轻，且更可能发生 AVMRE[16-17]。因此，患者或其医生可能会将 AVMRE 作为一个重要因素而进行更积极的治疗。

31.4.1 开放手术治疗的预后

表 31.4 包含了 1972—2015 年发表的所有研究中接受动静脉畸形开放手术后实现 EC1 癫痫发作缓解的患者的百分比。虽然手术后平均随访时间足够长，但一些研究仅包括极短的随访时间，少于 Engel 分类中规定的 2 年。考虑到这一限制，癫痫发作缓解率为 4%~93%，并且随着时间的推移有改善的趋势。在表 31.4 中，Forster 等对最早的研究进行了仔细分析，给出了癫痫结局的快照，然后才广泛使用术前栓塞和显微外科技术[50]。在这项研究中，发生出血或癫痫的动静脉畸形患者在部分或完全切除病灶后经过了长期随访（平均＞ 15 年）。在 104 例 AVMRE 患者中，只有 4% 在手术后癫痫发作完全缓解。没有进行有利于癫痫发作缓解的因素的亚组分析。随着现代技术的发展，后续研究显示，在 40 年的跨度中，癫痫发作预后有显著改善（表 31.4）。Englot 等在他们的队列研究中确定了 126 例有术前癫痫发作的患者中有 117 例（93%）实现了 EC1[19]。

大多数关于 AVMRE 开放手术治疗的研究没有报告术前评估的全部内容，而是关注于可视化和移除动静脉畸形本身。然而，一组研究者详细介绍了手术切除动静脉畸形周围癫痫病灶的结果。Yeh 等描述了他们对 54 例未破裂脑动静脉畸形和难治性 AVMRE 患者的治疗经验，指出平均随访期为 4.8 年的癫痫发作缓解率为 70%[43]。所有患者均在长程视频脑电图和术中 ECoG 中有一定程度的皮质癫痫发作区域。由于其他研究没有提供太多有关术前检查的信息，因此无法比较基于结构的根除术与基于生理学方法的结果。

研究中预测术后癫痫发作缓解的因素与术前癫痫发作中起重要作用的因素一样多变。事实上，在 Englot 等的研究中，术前 AVMRE 的相关因素与术后均无显著差异[19]。

与术后癫痫发作控制不佳相关的因素包括年龄较大、癫痫持续时间较长[24,43]和全身性癫痫发作[24]。既往出血是与术前 AVMRE 相关的因素之一。与之相反，除了在 Hoh 等的研究中[24]，其他研究均显示，既往出血（包括未破裂和破裂动静脉畸形的研究）并不是预测术后癫痫发作缓解的因素。与癫痫发作无缓解相关的动静脉畸形特征包括更大的动静脉畸形[25]，位

表 31.4　动静脉畸形相关癫痫手术治疗的病例分析总结

第一作者（年份）	最短 F/U（年）	平均 F/U（年）	随访中癫痫发作病例数（N）	EC1（N，%）	AED 治疗后达 EC1	术后新发癫痫（%）
Forster（1972）[50]	5	15	104	4（4%）	0	22%
Murphy（1985）[22]	2	8.9	46	23（50%）	—	—
Heros（1990）[52]	0.5	3.8	55	28（51%）	0	8%
Piepgras（1993）[25]	2	—	117	85（73%）	48%	6%
Yeh（1993）[43]	2	4.8	54	38（70%）	0	—
Hoh（2002）[24]	0.5	2.9	67	54（81%）	—	—
Englot（2012）[19]	0.5	—	126	117（93%）	—	3%
Hyun（2012）[47]	3	3.6	32	25（78%）	—	3%
Wang（2103）[51]	0.1	3.2	17	7（41%）	—	18%
总计			618	381（62%）		

AED：抗癫痫药物；EC1：Engel I 级；F/U：随访

于额顶部区域外[43]，以及存在深穿支[19]。大多数研究发现完全切除动静脉畸形与术后癫痫发作缓解相关[19,24,47]。

31.4.2 血管内介入栓塞治疗的预后

关于脑动静脉畸形单纯血管内介入栓塞治疗的抗癫痫作用的研究很少（表 31.5）。栓塞似乎没有任何急性抗癫痫作用，事实上可能会加剧癫痫发作。Kurita 等指出，栓塞并未减少其与随后 SRS 治疗之间的间隔期（平均持续时间为 3.3 个月）癫痫发作[35]。在 de Los Reyes 等的病例分析中，50% 的 AVMRE 患者在血管内介入栓塞治疗 3 个月后无癫痫发作，40% 没有 AVMRE 的患者在 3 个月内出现了新发癫痫发作[53]。作者指出，所有患者，无论癫痫状态如何，均接受了术后预防性 AED，并推测栓塞治疗后出现新发癫痫发作的可能性更大，而且，持续或新发癫痫发作的患者的病灶往往没有完全闭塞。

三项随访时间更长的研究证实了血管内介入栓塞治疗可使患者获得更好的癫痫预后。Fournier 等报道了一系列仅接受血管内介入栓塞治疗，随访至少 2 年的脑动静脉畸形患者。在 21 例癫痫发作患者中，5 例（24%）的发作频率“显著降低”，4 例（19%）通过 AED“更容易控制”[54]。Osipov 等随访了 69 例患者，平均随访时间为 2.2 年，75% 的患者停止了癫痫发作[26]。Hoh 等平均随访了 2.9 年，报道了在 6 例行血管内介入栓塞治疗患者中，3 例（50%）达到 EC1 预后。结合所有研究，得出血管内介入栓塞治疗的平均癫痫发作缓解率为 74%。

31.4.3 立体定向放射外科治疗的预后

20 世纪 90 年代初开始出现使用 SRS 治疗动静脉畸形后癫痫反应的报道，之后进行了许多单中心病例分析（表 31.6）。SRS 与其他治疗方式之间的一个明显区别是，在 SRS 治疗效果影响癫痫发作前有明显的潜伏期，通常是 3~6 个月[19,35]。Hyun 等计算了癫痫发作缓解的中位时间（但没有最短“癫痫发作缓解”时间的定义）[47]。开放手术的癫痫发作缓解中位时间为 1 个月，血管内介入栓塞为 8 个月，SRS 治疗为 20 个月。治疗起效潜伏期是比较病例分析的重要考虑因素，因为一些研究中的最小随访时间明显低于 SRS 抗癫痫作用的观察潜伏期。正如颞叶内侧癫痫的放射外科治疗所见，其抗癫痫作用并不是立竿见影的[55]。Ding 等指出，癫痫预后随着时间的推移会有所改善，长期随访中癫痫发作预后改善就证明了这一点[56]。表 31.6 中总结的研究存在随访时间的限制，综合这些研究，得出 SRS 治疗的平均癫痫缓解率为 47%（0~80%）。

表 31.5 动静脉畸形相关癫痫（AVMER）血管栓塞治疗的病例分析总结

第一作者（年份）	最短 F/U（年）	平均 F/U（年）	随访中癫痫发作病例数(N)	EC1（N，%）	AED 治疗后达 EC1（%）	术后新发癫痫
Fournier（1991）[54]	2	—	21	5（24%）	—	8.2%
Osipov（1997）[26]	—	2.2	92	69（75%）	—	—
Hoh（2002）[24]	0.5	2.9	6	3（50%）	—	—
De Los Reye（2011）[53]	0.01	0.25	10	5（50%）	—	20%
Englot（2012）[19]	0.5	—	193	161（83%）	—	—
Wang（2013）[51]	0.1	3.2	26	16（62%）	—	—
总计			348	259（74%）		

AED：抗癫痫药物；EC1：Engel I 级；F/U：随访

表 31.7 比较了有利于癫痫发作缓解的因素。人口统计学因素与癫痫发作缓解无关。主要癫痫发作类型的重要性在各研究中有所不同，但不至于互相矛盾。全身性癫痫发作可预测 SRS 治疗后癫痫发作缓解 [24,47]；另一方面，单纯部分性癫痫发作与预后不良相关，也是 SRS 治疗后发现的最持久的类型 [44]。一些研究指出，术前癫痫发作次数较少 [27,36] 或术前发作持续时间较短 [24,47] 是缓解的预测因素。虽然有研究发现既往出血是 AVMRE 发展的预测因子 [19,21,46]，但在大多数研究中，既往出血与缓解有关 [24,41,47]。

脑动静脉畸形的皮质位置仍然是一个不确定的变量，大多数研究发现位置对癫痫发作没有显著影响。然而，Eisenschenk 等和 Hyun 等确定，额颞叶位置（术前发现的术前 AVMRE 发生器）与术后癫痫发作缓解相关 [44,47]。Ding 等评估了颞叶动静脉畸形相关 AVMRE 是否比其他皮质位置更能耐受 SRS 治疗 [48]。研究发现，颞叶动静脉畸形和颞叶以外动静脉畸形的癫痫发作缓解率（18% *vs.* 15%）没有差异。

其他动静脉畸形相关因素如静脉引流、Spetzler-Martin 分级或假性动脉瘤的性质对癫痫发作治疗预后的作用不一致（表 31.7）。SRS 治疗的剂量或体积与癫痫发作缓解的相关性也不一致。虽然评估放射剂量的 3 项研究中有 2 项认为放射外科治疗的边缘剂量影响动静脉畸形闭塞率，但似乎没有显著影响癫痫发作的预后 [27,35–56]。

通过 SRS 消除动静脉畸形病灶这一方案

表 31.6 动静脉畸形相关癫痫（AVMRE）立体定向放射外科治疗的病例分析总结

第一作者（年份）	SRS 模式	最短 F/U（年）	平均 F/U（年）	随访中癫痫发作病例数（*N*）	EC1（*N*，%）	AED 治疗后达 EC1	术后新发癫痫
Lunsford（1992）[58]	GK	1	2	43	0	—	0
Steiner（1992）[29]	GK	2	—	59	11（19%）	100%	6%
Sutcliffe（1992）[30]	GK	2	2	48	18（38%）	—	0
Gerszten（1996）[31]	GK	—	3.9	13	11（85%）	100%	3%
Eisenschenk（1998）[24]	LINAC	0.9	2.2	32	19（59%）	26%	—
Kurita（1998）[35]	GK	1.5	3.6	35	28（80%）	31%	—
Kida/1998	GK	—	2	79	49（62%）	—	—
Hoh（2002）[24]	PBT	0.5	2.9	110	73（66%）	—	—
Nataf（2003）[60]	LINAC	0.4	3.3	6	4（67%）	—	—
Schäuble（2004）[27]	GK	1	3	51	26（51%）	15%	—
Andrade-Souza（2006）[61]	LINAC	2.5	3.5	27	14（52%）	—	—
Lim（2006）[57]	GK	0.7	3.8	43	23（53%）	13%	—
Hyun（2012）[47]	GK	3	3.6	50	33（66%）	—	3%
Yang（2012）[36]	GK	4	7.5	78	62（79%）	77%	—
Wang（2013）[51]	GK/LINAC	0.1	3.2	37	24（65%）	33%	18%
Ding（2015）[56]	GK	2	7.2	229	45.8（20%）	—	2%
总计				940	437（47%）		

AED：抗癫痫药物；EC1：Engel I 级；GK：伽马刀；LINAC：线性加速器；PBT：质子束疗法；F/U：随诊

表 31.7 脑动静脉畸形立体定向放射外科治疗后癫痫发作缓解的相关因素

性别	男性	不明确	女性
		Kurita（1998）[35] Hoh（2002）[24] Ding（2015）[56]	
年龄	年轻	不明确	年老
		Kurita（1998）[35] Hoh（2002）[24] Schäuble（2004）[27] Ding（2015）[56]	
神经功能缺损	有	不明确	无
		Kurita（1998）[35]	Hyun（2012）[47]
手术史	有	不明确	无
	Hoh（2002）[24]	Schäuble（2004）[27] Ding（2015）[56]	
血管内介入栓塞史	有	不明确	无
		Schäuble（2004）[27] Ding（2015）[56]	
出血史	有	不明确	无
	Hoh（2002）[24] Hyun（2012）[47] Ding（2015）[56]	Schäuble（2004）[27]	
术前癫痫发作频率	很多	不明确	很少
			Kurita（1998）[35] Schäuble（2004）[27] Yang（2012）[36]
癫痫类型	单纯部分性	不明确	全身性
	Eisenschenk（1998）[24]/ 有效性低	Kurita（1998）[35] Schäuble（2004）[27] Ding（2015）[56]	Hoh（2002）[24] Hyun（2012）[47]
癫痫史时间	短	不明确	长
	Hoh（2022）[24] Hyun（2012）[47]	Schäuble（2004）[27]	
大小或体积	大	不明确	小
		Eisenschenk（1998）[24] Kurita（1998）[35] Hoh（2002）[24] Ding（2015）[56]	Schäuble（2004）[27]

表 31.7（续）

	更可能	不明确	不太可能
额部	Eisenschenk（1998）[24]	Kurita（1998）[35] Yang（2012）[36] Ding（2015）	Wang（2013）[51]
颞部	Hyun（2012）[47]		Eisenschenk（1998）[24]
顶部			
枕部			
假性动脉瘤	**有**	**不明确** Ding（2015）[56]	**无**
单个引流静脉（*n*）	**有**	**不明确** Ding（2015）[56]	**无**
引流静脉（*n*）	**深部**	**不明确** Ding（2015）[56]	**浅表**
Spetzler-Martin 分级	**更严重**	**不明确** Schäuble（2004）[27] Ding（2015）[56]	**更轻微**
病灶闭塞	**是** Kurita（1998）[35] Hoh（2002）[24] Lim（2006） Hyun（2012）[47] Yang（2012）[36] Wang（2013）[51]	**不明确** Schäuble（2004）[27] Ding（2015）[56]	**否** Steiner（1992）[29] Kida（2000）[59]

仍然是预测癫痫发作缓解的一个有争议的因素。然而，表 31.7 中总结的大多数研究发现，病灶闭塞与癫痫发作缓解有关[24,35-36,47,51,57]。Chen 等对 2013 年之前的研究进行了荟萃分析，计算出病灶消除在癫痫发作缓解预测作用中的校正 OR 值。他们发现，病灶完全闭塞的癫痫发作缓解率可能为病灶不完全闭塞的 6 倍 [OR=6.13，95%CI（2.16~17.44）][62]。

31.4.4 干预后 AVMRE 的表现

开放手术、血管内介入栓塞和立体定向放射外科（SRS）治疗的汇总表中还包括无癫痫发作的患者中新发 AVMRE 的概率。术后癫痫发作可分为两组，急性围手术期癫痫发作（局限于干预后短期发作）和新发慢性 AVMRE。

关于急性癫痫发作，如前所述，一些关于血管内介入栓塞的研究强调癫痫发作仅限于术后即刻发生[53,54]，一些关于开放手术[19,51]或 SRS[35,44,58] 的研究报道了一些患者在治疗后经历短暂症状恶化或单次癫痫发作，这些有限的癫痫发作似乎无法预测随后的 AVMRE。

干预后慢性 AVMRE 更为常见。报道的开放手术后新发 AVMRE 的概率为 3%~22%（表 31.4），SRS 或多模式治疗后的概率为 2%~18%（表 31.6）。虽然许多研究中都有这种情况，但是由于新发 AVMRE 相对少见，使得对其风险因素的评估变得困难。Wang 等发现额叶位置可以预测手术患者的术后 AVMRE[51]。Ding 等从他们的大型数据库中报告，在 778 例无癫痫发作的患者中，新发 AVMRE 的总体发生率为 1.7%。既往动静脉畸形出血和更高的 Spetzler-Martin 等级是多变量分析中无新发癫痫发作的独立预测因子[56]。

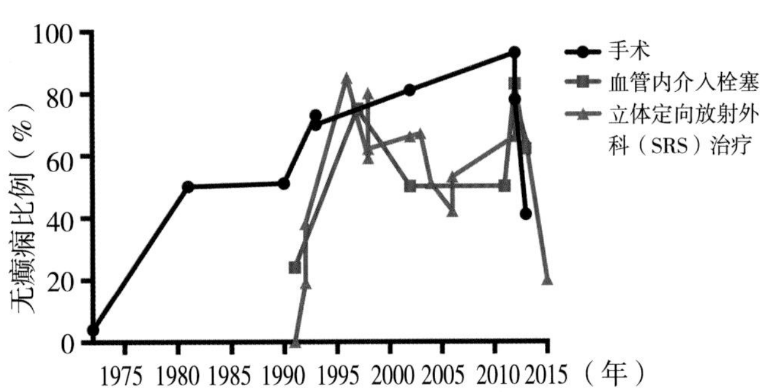

图 31.1 截至发表年份，脑动静脉畸形手术治疗、血管内介入栓塞治疗或 SRS 治疗后无癫痫患者的比例

31.4.5 保守治疗和干预措施的比较

目前还没有能够将患者随机分组以比较现有治疗方式的风险和益处的研究。因此，针对 AVMRE 的治疗，干预措施之间以及干预措施与保守治疗之间特定问题的比较仅限于单中心病例系列报告的经验累积。

保守治疗与干预措施的比较

一些研究评估了 AVMRE 的干预和“最佳内科治疗”。Murphy 等比较了两组有既往出血和无既往出血史的患者（20 例开放手术和 26 例内科治疗）[22]，发现两组的癫痫发作缓解率无统计学差异（内科治疗组为 46%，手术治疗组为 55%）。Josephson 等随访的患者共计 1 862 人年，中位完全随访率为 97%，作为他们前瞻性研究的干预组的样本（154 例各种干预治疗 *vs.* 75 例内科治疗）[46]。成人脑动静脉畸形患者干预后 5 年内首次或复发性癫痫发作的比例与保守治疗后前 5 年无显著差异，研究采用的是分层分析（出血、癫痫发作或偶发）。对于 AVMRE 患者，干预（无癫痫发作比例为 52%）和保守治疗（无癫痫发作比例为 57%）后 5 年随访期间实现 2 年无癫痫发作的可能性相似。

干预措施之间的比较

图 31.1 中显示了各干预措施下，不同年份发表的文献中无癫痫发作患者的比例。总体而言，大多数研究显示开放手术的癫痫发作缓解率高于血管内介入栓塞或 SRS 及多模式治疗（开放手术、血管内介入栓塞和 SRS 的不同组合），这使得研究者能够比较各单一治疗方法的预后[24,47,51]。多项研究表明，与其他干预措施相比，开放手术的癫痫发作缓解率通常较高，但这种差异无统计学意义。然而，每项研究都证实，无论采用何种干预措施，病灶闭塞都是与癫痫发作缓解最明显相关的因素。例如，Hoh 等得出结论，在动静脉畸形完全闭塞的亚组中，3 种治疗方式的癫痫发作缓解率相似[24]。

Wang 等的研究比较了术前 AVMRE 和干预后新发 AVMRE 的结果[51]。在术前 AVMRE 病例中，57% 的患者在手术后无癫痫发作，41% 在 SRS 治疗后无癫痫发作。在没有术前 AVMRE 的病例中，术后新发 AVMRE 占 36%，在 SRS 治疗后占 10%。作者得出结论，对 AVMRE 患者，与 SRS 治疗相比，手术治疗可以改善癫痫控制。相反，在没有 AVMRE 的患者中，与 SRS 治疗相比，手术治疗增加了新发癫痫发作的风险。

31.4.6 AVMRE 使用 AED 预防、治疗和停用的时机

预 防

在具有潜在致痫灶但尚未出现癫痫发作的患者中使用 AED 称为 AED 预防。关于热性惊厥、缺血性卒中、蛛网膜下腔出血和头部创伤的研究表明，长期预防性应用 AED 在预防癫痫发作

或神经保护方面的效果不一致[63]。因此，对没有癫痫发作的脑动静脉畸形患者不推荐长期使用 AED 进行预防。

另一方面，在颅内手术和立体定向放射外科治疗期间，以及围手术期，临时性预防应用 AED 是一项常规程序，旨在最大限度地降低癫痫发作的概率，例如将患者置于立体定向机器中时。以前常用药物为苯妥英钠，由于左乙拉西坦通过静脉注射，药物动力学简单，药物间相互作用少，以及在静脉内给药期间无须监测，现已取代了苯妥英钠。目前，对于没有使用 AED 治疗记录的 AVMRE 患者，我们在手术前几天以 1 000~1 500mg/d 的剂量开始使用左乙拉西坦。对于 AVMRE 患者，我们在确认血药浓度后维持正在使用的 AED。

对有动静脉畸形出血但没有癫痫发作的急性期住院患者使用 AED 是值得商榷的，特别是对入院前癫痫发作可能发生在受伤后，并且其病史由不在场人士或不可信的目击者提供时。然而，一项关于苯妥英钠在急性脑出血后作为神经保护剂使用的研究表明，没有癫痫发作但接受苯妥英钠治疗的患者比未接受预防性治疗的患者更容易发生死亡或预后更差[64]。

AVMRE 的抗癫痫药物治疗

目前没有研究比较何种 AED 适合 AVMRE 患者。此外，由于缺乏针对局灶性癫痫使用 AED 的比较试验，大多数医生都遵循治疗局灶性癫痫的一般做法[65]。因此，对临床情况的考虑，即耐受性、副作用和成本决定了的 AED 的选择与维持。我们发现左乙拉西坦对 AVMRE 是有益的，原因是其副作用少，治疗剂量耐受性良好，药物动力学可预测，药物相互作用少，首剂给药简单，可静脉注射且作用长效，以及给药间隔长（每天 1 次）。

癫痫发作缓解后抗癫痫药物的撤除

对评估认为已达到术后癫痫发作缓解就停止使用 AED 的患者的动静脉畸形干预研究是不均衡的。终止 AED 治疗后无癫痫患者所占比例见表 31.4~ 表 31.6。一般而言，这些研究中 3 种方式的 0~100% 的比例范围只是反映了当地医疗实践的差异，不受作者的控制。当然，AED 都具有特异性和剂量相关副作用，并且可能导致认知障碍、情绪问题和医疗费用增加。在脑动静脉畸形干预后无癫痫发作的患者中，有 3 个因素有助于继续使用 AED：第一，支持 AED 撤除的证据的特异度和灵敏度都不高；第二，错误预测的后果——停药后复发——带来的后果不仅包括癫痫发作，还包括失去驾驶资格和失业；第三，由于没有明显的 AED 相关副作用，这对于现代 AED 来说并不罕见，医生和患者很难冒着风险撤药。

目前尚没有关于 AVMRE 成功治疗后 AED 撤药的具体指南。一般而言，对于无癫痫发作超过 2 年的患者，可以选择停用 AED。对 28 项研究中共计 4 615 例至少 2 年无癫痫发作后接受 AED 撤药的患者的荟萃分析结果显示，复发率为 12%~66%[66]。撤药后 1 年内无癫痫发作的累积终生概率为 39%~74%，2 年后为 35%~57%。复发率在第 1 年内最高。针对 AED 撤药后癫痫复发仅有一项随机试验。22% 的持续应用 AED 的患者于 2 年内复发，41% 的随机化患者撤药后复发[67]。这些研究的复发预测因子包括异常脑电图、发病年龄小和症状性局灶性癫痫发作。

31.4.7 次要结局

次要结局，即除癫痫发作主要结局以外的心理社会功能方面的影响，对此在 AVMRE 患者中不常评估。对生活质量、就业、驾驶、情绪和神经认知等的评估很重要，因为这些方面决定了患者的实际生活能力和成就。通过对无损伤癫痫手术的前瞻性研究，我们知道无论癫痫发作状况如何，QOL 测量值在手术后都会迅速改善，但是较小的改善还是遵循癫痫状态[9]。一般而言，情绪、认知和医疗成本也遵循这种模式，但认知预后受限于癫痫手术的位置[68–69]。

脑动静脉畸形干预后通常会评估次要结局，但常聚焦在动静脉畸形和出血（或某些预期出血的患者）上，对 AVMRE 仅一笔带过或根本不提及。仅有两项关注 AVMRE 的研究。在一组包含 78 例接受 SRS 治疗的队列研究中，研究者评估了患者的 QOL 和就业状况，以及癫痫发作状态[70]。SRS 治疗后无癫痫发作、AED 撤药或动静脉畸形闭塞的患者的 QOL 评分显著更高。实现了动静脉畸形病灶消失或 SRS 治疗后无癫痫发作的患者的就业率较高。Hyun 等在多模式治疗比较队列研究中评估了患者的 QOL，报告显示，那些结果良好（动静脉畸形闭塞、癫痫发作缓解或 AED 撤药）患者的 QOL 评分高于缺乏这些结局的患者[47]。未能达到闭塞的患者的癫痫发作频率评分与 QOL 呈负相关。患者的就业状况也与良好预后相关。

31.5 癫痫发作机制

动静脉畸形可能通过以下机制导致癫痫，且这些机制间并不相互矛盾。

31.5.1 窃血和缺血

通过病灶的大量血液可以分流大脑周围的血液，导致局部低灌注和相关皮质缺血。大脑局部缺血，以及随之而来的神经胶质增生、神经元缺失，以及兴奋性和抑制性皮质调节等局部变化，可能会导致癫痫[71]。而且，慢性缺氧可以刺激血管生长因子的释放和新血管生成，这种持续的血管和结构重排可能会改变局部兴奋和抑制的平衡，为癫痫发作提供另一条途径[72]。

31.5.2 含铁血黄素沉积

含铁血黄素沉积是经常被提及的一种癫痫发作机制。含铁血黄素被认为是头部创伤和卒中后癫痫发作的重要因素。如前所述，既往出血可能是进展为 AVMRE 的一个危险因素，但正如一些研究所证明的那样，这并非必要条件。微出血，无论是来自脆弱血管的隐匿性出血还是缺血，都可能导致含铁血黄素沉积，无需明显的脑出血[71]。

31.5.3 激　发

激发是癫痫复发中刺激的过程，其最终改变大脑通路导致独立的自发性癫痫发作[73]。继发性癫痫发作是原发性癫痫损伤的现象，在这种情况下，一个动静脉畸形产生 1 或多个来自原发病灶的继发性致痫灶。Yeh 等观察了非颞叶动静脉畸形病例的 EEG 或 ECoG，记录到颞叶癫痫发作后提出了这一假设。

参考文献

[1] Fisher RS, Acevedo C, Arzimanoglou A, et al. ILAE official report: a practical clinical definition of epilepsy. Epilepsia, 2014, 55(4):475–482

[2] Kwan P, Arzimanoglou A, Berg AT, et al. Definition of drug resistant epilepsy: consensus proposal by the ad hoc Task Force of the ILAE Commission on Therapeutic Strategies. Epilepsia, 2010, 51(6):1069–1077

[3] Shorvon SD, Reynolds EH. Reduction in polypharmacy for epilepsy. BMJ, 1979, 2(6197):1023–1025

[4] Laxer KD, Trinka E, Hirsch LJ, et al. The consequences of refractory epilepsy and its treatment. Epilepsy Behav, 2014, 37:59–70

[5] Kwan P, Brodie MJ. Early identification of refractory epilepsy. N Engl J Med, 2000, 342(5):314–319

[6] Engel J Jr. Update on surgical treatment of the epilepsies. Summary of the Second International Palm Desert Conference on the Surgical Treatment of the Epilepsies (1992). Neurology, 1993, 43(8):1612–1617

[7] Spencer SS, Berg AT, Vickrey BG, et al. Multicenter Study of Epilepsy Surgery. Initial outcomes in the Multicenter Study of Epilepsy Surgery. Neurology, 2003, 61(12):1680–1685

[8] Langfitt JT, Westerveld M, Hamberger MJ, et al. Worsening of quality of life after epilepsy surgery: effect of seizures and memory decline. Neurology, 2007, 68(23):1988–1994

[9] Spencer SS, Berg AT, Vickrey BG, et al. Multicenter Study of Epilepsy Surgery. Health-related quality of life over time since resective epilepsy surgery. Ann Neurol, 2007, 62(4): 327–334

[10] WHO. Disease Burden: Regional Estimates for 2000–2011. Available at:http://www.who.int/healthinfo/global_burden_disease/estimates_regional/ en/index1.html. Accessed January 7, 2014

[11] Fisher RS, Vickrey BG, Gibson P, et al. The impact of

epilepsy from the patient's perspective I. Descriptions and subjective perceptions. Epilepsy Res, 2000, 41(1):39–51

[12] Quigg M. Fertility in Epilepsy//Bui E, Klein A, eds. Women with Epilepsy: A Practical Management Handbook. Cambridge University Press: Cambridge, 2014

[13] Hesdorffer DC. Risk factors for mortality in epilepsy: which ones are correctible//Partners against Mortality in Epilepsy Conference Summary. Epilepsy Curr, 2013, 13:6

[14] Ryvlin P, Cucherat M, Rheims S. Risk of sudden unexpected death in epilepsy in patients given adjunctive antiepileptic treatment for refractory seizures: a meta-analysis of placebo-controlled randomised trials. Lancet Neurol, 2011, 10(11):961–968

[15] Tomson T, Nashef L, Ryvlin P. Sudden unexpected death in epilepsy: current knowledge and future directions. Lancet Neurol, 2008, 7(11):1021–1031

[16] Hofmeister C, Stapf C, Hartmann A, et al. Demographic, morphological, and clinical characteristics of 1289 patients with brain arteriovenous malformation. Stroke, 2000, 1(6):1307–1310

[17] Al-Shahi Salman R, White PM, Counsell CE, et al. Scottish Audit of Intracranial Vascular Malformations Collaborators. Outcome after conservative management or intervention for unruptured brain arteriovenous malformations. JAMA, 2014, 311(16):1661–1669

[18] Garcin B, Houdart E, Porcher R, et al. Epileptic seizures at initial presentation in patients with brain arteriovenous malformation. Neurology, 2012, 78(9): 626–631

[19] Englot DJ, Young WL, Han SJ, et al. Seizure predictors and control after microsurgical resection of supratentorial arteriovenous malformations in 440 patients. Neurosurgery, 2012, 71(3):572–580, discussion 580

[20] Galletti F, Costa C, Cupini LM, et al. Brain arteriovenous malformations and seizures: an Italian study. J Neurol Neurosurg Psychiatry, 2014, 85(3): 284–288

[21] Crawford PM, West CR, Shaw MD, et al. Cerebral arteriovenous malformations and epilepsy: factors in the development of epilepsy. Epilepsia,1986, 27(3):270–275

[22] Murphy MJ. Long-term follow-up of seizures associated with cerebral arteriovenous malformations. Results of therapy. Arch Neurol, 1985, 42(5):477–479

[23] Turjman F, Massoud TF, Sayre JW, et al. Epilepsy associated with cerebral arteriovenous malformations: a multivariate analysis of angioarchitectural characteristics. Am J Neuroradiol, 1995, 16(2):345–350

[24] Hoh BL, Chapman PH, Loeffler JS, et al. Results of multimodality treatment for 141 patients with brain arteriovenous malformations and seizures: factors associated with seizure incidence and seizure outcomes. Neurosurgery, 2002, 51(2):303–309, discussion 309–311

[25] Piepgras DG, Sundt TM Jr, Ragoowansi AT, et al. Seizure outcome in patients with surgically treated cerebral arteriovenous malformations. J Neurosurg, 1993, 78(1):5–11

[26] Osipov A, Koennecke HC, Hartmann A, et al. Seizures in cerebral arteriovenous malformations: type, clinical course, and medical management. Interv Neuroradiol, 1997, 3(1): 37–41

[27] Schäuble B, Cascino GD, Pollock BE, et al. Seizure outcomes after stereotactic radiosurgery for cerebral arteriovenous malformations. Neurology, 2004, 63(4): 683–687

[28] Heikkinen ER, Konnov B, Melnikov L, et al. Relief of epilepsy by radiosurgery of cerebral arteriovenous malformations. Stereotact Funct Neurosurg, 1989, 53(3): 157–166

[29] Steiner L, Lindquist C, Adler JR, et al. Clinical outcome of radiosurgery for cerebral arteriovenous malformations. J Neurosurg, 1992, 77(1):1–8

[30] Sutcliffe JC, Forster DM, Walton L, et al. Untoward clinical effects after stereotactic radiosurgery for intracranial arteriovenous malformations. Br J Neurosurg, 1992, 6(3): 177–185

[31] Gerszten PC, Adelson PD, Kondziolka D, et al. Seizure outcome in children treated for arteriovenous malformations using gamma knife radiosurgery. Pediatr Neurosurg, 1996, 24(3):139–144

[32] Falkson CB, Chakrabarti KB, Doughty D, et al. Stereotactic multiple arc radiotherapy. III-Influence of treatment of arteriovenous malformations on associated epilepsy. Br J Neurosurg, 1997, 11(1):12–15

[33] Josephson CB, Leach JP, Duncan R, et al. Scottish Audit of Intracranial Vascular Malformations (SAIVMs) steering committee and collaborators. Seizure risk from cavernous or arteriovenous malformations: prospective population-based study. Neurology, 2011, 76(18):1548–1554

[34] Shetty PH, Naik RK, Saroja A, et al. Quality of life in patients with epilepsy in India. J Neurosci Rural Pract, 2011, 2(1):33–38

[35] Kurita H, Kawamoto S, Suzuki I, et al. Control of epilepsy associated with cerebral arteriovenous malformations after radiosurgery. J Neurol Neurosurg Psychiatry, 1998, 65(5): 648–655

[36] Yang SY, Kim DG, Chung HT, et al. Radiosurgery for unruptured cerebral arteriovenous malformations: long-term seizure outcome. Neurology, 2012, 78(17):1292–1298

[37] Yeh HS, Kashiwagi S, Tew JM Jr, et al. Surgical management of epilepsy associated with cerebral arteriovenous malformations. J Neurosurg, 1990, 72 (2):216–223

[38] Leblanc R, Feindel W, Ethier R. Epilepsy from cerebral arteriovenous malformations. Can J Neurol Sci, 1983, 10(2): 91–95

[39] Thajeb P, Hsi MS. Cerebral arteriovenous malformation: report of 136 Chinese patients in Taiwan. Angiology, 1987, 38(11):851–858

[40] Goodin DS, Aminoff MJ, Laxer KD. Detection of epileptiform activity by different noninvasive EEG methods in complex partial epilepsy. Ann Neurol, 1990, 27(3): 330–334

[41] Marsan CA, Zivin LS. Factors related to the occurrence of typical paroxysmal abnormalities in the EEG records of epileptic patients. Epilepsia, 1970, 11(4): 361–381

[42] Salinsky M, Kanter R, Dasheiff RM. Effectiveness of multiple EEGs in supporting the diagnosis of epilepsy: an operational curve. Epilepsia, 1987, 28(4): 331–334

[43] Yeh HS, Tew JM Jr, Gartner M. Seizure control after surgery on cerebral arteriovenous malformations. J Neurosurg, 1993, 78(1):12–18

[44] Eisenschenk S, Gilmore RL, Friedman WA, et al. The effect of LINAC stereotactic radiosurgery on epilepsy associated with arteriovenous malformations. Stereotact Funct Neurosurg, 1998, 71(2):51–61

[45] Ding D, Starke RM, Quigg M, et al. Cerebral arteriovenous malformations and epilepsy, Part 1: predictors of seizure presentation. World Neurosurg, 2015, 84(3):645–652

[46] Josephson CB, Bhattacharya JJ, Counsell CE, et al. Scottish Audit of Intracranial Vascular, Malformations (SAIVMs) steering committee and collaborators. Seizure risk with AVM treatment or conservative management: prospective, population-based study. Neurology, 2012, 79(6):500–507

[47] Hyun SJ, Kong DS, Lee JI, et al. Cerebral arteriovenous malformations and seizures: differential impact on the time to seizure-free state according to the treatment modalities. Acta Neurochir (Wien), 2012, 154(6): 1003–1010

[48] Ding D, Quigg M, Starke RM, et al. Radiosurgery for temporal lobe arteriovenous malformations: effect of temporal location on seizure outcomes. J Neurosurg, 2015, 123(4): 924–934

[49] Lai EH, Lun SL. Impact on the quality of life of patients with arteriovenous malformations during the latent interval between gamma knife radiosurgery and lesion obliteration. J Neurosurg, 2002, 97(5) Suppl:471–473

[50] Forster DM, Steiner L, Håkanson S. Arteriovenous malformations of the brain. A long-term clinical study. J Neurosurg, 1972, 37(5):562–570

[51] Wang JY, Yang W, Ye X, et al. Impact on seizure control of surgical resection or radiosurgery for cerebral arteriovenous malformations. Neurosurgery, 2013, 73(4):648–655, discussion 655–656

[52] Heros RC, Korosue K, Diebold PM. Surgical excision of cerebral arteriovenous malformations: late results. Neurosurgery, 1990, 26(4):570–577, discussion 577–578

[53] de Los Reyes K, Patel A, Doshi A, et al. Seizures after Onyx embolization for the treatment of cerebral arteriovenous malformation. Interv Neuroradiol, 2011, 17(3):331–338

[54] Fournier D, TerBrugge KG, Willinsky R, et al. Endovascular treatment of intracerebral arteriovenous malformations: experience in 49 cases. J Neurosurg, 1991, 75(2): 228–233

[55] Barbaro NM, Quigg M, Broshek DK, et al. A multicenter, prospective pilot study of gamma knife radiosurgery for mesial temporal lobe epilepsy: seizure response, adverse events, and verbal memory. Ann Neurol, 2009, 65(2):167–175

[56] Ding D, Quigg M, Starke RM, et al. Cerebral arteriovenous malformations and epilepsy, part 2: predictors of seizure outcomes following radiosurgery. World Neurosurg, 2015, 84(3):653–662

[57] Lim YJ, Lee CY, Koh JS, et al. Seizure control of Gamma Knife radiosurgery for non-hemorrhagic arteriovenous malformations. Acta Neurochir Suppl (Wien), 2006, 99:97–101

[58] Lunsford LD, Kondziolka D, Bissonette DJ, et al. Stereotactic radiosurgery of brain vascular malformations. Neurosurg Clin N Am, 1992, 3 (1):79–98

[59] Kida Y, Kobayashi T, Tanaka T, et al. Seizure control after radiosurgery on cerebral arteriovenous malformations. J Clin Neurosci, 2000, 7(Suppl 1):6–9

[60] Nataf F, Schlienger M, Lefkopoulos D, et al. Radiosurgery of cerebral arterio-venous malformations in children: a series of 57 cases. Int J Radiat Oncol Biol Phys, 2003, 57(1): 184–195

[61] Andrade-Souza YM, Ramani M, Scora D, et al. Radiosurgical treatment for rolandic arteriovenous malformations. J Neurosurg, 2006,105(5):689–697

[62] Chen CJ, Chivukula S, Ding D, et al. Seizure outcomes following radiosurgery for cerebral arteriovenous malformations. Neurosurg Focus, 2014, 37(3):E17

[63] Wilmore LJ. Prophylactic treatment//Engel JJ, Pedley TA, eds. Epilepsy: A Comprehensive Textbook. New York: Lippincott-Raven Publishers, 2008: 1371–1375

[64] Messé SR, Sansing LH, Cucchiara BL, et al. Prophylactic antiepileptic drug use is associated with poor outcome following ICH. Neurocrit Care, 2009, 11(1):38–44

[65] French JA, Kanner AM, Bautista J, et al. American Academy of Neurology Therapeutics and Technology Assessment Subcommittee, American Academy of Neurology Quality Standards Subcommittee, American Epilepsy Society Quality Standards Subcommittee, American Epilepsy Society Therapeutics and Technology Assessment Subcommittee. Efficacy and tolerability of the new antiepileptic drugs, I: Treatment of new-onset epilepsy: report of the TTA and QSS Subcommittees of the American Academy of Neurology and the American Epilepsy Society. Epilepsia, 2004, 45(5):401–409

[66] Specchio LM, Beghi E. Should antiepileptic drugs be withdrawn in seizurefree patients? CNS Drugs, 2004, 18(4): 201–212

[67] Chadwick D, Taylor J, Johnson T, et al. The MRC Antiepileptic Drug Withdrawal Group. Outcomes after seizure recurrence in people with well-controlled epilepsy and the factors that influence it. Epilepsia, 1996, 37(11):1043–1050

[68] Devinsky O, Barr WB, Vickrey BG, et al. Changes in depression and anxiety after resective surgery for epilepsy. Neurology, 2005, 65(11):1744–1749

[69] Langfitt JT, Holloway RG, McDermott MP, et al. Health care costs decline after successful epilepsy surgery. Neurology, 2007, 68(16):1290–1298

[70] Yang SY, Paek SH, Kim DG, et al. Quality of life after radiosurgery for cerebral arteriovenous malformation patients who present with seizure. Eur J Neurol, 2012, 19(7): 984–991

[71] Kraemer DL, Awad IA. Vascular malformations and epilepsy: clinical considerations and basic mechanisms. Epilepsia, 1994, 35(Suppl 6):S30–S43

[72] Ndode-Ekane XE, Hayward N, Gröhn O, et al. Vascular changes in epilepsy: functional consequences and association with network plasticity in pilocarpine-induced experimental epilepsy. Neuroscience, 2010, 166(1):312–332

[73] Morrell F. Varieties of human secondary epileptogenesis. J Clin Neurophysiol, 1989, 6(3):227–275

索 引

N

S